Updates on Veterinary Therapies

伴侶動物治療指針 Vol.9

臓器・疾患別 最新の治療法33

監修 石田卓夫
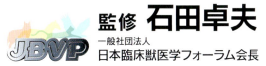
一般社団法人
日本臨床獣医学フォーラム会長

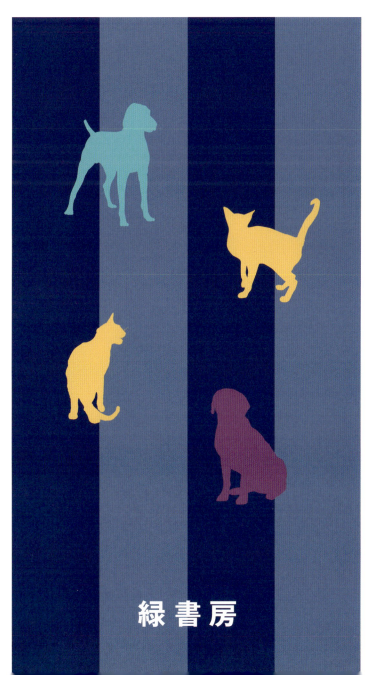

緑書房

ご　注　意

本書中の診断法，治療法，薬用量については，最新の獣医学的知見をもとに，細心の注意を
もって記載されています。しかし獣医学の著しい進歩からみて，記載された内容がすべての
点において完全であると保証するものではありません。実際の症例へ応用する場合は，使用
する機器，検査センターの正常値に注意し，かつ用量等はチェックし，各獣医師の責任の下，
注意深く診療を行ってください。本書記載の診断法，治療法，薬用量による不測の事故に対
して，著者，監修者，編集者ならびに出版社は，その責を負いかねます。（株式会社緑書房）

ま え が き

『伴侶動物治療指針』シリーズの目標は，伴侶動物獣医学で遭遇するすべての疾患や病態に対する最新の治療を記述することである。1 冊の大作として完結させるのではなく，毎年刊行して新知見を付け加えていくという方法で，日々進歩する獣医学に対応してきた。

本シリーズは過去 1 年間で話題になった新たなトピックスだけでなく，すでに取り上げたトピックスについてもアップデートがあれば新たに記述を加え，最新の情報を網羅できるよう取り組んでいる。過去に扱っているトピックスがもう一度出てきたとしたら，それは新知見が付け加えられたということである。よって，同じトピックスに出会ったとしても「これは知っている」と読み飛ばさず，新知見を探して吸収してほしい。逆にしばらく登場していないトピックスがあるとしたら，それが過去の巻だったとしても，現在もその情報は生きているということになる。つまり第 1 巻から最新巻までそろえることで，アップデート内容を含む伴侶動物獣医学の総集編となるのである。

収録している内容は，海外で専門医資格を取得された先生や，独自の研鑽により専門医に負けない実力をつけ活躍されている先生による書き下ろしである。本シリーズを手元におけば，各分野の専門医があたかも病院に常駐しているように知識を得ることができる。

しかし，未だすべての疾患をカバーするには至っていない。情報をアップデートすべき疾患，新たに問題となる疾患は毎年現れており，治療を計画，選択するうえで理解しておく必要がある病態生理や診断についての記述も加えていけば，扱うべき事柄は尽きることがない。完結することのない仕事であることが年々明らかになってきている。

今年も，錚々たる執筆陣が，この仕事を前進させるために尽力してくれた。これを足がかりに，次巻へ向けてさらに歩みを進めて行かねばならない。決して終わらない獣医学の発展のために。

2018 年 9 月

一般社団法人
日本臨床獣医学フォーラム

会長　石田　卓夫

執筆者一覧

(掲載順)

■林宝謙治（埼玉動物医療センター） [腫　瘍-1] 分子標的薬の獣医療での応用 ……………………… 14

■賀川由美子（ノースラボ） [腫　瘍-2] 組織球増殖性疾患の分類と治療の選択肢 ……………… 31

■高野　愛（山口大学） [感　染　症-1] マダニの生態と防除 ……………………………… 38

■前田　健（山口大学） [感　染　症-2] 重症熱性血小板減少症候群（SFTS）の最新知見 ……… 48

■村田佳輝（むらた動物病院） [感　染　症-3] 耐性菌の最新情報と対処法 ……………………… 59

■城下幸仁（犬・猫の呼吸器科） [呼　吸　器　疾　患] 猫の気管狭窄の治療 ……………………………… 80

■佐藤　浩（獣医総合診療サポート 循環器診療科） [循環器疾患-1] 症例を通して整理する不整脈アプローチ ………… 96

■華園　究（酪農学園大学） [循環器疾患-2] 右心不全の診断と治療 ………………………… 117

■青木卓磨（麻布大学） [循環器疾患-3] 失神を起こす心血管疾患 ……………………… 129

■河口貴恵（東京農工大学農学部附属動物医療センター）
福島隆治（東京農工大学農学部附属動物医療センター） [循環器疾患-4] 猫に対するピモベンダンの使用 ……………… 140

■石田卓夫（赤坂動物病院） [腎泌尿器疾患-1] 猫の慢性腎臓病〜ISFMガイドラインに基づいた診断と治療〜 … 151

■宮川優一（日本獣医生命科学大学） [腎泌尿器疾患-2] 腎臓病でのレニン・アンジオテンシン系の抑制の意義 … 161

■堀　達也（日本獣医生命科学大学） [産　科　疾　患] 卵巣の疾患 ……………………………………… 170

■松木直章（まつき動物病院） [代　謝　性　疾　患] アジソン病と類縁疾患 ………………………… 180

■長谷川大輔（日本獣医生命科学大学） [神　経　疾　患] 脳腫瘍の画像診断 ……………………………… 188

■枝村一弥（日本大学） [整　形　外　科] 犬と猫の前十字靭帯断裂に関する基礎知識と最新知見 … 209

■岩井聡美（北里大学） [軟部外科-1] 皮膚形成およびドレナージ法 ………………… 223

■高木　哲（麻布大学） [軟部外科-2] 犬の喉頭麻痺 ………………………………… 242

■田代　淳（三重動物医療センター・なるかわ動物病院）
生川幹洋（三重動物医療センター・なるかわ動物病院） [軟部外科-3] 直腸粘膜プルスルー法 ………………………… 253

■望月一飛（アニマルアイケア東京・安部動物病院）
安部勝裕（アニマルアイケア東京・安部動物病院） [眼　科　疾　患] 犬のぶどう膜炎の診断と治療 ………………… 269

■戸田　功（とだ動物病院） [歯　科　疾　患] 猫の歯科〜猫の歯牙吸収〜 …………………… 283

■荒井延明（スペクトラム ラボ ジャパン株式会社） [皮膚疾患-1] 食物アレルギーに関する最新知見
〜食物アレルゲンの経皮曝露による皮膚徴候の発症〜 … 297

■山岸建太郎（本郷どうぶつ病院） [皮膚疾患-2] 皮膚疾患におけるスキンケア〜シャンプーと保湿療法〜 … 307

■水野拓也（山口大学） [免　疫　疾　患] 全身性エリテマトーデスと免疫介在性疾患の治療法 … 318

■西村亮平（東京大学） [疼　痛　管　理] 犬と猫のオピオイドによる鎮痛 ……………… 331

■下田有希（埼玉動物医療センター）
鈴木さやか（日本動物麻酔科医協会）
石塚友人（北海道大学動物医療センター）
長濱正太郎（日本動物麻酔科医協会） [一　般　内　科-1] 周術期輸液の考え方 ………………………… 340

■長江秀之（ナガエ動物病院） [一　般　内　科-2] ナトリウム濃度異常 ………………………… 347

■竹内和義（さがみ中央動物医療センター） [一　般　内　科-3] グルココルチコイド製剤の表と裏 …………… 359

■大野耕一（東京大学） [一　般　内　科-4] 犬と猫の不明熱〜診断アプローチと好発疾患〜 … 373

■戸島篤史（公益財団法人 日本小動物医療センター） [画　像　診　断] 犬の嘔吐時の腹部超音波スクリーニング検査のコツ … 386

■長坂佳世（D&C Physical Therapy） [リハビリテーション] 動物のリハビリテーション概論 ……………… 401

■荻野直孝（日本獣医輸血研究会） [救　急　医　療-1] 安全な輸血の実践 …………………………… 414

■大森啓太郎（東京農工大学） [救　急　医　療-2] ワクチン接種後アレルギー反応 ……………… 430

伴侶動物治療指針 Vol.9

目　　次

まえがき ………………………………………………… 3
執筆者一覧 ……………………………………………… 5

01 腫瘍

1．分子標的薬の獣医療での応用　14

はじめに ………………………………………………… 14
従来の抗がん剤と分子標的薬の違い ……………… 14
　1．標的の違い ……………………………………… 14
　2．作用機序の違い ………………………………… 14
　3．毒性の違い ……………………………………… 14
小動物臨床で応用可能な分子標的薬 ……………… 15
イマチニブ ……………………………………………… 15
　1．人におけるイマチニブ ………………………… 15
　2．犬におけるイマチニブの適応腫瘍 …………… 15
　3．犬の肥満細胞腫における c-KIT の変異と
　　　イマチニブの効果 ……………………………… 15
　4．どのような症例にイマチニブを
　　　用いるべきか …………………………………… 15
　5．犬の消化管間質腫瘍における
　　　イマチニブの適応 ……………………………… 16
　6．薬用量 …………………………………………… 16
　7．有害事象 ………………………………………… 16
　8．症例紹介 ………………………………………… 16
トセラニブ ……………………………………………… 19
　1．犬におけるトセラニブの適応腫瘍 …………… 19
　2．従来の抗がん剤との併用 ……………………… 19
　3．薬用量 …………………………………………… 20
　4．有害事象 ………………………………………… 20
　5．症例紹介 ………………………………………… 22
猫における分子標的薬 ……………………………… 28
猫におけるイマチニブ ……………………………… 28
猫におけるトセラニブ ……………………………… 29
おわりに ………………………………………………… 29

2．組織球増殖性疾患の分類と治療の選択肢　31

組織球の由来 ………………………………………… 31
犬の皮膚組織球腫のグループ ……………………… 31
　1．犬皮膚組織球腫 ………………………………… 31
　2．犬皮膚ランゲルハンス組織球症 ……………… 31
悪性腫瘍性疾患 ……………………………………… 32
　1．播種性組織球性肉腫（樹状細胞由来） ……… 33
　2．局所性組織球性肉腫（樹状細胞由来） ……… 33
　3．猫進行性組織球症（樹状細胞由来） ………… 34
　4．猫の肺のランゲルハンス組織球症
　　　（樹状細胞由来） ……………………………… 35
　5．血球貪食性組織球性肉腫
　　　（マクロファージ由来） ……………………… 35
悪性組織球性疾患に対する治療 …………………… 35

反応性組織球症 ……………………………………… 35
　1．皮膚組織球症 …………………………………… 35
　2．全身性組織球症 ………………………………… 36
反応性疾患に対する治療 …………………………… 36
おわりに ………………………………………………… 36

02 感染症

1．マダニの生態と防除　38

マダニとは ……………………………………………… 38
種類と生息場所 ……………………………………… 38
活動時期 ………………………………………………… 40
吸血 ……………………………………………………… 41
マダニ媒介性感染症の感染予防 …………………… 41
防除 ……………………………………………………… 42
除去方法 ………………………………………………… 44

2．重症熱性血小板減少症候群（SFTS）の
　　最新知見　48

SFTS ウイルス ………………………………………… 48
　1．分類 ……………………………………………… 48
　2．感染環 …………………………………………… 48
　3．感受性動物 ……………………………………… 48
　4．SFTS の発症動物 ……………………………… 48
　5．感染経路 ………………………………………… 50
　6．SFTS ウイルス媒介マダニ …………………… 50
SFTS …………………………………………………… 51
　1．SFTS の発生時期 ……………………………… 51
　2．SFTS 患者の発生場所 ………………………… 52
　3．SFTS 患者の症状 ……………………………… 52
　4．SFTS 患者の特徴 ……………………………… 52
　5．動物での調査 …………………………………… 52
伴侶動物における SFTS ……………………………… 54
　1．SFTS を発症した猫の発見の経緯 …………… 54
　2．SFTS を発症した犬の発見の経緯 …………… 54
　3．SFTS を発症した猫の解剖検査 ……………… 55
　4．SFTS を発症した猫および犬のまとめ ……… 56
　5．SFTS の発症が疑われた場合の対応 ………… 56
　6．検査・診断の際の注意事項 …………………… 57
　7．SFTS を発症した動物への対応 ……………… 57
　8．SFTS を発症した動物から
　　　人への感染リスク ……………………………… 58
おわりに ………………………………………………… 58

3．耐性菌の最新情報と対処法　59

はじめに ………………………………………………… 59
薬剤耐性（菌）とは …………………………………… 59
　1．薬剤耐性菌発生のメカニズム ………………… 60

2．薬剤耐性が発生しやすい条件 ┈┈┈┈ 60
　　3．薬剤耐性の獲得 ┈┈┈┈┈┈┈┈┈ 61
　　4．耐性遺伝子の受け渡し方法 ┈┈┈┈ 62
近年問題となっている薬剤耐性菌 ┈┈┈┈ 63
　　1．人医学領域での薬剤耐性菌 ┈┈┈┈ 63
　　2．獣医学領域での薬剤耐性菌 ┈┈┈┈ 63
診断 ┈┈┈┈┈┈┈┈┈┈┈┈┈┈┈┈┈ 69
　　1．薬剤耐性菌(細菌)感染症診断のポイント ┈ 69
　　2．薬剤耐性菌(真菌)感染症診断のポイント ┈ 70
薬剤耐性菌への対策 ┈┈┈┈┈┈┈┈┈┈ 71
　　1．耐性菌が検出されていない時点での
　　　注意事項 ┈┈┈┈┈┈┈┈┈┈┈┈ 71
　　2．耐性菌が検出された時点での注意事項 ┈ 73
　　3．耐性菌の出現を防ぐために ┈┈┈┈ 73
　　4．耐性菌を出さない治療法 ┈┈┈┈┈ 73
犬と猫でみられる薬剤耐性菌とエンピリック治療 ┈ 74
　　1．メチシリン耐性ブドウ球菌(MRS) ┈ 74
　　2．基質特異性拡張型βラクタマーゼ(ESBL)産生菌
　　　 ┈┈┈┈┈┈┈┈┈┈┈┈┈┈┈┈ 74
　　3．メチシリン耐性黄色ブドウ球菌(MRSA) ┈ 74
　　4．Enterococcus 属腸球菌属 ┈┈┈┈ 74
　　5．Corynebacterium 属 ┈┈┈┈┈┈ 75
　　6．Pshudomonas 属 ┈┈┈┈┈┈┈┈ 75
薬剤耐性真菌の治療 ┈┈┈┈┈┈┈┈┈┈ 75
　　1．真菌性尿路感染症の治療 ┈┈┈┈┈ 75
　　2．アムホテリシンB膀胱洗浄 ┈┈┈┈ 75
実際の症例 ┈┈┈┈┈┈┈┈┈┈┈┈┈┈ 75
　　1．メチシリン耐性ブドウ球菌(MRS) ┈ 75
　　2．基質特異性拡張型βラクタマーゼ(ESBL)産生菌
　　　 ┈┈┈┈┈┈┈┈┈┈┈┈┈┈┈┈ 76
　　3．薬剤耐性カンジダ症 ┈┈┈┈┈┈┈ 76
薬剤耐性菌対策のまとめ ┈┈┈┈┈┈┈┈ 76

03　呼吸器疾患

猫の気管狭窄の治療　　　　　　　80
病態と診断 ┈┈┈┈┈┈┈┈┈┈┈┈┈┈ 80
　　1．気管狭窄の定義 ┈┈┈┈┈┈┈┈┈ 80
　　2．診断 ┈┈┈┈┈┈┈┈┈┈┈┈┈┈ 80
　　3．鑑別疾患 ┈┈┈┈┈┈┈┈┈┈┈┈ 81
初期対応 ┈┈┈┈┈┈┈┈┈┈┈┈┈┈┈ 81
治療対象 ┈┈┈┈┈┈┈┈┈┈┈┈┈┈┈ 82
外科的治療の適応と限界 ┈┈┈┈┈┈┈┈ 82
最新の治療 ┈┈┈┈┈┈┈┈┈┈┈┈┈┈ 82
　　1．バルーン拡張術 ┈┈┈┈┈┈┈┈┈ 82
　　2．シリコンTチューブ留置 ┈┈┈┈┈ 82
　　3．自己拡張型金属ステント(SEMS)留置 ┈ 84
　　4．気管支鏡下減容積術 ┈┈┈┈┈┈┈ 84
代表的な症例 ┈┈┈┈┈┈┈┈┈┈┈┈┈ 87

04　循環器疾患

1．症例を通して整理する不整脈アプローチ 96
正しい心電図検査の重要性 ┈┈┈┈┈┈┈ 96
心電図検査の適応 ┈┈┈┈┈┈┈┈┈┈┈ 96

心電図検査でわかること ┈┈┈┈┈┈┈┈ 98
治療が必要な不整脈 ┈┈┈┈┈┈┈┈┈┈ 99
治療の目的を明確にする ┈┈┈┈┈┈┈┈ 100
治療の必要がない不整脈 ┈┈┈┈┈┈┈┈ 100
治療してはいけない不整脈 ┈┈┈┈┈┈┈ 100
心房細動 ┈┈┈┈┈┈┈┈┈┈┈┈┈┈┈ 100
　　1．概要 ┈┈┈┈┈┈┈┈┈┈┈┈┈┈ 101
　　2．心電図上の特徴(診断基準) ┈┈┈┈ 101
　　3．症例 ┈┈┈┈┈┈┈┈┈┈┈┈┈┈ 101
　　4．ジゴキシンの特徴 ┈┈┈┈┈┈┈┈ 104
　　5．ジゴキシンの薬用量および注意事項 ┈ 104
　　6．レートコントロールに使用できる薬剤 ┈ 104
　　7．まとめ ┈┈┈┈┈┈┈┈┈┈┈┈┈ 105
第3度房室ブロック ┈┈┈┈┈┈┈┈┈┈ 106
　　1．概要 ┈┈┈┈┈┈┈┈┈┈┈┈┈┈ 106
　　2．心電図波形の成り立ち ┈┈┈┈┈┈ 106
　　3．心電図上の特徴(診断基準) ┈┈┈┈ 106
　　4．基礎疾患 ┈┈┈┈┈┈┈┈┈┈┈┈ 106
　　5．治療方針 ┈┈┈┈┈┈┈┈┈┈┈┈ 107
　　6．症例 ┈┈┈┈┈┈┈┈┈┈┈┈┈┈ 107
　　7．シロスタゾールの特徴 ┈┈┈┈┈┈ 111
　　8．シロスタゾールの薬用量および注意事項 ┈ 112
心房粗動 ┈┈┈┈┈┈┈┈┈┈┈┈┈┈┈ 112
　　1．概要 ┈┈┈┈┈┈┈┈┈┈┈┈┈┈ 112
　　2．心電図上の特徴(診断基準) ┈┈┈┈ 112
　　3．基礎疾患 ┈┈┈┈┈┈┈┈┈┈┈┈ 113
　　4．治療方針 ┈┈┈┈┈┈┈┈┈┈┈┈ 113
　　5．症例 ┈┈┈┈┈┈┈┈┈┈┈┈┈┈ 113

2．右心不全の診断と治療　　　　117
病態 ┈┈┈┈┈┈┈┈┈┈┈┈┈┈┈┈┈ 117
　　1．病態生理 ┈┈┈┈┈┈┈┈┈┈┈┈ 117
　　2．原因 ┈┈┈┈┈┈┈┈┈┈┈┈┈┈ 117
診断 ┈┈┈┈┈┈┈┈┈┈┈┈┈┈┈┈┈ 117
　　1．臨床徴候 ┈┈┈┈┈┈┈┈┈┈┈┈ 117
　　2．身体検査 ┈┈┈┈┈┈┈┈┈┈┈┈ 118
　　3．X線検査 ┈┈┈┈┈┈┈┈┈┈┈┈ 119
　　4．超音波検査 ┈┈┈┈┈┈┈┈┈┈┈ 120
　　5．バイオマーカー ┈┈┈┈┈┈┈┈┈ 125
治療 ┈┈┈┈┈┈┈┈┈┈┈┈┈┈┈┈┈ 125
　　1．強心薬 ┈┈┈┈┈┈┈┈┈┈┈┈┈ 125
　　2．うっ血に対する治療 ┈┈┈┈┈┈┈ 126
薬の処方例 ┈┈┈┈┈┈┈┈┈┈┈┈┈┈ 127
　　1．強心薬 ┈┈┈┈┈┈┈┈┈┈┈┈┈ 127
　　2．利尿薬 ┈┈┈┈┈┈┈┈┈┈┈┈┈ 127

3．失神を起こす心血管疾患　　　129
病態と診断 ┈┈┈┈┈┈┈┈┈┈┈┈┈┈ 129
　　1．失神の定義 ┈┈┈┈┈┈┈┈┈┈┈ 129
　　2．失神の病態 ┈┈┈┈┈┈┈┈┈┈┈ 129
　　3．問診 ┈┈┈┈┈┈┈┈┈┈┈┈┈┈ 130
　　4．身体検査 ┈┈┈┈┈┈┈┈┈┈┈┈ 131
　　5．心電図検査 ┈┈┈┈┈┈┈┈┈┈┈ 132

| | 6．心臓超音波検査 ―――――― 133 |
| 治療 ―――――――――――――― 134 |
	1．ファロー四徴症 ――――――― 134
	2．肺動脈弁狭窄症 ――――――― 135
	3．肺高血圧症 ――――――――― 135
	4．不整脈 ―――――――――― 135
薬の処方例 ――――――――――― 136
	1．狭窄性疾患 ―――――――― 136
	2．肺高血圧症 ―――――――― 136
	3．頻脈性不整脈 ――――――― 136
	4．徐脈性不整脈 ――――――― 137
	5．赤血球増加症 ――――――― 137

4．猫に対するピモベンダンの使用　140

ピモベンダンの薬理作用 ――――――― 140
ピモベンダンの副作用 ―――――――― 141
適応 ――――――――――――――― 141
薬用量 ―――――――――――――― 142
実際の使用例 ―――――――――――― 142

05　腎泌尿器疾患

1．猫の慢性腎臓病
～ISFMガイドラインに基づいた診断と治療～　151

はじめに ――――――――――――― 151
診断 ――――――――――――――― 151
　　1．定期検診の重要性 ―――――― 151
　　2．CKDが疑われた場合の検査と
　　　　ステージング ―――――――― 152
　　3．新しい検査 ―――――――――― 152
　　4．診断確定後のモニター ―――――― 152
　　5．予後の評価 ―――――――――― 152
治療・コントロール総論 ―――――――― 154
治療・コントロール各論 ―――――――― 154
　　1．水和状態のコントロール ――――― 154
　　2．食事療法およびミネラルのコントロール ― 155
　　3．高血圧のコントロール ―――――― 156
　　4．貧血の治療 ――――――――――― 157
　　5．蛋白尿のコントロール ―――――― 157
　　6．食欲廃絶，悪心，嘔吐のコントロール ― 158
　　7．尿路感染症の治療 ―――――――― 158
　　8．その他の治療 ――――――――― 159

2．腎臓病でのレニン・アンジオテンシン系の
抑制の意義　161

腎臓でのレニン・アンジオテンシン系の
生理学的な役割 ―――――――――――― 161
　　1．アンジオテンシンⅡの生理活性 ――― 161
　　2．腎臓でのアンジオテンシンⅡの役割 ― 161
　　3．アンジオテンシンⅡの分解と変換 ―― 161
レニン・アンジオテンシン系と
腎臓病の関わり ――――――――――― 162

蛋白尿の軽減に対するレニン・アンジオテンシン系
の抑制薬の意義 ――――――――――― 163
　　1．糸球体疾患による蛋白尿発現の機序 ― 163
　　2．糸球体高血圧の抑制による蛋白尿の軽減 163
　　3．その他の機序による蛋白尿の軽減 ― 163
　　4．臨床試験結果 ――――――――― 164
蛋白尿のみられない（または糸球体疾患でない）症例への
レニン・アンジオテンシン系抑制薬の意義 ―― 165
高血圧症例に対するレニン・アンジオテンシン系
の抑制 ―――――――――――――― 165
　　1．高血圧の原因 ―――――――― 165
　　2．薬の選択 ―――――――――― 166
レニン・アンジオテンシン系と腎臓病の
今後の展望 ―――――――――――――― 166
　　1．アルドステロンの抑制 ―――――― 166
　　2．線維芽細胞増殖因子（FGF）-23 ― 167
まとめ ――――――――――――――― 167
薬の処方例 ――――――――――――― 168
　　1．糸球体疾患に対する蛋白尿の抑制 ― 168
　　2．高血圧 ―――――――――――― 168

06　産科疾患

卵巣の疾患　170

病態 ――――――――――――――― 170
　　1．卵巣発育不全（卵胞発育障害） ―― 170
　　2．鈍性発情（微弱発情） ―――――― 171
　　3．分裂発情および排卵障害
　　　　（排卵遅延・無排卵） ―――――― 171
　　4．卵巣嚢腫 ――――――――――― 171
　　5．卵巣腫瘍 ――――――――――― 172
　　6．黄体機能不全 ――――――――― 174
最新の診断 ――――――――――――― 174
　　1．卵巣発育不全（卵胞発育障害） ―― 174
　　2．鈍性発情（微弱発情） ―――――― 174
　　3．発情持続性疾患 ――――――――― 175
　　4．黄体機能不全 ――――――――― 176
最新の治療 ――――――――――――― 176
　　1．卵巣発育不全（卵胞発育障害） ―― 176
　　2．鈍性発情（微弱発情） ―――――― 176
　　3．卵巣嚢腫 ――――――――――― 176
　　4．卵巣腫瘍 ――――――――――― 177
　　5．黄体機能不全 ――――――――― 177
薬の処方例 ――――――――――――― 177
　　1．卵巣発育不全（卵胞発育障害） ―― 177
　　2．卵胞嚢腫 ――――――――――― 178
　　3．黄体機能不全 ――――――――― 178

07　代謝性疾患

アジソン病と類縁疾患　180

はじめに ――――――――――――― 180
アジソン病 ―――――――――――――― 180
　　1．原因 ――――――――――――― 180
　　2．シグナルメント ――――――――― 180

3．臨床徴候 ……………………………… 180
　　4．診断 …………………………………… 181
　　5．アジソン病の維持治療 ……………… 184
　　6．予後 …………………………………… 185
非定型アジソン病 …………………………… 185
　　1．原因 …………………………………… 185
　　2．シグナルメント ……………………… 185
　　3．臨床徴候 ……………………………… 185
　　4．診断 …………………………………… 185
　　5．治療 …………………………………… 186
　　6．予後 …………………………………… 186
選択的低アルドステロン症 ………………… 186
　　1．原因 …………………………………… 186
　　2．シグナルメント ……………………… 186
　　3．臨床徴候 ……………………………… 186
　　4．診断 …………………………………… 186
　　5．治療 …………………………………… 187
　　6．予後 …………………………………… 187

08　神経疾患

脳腫瘍の画像診断　188

CTかMRIか ………………………………… 188
脳腫瘍診断のためのMRI撮像シーケンス … 188
脳腫瘍の画像診断に共通する重要所見 …… 191
　　1．Mass病変あるいは空間占拠性病変 … 191
　　2．Mass effect（腫瘍効果） …………… 191
　　3．造影増強 ……………………………… 191
　　4．リング状増強効果または辺縁増強 … 192
　　5．Dural tail sign（硬膜尾所見） ……… 192
　　6．腫瘍周囲性浮腫 ……………………… 192
　　7．頭蓋内圧（脳圧）亢進所見 ………… 192
　　8．脳ヘルニア …………………………… 192
　　9．閉塞性水頭症 ………………………… 194
各種脳腫瘍の画像診断 ……………………… 194
　　1．髄膜腫 ………………………………… 194
　　2．グリオーマ …………………………… 197
　　3．脈絡叢腫瘍および上衣腫 …………… 200
　　4．下垂体腫瘍 …………………………… 202
　　5．リンパ腫 ……………………………… 204
　　6．末梢神経鞘腫瘍 ……………………… 205
　　7．転移性脳腫瘍および浸潤性脳腫瘍 … 206
　　8．その他のまれな脳腫瘍 ……………… 206

09　整形外科

犬と猫の前十字靭帯断裂に関する基礎知識と
最新知見　209

犬の前十字靭帯断裂 ………………………… 209
病態 …………………………………………… 209
診断 …………………………………………… 210
　　1．整形外科学的検査 …………………… 210
　　2．画像診断 ……………………………… 211
最近の外科的治療の流行 …………………… 213
　　1．脛骨高平部水平化骨切り術（TPLO） … 214

　　2．脛骨粗面前進化術（TTA） ………… 215
　　3．その他の脛骨骨切りによる安定化術 … 216
猫の前十字靭帯断裂 ………………………… 217
　　1．病態 …………………………………… 217
　　2．半月板損傷 …………………………… 218
　　3．治療 …………………………………… 218

10　軟部外科

1．皮膚形成およびドレナージ法　223

皮膚の解剖 …………………………………… 223
皮膚の治癒機転 ……………………………… 223
　　1．出血・凝固期（受傷直後〜数時間） … 223
　　2．炎症期（受傷後数時間〜数日） …… 223
　　3．増殖期（受傷後数日〜数週間） …… 224
　　4．成熟期（受傷後数週間〜数年） …… 224
皮膚の治癒過程 ……………………………… 224
　　1．一次治癒 ……………………………… 224
　　2．二次治癒 ……………………………… 224
　　3．遅延一次治癒 ………………………… 224
皮膚の治癒に必要な条件 …………………… 225
　　1．張力線と皮膚切開 …………………… 225
　　2．剪断力 ………………………………… 225
　　3．粘弾性 ………………………………… 226
　　4．強度 …………………………………… 226
　　5．皮膚の血流回復 ……………………… 226
　　6．組織の並置 …………………………… 226
　　7．縫合 …………………………………… 226
皮弁 …………………………………………… 227
皮弁作成のポイント ………………………… 227
外科的処置を行う前の準備 ………………… 227
皮弁の種類 …………………………………… 229
　　1．皮下叢皮弁 …………………………… 229
　　2．軸状皮弁 ……………………………… 232
皮弁の合併症 ………………………………… 235
皮弁の管理 …………………………………… 235
ドレナージ …………………………………… 236
漿液腫 ………………………………………… 237
　　1．病態 …………………………………… 237
　　2．漿液腫によって起こる影響 ………… 237
ドレナージ法 ………………………………… 238
　　1．ドレーンチューブの種類 …………… 238
　　2．方法 …………………………………… 238
ドレナージの合併症 ………………………… 240
おわりに ……………………………………… 240

2．犬の喉頭麻痺　242

喉頭麻痺の概要 ……………………………… 242
喉頭の解剖・生理 …………………………… 243
喉頭麻痺の徴候と診断 ……………………… 244
　　1．臨床徴候 ……………………………… 244
　　2．血液検査・血液化学検査 …………… 244
　　3．X線検査 ……………………………… 244

9

4．喉頭観察 ……………………… 245
　　5．診断時の麻酔 ………………… 245
　安定化 …………………………………… 246
　喉頭麻痺の治療方法と術後成績 ……… 247
　披裂軟骨側方化術 ……………………… 247
　　1．概要 …………………………… 247
　　2．術式 …………………………… 248
　　3．予後 …………………………… 250
　経口部分喉頭切除 ……………………… 250
　腹側アプローチによる部分喉頭切除 … 250
　術後管理 ………………………………… 251

3．直腸粘膜プルスルー法　　253

　直腸粘膜プルスルー法の適応 ………… 253
　　1．結腸・直腸粘膜に発生した腫瘍，
　　　　多発性炎症性ポリープ ……… 253
　　2．直腸穿孔 ……………………… 253
　結腸・直腸の外科的解剖 ……………… 253
　多発性炎症性ポリープ ………………… 254
　　1．概要 …………………………… 254
　　2．症例 …………………………… 256
　直腸腫瘍 ………………………………… 259
　　1．概要 …………………………… 259
　　2．症例 …………………………… 263
　直腸穿孔 ………………………………… 265
　　1．概要 …………………………… 265
　　2．症例 …………………………… 265
　おわりに ………………………………… 267

11　眼科疾患

犬のぶどう膜炎の診断と治療　　269

　病態と診断 ……………………………… 269
　　1．発症部位による分類 ………… 269
　　2．病態生理 ……………………… 269
　　3．診断 …………………………… 270
　　4．臨床徴候 ……………………… 270
　　5．原因 …………………………… 273
　　6．検査 …………………………… 274
　最新の治療 ……………………………… 274
　　1．消炎治療 ……………………… 274
　　2．散瞳薬 ………………………… 274
　ぶどう膜炎の原因別分類 ……………… 274
　　1．特発性ぶどう膜炎 …………… 274
　　2．外傷性ぶどう膜炎 …………… 275
　　3．水晶体起因性ぶどう膜炎 …… 275
　　4．反射性ぶどう膜炎 …………… 276
　　5．ぶどう膜皮膚症候群（VKH様症候群）… 277
　　6．色素性ぶどう膜炎 …………… 277
　　7．Canine asymmetric uveitis … 278
　　8．感染症に伴うぶどう膜炎 …… 279
　　9．眼内腫瘍 ……………………… 279
　続発緑内障 ……………………………… 280
　薬の処方例 ……………………………… 280

12　歯科疾患

猫の歯科〜猫の歯牙吸収〜　　283

　名称について …………………………… 283
　発生状況 ………………………………… 283
　　1．好発品種と年齢 ……………… 283
　　2．好発部位 ……………………… 283
　臨床徴候 ………………………………… 285
　X線検査での特徴と歯牙吸収の分類 … 286
　　1．ステージ分類 ………………… 286
　　2．X線所見による分類 ………… 288
　発生機序と原因 ………………………… 289
　　1．発生機序 ……………………… 289
　　2．原因 …………………………… 289
　診断 ……………………………………… 291
　　1．意識下での口腔内検査 ……… 291
　　2．全身麻酔下での歯科検査 …… 291
　治療 ……………………………………… 292
　　1．抜歯 …………………………… 293
　　2．歯冠切除 ……………………… 293
　　3．保存修復 ……………………… 294
　　4．手術せずモニタリングを行う … 295
　予防方法と維持管理 …………………… 295

13　皮膚疾患

1．食物アレルギーに関する最新知見
〜食物アレルゲンの経皮曝露による皮膚徴候の発症〜　297

　食物アレルギーの現在の考え方 ……… 297
　人における食物摂取と食物アレルギー … 297
　　1．「予防のための食物制限」の無駄 … 297
　　2．「過剰な」食物制限のリスクと教訓 … 298
　　3．早期の食物経口摂取と免疫寛容 … 298
　　4．食べさせることによるアレルギーの
　　　　抑制効果 ……………………… 298
　経皮曝露と食物アレルギー …………… 298
　　1．加水分解コムギの経皮曝露による
　　　　小麦アレルギー集団発生 …… 298
　　2．アトピー性皮膚炎と食物アレルギーの
　　　　関連性 ………………………… 299
　食物アレルギーの新しい考え方 ……… 299
　診断および臨床徴候 …………………… 299
　　1．診断 …………………………… 299
　　2．臨床徴候 ……………………… 300
　　3．皮膚病変好発部位との関連 … 300
　　4．人の食生活との関連 ………… 300
　　5．不確かな論説 ………………… 300
　最新の治療 ……………………………… 301
　　1．重要な因子 …………………… 301
　　2．食物アレルギーの診断と治療で
　　　　大切なこと …………………… 301
　　3．食事内容の見直し …………… 303
　　4．貯蔵ダニ（ストレージマイト）への配慮 … 303
　おわりに：将来の展望 ………………… 304

2．皮膚疾患におけるスキンケア
〜シャンプーと保湿療法〜　　307

シャンプーの目的と成分 ―――――― 307
　1．シャンプーの目的 ――――――― 307
　2．シャンプーの成分 ――――――― 307
　3．シャンプーの使い分け ――――― 308
　4．過剰な角化物や皮脂の除去 ――― 309
　5．病原微生物の殺滅 ――――――― 309
　6．そのほかの機能 ―――――――― 310
　7．泡を用いた洗浄 ―――――――― 310
保湿剤の目的と成分 ―――――――― 312
　1．保湿剤の目的 ――――――――― 312
　2．保湿剤の成分 ――――――――― 312
スキンケアの適応と実践 ―――――― 313
　1．犬アトピー性皮膚炎 ―――――― 313
　2．細菌性皮膚疾患・真菌性皮膚疾患 ― 314
　3．脂漏症 ―――――――――――― 314

14　免疫疾患
全身性エリテマトーデスと
免疫介在性疾患の治療法　　318

病態と診断 ――――――――――――― 318
　1．病態 ――――――――――――― 318
　2．診断 ――――――――――――― 318
最新の治療 ――――――――――――― 321
　1．免疫抑制療法について考えるべきこと ― 321
　2．即効性があると考えられる免疫抑制薬 ― 322
　3．併用薬としての免疫抑制薬 ――― 325
薬の処方例 ――――――――――――― 328
　1．軽症の場合 ―――――――――― 328
　2．高用量プレドニゾロンに反応しないにも
　　かかわらず即効性が必要な場合 ―― 328
　3．再発やプレドニゾロンを減量できない
　　可能性が考えられる場合 ―――――― 328

15　疼痛管理
犬と猫のオピオイドによる鎮痛　　331

オピオイドとは ――――――――――― 331
オピオイド受容体への作用 ――――― 331
オピオイドの作用機序 ―――――――― 332
オピオイド作用に動物種差がある理由 ― 333
麻薬の取り扱いと免許 ―――――――― 333
　1．免許 ――――――――――――― 333
　2．保管 ――――――――――――― 333
　3．記録，届け出ほか ―――――――― 333
　4．検査 ――――――――――――― 334
麻薬系オピオイドの特徴と用量 ――― 334
　1．モルヒネ ――――――――――― 334
　2．フェンタニル ――――――――― 335
　3．レミフェンタニル ―――――――― 335
非麻薬性オピオイドの特徴と用量 ――― 336

　1．ブプレノルフィン ―――――――― 336
　2．ブトルファノール ―――――――― 336
　3．トラマドール ――――――――― 336
オピオイド使用の実際 ―――――――― 337
　1．急性疼痛 ――――――――――― 337
　2．慢性疼痛の管理 ――――――――― 337
　3．がん性疼痛 ―――――――――― 337
オピオイドを用いる際に注意すべき点 ― 338
　1．循環器に対する作用 ―――――― 338
　2．呼吸抑制 ――――――――――― 338
　3．嘔吐 ――――――――――――― 338
　4．便秘 ――――――――――――― 338
　5．胆石 ――――――――――――― 338
　6．縮瞳 ――――――――――――― 338

16　一般内科
1．周術期輸液の考え方　　340

周術期循環管理における輸液の位置付け ― 340
周術期および侵襲時輸液の考え方の変遷 ― 340
　1．大量輸液の時代 ――――――――― 340
　2．目標指向型輸液管理の盛衰 ――― 340
　3．現在の周術期輸液を支える概念 ― 341
輸液に関する基礎知識 ―――――――― 341
　1．体液区画 ――――――――――― 341
　2．サードスペース ――――――――― 341
　3．輸液反応性 ―――――――――― 342
　4．グリコカリックス ―――――――― 342
　5．Starling 式と Revised starling 式 ――― 343
獣医療における周術期輸液 ――――― 344
獣医療における周術期輸液の考え方 ― 345
　1．全身麻酔導入後の低血圧 ―――― 345
　2．術中出血 ――――――――――― 345
　3．乏尿 ――――――――――――― 345
　4．嘔吐・下痢 ―――――――――― 345
　5．低蛋白血症 ―――――――――― 345
　6．敗血症 ―――――――――――― 346

2．ナトリウム濃度異常　　347

ナトリウムの概要 ―――――――――― 347
　1．ナトリウムとは ――――――――― 347
　2．血清ナトリウム濃度 ―――――――― 347
低ナトリウム血症 ―――――――――― 348
　1．原因と分類 ―――――――――― 349
　2．臨床徴候 ――――――――――― 351
　3．輸液剤の選択と投与速度 ―――― 353
　4．診断と治療手順のまとめ ―――― 354
高ナトリウム血症 ―――――――――― 354
　1．原因および分類 ――――――――― 355
　2．臨床徴候 ――――――――――― 356
　3．輸液剤の選択と投与速度 ―――― 356
まとめ ―――――――――――――――― 358

3．グルココルチコイド製剤の表と裏　359

抗炎症および免疫抑制作用 ……………… 359
　1．抗炎症作用 …………………………… 359
　2．免疫応答への作用 ………………… 360
グルココルチコイド製剤の臨床薬理学 … 360
　1．副作用 ………………………………… 360
　2．効力（力価） ………………………… 362
　3．作用の持続性 ……………………… 362
最新の治療 …………………………………… 362
　1．グルココルチコイド療法の理念 … 362
　2．免疫抑制療法後のグルココルチコイドの
　　　漸減法 ………………………………… 364
　3．休薬期間 ……………………………… 364
グルココルチコイドの適用 ……………… 364
　1．皮膚疾患 ……………………………… 364
　2．外用薬および耳科疾患 …………… 366
　3．呼吸器疾患 …………………………… 366
　4．神経系疾患に対するグルココルチコイド療法
　　　……………………………………………… 366
　5．変形性椎間板疾患 ………………… 367
　6．術前処置としてのグルココルチコイド … 367
　7．神経筋肉疾患 ……………………… 368
　8．炎症性疾患 …………………………… 368
　9．腫瘍性疾患 …………………………… 369
　10．水頭症・脳脊髄空洞症 …………… 369
重症関連コルチコステロイド障害 ……… 369
　1．背景 …………………………………… 369
　2．臨床徴候 ……………………………… 369
　3．診断 …………………………………… 370
　4．治療 …………………………………… 370
薬の処方例 …………………………………… 371

4．犬と猫の不明熱
〜診断アプローチと好発疾患〜　373

病態 …………………………………………… 373
　1．発熱のメカニズム ………………… 373
　2．不明熱の定義 ……………………… 374
診断アプローチ …………………………… 375
　1．ステージ1検査 …………………… 376
　2．ステージ2検査 …………………… 377
　3．不明熱の診断にあまり役立たない検査 … 378
　4．関節穿刺について ………………… 378
犬の好発疾患 ……………………………… 378
犬の特発性多発性関節炎 ………………… 379
　1．病態 …………………………………… 379
　2．臨床徴候 ……………………………… 380
　3．検査 …………………………………… 380
　4．治療 …………………………………… 380
犬のステロイド反応性髄膜-動脈炎
（SRMA） …………………………………… 381
　1．病態 …………………………………… 381
　2．臨床徴候 ……………………………… 381
　3．検査 …………………………………… 381

　4．治療 …………………………………… 382
猫の好発疾患 ……………………………… 382
診断がついていない場合の治療について … 382
薬の処方例 …………………………………… 384
　1．特発性多発性関節炎 ……………… 384
　2．ステロイド反応性髄膜-動脈炎 … 384

17　画像診断

犬の嘔吐時の腹部超音波スクリーニング検査のコツ　386

嘔吐の原因分類 …………………………… 386
　1．消化器疾患以外が原因の嘔吐の鑑別 ……… 386
　2．消化器疾患が原因の嘔吐の鑑別 ……… 387
小腸 …………………………………………… 387
　1．腹腔内の脂肪の高エコー化の有無 … 387
　2．小腸内の無エコー性の液体貯留 … 388
　3．5層構造の変化と消失 …………… 390
　4．コルゲート所見 …………………… 390
　5．食渣貯留による異常拡張 ………… 390
膵臓 …………………………………………… 394
　1．重度の急性膵炎 …………………… 394
　2．中等度の急性膵炎 ………………… 395
　3．軽度の急性膵炎 …………………… 395
　4．急性膵炎と膵臓浮腫の鑑別 …… 395
胃 ……………………………………………… 396
　1．胃腺癌を探す ……………………… 396
　2．胃腺癌以外の胃壁の異常 ………… 396
　3．無〜混合エコー性の液体貯留による
　　　胃の異常拡張 ……………………… 399
まとめ ………………………………………… 400

18　リハビリテーション

動物のリハビリテーション概論　401

リハビリテーションとは ………………… 401
リハビリテーションの目的 ……………… 401
リハビリテーションの利点 ……………… 402
臨床現場でのリハビリテーション …… 402
理学療法の定義と種類 …………………… 403
運動療法 …………………………………… 403
　1．関節可動域運動 …………………… 404
　2．筋力維持・増強運動 ……………… 405
　3．筋弛緩運動 ………………………… 406
　4．その他の積極的運動 ……………… 406
物理療法 …………………………………… 408
リハビリテーションの進め方 ………… 409
リハビリテーションの実例 ……………… 411
おわりに …………………………………… 412

19　救急医療

1．安全な輸血の実践　414

「輸血」という選択肢 …………………… 414
　1．輸血の適応 ………………………… 414

２．血液製剤 ································· 414

診断アプローチ ································· 414
１．問診 ································· 414
２．身体検査 ································· 415
３．臨床検査 ································· 415

輸血治療に必要な血液適合性検査 ······· 417
１．血液適合性検査の種類 ············· 417
２．血液適合性検査の実際 ············· 417

輸血治療の準備 ································· 420
１．レシピエントの準備 ··············· 420
２．血液製剤の準備 ····················· 421
３．器材の準備 ·························· 422

輸血プロトコール ······························ 422

輸血中のモニタリング ····················· 423

輸血反応の基礎 ································· 423
１．急性免疫反応 ······················· 423
２．遅発性免疫反応 ····················· 425
３．急性非免疫反応 ····················· 425
４．遅発性非免疫反応 ··················· 425
５．輸血反応の発生頻度 ··············· 426

実際の輸血処方例 ···························· 426

１．貧血 ································· 426
２．血液凝固不全 ······················· 427
３．その他 ······························· 427

２．ワクチン接種後アレルギー反応　430

病態と診断 ································· 430
１．犬におけるワクチン接種後アレルギー反応の
臨床的特徴 ························· 430
２．発症メカニズム ····················· 430
３．診断 ································· 430

最新の治療 ································· 432
１．全身性アナフィラキシーが
発生した場合 ······················· 432
２．皮膚徴候や消化器徴候のみの場合 ······· 432

薬の処方例 ································· 432
１．全身性アナフィラキシーが
発生した場合 ······················· 432
２．皮膚徴候や消化器徴候のみの場合 ······· 433

伴侶動物治療指針 Vol.1 ～ 9 診療科目別 INDEX ·· 435
索引 ································· 443

13

01 | 腫瘍 -1-

分子標的薬の獣医療での応用

埼玉動物医療センター
林宝謙治

アドバイス

分子標的薬は，内服薬であることや腫瘍細胞の増殖過程にかかわる特定の分子を標的に狙い撃ちすることから，副作用が少ないイメージを持っている獣医師も多いかもしれない。しかし，分子標的薬は決して使いやすい薬剤ではない。副作用の発現率は高く，投与中には十分な注意と管理が必要である。本薬剤に対する知識を十分に持ち，適応もしっかりと見極める必要がある。

はじめに

分子標的薬とは，細胞の増殖や浸潤，転移などに関与する分子を標的として，その機能を制御することを目的とした薬剤である。大きく抗体薬と低分子化合物に分類される。近年，人医学領域では多くの分子標的薬が開発され，腫瘍の内科的治療は飛躍的に進歩している。

一方で，獣医学領域における分子標的薬治療はまだはじまったばかりではある。しかし，ここ数年で多くの論文が発表され，さまざまな知見が得られてきている。本薬剤の副作用に対する理解もある程度進み，適応腫瘍も徐々に絞られつつある。ただし，未だ適正な使用方法が確立されていない部分も多く，今後もさまざまな議論が必要であると考えられる。

前述のとおり，分子標的薬には抗体薬と低分子化合物があるが，抗体薬は研究段階の薬剤が存在するのみであり，獣医学領域で一般に臨床応用されているのは低分子化合物のみである。

従来の抗がん剤と分子標的薬の違い

1．標的の違い

従来の抗がん剤はDNA，蛋白合成を阻害するのに対し，分子標的薬はがん細胞に特異的な分子を標的とする。

2．作用機序の違い

従来の抗がん剤の多くは殺細胞性であるのに対し，分子標的薬はシグナル伝達阻害作用（これを直接作用という），血管新生阻害作用（間接作用）を持つ。直接作用にかかわるターゲットにはKIT，上皮成長因子受容体（EGFR），HER2などがあり，血管新生阻害などの間接作用にかかわるターゲットは血管内皮細胞増殖因子受容体（VEGFR），血小板由来増殖因子受容体（PDGFR）などが代表的である。分子標的薬を使用する際は，この作用機序をよく理解しておかなければならない。

簡単なイメージとして，従来の抗がん剤が空からの無差別な爆撃だとすると，分子標的薬はがん細胞だけを攻撃できる弾道ミサイル攻撃といえる（図1）。

3．毒性の違い

従来の抗がん剤は，腫瘍細胞のみならず正常な細胞にも障害をもたらす。とくに骨髄，消化器などへの障害が顕著である。一方で，分子標的薬は標的以外の分子には影響が出ないため毒性が少ないとされていた。しかし，実際には血管新生阻害作用などにより，さまざまな毒性が発現する。

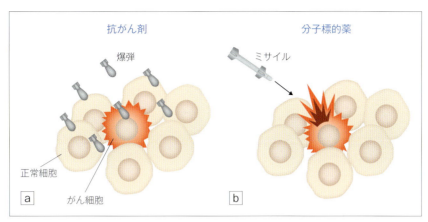

図1　分子標的薬のイメージ
　　a：従来の抗がん剤による攻撃。
　　b：分子標的薬によるピンポイント攻撃。

小動物臨床で応用可能な分子標的薬

　小動物臨床の現場で現在利用できる分子標的薬は，イマチニブとトセラニブおよびマスチニブの3種類である。本稿では日本で入手可能なイマチニブとトセラニブについて解説する。

イマチニブ

1．人におけるイマチニブ

　イマチニブは，人の慢性骨髄性白血病 chronic myelogeneous leukemia（CML）の治療薬として開発された分子標的薬である。CML ではフィラデルフィア染色体が発現する BCR-ABL という蛋白質が異常なチロシンキナーゼ活性の原因であることがわかっており，イマチニブはこの BCR-ABL のチロシンキナーゼ活性を抑制することで抗腫瘍効果を発揮する。イマチニブの開発によって，CML の治療成績は劇的に改善した。その後，消化管間質腫瘍 gastrointestinal stromal tumor（GIST）に対しても効果を示すことが明らかになり，本腫瘍の治療成績が改善した。イマチニブは BCR-ABL 以外にも KIT と PDGFRα を阻害することで人の GIST に著効を示すと考えられている。

2．犬におけるイマチニブの適応腫瘍

　犬でイマチニブの効果が期待できるのは，*c-KIT* 遺伝子に変異が生じている肥満細胞腫と GIST である。

3．犬の肥満細胞腫における *c-KIT* の変異とイマチニブの効果

　犬の肥満細胞腫では，26.2％で *c-KIT* の変異がみられたと報告されている[12]。犬における *c-KIT* の変異はエクソン 11 の変異が 16.8％で最も多く，エクソン 8 が 4.7％，エクソン 9 が 4.2％，エクソン 17 が 0.5％である[12]。

　犬の肥満細胞腫では，エクソン 8，9，11 に変異がみられる症例では 100％の奏効率（部分寛解以上の反応）が認められると報告されている[9]。変異がみられない症例でも約 30％は奏功する[9]。

4．どのような症例にイマチニブを用いるべきか

　肥満細胞腫の根治治療には外科手術が必須である。
　放射線治療は，完全切除が困難な場合の補助治療として手術前後に用いられることがある。手術不適応な症例に対し局所の緩和治療として単独で用いられることもある。
　化学療法も，イマチニブに限らず原則はリンパ節転移が認められる症例（ステージ 2）あるいはグレード 3 の皮膚肥満細胞腫に対して補助治療として用いられ

る。根治を目的とした場合には単独で用いるべきではない。つまり，イマチニブはさまざまな理由で外科的切除が困難であり，かつ*c-KIT*に変異が認められる症例で第一選択となる。また，肉眼病変に対してイマチニブを単独で用いる場合の治療の目的は通常根治ではなく，一時的な腫瘍の縮小および延命であることも忘れてはならない。外科手術単独で根治が狙える症例に対して分子標的薬が用いられている場面をたびたび目にするが，これは明らかな間違いである。イマチニブの犬の皮膚肥満細胞腫への適応をまとめると以下のとおりである。

- 外科不適応の肉眼病変に対して(とくに*c-KIT*の変異が認められる症例)
- ステージ2以上の肥満細胞腫の術後の補助治療として

*c-KIT*変異が認められない症例に対しては約30％の奏効率であるため，ほかの抗がん剤も検討すべきかもしれない。

5. 犬の消化管間質腫瘍における イマチニブの適応

肥満細胞腫に比べて犬のGISTに対するイマチニブの効果を示す報告は多くないものの，*c-KIT*に変異がみられる症例では効果が期待できる。ただし，肥満細胞腫と同様，外科適応の症例では外科的治療を優先させるべきである。GISTにおいても肉眼病変，術後の補助治療のどちらにも利用可能と考えられる。

6. 薬用量

イマチニブは，経験的に10 mg/kg，1日1回，経口投与で薬用量が設定されている。しかし，この用量は人のデータから外挿しただけであり，第I相試験に基づいて決定された医学的根拠のあるものではない。実際には，再発例などに対してさらに多く投与可能であり，筆者は，20 mg/kgまで増量して使用した経験がある。今後さらなる検討が必要と思われる。

7. 有害事象

これまで，イマチニブの有害事象に関する明確なエビデンスは存在しない。有害事象は，21例の犬の報告で1例のみ嘔吐が報告されている。ただし，その程度は軽度であった[9]。筆者は，これまで本薬剤による重度の有害事象は経験していない。従来の殺細胞性抗がん剤と比較して副作用の頻度は少なく，比較的使いやすい抗がん剤といえる。ただし，長期投与での有害事象については詳細な調査が行われていないため，今後の検討が必要と思われる。

伝聞的な話ではあるが，欧米ではイマチニブによる致死的な肝障害が懸念される風潮があった。筆者も長期投与の犬で肝酵素の上昇をしばしば経験しているため，注意が必要と考えている。ただし，副作用は可逆的であり，肝酵素の上昇がみられた時点で休薬すれば全例で改善し，死亡例の経験はない。したがって，定期的な血液検査(CBC)および血液化学検査によるモニターは必須であるが，定期的なモニターを怠らなければ比較的使用しやすい抗がん剤ではないかと考えている。筆者は，イマチニブ投薬中は通常2〜4週ごとの血液検査を行っている。

8. 症例紹介

症例1

種類：ラブラドール・レトリーバー

性別：雌

年齢：12歳

主訴：下顎に発生した皮膚腫瘍

現病歴：6カ月前に他院にて同部位の皮膚腫瘍を摘出し3カ月前に再発。プレドニゾロンとシクロホスファミドの投与を受けていたが進行したため当院(埼玉動物医療センター)を紹介受診。

初診時身体検査所見：体重24 kg，体温正常，下顎皮膚に直径6 cmの自壊した腫瘍を認め，出血もみられた。左下顎リンパ節も腫大(3.2×3×2.5 cm)していた(図2)。

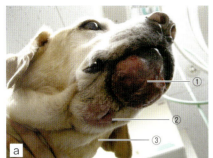
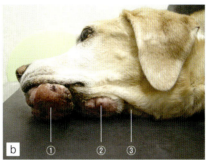

図2 症例1の初診時の様子
①~③のサイズはそれぞれ①腫瘤 6.0×4.5×2.8 cm, ②腫瘤 4.2×4.0×2.5 cm, ③左下顎リンパ節 3.2×3.0×2.5 cm であった。
a：腹側観, b：側方観

臨床検査所見

下顎皮膚腫瘤と左下顎リンパ節の細胞診で，肥満細胞腫およびそのリンパ節転移と診断した。遠隔転移は認められなかった。c-KIT 遺伝子検査では，エクソン 11 に変異が確認された。

治療および経過

第2病日からイマチニブの投与を開始し，2週間後には部分寛解が認められた（図3）。その後部分寛解を維持していたが，イマチニブ開始2カ月後から徐々に下顎腫瘤の再増大を認めた。ビンブラスチンやロムスチンの併用を試みたが，いずれも効果は長続きせず治療開始から約5カ月後に死亡した。

本症例の考察

本例は皮膚肥満細胞腫の手術不適応例であり，このような症例はイマチニブのよい適応例となる。ただし，本例もそうであるように，イマチニブは c-KIT 変異のある肥満細胞腫の肉眼病変に対して顕著な効果を示す例が多いのは事実だが，2カ月程度で効果がみられなくなることもある。肥満細胞腫の腫瘍細胞がイマチニブに対してどのようなメカニズムで耐性を獲得するのか徐々に研究が進んでいるようである。耐性メカニズムが解明され，耐性を獲得した腫瘍細胞に対する治療方法が確立されれば，さらに肥満細胞腫の治療成績が向上するものと考えられる。

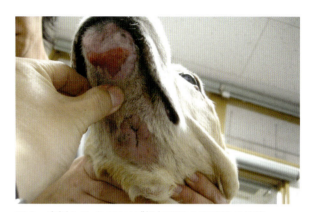

図3 症例1のイマチニブ投与開始2週間後の外貌
部分寛解と判断された。

症例2

種類：フレンチ・ブルドッグ

性別：去勢雄

年齢：10歳

主訴：右腋窩の腫瘤，右前肢跛行

現病歴：2カ月前に同部位の腫瘤を摘出，肥満細胞腫と診断されていた。数日前から右脇が腫れて跛行がみられるようになった。

初診時身体検査所見：右腋窩に握りこぶし大の腫瘤が触知され（図4），ダリエ徴候も認められた。触診時に疼痛もみられた。

臨床検査所見

右腋窩腫瘤は細胞診で肥満細胞腫と診断され，コンピュータ断層撮影（CT）検査所見から右腋窩リンパ節への転移と判断された（図5）。遠隔転移はみられなかった。また，c-KIT 遺伝子検査でエクソン 11 に変異が確認された。

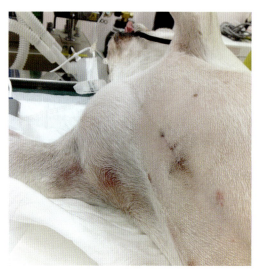

図4　症例2の初診時の外貌
右腋窩に握りこぶし大の腫瘤が認められる。

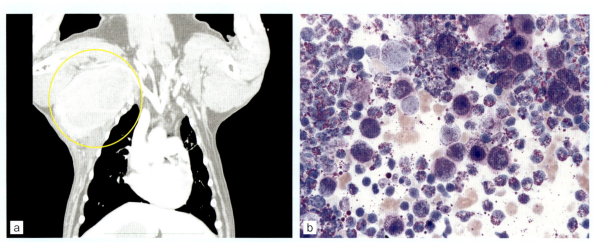

図5　症例2の右腋窩の腫瘤の所見
a：同症例のCT画像。CT画像から右腋窩の腫瘤は腋窩リンパ節と考えられた（囲み）。
b：右腋窩腫瘤の細胞診所見。肥満細胞腫のリンパ節転移と判断できる。

治療および経過

　第3病日からイマチニブの投与を開始したところ，投与後1週間後には腫瘍の縮小が確認され，1カ月後には完全寛解が得られた（図6a）。イマチニブ投与開始後に有害事象は認められず良好に経過していたが，約6カ月後に再燃した（図6b）。その後イマチニブを増量することでいったんは腫瘍の進行を抑制できたが，長続きはせず治療開始9カ月後に死亡した。

本症例の考察

　本例も症例1同様にエクソン11に変異がみられ，イマチニブが著効を示しいったんは完全寛解を達成できた。約6カ月間，非常によい生活の質（QOL）を保つことができたが，やはり耐性が問題となった。家族の希望もありイマチニブ以外の抗がん剤は使用しなかったが，副作用に悩まされることもなかった。

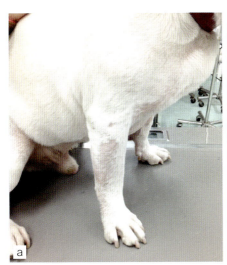
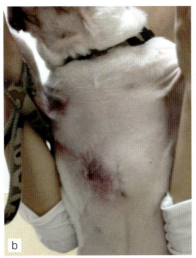

図6 症例2の経過
a：イマチニブ開始1カ月後の外貌。完全寛解が得られている。
b：再発時の様子。ダリエ徴候も認められる。

トセラニブ

　トセラニブは，動物用の分子標的薬として2009年に米国で承認され，日本では2014年に発売された。トセラニブは，標的となるVEGFR，PDGFR，KIT，FLT-3，CFSR-1およびRETといった複数のターゲットを阻害することから，マルチキナーゼ阻害薬に分類される。

1．犬におけるトセラニブの適応腫瘍

　適応腫瘍は，犬の再発性・転移性肥満細胞腫である。
　しかし実際には，国内では肥満細胞腫に対する分子標的薬として第一選択とされるのはトセラニブではなく，前述のイマチニブのほうが多い。その一番の理由として，トセラニブは標的となるターゲットが多いために，イマチニブと比較して副作用の発現率が高いことが挙げられる。
　トセラニブは，適応外使用ではあるが肥満細胞腫以外の腫瘍で用いられることが多く，さまざまな悪性腫瘍で試されている。イマチニブと異なり複数のターゲットを阻害することから，抗血管新生作用や抗腫瘍効果の総合的な作用によって広範囲の腫瘍に効果を発揮すると考えられている。現在効果が報告されている肥満細胞腫以外の腫瘍として，肛門嚢腺癌，転移性骨肉腫，甲状腺癌，頭頸部癌，および鼻腔内腺癌などがある[13, 15]。ただし，骨肉腫に対する効果については否定的な報告も存在する[14]。近年では，口頭発表のみであるが，イマチニブ同様にGISTに対して有効性があるとする報告や，心基底部腫瘍でも効果がみられるという報告がある。詳細は後述するが（症例3），筆者はこれらの腫瘍以外で，腎細胞癌の肺転移症例に対して腎臓腫瘍摘出後にトセラニブを使用し，術後約3年生存した症例を経験している。

2．従来の抗がん剤との併用

　最近は従来の殺細胞性抗がん剤とトセラニブの併用療法も複数検討されている。ロムスチン，ビンブラスチン，ドキソルビシン，カルボプラチンとの併用は，第Ⅰ相試験が実施されている[4, 17〜19]。また，外科切除不適応の犬の肥満細胞腫47例に対しロムスチンとトセラニブのパルス療法を行った報告では，奏効率が40％（完全寛解4例，部分寛解15例），無増悪生存期間が51日であった[3]。理論的には，作用機序の全く異なる抗がん剤を投与することにより治療効果が高まる可能性があり，今後に期待されている。一方，2017年の報告では，肥満細胞腫の10例に対しトセラニブ（2.7 mg/kg, eod）とロムスチン（60 mg/m^2, q3week）およびプレドニゾン（1 mg/kg, eod）で治療を行っているが，全例でプロトコールの変更を余儀なくされる

腫瘍

表1　過去の報告と埼玉動物医療センターでのトセラニブの有害事象の比較

	London C, et al. 2012[13] (n=85)	Bernabe LF, et al. 2013[2] (n=40)	埼玉動物医療センター. 2017 (n=41)
投与量（mg/kg）	2.2 ～ 3.25 （中央値2.81）	2.35 ～ 2.89	1.9 ～ 3.2 （中央値2.7）
全体の発生（%）	77.6		78.0
食欲不振	35.3	32.5	46.3
嘔吐	18.8	37.3	41.5
下痢	51.8	52.5	41.5
消化管出血	15.3		19.5
貧血		32.5	18.4
好中球減少	10.6		2.6
血小板減少		5.0	5.3
肝酵素上昇		12.5 ～ 27.5	13.0 ～ 16.0
血中尿素窒素（BUN）上昇		25.0	36.4
跛行，虚弱，筋肉痛	18.8	27.5	12.2
色素脱	7.1	5.0	7.3
消化器徴候のグレード1，2		86.0	87

消化器徴候が最も多いという点で，過去の報告と類似していた。グレードでもグレード1，2が8割以上であり，近似していた。

ような有害事象が発生しており，このうち3例は死亡あるいは安楽死されている。この研究での奏効率は，50％（完全寛解3例，部分寛解2例，維持病変3例，進行性病変2例）であり，無進行期間の中央値は，86日（35 ～ 613日）であった[1]。併用療法を行う際の有害事象については不明な点も多く，注意が必要である。

3．薬用量

トセラニブの薬用量には注意が必要である。第Ⅰ相試験で決定された薬用量は，3.25 mg/kg，隔日投与である[15]が，実際にこの量で使用すると重度の副作用に悩まされることになる。その後の研究で，2.4 ～ 2.9 mg/kg，隔日投与で有効血中濃度が得られることが確認されており，この量で用いるほうがよい[2]。

4．有害事象

分子標的薬であるトセラニブは内服薬であり，有害事象が少ないイメージを持っている獣医師も多いかもしれない。前述のようにイマチニブは，有害事象が少なくモニターさえ定期的に行えば比較的使用しやすい

抗がん剤といえる。しかしながら，トセラニブは有害事象の発現率が非常に高く，決して扱いやすい薬剤とはいえない。本薬剤使用時に最も多い有害事象は，食欲不振，嘔吐，下痢といった消化器障害である。そのほかに，好中球減少症，血小板減少症，跛行，色素脱，腎パネルの上昇，肝酵素上昇などが報告されている[2, 13]。

2013年12月から2017年6月まで，当院においてさまざまな悪性腫瘍（肉眼病変）の犬41例に対しトセラニブを使用した調査でも，有害事象の発生は海外で過去に報告されているものとほぼ同等であった（表1）。消化器障害の程度はグレード1～2と比較的軽度の症例が多い。有害事象が認められた場合はすぐに休薬することが重要である。消化器徴候や食欲の低下が認められているにもかかわらず投薬を継続すると，かなり激しい消化器徴候へ進行し徴候が長期化することがあるので，家族への指導も含めて注意が必要である。色素脱は，外貌上の問題だけであるが，投薬前に説明をしておかないとトラブルになる可能性がある（図7，8）。

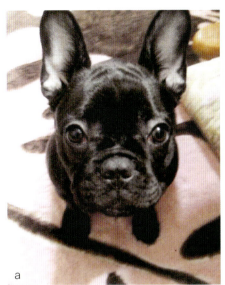
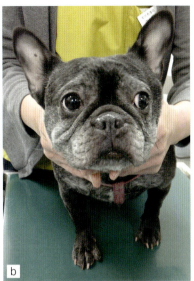

図7 トセラニブ投与により色素脱が認められた症例①
　a：トセラニブ投与前の外貌。
　b：トセラニブ開始1年後の外貌。被毛の白色化，色素脱が顕著である。

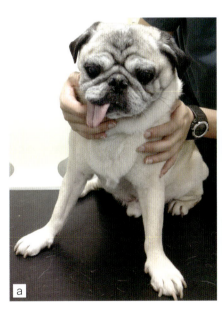
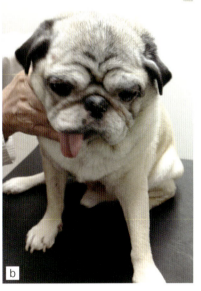

図8 トセラニブ投与により色素脱が認められた症例②
　a：トセラニブ開始前の外貌。
　b：トセラニブ投与開始2カ月後の外貌。鼻鏡周囲の色素脱が認められる。

　また，近年の研究では，トセラニブ投与による犬の血圧の上昇が報告されている[20]。この研究ではトセラニブ投与前と投与開始14日後に血圧を評価しており，14日後の血圧が有意に上昇していた。元々血圧が正常な犬であれば大きな問題にならなくても，投与前に高血圧を見逃してトセラニブを投与し続けると深刻な問題に発展するかもしれない。したがって，トセラニブを投与する犬においては定期的な血圧のモニターをすべきかもしれない。

　別の最近の報告では，トセラニブ投与後の犬における甲状腺機能の低下が指摘されている[8]。この研究では，トセラニブ投与前後で遊離サイロキシン（FT_4）と甲状腺刺激ホルモン（TSH）を測定しており，トセラニブ投与前と比較して投与後のFT_4は有意に低下し，TSHは有意に増加した。これらの結果からこの論文では，トセラニブを投与する際は，定期的な甲状腺機能のモニターをすべきと結論している。これらは，獣医師に知識がないと気付けない副作用である。

腫瘍

表2 症例3の血液検査(CBC)所見

検査項目	結果	検査項目	結果
RBC ($\times 10^6/\mu L$)	8.17	WBC ($/\mu L$)	12,700
Hb (g/dL)	19.2	Band ($/\mu L$)	0
PCV (%)	56	Seg ($/\mu L$)	11,240
MCV (fl)	68.4	Lym ($/\mu L$)	634
MCHC (g/dL)	34.3	Mono ($/\mu L$)	762
Plat ($\times 10^3/\mu L$)	332	Eos ($/\mu L$)	64
TP (g/dL)	7.2	Baso ($/\mu L$)	0

RBC:赤血球数, Hb:ヘモグロビン濃度, PCV:赤血球容積比, MCV:平均赤血球容積, MCHC:平均赤血球血色素濃度, Plat:血小板数, TP:総蛋白, WBC:白血球数, Band:桿状核好中球, Seg:分葉核好中球, Lym:リンパ球, Mono:単球, Eos:好酸球, Baso:好塩基球

表3 症例3の血液化学検査所見

検査項目	結果	検査項目	結果
TP (g/dL)	6.6	BUN (mg/dL)	12.5
Alb (g/dL)	3.6	Cre (mg/dL)	1.2
Glb (g/dL)	3.0	Na (mmol/L)	149
Glu (mg/dL)	104	K (mmol/L)	3.9
ALT (U/L)	53	Cl (mmol/L)	102
AST (U/L)	57	Ca (mg/dL)	10.0
ALP (U/L)	158	P (mg/dL)	2.0
TCho (mg/dL)	228	CRP (mg/dL)	3.8

TP:総蛋白, Alb:アルブミン, Glb:グロブリン, Glu:グルコース, ALT:アラニンアミノ基転移酵素, AST:アスパラギン酸アミノ基転移酵素, ALP:アルカリホスファターゼ, TCho:総コレステロール, BUN:血中尿素窒素, Cre:クレアチニン, Na:ナトリウム, K:カリウム, Cl:クロール, Ca:カルシウム, P:無機リン, CRP:C反応性蛋白

表4 症例3の血液凝固系検査所見

検査項目	結果
PT (秒)	4.9 (参照値:6.1 ~ 9.6)
APTT (秒)	15.1 (参照値:8.7 ~ 20.0)
Fib (mg/dL)	285.5 (参照値:178 ~ 480)
FDP ($\mu g/mL$)	11.8 (参照値:<5)
AT 活性(%)	123 (参照値:>95)
TAT (ng/mL)	0.081 (参照値:<0.26)

PT:プロトロンビン時間, APTT:活性化部分トロンボプラスチン時間, Fib:血漿フィブリノゲン濃度, FDP:フィブリン/フィブリノゲン分解産物, AT:アンチトロンビン, TAT:トロンビンアンチトロンビン複合体

表5 症例3の穿刺尿における尿検査所見

比重:1.049
蛋白:＋
潜血:3＋
pH:8
沈渣:特異所見なし

5. 症例紹介

症例3

種類:フレンチ・ブルドッグ

性別:避妊雌

年齢:4歳

主訴:血尿を主訴に近医を受診。腹部超音波検査にて右腎に構造異常を認めたため, 当院腫瘍科を紹介受診した。

既往歴:なし

現病歴:2週間前から間欠的な血尿を認める。

初診時身体検査所見:体重8.6 kg, TPR異常なし, 右上腹部に硬結した腫瘤性病変を触知。

イニシャルプロブレムリスト:血尿, 右上腹部腫瘤

(近医にて腎臓腫瘍を指摘)

診断プラン:CBC, 血液化学検査, 尿検査, 胸腹部X線検査, 腹部超音波検査

臨床検査所見

CBC:表2に示す。

血液化学検査:表3に示す。

血液凝固系検査:表4に示す。

尿検査所見(穿刺尿):表5に示す。

胸部X線検査:肺右中葉に約8 mm大のX線不透過性結節病変を認める。

腹部X線検査:右上腹部にX線不透過性の陰影がみられる。

腹部超音波検査:右腎の位置に約4.7×3.5 cm大の腫瘤性病変を認める(図9)。

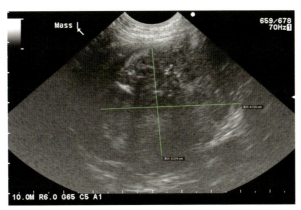

図9 症例3の腹部超音波検査画像
右腎の位置に4.7×3.5 cm大の混合エコー性の腫瘤性病変が認められる。腎臓本来の構造は不明である。

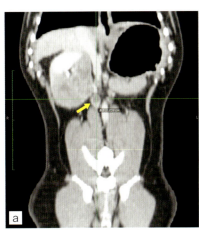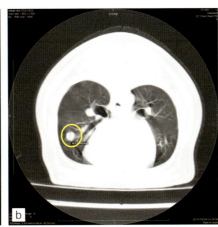

図10 症例3のコンピュータ断層撮影(CT)検査画像
a：初診時CTの腹部MPR画像。右腎盂はわずかに造影剤の流入が認められる。右大動脈腰リンパ節（腎リンパ節）の腫大も認められる（矢印）。
b：初診時胸部CT画像。肺右中葉に直径約8 mm大の転移を疑う所見が認められる（囲み）。

追加検査

CT検査所見：右腎臓に腫瘍性病変が認められ，右尿管には一部造影剤が認められている。したがって，尿排出はあると判断できる。右大動脈腰リンパ節（腎リンパ節）が0.9×1.2 cm大に腫大し，造影剤で不均一に増強されているため，転移の可能性も考えられる（図10a）。

肺右中葉に直径8 mm，右後葉に直径1.6 mmの転移を疑う所見を認める（図10b）。

右腎臓細胞診検査：血液成分を背景に上皮性細胞成分がシート状に採取された。核異型は軽度であるが，腎臓からこのような上皮細胞が大量に採取されること自体が異常である。腎細胞癌などの上皮性悪性腫瘍が第一に考えられる（図11）。

暫定診断

右腎臓：上皮性悪性腫瘍（腎細胞癌が第一に考えられる）およびそのリンパ節転移，肺転移が強く疑われる。

上記暫定診断を下したうえで，以下の治療プランを提示した。すでに肺転移を起している可能性が高いことから根治の可能性は低いこと，腎細胞癌に対する化学療法は確立されていないことなどを詳しく説明した。

治療プラン

①積極的治療方針
・右腎臓摘出＋腎リンパ節の摘出＋術後化学療法
・化学療法のみ
②緩和的治療方針：対症療法

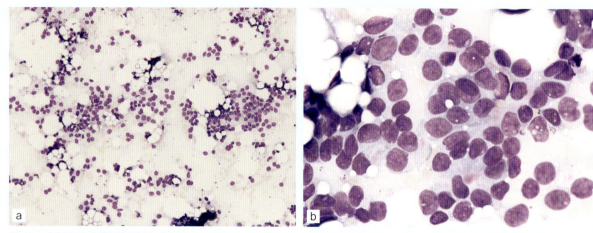

図11　症例3の右腎臓細胞診所見
　a：標本中には中等量の上皮性細胞が，孤在散在性あるいはシート状に採取されている。400倍。
　b：集塊を構成する細胞は微細顆粒状から細網状の核クロマチン網工を有する類円形核と淡好塩基性中等量の細胞質を有している。個々の細胞には軽度の核の大小不同が認められ，細胞間結合性にも乏しい。1,000倍。

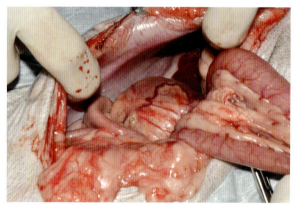

図12　症例3の術中写真
　　　腫大した右腎臓は周囲と重度に癒着していた。

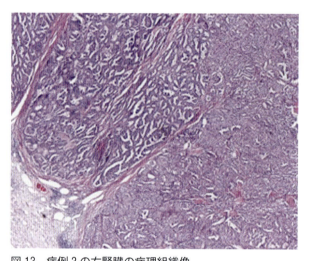

図13　症例3の右腎臓の病理組織像
　　　腎臓の腫瘤部では，不整な腺管状から乳頭状，一部で充実性の配列を示す異型な上皮細胞の腫瘍性増殖が認められる。

治療および経過1

　家族が外科手術を含めた積極的な治療方針を希望したため，第14病日に右腎臓摘出術および腎リンパ節の切除を実施した。アトロピン前処置後，プロポフォールで導入し，イソフルランで維持を行った。鎮痛処置としてフェンタニルの持続点滴を実施した。右腎臓へのアプローチは腹部正中切開に右腹壁横切開を追加した。周囲との癒着が比較的重度であったが，バイポーラを中心とした止血と剥離を慎重に行うことで切除可能であった（図12）。閉創前に皮下に多孔カテーテルを設置し，閉創は定法どおり行った。手術直後から局所の鎮痛処置として，設置した多孔カテーテルからブピバカイン1mg/kgおよびキシロカイン1mg/kgの投与を合計5回（q6〜8hr）行った。術後の経過は順調で血尿の徴候は消失し，術後5日目に退院した。

病理組織検査所見：
　右腎臓：腎細胞癌（図13）
　右大動脈腰リンパ節（腎リンパ節）：転移所見なし

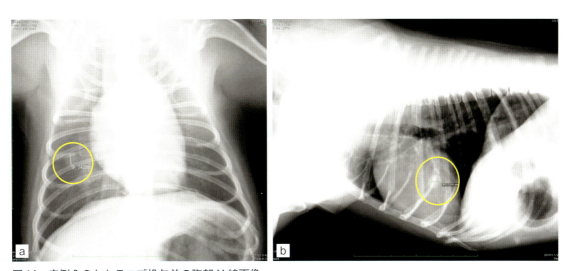

図14 症例3のトセラニブ投与前の胸部X線画像
右肺中葉に約1cm大のX線不透過性陰影が認められる（囲み）。術前と比較して若干拡大傾向を示していた。
a：背腹像，b：側方像

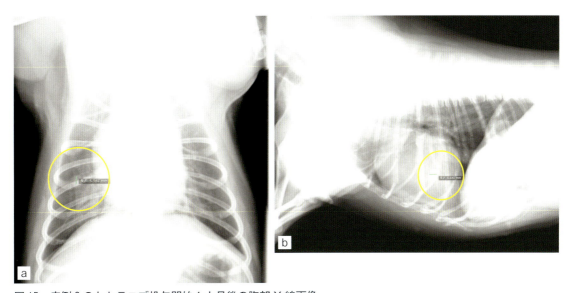

図15 症例3のトセラニブ投与開始1カ月後の胸部X線画像
右肺中葉の病変は約5mm大に縮小している（囲み）。
a：背腹像，b：側方像

治療および経過2

術後18日目の再診時に抜糸を行い，トセラニブ（2.38 mg/kg, eod）の投与を開始した。犬の本腫瘍に対して有効性が証明されている化学療法が存在しないことや，人の転移性腎細胞癌にスニチニブが奏功することなどからトセラニブを選択した。治療開始時の胸部X線検査で右肺中葉の病変は9.7 mm大であり，若干拡大傾向を示していた（図14）。

投与開始1カ月後の胸部X線検査では，右肺中葉の病変は5 mm大（約50％）に縮小していた（図15）。投与後消化器徴候などの明らかな副作用は認められなかったが，徐々に鼻鏡周辺の色素脱と脱毛が認められ

るようになった。

その後，1カ月ごとの血液検査と2〜3カ月ごとのX線検査，超音波検査にて経過観察を行っていたが，投与開始325日目より新たな肺結節が認められた。投与開始456日目にトセラニブを2.8 mg/kg，eodに増量した。用量の増加により肺病変の進行は抑えられたが，トセラニブ投与開始から597日目に肝酵素，C反応性蛋白(CRP)の値が上昇した。肝酵素の上昇をトセラニブの副作用と考え，トセラニブを休薬した。2週間後に肝酵素，CRPの値が改善したが，肺結節が増大したため，トセラニブを同量で再開した。肝酵素が再び上昇したためトセラニブをいったん休薬し，その後，投与量を2.3 mg/kgに減量して投与を再開した。肝酵素の値をモニターしながら投与と休薬を繰り返したが，トセラニブ投与開始711日目に急性膵炎を発症した。入院治療により徴候は速やかに改善し，5日後に退院した。退院1週間後の全身状態は良好であったが，肺病変が増大し，さらに右上腹部の皮下に直径7 mm大の結節を認めた。皮下結節は腎細胞癌の転移が疑われたが，家族は細胞診を希望しなかった。トセラニブを再開したが，76日後に肝酵素の上昇と肺病変の進行がみられた。トセラニブの継続は困難と判断し，トセラニブ開始から812日後に投与を中止した。

以降，対症療法にて経過観察した。3カ月ほどして咳や吐き気が目立ちはじめ，食欲が低下した。上腹部皮下病変が増大し，細胞診により腎細胞癌の転移と判断した。その後，呼吸困難を呈し，初診から約3年後(1,093日)に死亡した。

本症例の考察

本例は，トセラニブ投与開始時に約1 cm大だった肺病変が投与後1カ月で約50％縮小しており，その後も1年以上維持が可能であった。トセラニブの副作用も当初は色素脱以外は認められず，QOLも良好に維持されていた。最終的には進行したが，約3年間の延命が可能であった。一方で，投与期間が長期化することで肝酵素の上昇や急性膵炎などの有害事象が発現し，投薬の継続が困難になった。

人の報告では転移性腎細胞癌に対するスニチニブの

奏効率は47.1％という報告があり，完全寛解に至る例は少ないものの，維持病変まで含めた臨床的有用率は60％以上，無進行期間は1年前後と報告されている[21]。

犬では転移性腎細胞癌に対するトセラニブの効果についてのまとまった報告はなく，わずかな症例報告しか存在しない。本例のみで転移性腎細胞癌に対するトセラニブの有効性を示唆することはできない。また，本例の肺病変は，組織診断を行っていないため，本当に腎細胞癌の転移かどうかは不明である。本例はトセラニブ投与後部分寛解が得られ，完全寛解には至っていないが，無進行期間が長く維持された。これは人と同様の傾向であり，分子標的薬のひとつの特徴ともいえる。犬の腎細胞癌は，転移性の高い悪性腫瘍であり，ほかに有効な化学療法も確立されていない。したがって，筆者はトセラニブをひとつの治療選択肢として期待している。症例の集積が必要である。

症例4

種類：ボーダー・コリー

性別：避妊雌

年齢：14歳

主訴：臀部が腫れている，排便困難，食欲低下，多飲多尿。

現病歴：2カ月前から前述の徴候がみられる。

初診時身体検査所見：体重17.0 kg，TPR異常なし，肛門周囲ほぼ全周に巨大な腫瘍(5.5×4×2 cm，図16)。

臨床検査所見

CBC：異常なし

血液化学検査：高カルシウム血症(15 mg/dL)

胸部X線検査：肺野に8.5 mm，9.5 mmの結節が認められる(図17)。

腹部X線検査：L5-L7椎体腹側にやや境界不明瞭な軟部組織腫瘤を認め，腰下リンパ節群の腫大と判断できる(図18)。

腹部超音波検査：左内腸骨リンパ節(46.9×18.3×20.5 mm)，右内腸骨リンパ節(45.9×20.7×15.9 mm)，仙骨リンパ節(6.5×6.5 mm)，右下腹リンパ節(12.2×

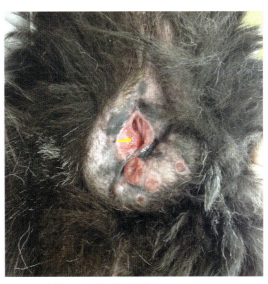

図16 症例4の初診時の外貌
肛門(矢印)を取り囲むように全周にわたって腫瘤が存在し、自壊も認められる。

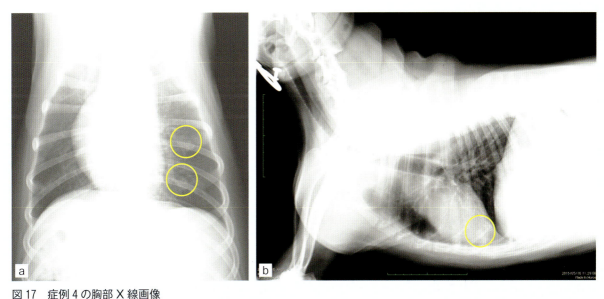

図17 症例4の胸部X線画像
左肺前葉後部と後葉に肺転移像が認められる(囲み)。
a：背腹像，b：側方像

8.2 mm)の腫脹を認める。
肛門腫瘤および内腸骨リンパ節細胞診：肛門嚢アポクリン腺癌およびリンパ節転移。

治療および経過

　以上の所見から外科的切除は不適応と判断し、第6病日からトセラニブの投与を開始した。投与開始10日後には血中カルシウム濃度は正常範囲となり、食欲は回復し、排便も正常となった。1カ月後の画像診断では肺結節は消失し、腹部X線検査で腰下リンパ節

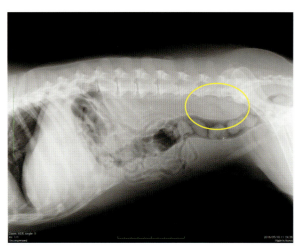

図18 症例4の腹部X線画像
腰下リンパ節群の腫大が認められる(囲み)。

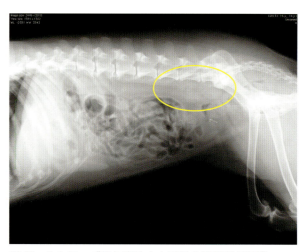

図19 トセラニブ投与開始1カ月後の腹部X線画像
腰下リンパ節群が縮小がみられる(囲み)。

群の縮小が確認され(図19),腹部超音波検査でもリンパ節の縮小が確認された(左内腸骨リンパ節〔26×17×10 mm〕,右内腸骨リンパ節〔26×18×13 mm〕,仙骨リンパ節〔0.4×6.5 mm〕,右下腹リンパ節〔0.9×0.9 mm〕)。トセラニブの有害事象は認められず,部分寛解が維持できていたが,投与開始約6カ月後から後肢の虚弱がみられるようになり,7カ月後に突然死した。死亡する2週間前の血中カルシウム濃度は正常であった。

本症例の考察

肛門嚢アポクリン腺癌に対するトセラニブの効果については複数の報告がある。本例のように外科手術が不適応な進行した症例やリンパ節転移が認められる症例ではよい適応になると考えられる。本例は完全寛解は得られなかったが,投与開始後速やかに血中カルシウム濃度は正常値となり,食欲が回復したことでQOLが著しく改善した。死亡する直前まである程度のQOLは保てていたと考える。亡くなる直前にみられた後肢の虚弱の原因は特定できていないが,トセラニブの副作用の可能性も疑われる。

猫における分子標的薬

猫における分子標的薬の知見は限られているが少数報告されている。

猫におけるイマチニブ

猫ではイマチニブの第Ⅰ相試験が行われている[11]。この試験では,さまざまな腫瘍に罹患した猫9例に対してイマチニブを10～15 mg/kg,sidで2～8週間経口投与している。その結果,イマチニブと関連があると考えられるグレード1の嘔吐が1例で確認された。この研究では肥満細胞腫に対する効果は不明であった。

その後の研究で猫の肥満細胞腫でも62例中42例(67.7％)で*c-KIT*変異が確認された。犬とは異なり変異の多くはエクソン8(45.2％)とエクソン9(24.2％)であった。

また,肥満細胞腫に罹患し,*c-KIT*に変異を認めた猫8例に対しイマチニブを使用した研究では7例が奏功したと報告されている(完全寛解1例,部分寛解6例)[10]。

分子標的薬の獣医療での応用

猫におけるトセラニブ

　猫におけるトセラニブに関する情報は，少数ではあるが報告されている。口腔内扁平上皮癌に罹患した猫23例に対してトセラニブを使用した回顧的研究では，ヒストリカルコントロール群と比較してトセラニブを使用した群では生存期間が有意に延長していた[22]。この研究におけるトセラニブ群の生物学的有用率は56.6％（完全寛解1例，部分寛解2例，維持病変10例）であった。また，主な副作用としては食欲不振と軽度の胃腸障害が認められたのみである。この研究では，非ステロイド系抗炎症薬（NSAIDs）を併用したほうが生存期間や無増悪生存期間が有意に延長していた。

　猫の外科不適応の注射部位肉腫における研究も行われているが，本疾患に対するトセラニブの明らかな有効性は確認されなかった[7]。

　猫におけるトセラニブの有害事象は，胃腸障害のほかに骨髄抑制，肝酵素上昇，高窒素血症，心毒性などが報告されている[5〜7,16,22]。薬用量は，犬と同様と考えてよい。

おわりに

　イマチニブは，犬も猫も *c-KIT* 変異のみられる肥満細胞腫では有効性が高いことがわかってきている。今後は既存の化学療法との併用により，より高い治療効果の得られる方法を模索する必要がある。

　トセラニブは，犬の肥満細胞腫に認可されている薬剤であり，本稿内の症例も含めて肥満細胞腫以外での使用は適応外である。そのため，適応外で使用する際は，獣医師の責任でインフォームドコンセントを十分に実施した後に使用されたい。犬ではある程度効果が期待できる腫瘍が絞り込まれつつあるが，まだまだ症例の集積が必要である。猫でも使用できることがわかってきているが，情報は限られており今後も研究が必要と考えられる。

　今後の課題としては耐性を示した腫瘍細胞に対する治療法の確立が挙げられ，さらなる研究が必要である。

　分子標的薬は，今後の小動物のがん治療において大きな期待の持てる薬剤であると思われる。本薬剤の発売当初は世界中のオンコロジスト達がさまざまな腫瘍でトセラニブを試していた。しかし，徐々に有効性を示す腫瘍が絞られてきた。「とりあえずトセラニブ」の時代はもう終わり，次のステップに入ったと考えている。

　しかし，日本ではトセラニブ発売後，間違った使用や乱用が目立つのも事実である。正しい適応を見極め使用していただきたいと切に願っている。本稿が日本の獣医師に少しでも参考になれば幸いである。

---

to senior　高齢の動物への配慮

- 分子標的薬は，そのコンセプトから副作用が少ないイメージを持っている獣医師が多い。内服薬であることも優しいイメージの一因であるかもしれないが，とくにトセラニブは副作用の発現率が非常に高く，決して扱いやすい薬剤ではない。
- 高齢動物は，元々内臓機能が低下している個体も多いため，事前の検査はていねいに行う必要がある。

---

to family　動物の家族に伝えるポイント

- 分子標的薬の副作用を詳細に説明する。
- 副作用が発現した際は直ちに投薬を中止し，病院に連絡を取ってもらうようにする。
- 内服薬であることから家族の判断で投与量や投与間隔を調整できてしまうが，そのようなことは非常に危険であるため処方を守るように伝える。

---

to VN　VNに指導する時のポイント

- 分子標的薬の使用目的や有害事象をきちんと理解し，家族に説明できるようにしておく。
- 入院中に使用する場合は，とくに消化器徴候には敏感に対応するようにする。

■参考文献

1) Bavcar S, de Vos J, Kessler M, et al. Combination toceranib and lomustine shows frequent high grade toxicities when used for treatment of non-resectable or recurrent mast cell tumours in dogs: A European multicentre study. *Vet J*. 224: 1-6, 2017. doi: 10.1016/j.tvjl.2017.04.010

2) Bernabe LF, Portela R, Nguyen S, et al. Evaluation of the adverse event profile and pharmacodynamics of toceranib phosphate administered to dogs with solid tumors at doses below the maximum tolerated dose. *BMC Vet Res*. 9: 190, 2013. doi: 10.1186/1746-6148-9-190

3) Burton JH, Venable RO, Vail DM, et al. Pulse-Administered toceranib phosphate plus lomustine for treatment of unresectable mast cell tumors in dogs. *J Vet Intern Med*. 29: 1098-1104, 2015. doi: 10.1111/jvim.13573

4) de Vos J, Ramos Vega S, Noorman E, et al. Primary frontal sinus squamous cell carcinoma in three dogs treated with piroxicam combined with carboplatin or toceranib. *Vet Comp Oncol*.10: 206-213, 2012. doi: 10.1111/j.1476-5829.2011.00292.x

5) Harper A, Blackwood L. Toxicity and response in cats with neoplasia treated with toceranib phosphate. *J Feline Med Surg*. 19: 619-623, 2017. doi: 10.1177/1098612X16643124

6) Hohenhaus A, Henry C, Greene S, et al. Biological activity and adverse event profile in cats treated with toceranib phosphate. *Vet Comp Oncol*. 9: e20-e21, 2011.

7) Holtermann N, Kiupel M, Hirschberger J. The tyrosine kinase inhibitor toceranib in feline injection site sarcoma: efficacy and side effects. *Vet Comp Oncol*. 15: 632-640, 2017. doi: 10.1111/vco.12207

8) Hume K, Rizzo V, Cawley J, et al. Effects of toceranib phosphate on the hypothalamic-pituitary-thyroid axis in tumor-bearing dogs. *J Vet Intern Med*. 32: 377-383, 2018. doi: 10.1111/jvim.14882

9) Isotani M, Ishida N, Tominaga M, et al. Effect of tyrosine kinase inhibition by imatinib mesylate on mast cell tumors in dogs. *J Vet Intern Med*. 22: 985-988, 2008

10) Isotani M, Yamada O, Lachowicz JL, et al. Mutations in the fifth immunoglobulin-like domain of kit are common and potentially sensitive to imatinib mesylate in feline mast cell tumours. *Br J Haematol*. 148: 144-153, 2010. doi: 10.1111/j.1365-2141.2009.07926.x

11) Lachowicz JL, Post GS, Brodsky E. A Phase I clinical trial evaluating imatinib mesylate (gleevec) in tumor-bearing cats. *J Vet Intern Med*. 19: 860-864, 2005.

12) Letard S, Yang Y, Hanssens K, et al. Gain-of-function mutations in the extracellular domain of KIT are common in canine mast cell tumors. *Mol Cancer Res*. 6: 1137-1145, 2008

13) London C, Mathie T, Stingle N, et al. Preliminary evidence for biologic activity of toceranib phosphate (Palladia®) in solid tumours. *Vet Comp Oncol*. 10: 194-205, 2012. doi: 10.1111/j.1476-5829.2011.00275.x

14) London CA, Gardner HL, Mathie T, et al. Impact of toceranib/piroxicam/cyclophosphamide maintenance therapy on outcome of dogs with appendicular osteosarcoma following amputation and carboplatin chemotherapy: a multi-institutional study. *PLoS One*. 10: e0124889, 2015. doi: 10.1371/journal.pone.0124889

15) London CA, Hannah AL, Zadovoskaya R, et al. Phase I dose-escalating study of SU11654, a small molecule receptor tyrosine kinase inhibitor, in dogs with spontaneous malignancies. *Clin Cancer Res*. 9: 2755-2768, 2003

16) Merrick CH, Pierro J, Schleis SE, et al. Retrospective evaluation of toceranib phosphate (Palladia®) toxicity in cats. *Vet Comp Oncol*. 15: 710-717, 2017. doi: 10.1111/vco.12211

17) Pan X, Tsimbas K, Kurzman I, et al. Safety evaluation of combination CCNU and continuous toceranib phosphate (Palladia®) in tumour-bearing dogs: a phase I dose-finding study. *Vet Comp Oncol*. 14: 202-209, 2016. doi: 10.1111/vco.12091

18) Pellin M, Wouda R, Robinson K, et al. Safety evaluation of combination doxorubicin and toceranib phosphate (palladia®) in tumour bearing dogs: a phase I dose-finding study. *Vet Comp Oncol*. 15: 919-931, 2017. doi: 10.1111/vco.12232

19) Robat C, London C, Bunting L, et al. Safety evaluation of combination vinblastine and toceranib phosphate (Palladia®) in dogs: a phase I dose-finding study. *Vet Comp Oncol*. 10: 174-183, 2012. doi: 10.1111/j.1476-5829.2011.00261.x

20) Tjostheim SS, Stepien RL, Markovic LE, et al. Effects of toceranib phosphate on systolic blood pressure and proteinuria in dogs. *J Vet Intern Med*. 30: 951-957, 2016. doi: 10.1111/jvim.13951

21) Uemura H, Shinohara N, Yuasa T, et al. A Phase II study of sunitinib in Japanese patients with metastatic renal cell carcinoma: insights into the treatment, efficacy and safety. *Jpn J Clin Oncol*. 40: 194-202, 2010. doi:10.1093/jjco/hyp146

22) Wiles V, Hohenhaus A, Lamb K, et al. Retrospective evaluation of toceranib phosphate (Palladia) in cats with oral squamous cell carcinoma. *J Feline Med Surg*. 19: 185-193, 2017. doi: 10.1177/1098612X15622237

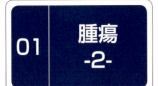

組織球増殖性疾患の分類と治療の選択肢

ノースラボ
賀川由美子

アドバイス

組織球増殖性疾患は，組織球の腫瘍性あるいは反応性の増殖である。比較的新しい疾患概念であり，バーニーズ・マウンテン・ドッグの全身性組織球症が最初に報告された後，数年ごとに新しい概念が加えられており，現在は9つの病態に分類されている。犬では7つの病態が報告されているが，まだ提唱されている概念に合致しない病態が存在しており，現在進行形の疾患概念である。カリフォルニア大学デービス校のウェブサイト(http://www.histiocytosis.ucdavis.edu)[9]において随時改訂されているので，参考にされたい。

組織球の由来

組織球の由来としては，大きく樹状細胞(ランゲルハンス細胞または間質樹状細胞)とマクロファージの2つが挙げられる。これらは，病態や免疫染色により，由来が特定される(表)。

犬の皮膚組織球腫のグループ

ランゲルハンス細胞由来の組織球性疾患であり，犬皮膚組織球腫および犬皮膚ランゲルハンス組織球症が含まれる。

1．犬皮膚組織球腫(図1)

良性の皮膚腫瘍であり，3歳以下の若齢犬の頭部や耳介，四肢に好発するが，いずれの年齢でも発生する。病変は表皮のランゲルハンス細胞の増殖から成り立っており，自然に退縮することが特徴的である。若齢犬では完全に退縮するが，高齢犬では病変が持続することもある。リンパ球浸潤の少ないものは自然退縮傾向が弱い。通常，孤在性に形成され，複数形成されるランゲルハンス組織球症はまれ(<1％)である。また，組織学的には表皮直下に病変が形成される。表皮向性を示すこともあり，高齢犬の場合は表皮向性を示す皮膚型のリンパ腫を鑑別する必要がある。免疫染色では，組織球系のマーカーのほか，ランゲルハンス細胞のマーカーであるE-カドヘリンに陽性を示す。病変内には，組織球と混在して，小型のリンパ球が浸潤することが特徴である。

治療としては，まずは自然退縮を期待して経過観察でもよい。退縮しない場合は外科的切除で完治が期待できる。

2．犬皮膚ランゲルハンス組織球症

皮膚組織球腫は孤在性に発生するが，数百個の病変が形成される場合，皮膚ランゲルハンス組織球症と診断される。組織学的，免疫組織学的に皮膚組織球腫に類似する。多発性に発生し所属リンパ節やまれに内臓にも病変が波及することもあるが，皮膚組織球症と同じカテゴリーに含まれる疾患と考えられている。皮膚組織球腫に比べ退縮に時間がかかり，10カ月程度かかる場合もある。

全身性に波及した場合は予後が悪い[9]。ロムスチン(CCNU)による治療に反応を示すが，長期間の効果は認められなかったとされている[2,9]。退縮傾向を示すのか病状が進行するのかが組織学的には鑑別できず，多発する場合は全身性に波及する可能性を常に考慮する必要がある。

腫瘍

表　組織球の由来を特定するための免疫染色リスト

	マーカー								
	MHC II/Iba1	CD18	CD1a (DC, LH)	CD11c (DC)	CD11d (Mφ)	E-cadherin	Thy-1	CD4	CD204
ランゲルハンス細胞組織球症 Langerhans cells	+	+	+			+	−	−	−
間質樹状細胞 Interstitial DC	+	+	+	+			+	+	−
脾臓の組織球性肉腫 Splenic histiocytic sarcomas	+	+	+	+					−
血球貪食性組織球性肉腫 Hemophagocytic histiocytic sarcomas of spleen	+	+	±	−	+				+
関節周囲の組織球性肉腫 Periarticular histiocytic sarcoma	+	+	+	+					−
肺の組織球性肉腫 Histiocytic sarcomas of lung	+	+	+	+					−

すべてのタイプの組織球においてMHCIIが発現している。青字は凍結切片を使用する。青字で記載した抗体は凍結切片による評価であることから，一般的には用いられていない。

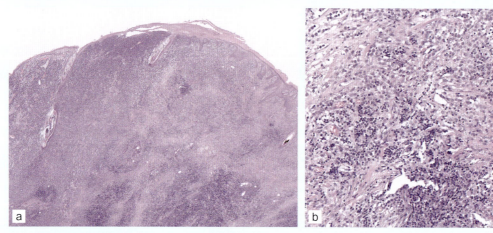

図1　犬皮膚組織球腫
　a：表皮直下から深部にかけてドーム状の腫瘤を形成する。HE染色，40倍。
　b：病変内には小型のリンパ球の浸潤が多数認められる。HE染色，200倍。

悪性腫瘍性疾患

　組織球性肉腫[2,8,13]は，組織球由来の悪性の腫瘍である。由来は樹状細胞とマクロファージの2つに分けられる。大部分は樹状細胞由来の腫瘍であるが，唯一，血球貪食性組織球性肉腫のみマクロファージ由来となっている。

　組織球性肉腫は犬に好発し，猫ではまれである。犬では全身性に病変が形成される播種性と，関節や肺などに限局する局所性がある。

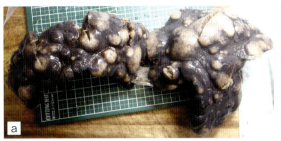
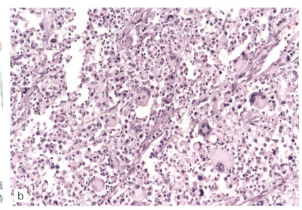

図2 脾臓における樹状細胞由来の組織球性肉腫
 a：肉眼像。多数の腫瘤が形成される。
 b：11歳, 去勢雄, ゴールデン・レトリーバー。病理組織像。顕著な大小不同を示す腫瘍細胞のシート状の増殖からなる。多核巨細胞も散見される。HE染色, 200倍。

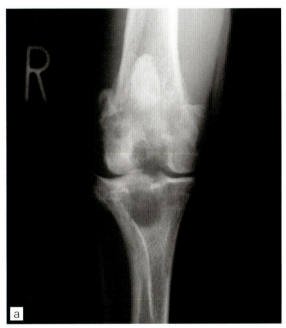
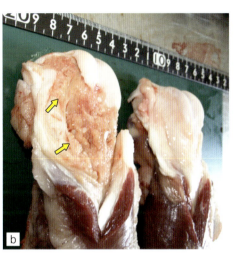

図3 関節における組織球性肉腫
 a：X線画像。フラットコーテッド・レトリーバー。膝関節をまたぐ骨の吸収が認められる。
 b：病変は滑膜を中心に形成されている(矢印)。
 (画像提供：酪農学園大学　廉澤　剛先生)

1. 播種性組織球性肉腫 （樹状細胞由来）[2, 8, 13]

　全身性に発生する疾患であり，原発部位は，脾臓，肝臓，骨髄，リンパ節などである（図2）。脾臓では，血球貪食性組織球性肉腫との鑑別が必要である。播種性組織球性肉腫の場合は，結節性の腫瘤を形成することが多い。また，「悪性組織球症」は以前に播種性組織球性肉腫に対して用いられていた用語であるが，反応性の組織球症とまぎらわしいことから，現在は使われていない。

2. 局所性組織球性肉腫 （樹状細胞由来）[2, 4〜8, 12, 13]

　病変は限局性で1カ所から発生する。好発部位は皮膚や関節，肺，脳（髄膜）などが挙げられる。

（1）関節・関節周囲の組織球性肉腫

　関節やその周囲に発生する組織球性肉腫は膝や肘に好発するが（図3），そのほか，股関節，手根部にも発生し，進行すると骨の吸収を引き起こす。日本では，フラットコーテッド・レトリーバーが好発犬種であ

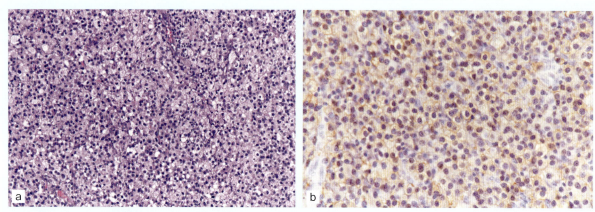

図4 髄膜における組織球性肉腫の病理組織像
a：円形細胞のシート状の増殖からなる。HE染色，100倍。
b：腫瘍細胞は組織球マーカーであるIba1に陽性を示す。Iba染色，200倍。

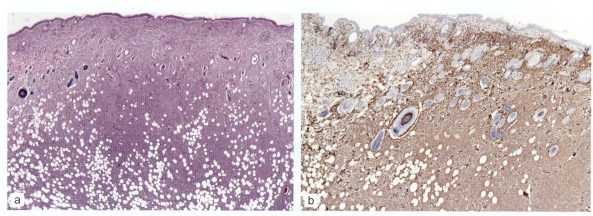

図5 猫の進行性組織球症の病理組織像
a：真皮から深部にかけて，円形細胞のシート状の増殖が認められる。HE染色，40倍。
b：腫瘍細胞はMHCIIに陽性（茶褐色）を示す。MHC染色，40倍。

る。組織学的にはほかの部位の組織球性肉腫に類似する。病変内にリンパ球や好中球が混在することも特徴のひとつである。

（2）中枢神経の組織球性肉腫（図4）

脳（髄膜）の組織球性肉腫は，ウェルシュ・コーギー・ペンブロークに好発する。脳原発の腫瘍の遠隔転移については，報告されていない。

3．猫進行性組織球症 （樹状細胞由来）[8, 13]（図5）

猫進行性組織球症は，皮膚に存在する間質樹状細胞が由来と考えられている。7〜17歳の高齢の猫に発生し，病変は頭部，鼻，口唇，耳，四肢に好発する。病変は1.5cm以下であるが，病状が進行すると多発し，潰瘍を呈することもある。病変は緩徐に進行することから，低悪性度の組織球性肉腫と考えられており，自然に退縮，消失することはなく，病状が進行すると所属リンパ節や肺，肝臓，腎臓，脾臓などに波及

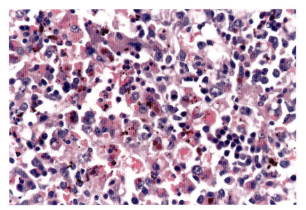

図6 血球貪食性組織球性肉腫(マクロファージ由来)の病理組織像
腫瘍細胞内には多数の赤血球が含まれる。HE染色，400倍。

する。さまざまな治療にも効果を示さないことから，予後は不良である。

4．猫の肺のランゲルハンス組織球症（樹状細胞由来）

猫では肺の病態のみ報告されており，犬の皮膚組織球症に相当する病態は報告がない。肺のランゲルハンス組織球症は10歳以上の高齢の猫で発生する，進行性，致死性の病変である。初期には緩徐に進行することから，低悪性度の組織球性肉腫と考えられている。組織学的には，犬のランゲルハンス組織球症の肺病変と類似している。初期には気管周囲の間質に2～5 mmの結節が形成されるが，末期には肺全域に病変が広がっていく。

5．血球貪食性組織球性肉腫（マクロファージ由来）[8,10,13]（図6）

血球貪食性組織球性肉腫は，唯一マクロファージ由来の腫瘍である。すべての組織球性肉腫のなかで最も予後が悪く，診断されてからの中央生存値はわずか4週間となっている。徴候は免疫介在性溶血性貧血（IMHA）やエバンス症候群に類似し，顕著な脾腫を伴い，脾臓や肝臓，骨髄などに存在する腫瘍細胞により赤血球が貪食される。肉眼的にはび漫性の脾腫が認められるが，明らかな腫瘍は確認できず，この点からもIMHAとの鑑別が必要となる。組織的には腫瘍性のマクロファージの増殖と赤血球の貪食が診断の決め手となる。原発部位は脾臓や骨髄であり，二次的に肺や肝臓，腎臓などに広がる。犬，猫において発生が報告されている。

悪性組織球性疾患に対する治療

局所性疾患に対しては断脚や肺葉切除などの外科的治療も行われているが，完治が見込まれるものでもない。全身性疾患に対してはロムスチン（CCNU）による化学療法が試されているが，部分的な反応しかみられていない[3,11]。血球貪食性組織球肉腫に対しても効果的な化学療法は知られておらず，対症療法として輸血と播種性血管内凝固症候群（DIC）の予防が行われることがある。

反応性組織球症[8,13]

反応性組織球症は活性化した樹状細胞から発生する反応性の変化である。反応性の病態は犬でのみ報告されており猫にはない。皮膚のみに病変が形成される場合と，皮膚や内臓に波及する全身性の2つの病態がある。樹状細胞が由来であるが，これらの病態は腫瘍ではなく，免疫異常と考えられている。また，ランゲルハンス細胞のマーカーであるE-カドヘリンには陰性を示す。

皮膚ならびに全身性組織球症は一連の疾患であり，免疫の調節異常によるものと考えられる。バーニーズ・マウンテン・ドッグに好発するが，そのほかの大型犬にも認められる。真皮の間質樹状細胞が由来であり，しばしば血管を中心に細胞の集簇が認められる。

1．皮膚組織球症（図7）

皮膚組織球症は犬で報告されている。皮膚や皮下に発生し，所属リンパ節へ病変が波及することもある。肉眼的には皮膚組織球腫と類似し，多発性に形成される。病変は頭部や頚部のほか，会陰部や陰嚢，四肢

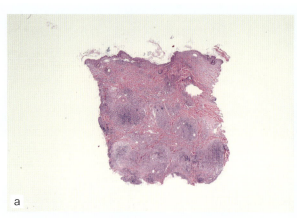 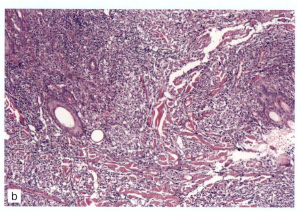

図7 犬の皮膚組織球症の病理組織像
a：真皮深部を中心に病変が分布している。HE染色，20倍。b：集簇細胞は組織球やリンパ球が主体となっている。HE染色，100倍。

（肉球）などにも好発する。組織学的には皮膚組織球腫とは異なり，皮膚深部に形成され，血管周囲を中心とした深部主体の病変が特徴的である。

2．全身性組織球症

全身性組織球症は，皮膚の反応性組織球症に比べまれである。皮膚の病変が進行すると病変は内臓にも波及する。犬種特異性があり，とくにバーニーズ・マウンテン・ドッグで好発する。2〜8歳の若〜中齢の犬に発生し，眼瞼や鼻鏡，陰嚢などに形成される。病変は自然に退縮する。

反応性疾患に対する治療

腫瘍性病変か反応性病変かを鑑別するためには病理組織検査が必須である。反応性病変であることが診断されたら自然退縮を待つか，治療するならば組織球ではなく異常に活性化したT細胞をターゲットとする。したがって，レフルノミドなどのT細胞抑制薬が使用される[1]。

おわりに

組織球性増殖性疾患にはさまざまな異なる病態が含まれているが，形態的には類似している。よって，組織診断のみで病態を鑑別することは難しく，品種や発生部位，臨床徴候などを加味した総合的な診断が必要である。皮膚に限局する病変か，全身性に移行するか，反応性か，腫瘍性か，退縮傾向を示すのかと質問を受けることが多いが，それらを鑑別するのは難しく，診断に苦慮する症例も少なくない。比較的新しい疾患概念であり，病態や分類，組織学的な特徴などは今後も少しづつ改訂されると考えられる。

■参考文献

1) Affolter VK, Moore PF. Canine cutaneous and systemic histiocytosis: reactive histiocytosis of dermal dendritic cells. *Am J Dermatopathol*. 22: 40-48, 2000.

2) Affolter VK, Moore PF. Localized and disseminated histiocytic sarcoma of dendritic cell origin in dogs. *Vet Pathol*. 39: 74-83, 2002.

3) Cannon C, Borgatti A, Henson M, et al. Evaluation of a combination chemotherapy protocol including lomustine and doxorubicin in canine histiocytic sarcoma. *J Small Anim Pract*. 56: 425-429, 2015. doi: 10.1111/jsap.12354

4) Constantino-Casas F, Mayhew D, Hoather TM, et al. The clinical presentation and histopathologic-immunohistochemical classification of histiocytic sarcomas in the Flat Coated Retriever. *Vet Pathol*. 48: 764-771, 2011. doi: 10.1177/0300985810385153

5) Cluzel C, Aboulmali AA, Dugas S, et al. Diffuse leptomeningeal histiocytic sarcoma in the cerebrospinal fluid of 2 dogs. *Vet Clin Pathol*. 45: 184-190, 2016. doi: 10.1111/vcp.12329

6) Kagawa Y, Nakano Y, Kobayashi T, et al. Localized pulmonary histiocytic sarcomas in Pembroke Welsh Corgi. *J Vet Med Sci*. 77: 1659-1661, 2016. doi: 10.1292/jvms.15-0284

7) Mariani CL, Jennings MK, Olby NJ, et al. Histiocytic sarcoma with central nervous system involvement in dogs: 19 cases (2006-2012). *J Vet Intern Med*. 29: 607-613, 2015. doi: 10.1111/jvim.12554

8) Moore PF. A review of histiocytic diseases of dogs and cats. *Vet Pathol*. 51: 167-184, 2014. doi: 10.1177/0300985813510413

9) Moore PF. Canine and feline histiocytosis. http://www.histiocytosis.ucdavis.edu（2018 年 8 月現在）

10) Moore PF, Affolter VK, Vernau W. Canine hemophagocytic histiocytic sarcoma: a proliferative disorder of CD11d+ macrophages. *Vet Pathol*. 43: 632-645, 2006.

11) Rassnick KM, Moore AS, Russell DS, et al. Phase II, open-label trial of single-agent CCNU in dogs with previously untreated histiocytic sarcoma. *J Vet Intern Med*. 24: 1528-1531, 2010.

12) Thongtharb A, Uchida K, Chambers JK, et al. Histological and immunohistochemical studies on primary intracranial canine histiocytic sarcomas. *J Vet Med Sci*. 78: 593-599, 2016. doi: 10.1292/jvms.15-0627

13) Vali VEO, Kiupel M and Bienzle D. Hematopoietic system, histiocytic proliferative disease. In: Maxie MG (ed). Jubb, Kennedy & Palmer's Pathology of domestic animals, 6th ed. Elsevier Iowa. 2016, pp243-255.

マダニの生態と防除

02 | 感染症 -1-

山口大学　獣医疫学教室
高野　愛

アドバイス

　マダニは吸血性の節足動物であり，動物の血液が唯一の栄養源である。動物に寄生すると，多数寄生による貧血や皮膚など直接的な被害を与えるほか，各種感染症の病原体を伝播することが問題となる。西日本を中心に以前から問題となっている犬のバベシア症のほか，2017年には，重症熱性血小板減少症候群（SFTS）によって猫が重篤な徴候を呈し死亡した事例や犬の発症例が報告された。さらに，これら発症動物から家族へのSFTS感染例も厚生労働省から報告されている。このようなマダニ媒介性感染症の予防のためにも，マダニの生態を理解し，マダニ予防を積極的に勧めるべきである。

マダニとは

　マダニは比較的大型のダニで，成長や産卵のため脊椎動物の血液を栄養源として利用する節足動物である。

　卵から孵化した幼ダニ（体長約1mm）は，吸血を行った後に若ダニ（体長約2〜3mm）へと脱皮する。若ダニが再び吸血し，脱皮を行うと成ダニ（体長約4〜8mm）となる。成ダニは雄と雌に分かれ，吸血により飽血（吸血が完了した状態）した雌成ダニは2週間から1カ月後に産卵を開始する（図1）。産卵数は数百から数千個である（図2）。成長の過程で行う3回の吸血によって，各種病原体を吸血源動物から別の吸血源動物へと橋渡しすることから，病原体媒介生物として悪名高い。

　アレルギーの原因となるハウスダストマイトや，耳ダニなどの小型のダニとは分類上も明確に区別される。吸血によって体重が未吸血状態の数十から数百倍に増えるため，吸血の前後で見た目が大きく変化するのもマダニの特徴である（図3）。

種類と生息場所

　日本には40種以上のマダニ種が生息し，そのうち14種程度が犬や猫に寄生する。とくに**表1**に示す9種の報告例が多い[2,11]。これらマダニ種は，至適温度や至適湿度，主たる吸血源動物の違いによって，生息する地域や環境が大きく異なることが多い。そのため，北海道など寒冷地域に多く生息するマダニ種と，沖縄など温暖地域に生息するマダニ種は異なる（図4）。さらに，同じ地域でも環境によって生息するマダニ種が異なることが知られている。これは，湿度や，その環境に生息している動物種の違いが影響していると考えられる（図5）。

　日本国内に生息するマダニは一般的に乾燥に弱いが，西日本を中心に分布しているタカサゴキララマダニや，犬を含めた中型動物に多く寄生し人刺咬例も多いフタトゲチマダニは乾燥に強い。なかでもフタトゲチマダニは公園や河川敷，牧野などでも生息が可能であり，全国に広く分布している。また，キチマダニは野鳥にも外部寄生するため，神社や公園などでもみられることが多い。沖縄や本州の一部地域に生息するクリイロコイタマダニは，犬小屋の中などの動物の休息場所で繁殖することが多く，ときに大量寄生事例が発生する。

マダニの生態と防除

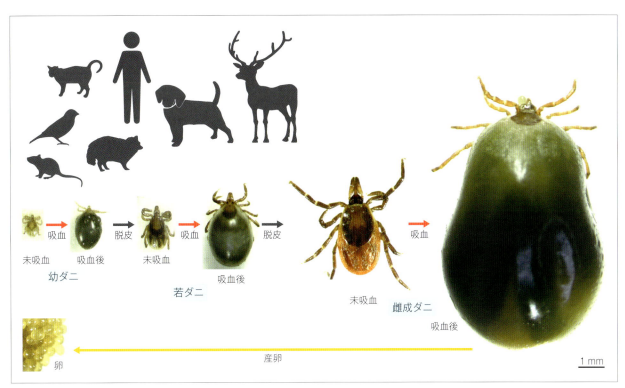

図1 マダニの生活環
　3回の吸血と2回の脱皮を経て成長し，飽血した雌成ダニが産卵を行う。なお，種にもよるが，雄成ダニもわずかながら吸血を行う（マダニの縮尺はすべて同じ）。

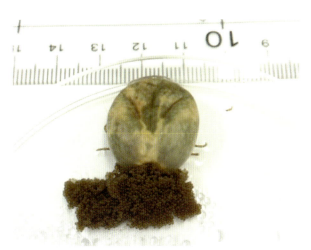

図2 産卵中のタカサゴキララマダニの雌成ダニ
　多い時は数千から1万個程度の卵を産む。

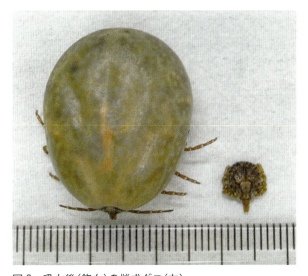

図3 吸血後（飽血）の雌成ダニ（左）
　飼い犬に寄生していたタカサゴキララマダニ。右は吸血前の雄成ダニ。

表1 犬と猫で報告が多いマダニ種

マダニ種	分布	活動時期	特記事項
フタトゲチマダニ	全国	春～秋	犬と猫で最も寄生事例が多い
キチマダニ	全国	1年中	宿主域が広い
ヤマアラシチマダニ	東海～九州	春～秋	
ヤマトチマダニ	北海道，関東以北	春～秋	
シュルツェマダニ	北海道，本州の高山帯	春～夏	寒い地域を好む
ヤマトマダニ	全国(沖縄除く)	春～夏	
タネガタマダニ	本州～九州	春～夏	
タカサゴキララマダニ	関東以南，九州，沖縄	早春～秋	大型
クリイロコイタマダニ	沖縄，本州一部地域	1年中	犬小屋の中などで繁殖

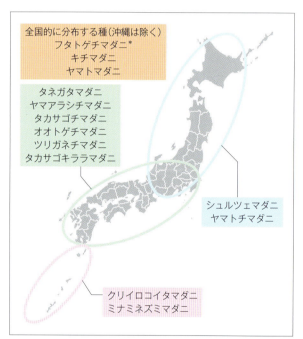

図4 飼い犬・猫に寄生するマダニの代表種
地域によって問題となるマダニ種が異なる。
＊：地域により両性生殖系と単為生殖系に分かれる。

活動時期

　一般的に，越冬した成ダニは春先から初夏にかけて吸血源動物に寄生し，その雌成ダニが産卵する。このため，卵から孵化した幼ダニが秋に大発生する(図6)。この幼ダニが吸血・脱皮後に若ダニの状態で越冬し，春先に発生するという活動パターンをとること

が多い[9]（図7）。このため，春先から初夏にかけては若ダニと成ダニが，秋には幼ダニの活動が活発になり，人や犬・猫を含めた動物が寄生を受ける(図8)。しかしながら，幼ダニは小さく(吸血前で約1 mm)，吸血時間も3日程度と短いため，刺咬されたことに気がつかない場合も多い。このため，若ダニもしくは成ダニによる人刺咬例が5月から7月にかけて多く報告されるのに対し，幼ダニ寄生の報告例は少ない[12]。他方，日本紅斑熱など一部のマダニ媒介性感染症では，患者発生が秋にも認められることから，秋に発生する幼ダニが病原体を媒介していると考えられている[13]。なお，近年問題となっているSFTSウイルスは，ウイルスを保有するフタトゲチマダニの雌成ダニから卵を介して幼ダニへと伝播することが中国で報告されており，秋から冬にみられる本疾患の人患者発生には，これら幼ダニも一因となっていることが推察される[6,13]。

　そのほか，キチマダニやタカサゴチマダニ，クリイロコイタマダニは1年中活動がみられること，マダニ属のシュルツェマダニやヤマトマダニは春から夏の単峰性のピークをとるなどの特徴がある(表1)。

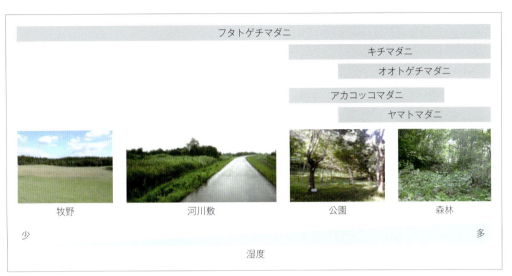

図5　各生息環境におけるマダニ種の違い（一例）
同じ地域でも，環境によりマダニの種構成が変化する。

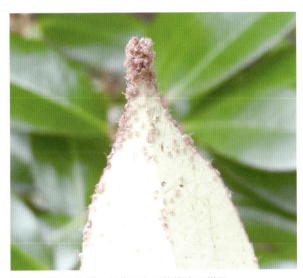

図6　多数の幼ダニが葉の裏に待機する様子

吸血

　マダニは蚊のように短時間で吸血することができない。国内に生息する一般的なマダニは，幼ダニで3～4日程度，若ダニで4～5日，成ダニで1週間程度吸血を行う。タカサゴキララマダニやタイワンカクマダニの雌成ダニは1カ月程度吸血する例があることも知られている。

　マダニの吸血パターンは特徴的である。最初はみか

け上ほとんど変化がなく，緩やかに肥大し，最後の1，2日で急激に膨大して飽血に至る（図9）。このため，人におけるマダニ刺咬例では，「イボが急に大きくなった」と皮膚科医に申告する患者もいる。

　長時間吸血を行うため，マダニはまず，宿主に固着するためのセメント様物質を唾液腺から分泌し，同時に抗凝固物質などを皮下に注入し，吸血しやすくしている（図10）。一部の例外を除き，これら唾液腺物質や唾液として注入される多量の水分とともに各種病原体が注入されることで感染が起こる。

マダニ媒介性感染症の感染予防

　多くのマダニ媒介性感染症病原体はダニの唾液を介して動物に伝播する。よって予防にはマダニに刺されないこと，あるいは刺されても早期に取り除くことが非常に重要である。蚊と異なり吸血時間が非常に長いマダニでは，刺されてもすぐに病原体が吸血源動物に伝播するわけではなく，一部病原体では数時間のタイムラグがあることが知られている（表2）。たとえば，北米で年間数万人の患者が発生し，犬の感染例も多いライム病では，吸血前の病原体はマダニの腸管に限局しており，吸血開始から48時間以上経過しないと唾

感染症

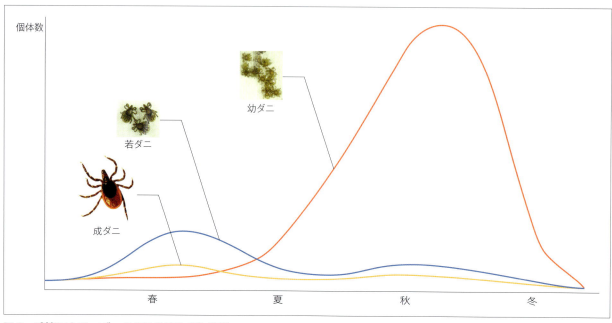

図7　季節によるマダニの個体数変化（模式図）
　　春先から初夏にかけて成ダニと若ダニのピークがみられ，秋には春に吸血した雌成ダニが産んだ卵から孵化した幼ダニが大量に発生する。

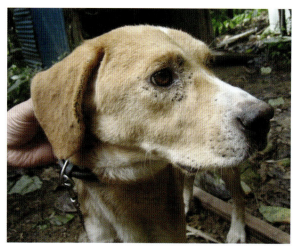

図8　多数のマダニ寄生がみられた飼い犬（9月）
　　ほとんどがヤマアラシチマダニの幼ダニと若ダニであった。

液腺に移行しない。このため，2日間以上吸血しないと病原体が吸血源動物に伝播されないことが明らかとなっている[9]。さらに，犬に重篤な貧血を引き起こすバベシア原虫は，マダニの吸血開始後に唾液腺に存在するスポロント（前ステージ）がスポロゾイトという感染虫体への発育を開始するため，吸血開始後2日以降にならないとスポロゾイトが形成されない[1]。このた

め，吸血源動物への伝播は少なくとも吸血開始後2日目以降であると考えられる。

　他方，未吸血マダニの唾液腺に存在することが報告されている病原体は，これら2種類の病原体よりも早期に吸血源動物に伝播すると推察されている。そのような病原体として，リケッチアやアナプラズマ，ダニ脳炎ウイルスなどが挙げられる[4,8]。なお，近年日本で問題となっているSFTSウイルスの吸血源動物への伝播時間については，2018年5月現在報告がなく不明である。

防除

　犬や猫の場合は複数の製薬会社から投薬方法，作用機序そして有効成分の異なるさまざまなマダニ予防薬が発売されている。従来汎用されてきた皮膚滴下投与用薬剤や，近年発売が相次いでいる経口投与用薬剤などがあり，動物の体質や目的に合わせて選択する（表3）。皮膚滴下投与用薬剤には投薬が簡便であること，刺咬自体を予防できる場合もあることなどの利点

マダニの生態と防除

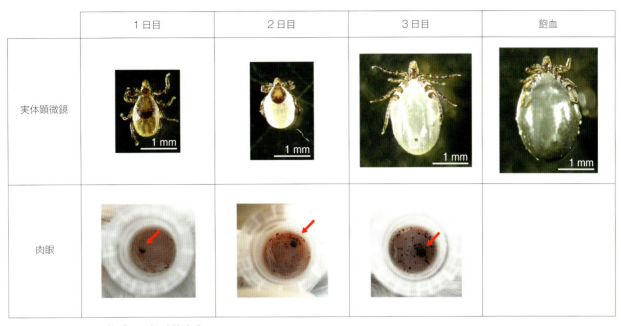

図9　吸血実験時の若ダニの経時的変化
　　　吸血開始後1日目と2日目ではマダニのサイズに大きな違いはみられないが，3日目に一気に膨大し，飽血にいたる。
　　　上段：実体顕微鏡写真，下段：肉眼像（矢印がマダニ，黒い粒はマダニの糞）

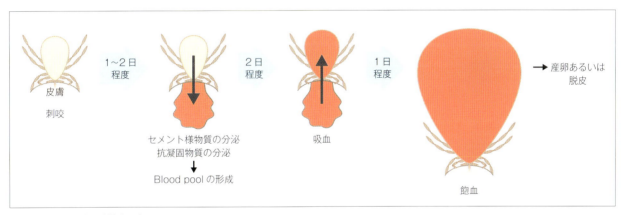

図10　吸血の流れ（模式図）
　　　吸血日数はフタトゲチマダニの雌成ダニでの代表的な吸血日数。

表2　マダニ媒介性感染症病原体の伝播時間

感染症	伝播開始時間	備考
バベシア症	吸血開始後2日以降	吸血開始後にスポロゾイト形成開始
ライム病	吸血開始後48時間〜	未吸血状態では中腸に限局
ツツガムシ病	吸血開始後6時間〜	未吸血状態で全身に感染

感染症

表3 マダニに効果のある薬剤

	有効成分	販売名	対象	備考
ピレスロイド系	ペルメトリン フルメトリン	フォートレオン®(合剤)[*1] ボルホ®プラスカラー(合剤)[*1]	犬	猫は中毒を起こす可能性
カーバメート系	プロポクスル	ボルホ®プラスカラー(合剤)[*1]	犬	
フェニルピラゾール系	フィプロニル	フロントライン®[*2] フロントラインプラス®(合剤)[*2] マイフリーガード®[*3] マイフリーガード®α(合剤)[*3] ブロードライン(合剤)[*2]	犬, 猫	滴下薬
マクロライド系	セラメクチン スミノサド	レボリューション®[*4] コンフォティス®錠[*5] パノラミス®錠(合剤)[*5]	犬, 猫	レボリューション®は滴下, それ以外は経口薬
イソオキサゾリン系	アフォキソラネル フルララネル ロチラネル サロラネル	ネクスガード®[*2] ネクスガードスペクトラ®(合剤)[*2] ブラベクト®錠[*6] ブラベクト®スポット猫用[*6] クレデリオ®錠[*5] シンパリカ®[*4]	犬 (一部, 猫)	ブラベクト®スポット猫用は滴下, それ以外は経口薬 ブラベクト®スポット猫用は2018年5月承認済

＊1：バイエル薬品㈱, ＊2：ベーリンガーインゲルハイム アニマルヘルス ジャパン㈱, ＊3：フジタ製薬㈱,
＊4：ゾエティス・ジャパン㈱, ＊5：エランコジャパン㈱, ＊6：㈱インターベット

がある。経口投与用薬剤は安定した薬効, 皮膚炎徴候のある動物にも適応可能といった利点がある。いずれの薬剤も, 用量と投薬期間を守ることが非常に重要である。投薬間隔が開くと, 薬効が低下し, 十分なマダニ防除ができない[5]。

他方, 薬剤だけでマダニの刺咬を100％防ぐことは不可能である。マダニに対する薬剤の効果はノミと比較して残効性が低いため, マダニの活動が活発な時期に野外活動を行う場合は, 追加的な投与, あるいは市販されている犬用の虫除けスプレーの併用など, 注意が必要であることを動物の家族によく説明する。また, マダニの多い茂みにできるだけ立ち入らせないことや, 伴侶動物が茂みなどに入った後にはブラッシングを行うこと(吸血開始前のマダニにはブラッシングが有効であるため)も併せて伝えるとよい。

なお, 犬にクリイロコイタマダニ(図11)の多数寄生がみられた場合は, 犬小屋などの休息場所で繁殖している可能性が非常に高いので, マダニ予防薬の投薬と平行して動物の休息環境の清掃が必要であることを家族に伝える必要がある。なお, 本マダニについては, 濃厚寄生を受けていた伴侶動物が死亡した後, 家

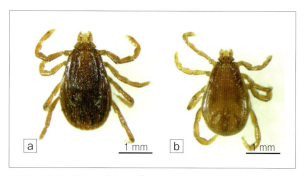

図11 クリイロコイタマダニ
a：雌成ダニ, b：雄成ダニ

屋内で繁殖していたマダニが人を刺咬する事例も報告されている[3]。

除去方法

仮に動物の体表に吸血前のマダニを発見した場合は, まず, 作業者のマダニ刺咬からの防御策を講じた後, ピンセットや粘着テープなどで取り除き, テープなどで挟むあるいは密閉してから捨てる。マダニは病

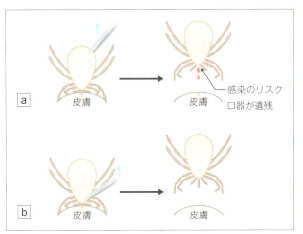

図12 マダニの取り方(一例)
　　a：ダニの腹部を引っ張った場合
　　b：頭部に近い部分を引っ張った場合

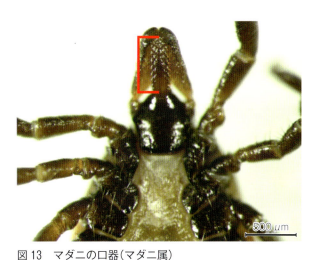

図13 マダニの口器(マダニ属)
　　赤く示した部分が皮膚に刺し込まれる部分である。

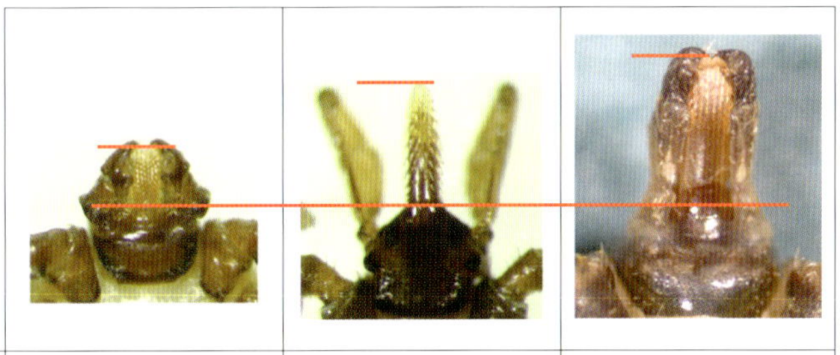

種類	チマダニ属 フタトゲチマダニ キチマダニ など	マダニ属 ヤマトマダニ シュルツェマダニ など	キララマダニ属 タカサゴキララマダニ など
取り除きやすさ	やや易	難	非常に難

図14 口器の長さと取りやすさ
　　マダニの縮尺は同じ。すべて雌成ダニの口器部分の拡大図である。赤線は口器の長さの違いを表す。

原体を保有している可能性があるため，絶対に素手で潰さないようにする。とくにSFTSウイルスは，犬に感染しても徴候はほとんどみられないが，血液中に一過性に多量のウイルスが存在することが中国で報告されている[7]。このため，ウイルス血症を呈した動物の血液を吸血中のマダニの体内にも多量のウイルスが存在する可能性が高い。これらを素手で潰す行為は作業者の感染リスクが高く，非常に危険なため避けるべきである。

　秋に発生する幼ダニが大量に動物の体毛についてい

るのを発見した場合は，時間が経過すると広がってしまうため可能な限り早急に粘着テープなどで除去する。すでに皮膚に咬着していた場合でも，刺されたと思われる当日であれば先の細いピンセットなどで除去が可能な場合もある。この場合，できるだけ皮膚に近い部分を把持し，垂直に引き抜く(図12)。ただし，口器が非常に長く，除去が難しい種もいる(図13，14)。マダニの刺咬から2日以上経過している場合は，すでに皮下にセメント様物質による組織が形成されており，ピンセットなどでの除去が難しい場合があ

感染症

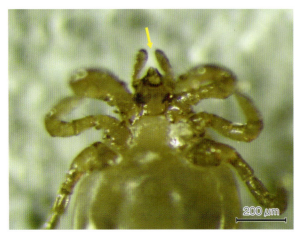

図15 吸血中のマダニをピンセットで引っ張って取った際に欠けた口器(矢印)

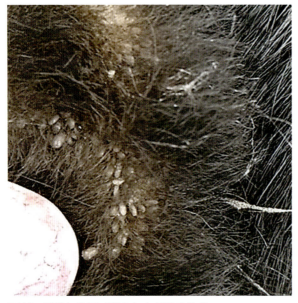

図16 動物に集団で寄生した多数の幼ダニ

る。このような場合は，院内感染に十分注意したうえで，市販のマダニ除去機材を使用することも可能である。なお，ピンセットなどで無理やり引き抜くと，口器の一部が皮膚に残されてしまう場合も多い(図15)。口器が遺残した場合は皮膚切開あるいは無菌の針を用いて除去する必要がある。なお，マダニは水に強く，一度刺咬したらシャワーなどの水では除去できないことがほとんどである。また，衣服やケージなどに付着したマダニには，水による洗浄では死滅しない

個体がいる。マダニは高温と乾燥に弱いため，高温・乾燥処理あるいは，殺虫剤により処理することが望ましい。具体的には，熱湯をかける，あるいは対象物をビニール袋などに入れたうえで密閉し，殺虫剤スプレーを行うなどの対策が必要である。国内に生息するマダニ種に関しては，1日以上の冷凍処理でも死滅する。

SFTSなどのマダニ媒介性感染症はワクチンが開発されておらず，マダニ対策が最も重要で有効な予防対策となる。また，伴侶動物がマダニ媒介性感染症に罹患しないためだけではなく，伴侶動物が人の生活圏に人の感染症の原因となる病原体を持ち込むことを予防するためにも，伴侶動物のマダニ対策は重要である。

> **動物の家族に伝えるポイント**
>
> - マダニはどこにでもいる(公園や河川敷にも！)。
> - マダニはほぼ1年中活動している(とくに関東以西)。
> - マダニの寄生を受けたことのある茂みなどには立ち入らせない。
> - ブラッシングをこまめに行い，マダニがついていないかチェックする。
> - マダニ予防薬を使用する場合は，投薬期間と用量をきちんと守る。
> - 散歩の際は，家族も虫除けスプレーなどでマダニ予防を行う。
> - 伴侶動物に寄生したマダニは，可能であれば獣医師に除去してもらう。
> - 自分で除去する場合は，毛抜きなどを用い，根元からまっすぐ上に引き抜く。
> - マダニを絶対に潰さず，密閉して捨てる。
> - マダニ寄生を受けた日を記録し，2〜3週間程度は体調変化に注意する。

マダニの生態と防除

VN に指導する時のポイント

- マダニの除去を行う場合は，手袋，マスク，可能であればゴーグルを着用する。
- 除去したマダニは絶対に潰さず，密閉して医療廃棄物として処理する。
- マダニの多数寄生を受けた動物を収容する場合は，可能な限りディスポーザブルな器具を使う。
- 収容時に使用した毛布などは，可能であれば医療廃棄物として処理し，再利用する場合は高温・乾燥処理あるいは殺虫剤による処理を行う。
- マダニの多数寄生を受けた動物からマダニを除去する際は，マダニの寄生を受けないよう十分注意する。
- 夏場から秋にかけては1mm程度の幼ダニや3mm程度の若ダニが寄生している可能性があるため，十分注意する。なお，幼ダニはまとまって寄生している場合が多い（図16）。

■参考文献

1) Higuchi S, Hoshina H, Hoshi F, et al. Development of *Babesia gibsoni* in the salivary glands of the larval tick, *Haemaphysalis longicornis. Kitasato Arch Exp Med*. 64: Suppl147-151, 1993.

2) Iwakami S, Ichikawa Y, Inokuma H. A nationwide survey of ixodid tick species recovered from domestic dogs and cats in Japan in 2011. *Ticks Tick Borne Dis*. 5: 771-779, 2014. doi: 10.1016/j.ttbdis.2014.05.008

3) Kobayashi A, Iwasaki H. Human feet bitten by multiple brown dog ticks, *Rhipicephalus sanguineus. IDCases*. 9: 8, 2017. doi: 10.1016/j.idcr.2017.04.007

4) Labuda M, Nuttall PA. Viruses transmited by ticks. In: Bowman AS, Nuttall PA, (eds). Ticks, Biology, Diseases and Control. Cambridge University Press, Cambridge. 2008, pp253-280.

5) Leschnik M, Feiler A, Duscher GG, et al. Effect of owner-controlled acaricidal treatment on tick infestation and immune response to tick-borne pathogens in naturally infested dogs from Eastern Austria. *Parasit Vectors*. 6: 62, 2013. doi: 10.1186/1756-3305-6-62

6) Luo LM, Zhao L, Wen HL, et al. *Haemaphysalis longicornis* ticks as reservoir and vector of severe fever with thrombocytopenia syndrome virus in China. *Emerg Infect Dis*. 21: 1770-1776, 2015.

7) Niu G, Li J, Liang M, et al. Severe fever with thrombocytopenia syndrome virus among domesticated animals, China. *Emerg Infect Dis*. 19: 756-763, 2013.

8) Otranto D. Assessment of the efficacy of parasiticides for the control of tick infection in dogs under field conditions: what's new? *Parassitologia*. 48: 141-144, 2006.

9) Piesman J, Schneider BS, Zeidner NS. Use of quantitative PCR to measure density of *Borrelia burgdorferi* in the midgut and salivary glands of feeding tick vectors. *J Clin Microbiol*. 39: 4145-4148, 2001. doi: 10.1128/JCM.39.11.4145-4148.2001

10) Randolph SE, Green RM, Hoodless AN, et al. An empirical quantitative framework for the seasonal population dynamics of the tick *Ixodes ricinus. Int J Parasitol*. 32: 979-989, 2002. doi: 10.1016/S0020-7519(02)00030-9

11) Takano A, Fujita H, Kadosaka T, et al. Construction of a DNA database for ticks collected in Japan: application of molecular identification based on the mitochondrial 16S rDNA gene. *Med Entomol Zool*. 65: 13-21, 2014. doi: 10.7601/mez.65.13

12) 沖野哲也，後川 潤，的場久美子ほか. 本邦におけるマダニ類人体寄生例の概観：文献的考察(8) 1941年〜2005年のマダニ刺症例全貌. 川崎医会誌. 38：143-150，2012.

13) 感染症発生動向調査 週報(IDWR). 国立感染症研究所. https://www.niid.go.jp/niid/ja/idwr.html (2018年8月現在)

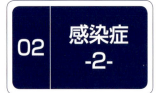

重症熱性血小板減少症候群(SFTS)の最新知見

感染症-2-

山口大学 獣医微生物学教室
前田 健

アドバイス

日本の獣医師および獣医療関係者は，危険な人と動物の共通感染症にこれまであまり出会ってこなかった。狂犬病はすでに国内から撲滅されて久しい。しかし，2017年4月にその状況は一変した。西日本を中心として，人で致死率が高い重症熱性血小板減少症候群 severe fever with thrombocytopenia syndrome(SFTS)ウイルスに感染した猫や犬を診察する機会があることが判明した。獣医師は SFTS を迅速に診断し，動物の治療を行うとともに，獣医師・獣医療関係者・家族への二次的感染症を防ぐ必要がある。そのために，本稿が役立つことを期待する。

SFTSウイルス

1．分類

SFTSウイルスはブンヤウイルス目フェヌイウイルス科フレボウイルス属に属するマイナス鎖一本鎖 RNA ウイルスである。エンベロープを有しており，ウイルス粒子は約110 nm である。ウイルス粒子表面には G 蛋白が存在し，内部には長さの異なる L，M，S の3種類(3分節)の遺伝子が取り込まれている。G 蛋白はウイルスの感染の際のレセプター認識において重要で，中和抗体の標的となっている。エンベロープを有しているため，消毒薬などには感受性である。

米国で人に熱性疾患を引き起こすハートランドウイルス，インドのオオコウモリより分離された Malsoor ウイルスなどと近縁である。

2．感染環(図1)

SFTS はマダニにより媒介される人と動物の共通感染症である。ウイルスは，マダニの生活環のなかで維持されることが報告されている(マダニサイクル)[6]。マダニサイクルにおいては，一匹のウイルス保有マダニから大量のウイルス保有卵が産卵され，幼ダニが誕生することになる。

一方，動物はウイルス保有マダニの刺咬により感染する。一部の感染動物はウイルス血症 viraemia になり，吸血したマダニにウイルスを感染させる。一頭の感染動物から多数のウイルス保有マダニが誕生することになる(動物サイクル)。

条件さえ整えば，マダニサイクルと動物サイクルにより，ウイルス保有マダニが急激に増加することになり，人への感染リスクも激増する。

3．感受性動物

ウイルス保有マダニに吸血されたすべての脊椎動物が感染すると考えられている。中国では生産動物の牛，めん羊，山羊などの感染が報告されている(図2)。国内でも野生動物のイノシシ，シカ，アライグマ，タヌキ，アナグマ，ハクビシン，サル，テン，イタチ，ノウサギ，キツネ，クマでの感染が確認されている(図3，表1)。さらに，動物園飼育のチーターや伴侶動物の猫と犬での感染も報告されている[3]。鶏などの鳥類やネズミなどのげっ歯類への感染も中国では報告されている[1,2]。

4．SFTSの発症動物

SFTSウイルスに感染して発症する動物は人だけであると考えられていた。なぜなら，中国のSFTS流行地での健康な動物での調査では，牛，めん羊，犬，豚，鶏が徴候がないにもかかわらずウイルス血症を起

重症熱性血小板減少症候群（SFTS）の最新知見

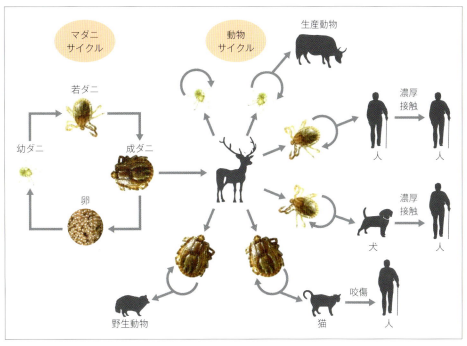

図1 重症熱性血小板減少症候群ウイルスの感染環
マダニの中でウイルスが維持されるマダニサイクルと，感染動物からマダニへウイルスが感染する動物サイクルでウイルスは維持されている。まれに，濃厚接触により人から人，犬から人，猫から人への感染もある。

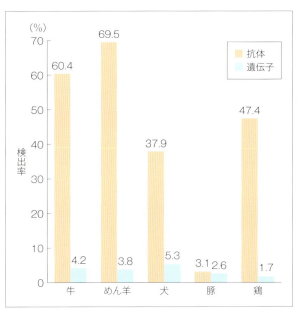

図2 中国におけるSFTSウイルスに対する抗体と遺伝子の検出率
（文献1をもとに作成）

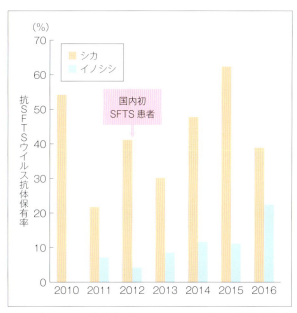

図3 山口県の野生動物におけるSFTSウイルス抗体保有率

感染症

表1　和歌山県の野生動物における抗SFTSウイルス抗体保有状況

動物種	検査頭数(例)	陽性率(%)
アライグマ	3,394	29.2
タヌキ	601	8.5
アナグマ	151	25.2
イノシシ	91	3
ハクビシン	70	17
サル	55	15
テン	18	11
シカ	18	33
チョウセンイタチ	15	7
ニホンイタチ	9	22
ノウサギ	4	25
キツネ	2	0

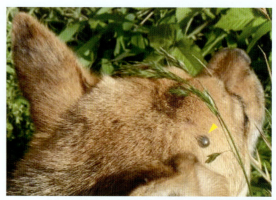
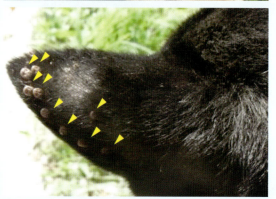

図4　SFTSを発症した親子が飼育していた犬
フタトゲチマダニが咬着していた(矢頭)。

こしていたからである(図2)。つまり，これらの動物は不顕性感染していることを示す。また，大量のウイルスを血液に保有している犬が発見されたが，何の徴候も呈さずに，しばらくすると抗体の上昇とともに，ウイルス量も激減した。筆者らが行った国内の飼育犬の調査でも，抗体を保有している犬が多く見つかるものの，SFTS類似徴候を示す動物は見つかっていなかった。愛媛県では，SFTSを発症した親子が飼育している2頭の犬に多くのフタトゲチマダニが咬着しているとともに，犬小屋周辺には多くのSFTSウイルス保有フタトゲチマダニが存在していたが，これら2頭はSFTS様の徴候は呈していなかった(図4)。また，和歌山県で有害鳥獣として捕獲される一見健康なアライグマの血清790例分を調査した結果，2.5%が血液中にウイルスを保有していることが判明した(表2)。アライグマが致死的なSFTSを発症していないことを示唆するデータであると考えている。

しかし，2017年4月に猫，6月に犬，7月にチーターでSFTSの発症例が発見された。2018年6月末現在までに筆者らが把握しているだけで，猫45例，犬3例，チーター2例がSFTSを発症している。

5．感染経路

動物や人への主な感染経路はウイルス保有マダニの刺咬による感染である(図1)。しかし，国内の患者においても約半数でマダニの刺咬痕が見つかっていない。中国，韓国では患者から医師，家族などへの，マダニを介さない濃厚接触による感染が報告されている[6]。また，SFTS発症が強く疑われる猫の咬傷による感染，SFTSを発症している犬から家族への濃厚接触による感染など，伴侶動物から人への感染も報告された[7]。個人的には，伴侶動物から伴侶動物，野生動物から人，生産動物から人などの感染もあると考えている。今後の調査研究が待たれる。

6．SFTSウイルス媒介マダニ

中国，韓国ではフタトゲチマダニがSFTSウイルスの主要な保有マダニである。成ダニから幼ダニへの経卵感染，幼ダニから若ダニ，若ダニから成ダニへの経

表2　アライグマからのSFTSウイルス遺伝子検出率（2013～2016年）

	1月	2月	3月	4月	5月	6月	7月	8月	9月	10月	11月	12月	合計
検査頭数	48	37	69	75	51	44	67	57	62	83	93	104	790
陽性頭数	1	0	0	2	2	2	1	1	1	2	3	5	20
陽性率（%）	2.1	0	0	2.7	3.9	4.5	1.5	1.8	1.6	2.4	3.2	4.8	2.5

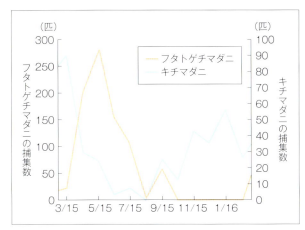

図5　捕集マダニ数の月別推移
和歌山県でフタトゲチマダニとキチマダニを一人あたり30分間捕集した数の平均（成ダニと若ダニのみ）。

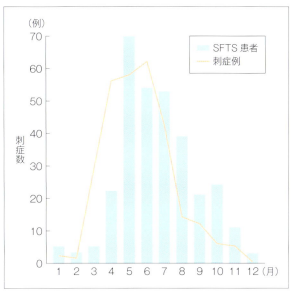

図6　SFTS患者数（全国）とマダニ刺症例数（大分）の月別推移
SFTS患者数は2017年までの全国の総計であり、刺症例は大分県の安西皮膚科に2011年に来院した患者数である。
（情報提供：安西皮膚科　安西三郎先生）

ステージ感染が証明されている。しかし、マダニにおけるウイルス保有率は非常に低い。

筆者らが、植生マダニ（これから吸血を行う）を回収し調査した結果でも、フタトゲチマダニとキチマダニがウイルスを保有していた。ともに、日本全国に存在するマダニ種である。フタトゲチマダニが春先に活動が活発になるのに対して、キチマダニは秋口から春先に活発になる（図5）。国内では一年中SFTSウイルスに感染するリスクがあると思われる。

SFTS患者の発生数とマダニの刺症例の比較を行った結果、マダニの刺症例は3月から増加しはじめ、SFTS患者は4月から増加しはじめており相関がみられる（図6）。3月から活動が活発になるのはフタトゲチマダニであること、フタトゲチマダニはタカサゴキララマダニに次いで多く人を刺咬することから（図7）、フタトゲチマダニが人への主な感染源となることが推測される。ただし、キチマダニの刺症例もあり、冬にキチマダニの数が多いことから、冬の感染源としてキチマダニも重要であると考えている。

SFTS

1．SFTSの発生時期

SFTS患者の発生は、4月から増加しはじめ5月をピークに徐々に減少する（図6）。4～10月が全体の90％以上を占めており、リスクが高い時期といえる。ただし、12～3月にかけても患者が発生していることから注意は必要である。

和歌山県のアライグマの血清におけるウイルス検出状況の調査では、4～1月にかけてウイルスが検出されているのに対して、2月と3月には検出されていな

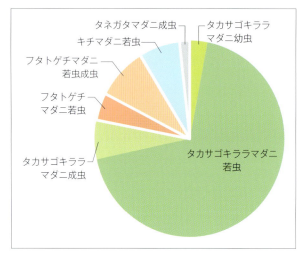

図7　大分県における人に刺咬したマダニ種の割合
（情報提供：安西皮膚科　安西三郎先生）

い（表2）。冬はマダニ刺咬あるいはそれに伴うウイルス感染のリスクが低く，それ以外の時期にはリスクが高いことを意味している。

犬と猫での発生時期についての情報はまだ十分蓄積していないが，発生は春に多く，一年を通じてみられる。

2．SFTS患者の発生場所

人での発生報告があるのは中国，日本，韓国のみであり，国内では，西日本だけである[6]（図8）。2018年6月現在までSFTS患者が報告されている地域の東の端は，日本海側で石川県，太平洋側で三重県である[6]。中国や日本でも感染地域は拡大しているようである。

野生のイノシシとシカでの抗SFTSウイルス抗体保有率の調査では，関東地方のイノシシやシカも抗SFTSウイルス抗体を保有していることがわかっている（表3）。まだ中国地方ほどの陽性率ではないため患者の発生のリスクは低いかもしれないが，SFTSウイルスが関東地方にすでに存在していることは間違いない。また，野生動物での抗体保有率が上昇すると，患者が発生するリスクも高まってくる。野生動物での感染状況の調査が重要である。

3．SFTS患者の症状

SFTSの人での症状は，名前のとおり，発熱，血小板減少，白血球減少，消化器症状などであり，ほぼ必発である（図9）。全身倦怠感，食欲不振，下痢なども多くの患者で認められる。神経症状や出血傾向，紫斑，消化管出血などを呈すると死亡するリスクが高い。これらの症状があると約20％の患者が死への転帰をとる。

後述するが，犬や猫でもほぼ同様の徴候を呈すると考えてよい。筆者らは，猫の徴候は人よりも重く，犬は軽い傾向があると考えている。

4．SFTS患者の特徴

SFTS患者の多くが50歳以上で，全体の95.6％を占める（図10）。死者も50歳以上のみであり，致死率は高齢者ほど高い。マダニ刺症例の多くが50歳以上であることから，SFTS感染のリスクも50歳以上が多いと思われるが，高齢者は抵抗力が弱くなっていることから発症や重症例が多いと考えている。

興味深いことに，SFTS患者は犬や猫を多頭飼育している人が多いようである。

5．動物での調査

SFTSウイルスの感染環で示したように，野生動物への感染がSFTSウイルスの感染リスクを知るうえで重要となっている（図1）。

山口県のシカでの調査でわかるように，2010年に捕獲されたシカの50％以上が抗SFTSウイルス抗体を保有していた（図3）。2012年に国内初のSFTS患者を山口県で発見したが，野生動物ではそれ以前からSFTSウイルスが蔓延していたことを示している。

和歌山県のアライグマの調査では，2007年には抗体保有動物がいなかったのに対し，2008年に抗体陽性例が発見され，2013年には抗体陽性例が急激に増加しはじめた。2014年にはその地域から2名の患者が報告され，それ以降毎年患者の発生が報告されている（図11）。

これらのことから，野生動物でSFTSウイルスが蔓延しはじめると，人への感染リスクが上昇することが

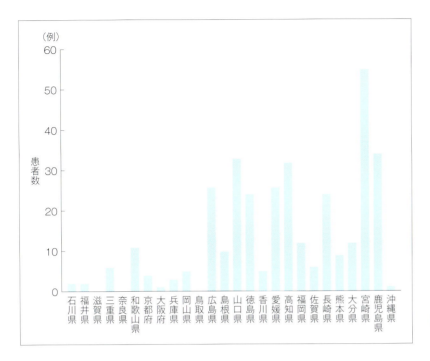

図8 府県別のSFTS患者数
（文献5をもとに作成）

表3 野生動物における抗SFTS抗体保有状況の全国調査

捕獲地	中国		九州		四国		近畿		中部		関東		計	
動物種	シカ	イノシシ	シカ	イノシシ	シカ	イノシシ	シカ	イノシシ	シカ	イノシシ	シカ	イノシシ	シカ	イノシシ
検査頭数（例）	672	464	29	5	48	91	17	93	231	199	91	213	1,088	1,111
陽性頭数（例）	304	53	1	1	3	8	6	3	13	2	6	1	333	82
陽性率（%）	45.2	11.4	3.4	20.0	6.3	8.8	35.3	3.2	5.6	1.0	6.6	0.5	30.6	7.4

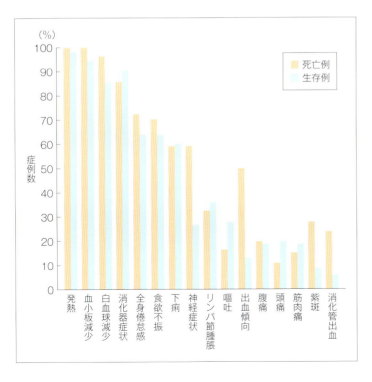

図9 SFTSの臨床的特徴
（文献4, 6をもとに作成）

感染症

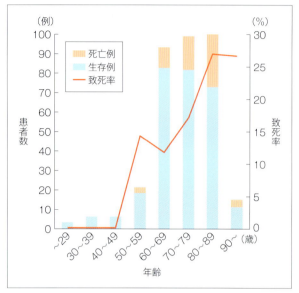

図10　SFTS患者の年齢別の生存例と死亡例
（文献5をもとに作成）

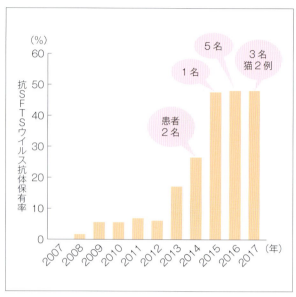

図11　和歌山のアライグマにおける抗SFTSウイルス抗体保有率およびSFTSの発症例の推移

わかる。また，2007年にはSFTSが存在していなかった地域でも，感染が急激に拡大した。SFTSウイルスは今も感染地域が拡大している可能性が高い。

伴侶動物におけるSFTS

2017年4月にSFTSを発症した猫，2017年6月にSFTSを発症した犬が発見された。それ以降，2018年6月末現在で，SFTSを発症した猫45例と犬3例が報告されている。

1．SFTSを発症した猫の発見の経緯

SFTSを発症した猫は，前述した和歌山県の調査地域の獣医師から相談された症例であった。

突然の食欲不振，発熱，白血球減少，血小板減少，アスパラギン酸アミノ基転移酵素（AST）・総ビリルビン（TBil）・クレアチンキナーゼ（CK）上昇で原因が不明とのことで検査依頼があった。2歳の雑種猫，避妊雌，体重3.7 kg，室内外飼育であった。直腸スワブと口腔スワブからの遺伝子検出により直腸スワブが陽性であることが確認された。この時の肛門スワブからはウイルス分離に成功している。さらに，4日後に回収

された血液からは，ウイルス遺伝子検出，IgM抗体検出，ウイルス分離に成功した（図12）。以上の検査結果から，SFTSウイルス感染であると確定診断した。2回続けて逆転写ポリメラーゼ連鎖反応（RT-PCR）でウイルス遺伝子が検出されなくなるまで入院の継続と感染防御の徹底を指示した。幸いにもこの猫は，発症後12日目以降はウイルス遺伝子が検出されず，回復した。その後の経過血清を解析した結果，IgM抗体の減少とIgG抗体の上昇が確認されている（図13）。

2．SFTSを発症した犬の発見の経緯

SFTSを発症した犬は，最初徳島で発見された。4歳の雑種犬，避妊雌で，主訴が発熱，食欲廃絶，白血球減少，血小板減少を呈してウイルス感染を疑うが原因不明ということで検査依頼があった。RT-PCR陽性でIgM抗体陽性であった。その後の経過血清で，IgM抗体減少とIgG抗体上昇が確認され確定診断となった。この患者は，比較的軽症であったため入院せずに通院となった。その後，家族がSFTSを発症し，この犬からの濃厚接触による感染が疑われている。さらに，この犬には同居犬が2頭いたが，そのうち1頭はSFTSウイルスに対する抗体を保有していた。この

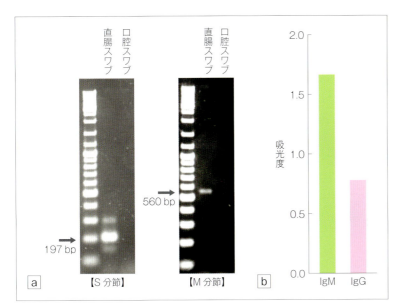

図12　SFTSを発症した猫の実験室診断例
　a：逆転写ポリメラーゼ連鎖反応(RT-PCR)検査
　b：ELISA検査

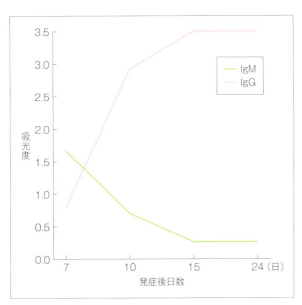

図13　SFTSを発症した猫における抗SFTSウイルス抗体の推移
　発症時にはIgM抗体が検出されるが，回復するについてIgM抗体は減少しIgG抗体が増加する。

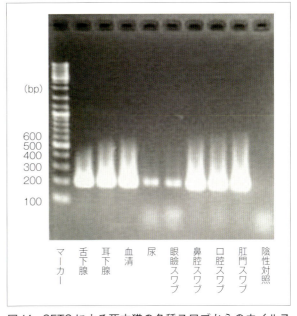

図14　SFTSによる死亡猫の各種スワブからのウイルス遺伝子検出

家族と伴侶動物のあいだでSFTSウイルスの蔓延があったことは間違いない。

3．SFTSを発症した猫の解剖検査

　SFTSを発症した猫が近医からの紹介で当院(山口大学動物医療センター)に運ばれてきた。SFTS陽性と診断され入院措置となったが，徐々に徴候が悪化したため，安楽死となった。病理解剖を実施した結果，鼻腔・口腔・肛門スワブからウイルス遺伝子が強陽性で検出され，眼瞼スワブや尿からも検出された(図14)。咬傷や濃厚接触による感染の可能性を証明することができた。さらに，抗SFTSウイルス抗体を使用して免疫染色した結果，全身のリンパ球で抗原が見つかった。とくに，脾臓での陽性リンパ球が多かった(図15)。

感染症

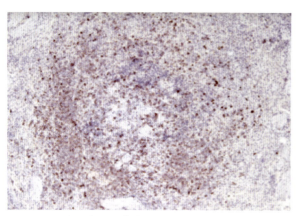

図 15　SFTS による死亡猫の脾臓での大型芽球様リンパ球におけるウイルス抗原
（画像提供：山口大学　坂井祐介先生）

表 5　SFTS の発症を疑う臨床徴候

- 発熱
- 白血球減少
- 血小板減少
- 肝酵素上昇
- CK 上昇
- TBil 上昇
- 黄疸
- 嘔吐
- 消化器徴候

CK：クレアチンキナーゼ，TBil：総ビリルビン

表 4　SFTS を発症した猫の臨床徴候のまとめ（山口大学検査分）

	特徴	平均	範囲
地域	西日本のみ		
発症月	1〜3月の発生も		
転帰（生死）	8例中6例死亡		
年齢	子猫・高齢猫ではない		
性別	雄4例，雌3例		
飼育形態	屋外飼育		
体重（kg）		4.34	3.3〜6.5
体温（℃）	6例中6例発熱	39.8	38.9〜41.1
白血球（/μL）	8例中8例減少	2,329	800〜4,200
血小板（/μL）	8例中8例減少	24,278	0〜50,000
ALT（IU/L）	6例中3例上昇	88	59〜116
AST（IU/L）	3例中3例上昇	89	51〜114
CK（IU/L）	3例中3例上昇	1,247	373〜2,306
TBil（mg/dL）	6例中5例上昇	3.87	0.5〜5.8
元気・食欲低下	7例中7例		
消化器徴候	7例中4例		
黄疸	7例中4例		
遺伝子検出	8例中8例		
抗体検出	8例中8例		

赤字は上昇したもの，青字は減少したものを示す。
ALT：アラニンアミノ基転移酵素，AST：アスパラギン酸アミノ基転移酵素，CK：クレアチンキナーゼ，TBil：総ビリルビン

4．SFTS を発症した猫および犬のまとめ

（1）猫（表4）

- 発生は西日本に限られている。
- 1〜3月を含む年間を通じて発生する。
- 致死率が非常に高い。
- とくに高齢猫というわけではない。
- 性別に大きな差は認められない。
- すべて屋外飼育をしていた。
- 全頭に発熱・白血球減少・血小板減少・元気消失・食欲低下が認められた。
- 多くに肝酵素の上昇，TBil の上昇，CK の上昇，黄疸なども認められる。

（2）犬（山口大学検査の2例）

- 発生は西日本のみに限られている。
- 発熱・元気消失・食欲低下・下痢・血小板減少・白血球減少が認められる。

5．SFTS の発症が疑われた場合の対応

　臨床徴候として表5の項目が複数認められた場合は専門機関での検査を依頼する。また，SFTS が疑わ

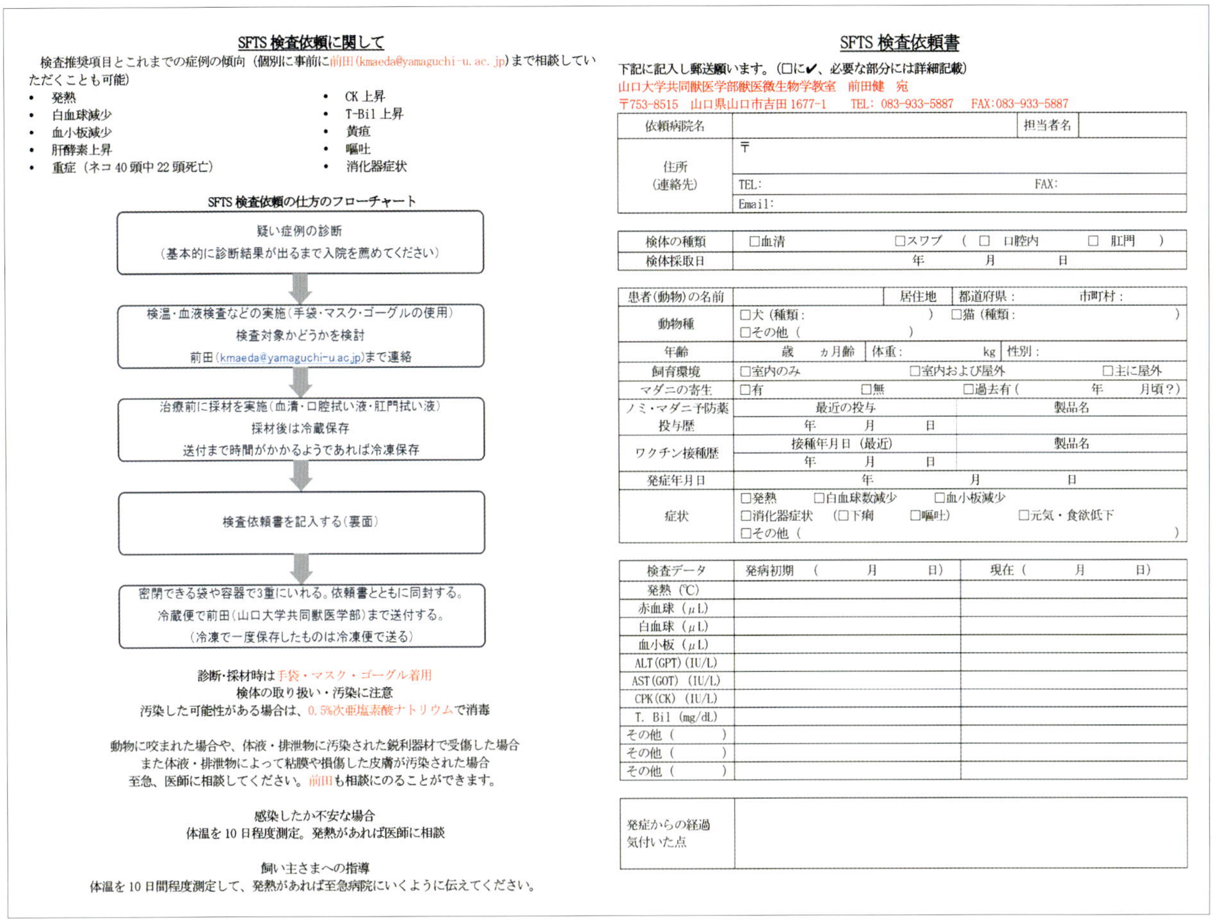

SFTS 検査依頼に関して

検査推奨項目とこれまでの症例の傾向（個別に事前に前田(kmaeda@yamaguchi-u. ac. jp)まで相談していただくことも可能)

- 発熱
- 白血球減少
- 血小板減少
- 肝酵素上昇
- 重症（ネコ 40 頭中 22 頭死亡）
- CK 上昇
- T-Bil 上昇
- 黄疸
- 嘔吐
- 消化器症状

SFTS 検査依頼の仕方のフローチャート

疑い症例の診断
（基本的に診断結果が出るまで入院を薦めてください）
↓
検温・血液検査などの実施（手袋・マスク・ゴーグルの使用）
検査対象かどうかを検討
前田（kmaeda@yamaguchi-u.ac.jp)まで連絡
↓
治療前に採材を実施（血清・口腔拭い液・肛門拭い液）
採材後は冷蔵保存
送付まで時間がかかるようであれば冷凍保存
↓
検査依頼書を記入する（裏面）
↓
密閉できる袋や容器で3重にいれる。依頼書とともに同封する。
冷蔵便で前田（山口大学共同獣医学部）まで送付する。
（冷凍で一度保存したものは冷凍便で送る）

診断・採材時は手袋・マスク・ゴーグル着用
検体の取り扱い・汚染に注意
汚染した可能性がある場合は、0.5%次亜塩素酸ナトリウムで消毒

動物に咬まれた場合や、体液・排泄物に汚染された鋭利器材で受傷した場合
また体液・排泄物によって粘膜や損傷した皮膚が汚染された場合
至急、医師に相談してください。前田も相談にのることができます。

感染したか不安な場合
体温を 10 日程度測定。発熱があれば医師に相談

飼い主さまへの指導
体温を 10 日間程度測定して、発熱があれば至急病院にいくように伝えてください。

SFTS 検査依頼書

下記に記入し郵送願います。（□に✔、必要な部分には詳細記載）
山口大学共同獣医学部獣医微生物学教室　前田健　宛
〒753-8515　山口県山口市吉田 1677-1　TEL：083-933-5887　FAX:083-933-5887

依頼病院名		担当者名	
住所（連絡先）	〒		
	TEL：	FAX：	
	Email：		

検体の種類	□血清　□スワブ（□口腔内　□肛門）
検体採取日	年　月　日

患者（動物）の名前		居住地	都道府県：　市町村：
動物種	□犬（種類：　）□猫（種類：　） □その他（　）		
年齢	歳　ヵ月齢	体重：　kg	性別：
飼育環境	□室内のみ　□室内および屋外　□主に屋外		
マダニの寄生	□有　□無　□過去有（　年　月頃？）		
ノミ・マダニ予防薬投与歴	最近の投与	製品名	
	年　月　日		
ワクチン接種歴	接種年月日（最近）	製品名	
	年　月　日		
発症年月日	年　月　日		
症状	□発熱　□白血球数減少　□血小板減少 □消化器症状（□下痢　□嘔吐）　□元気・食欲低下 □その他（　）		

検査データ	発病初期（　月　日）	現在（　月　日）
発熱（℃）		
赤血球（μL）		
白血球（μL）		
血小板（μL）		
ALT(GPT)(IU/L)		
AST(GOT)（IU/L)		
CPK(CK)（IU/L)		
T. Bil（mg/dL)		
その他（　）		
その他（　）		
その他（　）		

発症からの経過 気付いた点	

図 16　山口大学に SFTS 検査依頼をする際の資料および検査依頼書

れた段階で入院を勧める。検査の依頼は以下の手順で行う。

①手袋・マスク・ゴーグルを着用し，採血ならびに採材を行う。

②検査依頼書(図 16)を記入する。

③山口大学 共同獣医学部の筆者まで送付に関して連絡する。

④密閉できる容器で 3 重包装し，冷蔵で送付する。

6．検査・診断の際の注意事項

検査・診断の際の注意事項を表 6 にまとめる。

7．SFTS を発症した動物への対応

発症動物への対応を表 7 にまとめる。

表 6　検査・診断の際の注意事項

- 診断・採材時は手袋・マスク・ゴーグルを着用する。
- 検体の取り扱い・汚染に注意する。
- 汚染した可能性がある場合は，0.5%次亜塩素酸ナトリウムで消毒する。
- 発症が疑われる動物に咬まれた場合や，体液・排泄物に汚染された鋭利器材で受傷した場合，また体液・排泄物によって粘膜や損傷した皮膚が汚染された場合は，医師に相談する。
- 感染したか不安な場合は，体温を 10 日程度測定し，発熱があれば医師に相談する。
- 家族にも，体温を 10 日程度測定し，発熱があれば至急病院にいくように伝える。

感染症

表7 SFTSを発症した動物への対応

- 2回続けて検査が陰性となるまで入院を勧める。
- 対症療法を行う。
- ケアなどはほかの動物の後，最後に実施する。
- 咬傷・掻傷に注意する。
- 唾液などの分泌物に注意する。

8．SFTSを発症した動物から人への感染リスク

実際に起こった感染事例には以下がある。

- SFTSを発症した猫からの咬傷による家族の感染
- SFTSを発症した犬との濃厚接触による家族の感染
- SFTSの発症が強く疑われる猫から獣医師への感染（獣医師の抗体陽性）

感染が危惧された事例とその対応を以下に示す。

- SFTSを発症した猫による掻傷（獣医師）対応：リバビリンの予防的投与
- SFTSを発症した猫からの採血の際の針刺し事故（獣医師）対応：発熱をチェックし，発熱した場合を想定した対応策を検討

また，動物間での感染，発症動物の分泌物との接触による感染が今後危惧される。

動物を守り，家族を守り，獣医師や獣医療関係者を守るために予防対策として次のことを実施する。

- 来院する犬と猫にはマダニの忌避剤の通年投与を強く勧める。
- 診察の際，基本的に手袋・マスク・ゴーグルを着用する。
- 情報入手は難しいかもしれないが，地域のSFTS発生状況を把握する。

おわりに

SFTSはこれまで国内の獣医師が遭遇したことのない，致死率が高い人と動物の共通感染症である。とくに，発症動物と直接接触する家族，獣医師，獣医療関係者が感染するリスクは高い。家族，獣医師本人，獣医療関係者を守るため，SFTSに対する情報と対策が必要である。SFTSは人で発見されて6年，伴侶動物で発見されて1年しか経過していない。今後も新たな情報が出てくる可能性は高い。西日本の獣医師はとくに注意が必要であるが，東日本の獣医師も注意を怠ってはいけない。

■謝辞

本内容の調査研究は，多くの大学および研究機関の研究者，動物病院の獣医師，野生動物関係者の協力のもとに実施されている。また，一部は国立研究開発法人日本医療研究開発機構（AMED）の研究費により実施されている。

■参考文献

1) Niu G, Li J, Liang M, et al. Severe fever with thrombocytopenia syndrome virus among domesticated animals, China. *Emerg Infect Dis*. 19: 756-763, 2013. doi: 10.3201/eid1905.120245

2) Li Z, Bao C, Hu J, et al. Ecology of the tick-borne phlebovirus causing severe fever with thrombocytopenia syndrome in an endemic area of China. *PLoS Negl Trop Dis*. 10: e0004574. 2016. doi: 10.1371/journal.pntd.0004574

3) Matsuno K, Nonoue N, Noda A, et al. Fatal tickborne phlebovirus infection in captive cheetahs, Japan. *Emerg Infect Dis*. 2018. doi: 10.3201/eid2409.171667

4) 加藤康幸. 重症熱性血小板減少症候群（SFTS）診療の手引き，第4版. 国立研究開発法人 国立国際医療研究センター 国際感染症センター 国際感染症対策室. 2016.

5) 国立感染症研究所 ウイルス第一部・感染症疫学センター. 感染症発生動向調査で届出られたSFTS症例の概要. ttps://www.niid.go.jp/niid/ja/id/2245-disease-based/sa/sfts/idsc/idwr-sokuhou/7415-sfts-nesid.html（2018年7月現在）

6) 国立感染症研究所. 重症熱性血小板減少症候群（SFTS），2016年2月現在. *IASR*. 37：39-40, 2016.

7) 厚生労働省健康局結核感染症. 重症熱性血小板減少症候群（SFTS）に係る注意喚起について. 健感発0724第3号.

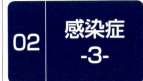

耐性菌の最新情報と対処法

むらた動物病院
村田佳輝

アドバイス

One Healthの観点から重要となる薬剤耐性菌は，細菌，真菌ともに発生が認められている。伴侶動物においては近年，広域抗菌薬の濫用によると考えられる薬剤耐性菌の増加が認められ，とくにメチシリン耐性ブドウ球菌(MRS)，基質特異性拡張型β-ラクタマーゼ(ESBL)産生菌が大きな問題となる可能性を秘めている。真菌性疾患でも，とくに*Candida*属菌種において，抗真菌薬への耐性菌の出現により治療に難渋する例が増加している。このような現状において，臨床現場では，薬剤耐性菌を出現させないこと，出現してしまったらどのように対応するかの対策が重要である。本稿ではこれらの対策法について解説する。

はじめに

近年，抗菌薬の使用者が薬剤耐性菌(AMR)の発生するメカニズムをよく理解し，自主的に使用を制限することで，耐性菌の発生および院内感染を防止する気運が世界的に高まり，さまざまな調査・基準設定・対策が行われている。畜産・水産分野では，食品添加物となる抗菌薬の使用を制限し，残留抗菌薬による人体への毒性だけでなく，薬剤耐性菌の発生を防ぐためにさまざまな制約・基準が設けられてきた。現在，国際的には人医学領域では世界保健機関(WHO)，獣医学領域では国際獣疫事務局(OIE)が中心となり，日本においては，厚生労働省院内感染対策サーベイランス(JANIS)，農林水産省動物医薬品検査所の我が国の家畜衛生分野における薬剤耐性モニタリング体制(JVARM)が薬剤耐性菌への対策を行っている[24]。

しかしながら，伴侶動物分野においては制約がとくになく，迅速な治療のために抗菌薬を選択するための検査抜きで，広域抗菌薬が使用されてきた。ここ数年で薬剤耐性菌が爆発的に増加し，人と動物の共通感染症としての薬剤耐性菌の増加が問題視されてきている。このことについては，2016，2017年，動物医薬品検査所において「薬剤耐性(AMR)対策アクションプラン」に基づいて「愛玩(伴侶)動物薬剤耐性(AMR)調査に関するワーキンググループ」により，本格的な調査がはじまったばかりである。今後はこれらのデータに基づいた小動物の抗菌薬使用ガイドラインの作成が必要である[4, 9, 16, 18, 21, 38]。

薬剤耐性(菌)とは

薬剤耐性とは，生物が自身に何らかの作用を及ぼす薬剤に対して抵抗性を持ち，薬剤が効かなくなる，もしくは効きにくくなる現象のことをさす。多くの場合，医学・病理学，生物学の分野では，細菌やウイルスに対して薬剤が効かなくなる，または効きにくくなることをさし，農学の分野では殺虫剤に対する病害虫の耐性や，除草剤に対する植物の耐性をさす。本稿では，細菌・真菌における抗菌薬への耐性について説明する。

薬剤耐性には，細菌・真菌の構造からもともと薬剤が効かない「自然耐性」(表7参照)と，細菌の性質が変わって薬剤が効かなくなる「獲得耐性」の2つがある。薬剤耐性菌としては後者の獲得耐性が問題である(表1)[10]。

抗菌薬を使用していない自然条件下でも一定数の耐性菌が発生している。自然条件下では耐性菌は突然変異種であり，通常の菌よりも生命力は弱く脆弱なため，自然淘汰されてしまう。しかし，抗菌薬を使うと

感染症

表1 主な薬剤耐性菌

	菌名	耐性菌名
グラム陽性菌	ブドウ球菌属	メチシリン耐性ブドウ球菌属(MRS)
	腸球菌	バンコマイシン耐性腸球菌(VRE)
	肺炎球菌	ペニシリン耐性肺炎球菌(PRSP)
グラム陰性菌	腸内細菌科	基質特異性拡張型β-ラクタマーゼ(ESBL)産生菌
		Klebsiella pneumoniae carbapenemase (KPC)産生菌
		New Delhi metallo-β-lactamase-1 (NDM-1)産生菌
	緑膿菌	多剤耐性緑膿菌(MDRP)
	Acinetobacter	多剤耐性*Acinetobacter* (MDRA)
	腸内細菌科・緑膿菌など	メタロβ-ラクタマーゼ産生菌
	インフルエンザ菌	β-ラクタマーゼ非産生アンピシリン耐性(BLNAR)

(情報提供：㈱サンリツセルコバ検査センター 露木勇三先生)

状況は一変し，耐性菌のみが生き残ってしまうことがある。その後，耐性菌が勢力を増し増殖がはじまると，薬剤耐性が成立する[5,7]。

1. 薬剤耐性菌発生のメカニズム

耐性菌は「抗菌薬を無効化するための遺伝子」を持ち，これは病原菌同士で伝わっていく。そのため一回でも耐性菌が出現したと報告された場合，その後の耐性菌出現率は確実に上昇する。これらの耐性遺伝子は種類の違う菌であっても伝わってしまう[29]。

そのメカニズムは3種類に分類される。

(1) 薬剤の不活性化酵素の獲得

細菌自身が薬剤を化学的に修飾，分解する酵素を作り出すことで，耐性を獲得し，これは最もよくみられる耐性機構である。MRSAなどはペニシリナーゼやβラクタマーゼなどの薬剤分解酵素を産生してペニシリン系やセフェム系の薬剤を分解する[6,33]。(表2，3，図1)。

(2) 薬剤作用点の変異

薬は「鍵と鍵穴の関係」のように，細菌の特定の部位に特異的に作用するようになっている。そのため，薬剤が作用していた細菌の部位の構造が変化すると薬剤の効果は得られなくなる。ウイルスの薬剤耐性はほとんどこの機構によるものである。

(3) 薬剤排出ポンプ作用の獲得

細菌がもっているエネルギーを用いて薬剤を細胞外に排出するポンプ機構を獲得することで，細胞内の薬物濃度を下げ，抗菌力を無効にする。一度に多剤に対する排出ポンプを獲得した場合，多剤耐性となってしまい問題となる。

2. 薬剤耐性が発生しやすい条件

耐性菌の出現を抑えるためには，耐性菌が発生しやすい以下の条件を避けて抗菌薬を使用する。

(1) 薬剤の低濃度投与

薬剤の濃度が低いと，細菌が完全には死滅せず薬剤に徐々に馴化してしまい，耐性を獲得しやすくなる。

耐性菌の最新情報と対処法

表2　βラクタマーゼの特徴（Ambler の分類）

	ESBL	AmpC	KPC	NDM-1	OXA
Amblerの分類	ClassA セリンβラクタマーゼ	ClassC セリンβラクタマーゼ	ClassA セリンβラクタマーゼ	ClassB メタロβラクタマーゼ	ClassD セリンβラクタマーゼ
基質に基づく分類	ペニシリナーゼ	セファロスポリナーゼ	カルバペネマーゼ	カルバペネマーゼ	カルバペネマーゼ
代表的な産生菌	*K. pneumoniae* *E. coli*	*Enterobacter*属 *Serratia*属 *Citorobacter*属 （染色体性） *K. pneumoniae* *E. coli*（プラスミド性）	*K. pneumoniae* *E. coli* *P. aeruginosa* *A. baumanii*	*K. pneumoniae* *E. coli* *P. aeruginosa*	*P. aeruginosa* *A. baumanii*
分解される抗菌薬	セファマイシン系とカルバペネム系を除くすべてのβラクタム系	染色体性ではペニシリン系，第2世代セフェム系。抗菌薬投与による誘導耐性で第3世代セフェム系。プラスミド性ではそれに加えセファマイシン系，モノバクタム系，ときにカルバペネム系も耐性	すべてのβラクタム系	すべてのβラクタム系	すべてのβラクタム系

（情報提供：㈱サンリツセルコバ検査センター　露木勇三先生）

表3　βラクタマーゼによる薬剤耐性

- 基質特異性拡張型βラクタマーゼ Extended-spectrum β-Lactamase（ESBL）産生菌
- ニューデリーメタロβラクタマーゼ-1 New Delhi metallo β-Lactamase-1（NDM-1）産生菌
- カルバペネム耐性腸内細菌 Carbapenem resistant Enterobacteriaceae（CRE）
- クレブシエラ・ニューモニエ　カルバペネマーゼ *Klebsiella pneumoniae* Carbapenemase（KPC）産生菌
- 多剤耐性緑膿菌 Mutiple drug resistant *Pseudomonas aeruginosa*（MDRP）
- 多剤耐性アシネトバクター Mutiple drug resistant *Acinetobacter*（MDRA）

（情報提供：㈱サンリツセルコバ検査センター　露木勇三先生）

（2）薬剤投与の中断

　感染症などの治療で薬剤を使用していたにもかかわらず，完治前に投与をやめてしまうと，耐性菌のみが生き残った状態で感染症をぶり返し，さらに悪化させてしまう可能性がある。

（3）同じ薬剤の長期投与

　同じ薬剤を長期投与すると細菌が薬剤に馴化してしまい，耐性菌の発生率が高まる[29]。

3．薬剤耐性の獲得

　薬剤耐性を獲得する方法には主に以下の2つがある。

（1）遺伝子の突然変異

　細菌が分裂増殖する際，自身の染色体が突然変異して薬剤に耐性の細胞が発生することがある。これは，細菌を含め全生物が増殖する時に，薬剤耐性だけでなく別の性質についても必ず起こるものであり，避けることはできない。薬剤濃度に依存性に耐性（低濃度では耐性，高濃度では感受性）だが，高濃度での耐性に

感染症

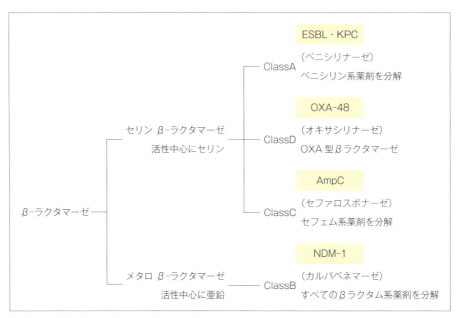

図1　β-ラクタマーゼの Ambler 分類

表4　耐性遺伝子による薬剤耐性

- メチシリン耐性黄色ブドウ球菌属 Methicillin resistant *Staphylococci*（MRS）
- バンコマイシン耐性腸球菌 Vancomycin resistant *Enterococcui*（VRE）
- ペニシリン耐性肺炎球菌 Penicillin resistant *Streptococcus pneumoniae*（PRSP）
- βラクタマーゼ非産生 ABPC 耐性インフルエンザ菌 β-Lactamase Negative ABPC resistant *H. influenzae*（BLNAR）

（情報提供：㈱サンリツセルコバ検査センター　露木勇三先生）

遺伝子が突然変異することがある。この変異の出現頻度は単剤使用で出やすいので、感受性薬剤を2〜3剤使用することにより、防ぐことができる。

（2）他細胞由来の薬剤耐性遺伝子の獲得

細菌が生きていくために必要でない薬剤に関する遺伝子部分（領域）だけを持っている外来性遺伝子が新たに細胞内に侵入して、一度に複数の薬剤に対する耐性を獲得することがある（表4）。

4．耐性遺伝子の受け渡し方法

耐性遺伝子受け渡しは、自然界では以下の方法でかなりの頻度で行われている。

（1）接合

ほかの細菌にその遺伝子を受け渡しできる（伝達性のある）性質を持っている DNA 分子をプラスミド plasmid とよぶ。薬剤耐性プラスミド（R因子 resistance factor またはRプラスミド）には、単剤、多剤のさまざまな耐性型があり、多剤耐性の遺伝子は、ひとつの遺伝子上に耐性となる薬剤の遺伝子すべてが存在している。Rプラスミドは近縁の細菌間では高頻度に伝達される（腸内細菌科の菌同士では100個に1個程度の割合で耐性菌が確認される）ため、感受性であった細菌がRプラスミドを獲得すれば一挙に7〜8割が耐性となる。このような多剤耐性プラスミドは病原細菌をはじめ、多種の細菌が保有していることが確認されており、拡大に注意が必要である（表2）。

耐性菌の最新情報と対処法

表5　多剤耐性菌

臨床上問題となる多剤耐性菌
- メチシリン耐性黄色ブドウ球菌（MRSA）
- バンコマイシン耐性黄色ブドウ球菌（VRSA）
- バンコマイシン耐性腸球菌（VRE）
- 多剤耐性緑膿菌（MDRP）
- 多剤耐性結核菌（MDR-TB）
- 超多剤耐性結核菌（XDR-TB）
- 多剤耐性 *Acinetobacter baumannii*（MRAB）

新型の多剤耐性菌
- NDM-1（New Delhi metallo-β-lactamase-1）産生菌

  Escherichia coli, *Klebshella pneumoniae*
- KPC（カルバペネマーゼ）産生菌

  Klebshella pneumoniae

（情報提供：㈱サンリツセルコバ検査センター　露木勇三先生）

表6　耐性菌分離率（2015年）

菌種	ESBL 保有率（%）	MRS 検出率（%）
Escherichia coli	41	
Klebsiella pneumoniae	65	
Proteus mirabilis	18	
Staphylococcus intermedius group		58
コアグラーゼ陰性 *Staphylococci*		67

ESBL：基質特異性拡張型 β-ラクタマーゼ，MRS：メチシリン耐性ブドウ球菌
（情報提供：㈱サンリツセルコバ検査センター　露木勇三先生）

薬剤耐性プラスミドを保有する細菌（ドナー）から性線毛がのびて感受性菌（レシピエント）に接合 conjugate して受け渡しが行われる。

（2）形質導入

バクテリオファージが薬剤耐性菌に感染し，細菌が持っている薬剤耐性遺伝子の一部を切り取って遺伝子を組み込んだファージが別の細菌に感染することによって，新たに薬剤耐性の遺伝子が持ち込まれて耐性を獲得する。これを形質導入 transduction とよぶ[6, 29]。

近年問題となっている薬剤耐性菌（表1）

1．人医学領域での薬剤耐性菌

人医学領域では大きく2グループの薬剤耐性菌が注目されている[6, 29]（表5）。

2．獣医学領域での薬剤耐性菌

近年，伴侶動物においても抗菌薬療法の発達により，薬剤耐性菌・薬剤耐性真菌が多くみられるように

なってきた。

（1）犬と猫の薬剤耐性菌（細菌）の現状

現在，伴侶動物領域（犬・猫）における薬剤耐性菌としては，メチシリン耐性ブドウ球菌（MRS，2菌種），基質特異性拡張型 β ラクタマーゼ（ESBL，3菌種），メチシリン耐性黄色ブドウ球菌（MRSA，1菌種）の3種類だけが検出されている[33]（表6）。このほかに治療で難渋する薬剤耐性傾向の菌種として，*Enterococcus* 属，*Pshudomonas* 属が知られているが，これらの菌種の耐性は自然獲得耐性である（表7）。また *Corynebacterium* 属が耐性を獲得しやすい傾向にある[41, 48, 49]。

近年は多くの動物病院において，重症感染症以外でも広域抗菌薬や長時間作用型抗菌薬を初回から使用することが多い。これらが原因と考えられる MRS（図2），ESBL 産生大腸菌の増加が認められ，問題視されている[10]（表6）。バンコマイシン耐性腸球菌・カルバペネム耐性腸内細菌科細菌・多剤耐性緑膿菌などは検出されていない[8, 28, 35, 44, 50, 53]。

尿路感染症は日常の感染症のなかでは，耐性菌の出現が最もみられる疾患である[1, 2, 14, 22, 36]。MRS，ESBL 産生大腸菌も，とくに尿路感染症で多くみられている[8, 50]。伴侶動物臨床における尿路感染症は，その徴候の複雑性から，原因菌分離同定・薬剤感受性試験が最も必要とされる疾患である。

㈱サンリツセルコバ検査センターによる 2014 〜

感染症

表7 内因性耐性（自然耐性）M100-S25

	①	②	③	④	⑤	⑥	⑦	⑧	⑨	⑩	⑪	⑫	⑬
Citrobacter freundii	R	R	R			R	R	R					
Citrobacter koseri	R			R	R								
Enterobacter aerogenes	R	R	R			R	R	R					
Enterobacter cloacae	R	R	R			R	R	R					
Escherichia coli	βラクタム系抗菌薬に対する内因性耐性は認められない													
Escherichia hermannii	R				R								
Hafnia alvei	R	R	R			R	R						
Klebsiella pneumoniae	R			R									
Morganella morganii	R	R				R		R	*	R	R	R	
Proteus mirabilis	ペニシリンおよびセファロスポリン系抗菌薬に対する内因性耐性は認められない								*	R	R	R	
Proteus penneri	R			R		R		R	*	R	R	R	
Proteus vulgaris	R					R		R	*	R	R	R	
Providencia rettgeri	R	R				R			*	R	R	R	
Providencia stuartii	R	R				R				R	R	R	R
Salmonela および *Shigella* 属	βラクタム系抗菌薬に対する内因性耐性は認められない													
Serratia marcescens	R	R	R			R	R	R			R	R	
Yersinia enterocolitica	R	R		R	R								

①：アンピシリン，②：クラブラン酸／アモキシシリン，③：アンピシリン／スルバクタム，④：ピペラシリン，⑤：チカルシリン，⑥：第1世代セファロスポリン（セファゾリン，セファロチン），⑦：セファマイシン（セフォキシチン，セフォテタン），⑧：第2世代セファロスポリン（セフロキシム），⑨：イミペネム，⑩：テトラサイクリン／チゲサイクリン，⑪：ニトロフラントイン，⑫：ポリミキシンB（コリスチン），⑬：アミノグリコシド
R：耐性，＊：*Morganella*属，*Proteus*属，*Providencia*属は，carbapenemaseの産生というよりも，メカニズム的にimipenemに対するMICが上昇する。感受性の検査では，感性と報告する。
（文献37をもとに作成）

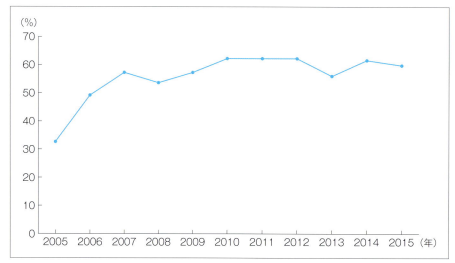

図2 *Streptococcus intermedius* Groupにおける年次別のメチシリン耐性ブドウ球菌（MRS）検出率

表8 尿検出菌上位10菌種(2016)

菌種名	株数	検出率(%)	ESBL保有率(%)	MRS検出率(%)
Escherichia coli	439	35	41	
Staphylococcus intermedius Group	183	14		56
Enterococcus faecalis	126	10		
Klebsiella pneumoniae	95	7	65	
Proteus mirabilis	80	6	18	
Pseudomonas aeruginosa	65	5		
Enterococcus faecium	46	4		
Group G Streptococci	34	3		
コアグラーゼ陰性 Staphylococci	20	2		75
Enterococcus 属	19	2		

(情報提供：㈱サンリツセルコバ検査センター　露木勇三先生)

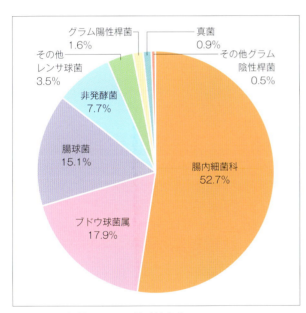

図3　尿分離菌における科別検出率
2015年8月～2016年1月，㈱サンリツセルコバ検査センター調べ。

2015年の調査では，MRS検出率はStaphylococcus intermedius group57.5%，コアグラーゼ陰性Staphylococci 66.7%，ESBL保有率はEscherichia coli40.8%，Klebsiella pneumoniae65.3%，Proteus mirabilis17.5%であった[8,50]（表8）。治療の際，ニューキノロン系，第3世代セファロスポリン系動物用抗菌薬の使用例が多いことが，MRSやESBL産生菌の高い検出の一因になりうると推察されている。

また，メーカーの呼びかけを無視した長時間作用型のセファロスポリン系の周術期予防的投与も耐性菌増加の原因となっていると考えられる。この薬剤を適正に使用している病院と使用していない病院で，アンチバイオグラムを比較したところ，セフェム系抗菌薬の耐性率に明らかな差が出ている[19,34]。当院（むらた動物病院）および栗田動物病院において，MRS，ESBLに関して広域抗菌薬を2～3剤組み合わせて使用し，徹底した院内消毒および手指消毒を行うことにより，耐性菌が減少した。

さらに尿路感染症・敗血症，とくにウロセプシス（尿路原性敗血症）でもMRS，ESBLともに高い分離頻度を示している（図3，4，表8，9）。

このほか，少数ではあるが伴侶動物でもStaphylococcus aureusでMRSAが検出されることがある。人の市中感染株あるいは院内感染株なのか，動物固有株なのかを人と動物の共通感染症の観点から調査中である。近年は，遺伝子検索の結果から，人由来株が動物に感染している説が有力視されている[19,33]。札幌市小動物獣医師会の大規模疫学調査では，伴侶動物から分離されたMRSAは，すべて人で優位なCC5/SCCmec II型であることがわかり，さらにパルスフィールドゲル電気泳動（PFGE）解析によって，同一病院内の人と環境から同一パターンを示すMRSAが検出され，人・環境を含めたMRSAの伝搬経路の存

感染症

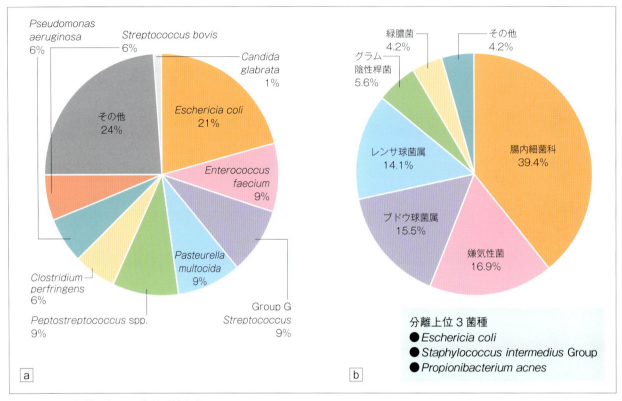

図4 血液分離菌における菌種別検出率
a：むらた動物病院での敗血症での血液培養分離菌。2009年12月〜2014年12月調べ。n＝162（陽性数42〔25.9％〕）。
b：㈱サンリツセルコバ検査センターでの血液培養分離菌。2015年度。n＝311（陽性数66〔21.2％〕）。

表9 血液培養検出菌（2010〜2013年）

検出菌	検出数	検出菌	検出数
Escherichia coli	22	Peptostreptococcus spp.	2
Staphylococcus intermedius Group	9	コアグラーゼ陰性ブドウ球菌属	2
Enterococcus faecium	8	Acinetobacter 属	1
Corynebacterium 属	6	Alcaligenes 属	1
Group G Streptococcus	5	Bacillus 属	1
Serratia marcescens	4	Clostridium perfringens	1
Klebsiella pneumoniae	3	Clostridium 属	1
Pasteurella multocida	3	Fusobacterium 属	1
Pseudomonas aeruginosa	3	Morganella morganii	1
Staphylococcus aureus	3	Prevotella 属	1
Bacteroides fragilis Group	2	Proteus mirabilis	1
Enterobacter aerogenes	2	Staphylococcus epidermidis	1
Enterococcus faecalis	2	Staphylococcus schleiferi	1
		合計	87

（情報提供：㈱サンリツセルコバ検査センター　露木勇三先生）

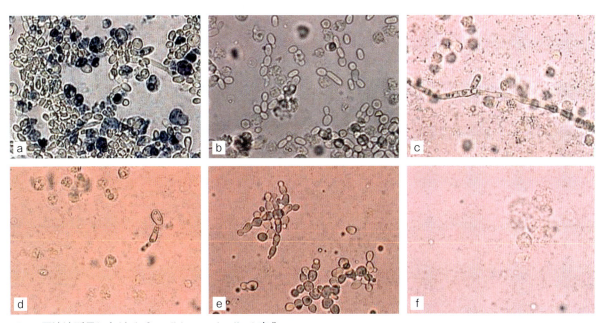

図5 尿沈渣所見における *Candida tropicalis* の変化
a:0日目, b:1日目, c:7日目, d:8日目, e:34日目, f:48日目

在が示唆された。また田村からは，ESBL産生大腸菌は，糞便を介して伴侶動物と家族のあいだを行き来しているとの見解も出ている[40]。

2017年に日本において犬の尿と猫の眼脂より分離された IMP-1type metallo-β-lactamase 産生 *Acinetobacter radioresistens* は，国内家庭飼育動物で初のカルバペネマーゼ産生菌である[8]。

現在のところ，動物では，多剤耐性緑膿菌(MDRP)，多剤耐性 *Acinetobacter baumannii*（MRAB），新型の多剤耐性菌である NDM-1（New Delhi metallo-β-lactamase）産生菌，カルバペネマーゼ(CP)産生菌は分離されていない[33]。

（2）犬・猫の薬剤耐性菌（真菌）の現状

人の三大真菌症（アスペルギルス症，カンジダ症，クリプトコックス症）のうち，動物では，アスペルギルス症，カンジダ症で耐性菌がみられる。

カンジダ，トリコスポロンは尿路感染症に多くみられる。細菌性感染症に比べ，臨床的にみる機会は少ないが耐性菌もみられ，治療に難渋することも少なくない。カンジダ症はウロセプシスとして敗血症に進行することもあり，注意しなければならない感染症のひとつである[23,48,52]（図5）。カンジダ症の原因菌の多くは *C. albicans* とされていたが，近年，人と同様，動物においても non-*albicans* Candida を原因菌とする症例が多くみられるようになっている。これらは耐性を獲得しているものも多く，人と動物の共通感染症として問題視されている（表10）。犬において *C. glabrata* による敗血症で多剤耐性菌がみられており（図6），今後の増加が懸念される。また *Candida* 属菌種はバイオフィルムを形成するものもあり，難治性の原因のひとつともされている。これらの対策は今後のカンジダ症治療の課題となっていくと思われる。人と同様に，免疫抑制薬，抗がん剤の使用，とくに難治性感染症において多数の抗菌薬の使用による菌交代症の結果，カンジダなどの真菌感染症がみられ，感染を複雑化している[34,45〜47]。

アスペルギルス症は，外耳炎，副鼻腔炎，肺炎などの気道感染で多くみられ，治療に難渋することが多い（図7，8）。*Aspergillus* 属でも耐性（表11）がみられ，人医学領域では耐性菌の拡大が懸念され，アゾール系農薬との関連が問題点として挙げられている。動物に

感染症

表10　尿分離菌の割合

菌種	犬 n	割合(%)	猫 n	割合(%)	合計 n	割合(%)
Candida aibicans	2	25	6	35	8	32
C. glabrata*	1	12.5	3	18	4	16
C. parapsilosis*	2	25	2	12	4	16
C. tropicaris*	0	0	3	18	3	12
C. guilliermondii*	1	12.5	1	6	2	8
Trichosporon beigelii	0	0	1	6	1	4
T. asahii	1	12.5	0	0	1	4
Candida spp.	1	12.5	1	12.5	2	8

＊：non-albicans Candida
（2004～2015年，むらた動物病院・㈱サンリツセルコバ検査センター調べ）

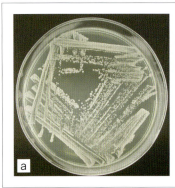

抗真菌薬薬剤感受性試験 MIC

AMPH-B	5-FC	FLCZ	ITCZ	MCZ	MCFG	VCZ
4	2	>64	>8	>16	0.03	>8

AMPH-B：アムホテリシンB，5-FC：5-フルオロシトシン，FLCZ：フルコナゾール，ITCZ：イトラコナゾール，MCZ：ミコナゾール，MCFG：ミカファンギン，VCZ：ボリコナゾール

図6　薬剤耐性カンジダ症
Candida属はクロモアーガカンジダ培地呈色試験で種の同定を行い（a），さらに分子疫学的同定（r-RNA D1/D2 ITS）薬剤感受性についても検討した。分離菌はCandida glabrataであった。
a：クロモアーガカンジダ培地上のコロニー。
b：抗真菌薬薬剤感受性試験MIC。多剤耐性傾向を示し，MCFG（赤字）のみ感受性であった。
（千葉大学真菌医学研究センターにて筆者の調査）

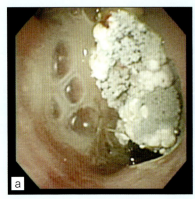 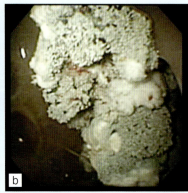

図7　副鼻腔アスペルギルス症
Aspergillus fumigatus感染例における後鼻腔からの内視鏡所見。真菌とわかる，淡緑色のコロニーが確認できる。bはaよりさらにコロニーに近づいた状態である。
（画像提供：たかはしペットクリニック　高橋雅弘先生）

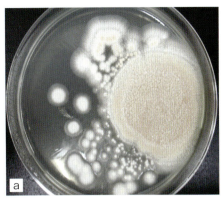 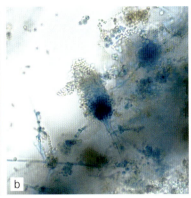

図8 外耳道アスペルギルス症
Aspergillus terreus 感染例
a：ポテトデキストロース寒天培地(PDA)。35℃で培養する。
b：ラクトフェノールコトンブルー染色。

表11 薬剤感受性試験

外耳道真菌症		CLSI法による最小発育阻止濃度						
症例	菌種	AMPH-B	5-FC	FLCZ	ITCZ	MCZ	MCFG	VCZ
1	*Stephanoascus ciferrii*	1	1	32	0.5	1	0.06	ND
2	*Candida parapsilosis*	0.125	＞0.125	1	0.06	0.5	0.25	ND
3	*Arthlographis cuboidea*	1	＞0.125	16	0.25	0.25	＞16	ND
4	*Aspergillus terreus*	8	＜64	＜64	1	＞0.03	0.125	0.25
5	*A. terreus*	1	＜64	＜64	0.5	＞0.03	0.125	0.25

薬剤略語については図6b参照。
症例4, 5はASTY法による最小発育阻止濃度(MIC)。

おいてもアゾール系は駆虫薬として使用されており，今後注意しなければならない問題のひとつである[13,40]。

診断

細菌・真菌ともに，基本的にはエンピリック治療（経験的治療）[6]を行う前に，材料のグラム染色で原因菌を予測すると同時に，培養・薬剤感受性試験を行う。これらの診断が出るまでは，ガイドラインを参考に，予測される原因菌に適した薬剤でエンピリック治療を行う。薬剤感受性試験による診断結果が出たら，ディフィニティブ治療（確定治療）[6]を行う（図9）。この方法がde-escalation療法（広域抗菌薬から狭域抗菌薬，2剤3剤の併用にシフトする治療法）につながり，耐性菌の出現に歯止めをかけることになる[30,31,41~43,49,51]（図10）。

特定できた疾患で，ガイドラインに基づいて抗菌薬・抗真菌薬の治療を1週間以上続けたにもかかわらず改善がみられない場合は，耐性菌を疑い薬剤感受性試験を行う。尿路感染症や外耳炎では，薬剤耐性菌の出現が多くみられるため，難治性のものがあれば細菌・真菌ともに培養同定・薬剤感受性試験を行う[6,7,23,34,52]。

1. 薬剤耐性菌(細菌)感染症診断のポイント

犬と猫ではESBL産生菌，MRSが対象なので，これを特定できる検査ラボを利用するのが便利である。細菌感染症の診断は病原菌の特定が重要である。特定法としては直接塗抹標本のグラム染色による形態，培養による形態からの種の同定と，遺伝子学的診断による確定診断が必要となる。近年，一部の細菌ではマトリックス支援レーザー脱離イオン化飛行時間型質量分

感染症

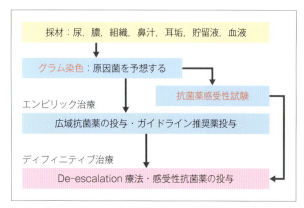

図9 感染症治療フローチャート
この指針を基本に診断につなげる。

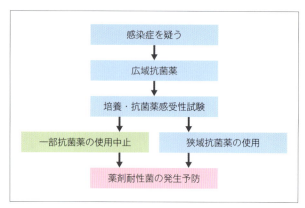

図10 De-escalation療法

表12 薬剤感受性試験院内セット（内科・外科）

略語	薬剤名	略語	薬剤名	略語	薬剤名	略語	薬剤名
ABPC	アンピシリン	MINO	ミノサイクリン	CMZ	セフメタゾール	ERFX	エンロフロキサシン
AMPC	アモキシシリン	EM	エリスロマイシン	CFTM-PI	セフテラムピボキシル	OBFX	オルビフロキサシン
CVA-AMPC	クラブラン酸／アモキシシリン	CAM	クラリスロマイシン	CAZ	セフタジジム	ST	スルファメトキサゾール-トリメトプリム
PIPC	ピペラシリン	CP	クロラムフェニコール	CLDM	クリンダマイシン	FOM	ホスホマイシン
GM	ゲンタマイシン	CEZ	セファゾリン	OFLX	オフロキサシン	IPM/CS	イミペネム／シラスタチン
DOXY	ドキシサイクリン	CEX	セファレキシン	LVFX	レボフロキサシン	FRPM	ファロペネム

析（MALDI-TOF MS）法による同定も行われている。

動物においても薬剤耐性菌の増加がみられるため，必要に応じて，薬剤感受性試験（微量液体希釈法，ディスク拡散法）による抗菌薬の選択を行う（表12）。また敗血症を疑う場合は血液培養を行う（図11，12）。検体はシードスワブに入れて輸送する（尿は沈渣を使用したほうが菌量が多くとれる）。尿・糞便は増菌が激しいため，輸送は冷蔵で行う[23, 34, 45〜48, 52]。

2．薬剤耐性菌（真菌）感染症診断のポイント

真菌感染症では病原真菌の検出が重要である。検出・診断法は材料の直接塗抹標本のグラム染色による形態，クロラムフェニコール加ポテトデキストロース寒天培地（C-PDA培地）による培養によるコロニー形態・スライドカルチャーからの種の同定，クロモアガーカンジダ培地による呈色試験（図13），Api-20による呈色反応や遺伝子学的診断（DNA遺伝子18S領域ポリメラーゼ連鎖反応〔PCR〕法，リボソームRNA遺伝子ITS・D1/D2領域のブラストサーチ）による確定診断がある（図14）。最近，Candida属，Trichosporon属など一部の酵母ではMALDI-TOF MS法による同定も行われている。全身播種および深在真菌症が考えられる場合には，早期診断として血液のPCR法，菌体細胞質成分であるβ-1, 3-Dグルカンの検出が有用である。

また，抗真菌薬を使用する際，必要に応じて薬剤感受性試験（酵母用真菌DP'栄研'：栄研化学㈱，酵母真菌薬剤感受性キットASTY：極東製薬工業㈱，酵母様真菌薬剤感受性試験用Etest®：ビオメリュー・ジャパ

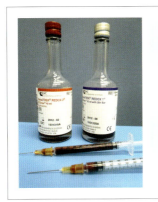

図11 血液培養検査
従来の血液培養は採血量5〜10 mLであったが、新しい血液培養では0.1〜1 mLでよい。

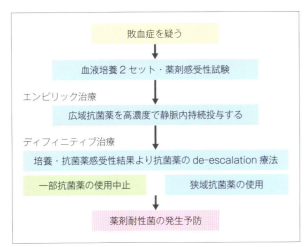

図12 敗血症の診断・治療法

㈱)を行う。培養同定までは一般のラボでも行ってくれるが、薬剤感受性試験は行っていない。耐性菌が疑われる場合は，東京農工大学 農学部附属国際家畜感染症防疫研究教育センター 真菌検査部門で有料で遺伝子同定・薬剤感受性試験を行っているのでこれを利用すると便利である。材料は、シードスワブ®(栄研化学㈱)、ダーマキット(共立製薬㈱)、またはPDA培地、サブロー寒天培地に塗布し常温で送付する[12, 13, 35, 42〜44, 50, 53]。

ディスク拡散法の市販の簡易キットによる院内での薬剤感受性試験は便利ではあるが、コンタミネーションなどにより、信頼度は低い。

薬剤耐性菌への対策

実際の治療現場において、薬剤耐性菌に対して注意しなければならない事項について、検討する[1〜3, 11, 14, 17, 20, 22, 25〜27, 32, 36, 39]。

1. 耐性菌が検出されていない時点での注意事項

エンピリック治療を行う前に、感染部位の培養・血液培養・薬剤感受性試験を行う。

尿路感染症、胆道系感染症などのグラム陰性桿菌が原因である感染症が考えられる場合には、エンピリック治療として、以下の点を考慮する。

- *P. aeruginosa* など、耐性の高い菌の存在。
- 当該患者において過去に検出された細菌の感受性パターンや ESBL などの耐性菌の検出歴。
- 院内のアンチバイオグラムや ESBL などの耐性菌の検出頻度。
- β-ラクタム系抗菌薬を基本として、アンチバイオグラムにおける感受性率が少なくとも80％以上のものを選択し、患者の重症度に応じて、アミノグリコシド系抗菌薬やキノロン系抗菌薬の追加を検討[6, 7]。

感染症

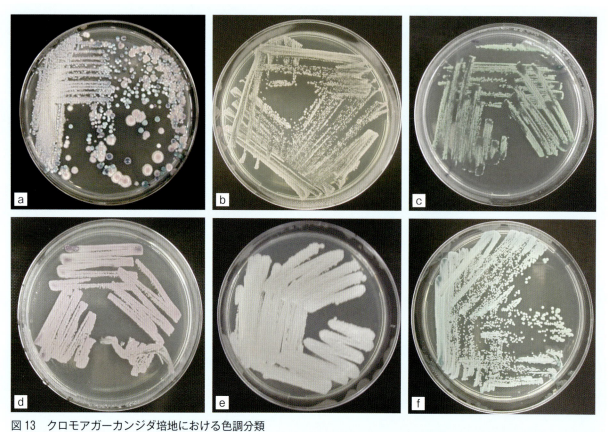

図13 クロモアガーカンジダ培地における色調分類
37℃で培養する。
a：*Candida* spp., b：*C. glabrata*, c：*C. albicans*, d：*C. guilliermondii*, e：*C. glabrata*, f：*C. Albicans*

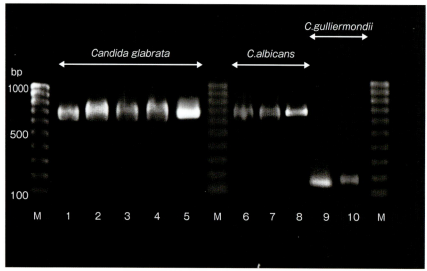

図14 カンジダ属菌種の特異的ポリメラーゼ連鎖反応（PCR，トポイソメラーゼⅡ遺伝子）による検出

M：マーカー，1：コントロール，2：Case1尿，3：Case1腹水，4：Case1便，5：Case2尿，6：コントロール，7：Case3腹水，8：Case4尿，9：コントロール，10：Case2腹水（Caseの番号は同症例を示す）

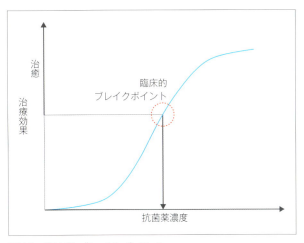

図15 臨床的ブレイクポイント
感染症を治癒できる最小の抗菌薬濃度を臨床的ブレイクポイントとする。原因菌のMICがこのブレイクポイント値より低い場合は治療効果が期待される感性(S)、高い場合は効果が期待できない耐性(R)と判定する。
(情報提供：㈱サンリツセルコバ検査センター　露木勇三先生)

2. 耐性菌が検出された時点での注意事項

患者への接触予防策など、耐性菌に合わせた感染対策を施行する。耐性菌が検出されたからといって、除菌目的に全例に抗菌薬を投与する必要はない。除菌目的の抗菌薬投与は新たな耐性菌のリスクを増すだけである。

検出された耐性菌が保菌状態に過ぎないのか、感染症を引き起こしているのかの判断が重要である。

感染症として治療を開始するかの判断は、以下の点を考慮する。

- 徴候や身体所見などで感染部位と考えられる部位を評価する。
- 感染を起こしていると考えられる部位の検体のグラム染色を行い、観察される細菌、白血球、貪食像などを評価する。
- 必要に応じて、血液検査、尿検査、画像検査などを実施し、感染部位や病勢を評価する。
- すでにエンピリック治療が開始されており、耐性菌による感染症と判断される場合には、必要に応じて適切な抗菌薬に変更する[6,7]。

3. 耐性菌の出現を防ぐために

臨床・検査標準協会(CLSI)に基づいた薬剤感受性試験によるMIC値の測定から抗菌薬を選択しde-escalation療法を行う(表11)。De-escalation療法とは、エンピリック治療で投与していた広域抗菌薬から、薬剤感受性結果に基づき狭域な抗菌薬に変更する方法である。いたずらに広域抗菌薬投与を続けず、de-escalationを心がけるようにする(図10)。

適切な抗菌薬投与期間、偏りを避けた抗菌薬の投与(特定の抗菌薬の使用頻度が大きくなると、それらの抗菌薬に耐性となる菌が選択されやすくなるため)が大切である[6,7]。

4. 耐性菌を出さない治療法

尿路感染症の治療を例に挙げると、大腸菌(*E. coli*)の分離される割合は高く、犬、猫ともに約50％を示す。一般的に使用されるアンピシリン(ABPC)、アモキシシリン(AMPC)、セファレキシン(CEX)、オフロキサシン(OFLX)、エンロフロキサシン(ERFX)、オルビフロキサシン(OBFX)に対しては耐性が多くみられる。そのため、従来の膀胱炎の治療のように習慣的、経験的および教科書に記載された抗菌スペクトラムを参考に抗菌薬を選択することはたいへん危険である。*E. coli* においても同種同一の薬がいつも感受性とは限らないため、抗菌薬に対する薬剤感受性試験(MIC)を行い適切な抗菌薬を選択すべきである(表12)。

広域スペクトラムの抗菌薬を最初から使用することは耐性菌を増加させることになり、MICに基づいた薬剤を使用することが治癒率の向上、耐性菌の減少につながる。臨床現場では、薬剤感受性試験の結果が出る前に治療をはじめなくてはならないが、とくに尿路感染症では、薬物動態／薬力学(PK/PD)理論に基づいて、今までの症例でのMICの結果、臓器内分布より考察して、クラブラン酸／アモキシシリン(CVA/AMPC)、スルファメトキサゾールトリメトプリム(ST)、OFLXを前提的に第一選択薬とするのが適切と思われる(図15)。

細菌感染症が疑われる場合は、薬剤感受性試験を行

感染症

い，MIC に基づいた抗菌薬を選択使用することが耐性菌増加の予防にもつながる[23, 34, 45~48, 52]。

犬と猫でみられる薬剤耐性菌とエンピリック治療

　薬剤耐性菌が予想されるときのエンピリック治療は以下のように行う。

1．メチシリン耐性ブドウ球菌(MRS)

産生菌：*Staphylococcus intermedius* group57.5％，コアグラーゼ陰性 *Staphylococci*66.7％(犬と猫での検出率。㈱サンリツセルコバ検査センター調べ)

耐性機序：新規ペニシリン結合蛋白(PBP2)産生

耐性遺伝子：*mec* A

耐性傾向：ペニシリン系，セフェム系，キノロン系

感染症：皮膚軟部組織感染症，角膜感染症，尿路感染症，外耳道感染症，菌血症，心内膜炎，肺炎

治療法：動物ではホスホマイシン(FOM)，クロラムフェニコール(CP)，ミノサイクリン(MINO)，ドキシサイクリン(DOXY)，イミペネム／シラスタチン(IPM/CS)，メロペネム(MEPM)，ファロペネム(FRPM)。基本的には薬剤感受性試験で選択する。

2．基質特異性拡張型βラクタマーゼ(ESBL)産生菌

産生菌：*Escherichia coli*40.8％，*Klebsiella pneumonia*65.3％，*Proteus mirabilis*17.5％(犬と猫での検出率。㈱サンリツセルコバ検査センター調べ)

耐性機序：ペニシリン系，第1世代セフェム系，第2~4世代セフェム(オキシイミノセファロスポリン)系薬を加水分解

耐性遺伝子：*bla* TEM，*bla* SHV，*bla* CTXM

耐性傾向：ペニシリン系，第1世代セフェム系，第2~4世代セフェム(オキシイミノセファロスポリン)系，キノロン耐性 ESBL 産生菌の分離は尿路感染症では多い。

罹患リスク：過去の培養で ESBL 産生菌が検出されて

いる。膀胱鏡などの侵襲的泌尿器科行為を受けたことがある。

治療法：動物では第一選択薬は重症ではカルバペネム系薬(MEPM，IPM/CS)，ペネム系薬(FRPM)。尿路感染症で臨床的に安定していればβラクタマーゼ阻害薬(CVA/AMPC)，セファマイシン系薬(セフメタゾール〔CMZ〕)，オキサセフェム系薬(フロモキセフ〔FMOX〕，ラタモキセフ〔LMOX〕)などから薬剤感受性結果に合わせて選択する。

3．メチシリン耐性黄色ブドウ球菌(MRSA)

産生菌：*Staphylococcus aureus*1％(犬と猫での検出率はわずか。㈱サンリツセルコバ検査センター調べ)

　犬と猫においては人からの感染とされている。

耐性機序：PBP2 産生

耐性遺伝子：*mec* A

耐性傾向：ペニシリン系，セフェム系，キノロン系

感染症：皮膚軟部組織感染症，角膜感染症，尿路感染症，外耳道感染症，菌血症，心内膜炎，肺炎

治療法：FOM，CP，MINO，DOXY，IPM/CS，MEPM，FRPM。基本的には薬剤感受性試験で選択する。

※人ではバンコマイシン(VCM)，テイコプラニン(TEIC)，リネゾリド(LZD)，ダプトマイシン(DAP)，アルベカシン(ABK)によるエンピリック治療を行う。

4．*Enterococcus* 属腸球菌属

　自然獲得耐性菌で，薬剤耐性傾向を種として獲得しており，治療には難渋することが多い。難治性膀胱炎，外耳炎，角膜潰瘍でよくみられる。

耐性傾向：ペニシリン系，セフェム系，キノロン系，カルバペネム系

治療法：EM，CAM も感受性となるが，*E. fesium* では耐性傾向の菌種もあり，CP，MINO，DOXY のみ感受性の場合がある。基本的に薬剤感受性試験で選択する。

5．*Corynebacterium* 属

Corynebacterium 属では比較的多く耐性傾向がみられる。外耳炎，角膜潰瘍では難治症例に多くみられる。治療法：FOM，CP，MINO，DOXY，IPM/CS，MEPM，FRPM。基本的には薬剤感受性試験で選択する。

6．*Pshudomonas* 属

Pshudomonas 属の耐性に関しては，ニューキノロン系，カルバペネム系が感受性となる。融解性角膜潰瘍，難治性外耳炎，膀胱炎で耐性が多くみられる。また本菌種ではバイオフィルム形成もみられ，薬剤耐性を複雑化している。
治療法：FOM，OFLX，LVFX，ERFX，OBFX，IPM/CS，MEPM。基本的には薬剤感受性試験で選択する。FRPM は耐性となる。

薬剤耐性真菌の治療

抗真菌薬療法を行うにあたって，薬剤耐性の判定を行う。カンジダ症において，non-*albicans Candida* は耐性菌が多くみられ，*Torichosporon* 属も薬剤耐性傾向があるため，薬剤感受性試験に基づいた適正な抗真菌薬の使用が望まれる。カンジダ膀胱炎を代表とする真菌性尿路感染症の治療は，細菌性に比較して治療期間を含め難渋することが多いため，内服・静脈内点滴投与と抗真菌薬による膀胱洗浄を組み合わせ治療を行う[8, 34, 45, 47]（図 6）。

1．真菌性尿路感染症の治療

尿培養が陰性になるまで①，②のいずれかを 30 ～ 90 日連続で投与する。アゾール耐性菌には③ミカファンギンの投与を行う。

①イトラコナゾール

（ITCZ，イトリゾール®：ヤンセンファーマ㈱）

5 ～ 10 mg/kg，PO（犬・猫）

②ケトコナゾール

（KTCZ，国内未発売）

5 ～ 10 mg/kg，PO（犬・猫）

③ミカファンギン

（MCFG，ファンガード®：アステラス製薬㈱）

50 ～ 150 mg/kg，IV，CRI，sid，生理食塩液もしくは 5%ブドウ糖で希釈（犬・猫）

④カスポファンギン

（CSFG，カンサイダス®：MDS㈱）

点滴用 50 mg/m²，IV，CRI，sid，生理食塩液で希釈して 1 ～ 2 時間かけてゆっくり IV（犬）

2．アムホテリシン B 膀胱洗浄

膀胱内にカテーテルでアムホテリシン B（AMPH-B）希釈液を注入し，30 分後に排出させる。これを 30 日以上続け，回数を漸減していく。最終的には週 1 回とする。

AMPH-B（ファンギゾン®注：ブリストル・マイヤーズ スクイブ㈱）を生理食塩液で 0.05 mg/mL（w/v）30 mL に希釈する。

実際の症例

1．メチシリン耐性ブドウ球菌（MRS）

症例 1

種類：雑種猫

性別：雄

年齢：7 歳

治療および経過

慢性下部尿路感染症の治療中，元気消失，食欲不振で来院。膀胱内に血様の尿が貯留。血液化学検査により BUN187 mg/dL，Cre12.3 mg/dL，重度の代謝性アシドーシスを認める。血中よりメチシリン耐性コアグラーゼ陰性 *Staphylococcus*（CNS），MRS，尿より MRSA が分離され，薬剤感受性試験の結果より CP で治療，完治した（表 13）。

感染症

表13 症例1尿路原性敗血症(ウロセプシス)における薬剤感受性試験

薬剤名	血液	尿	薬剤名	血液	尿	薬剤名	血液	尿
ABPC	R	R	EM	R	R	CAZ	R	R
AMPC	R	R	CP	S	S	OFLX	R	R
CVA-AMPC	R	R	CEZ	R	R	LVFX	R	R
PIPC	R	R	CEX	R	R	ST	R	R
GM	I	S	CMZ	R	R	FOM	I	R
DOXY	S	S	CFS	R	R	IPM/CS	R	R
MINO	S	S						

薬剤略語については表12参照。CFS：セフスロジン，S：感性，I：中間，R：耐性
血液分離菌：コアグラーゼ陰性 *Staphylococcus* (CNS)，MRS ／尿分離菌 MRSA

2. 基質特異性拡張型βラクタマーゼ (ESBL)産生菌

症例2

種類：ペルシャ

性別：去勢雄

年齢：8歳

飼育環境：室内飼育

治療および経過

2013年5月　両側腎臓の結石を確認

2015年3月　膀胱内結石摘出会陰尿道造瘻術を実施

2016年6月　腎結石による尿管閉塞からの急性腎障害のため SUB システム設置

2016年9月　細菌性尿路感染症・敗血症(ウロセプシス)

尿・血液より *Eschericia coli*, *Klebsiella pneumoniae* (ESBL)を分離，薬剤感受性試験の結果より，IPM/CS (チエナム®：MDS㈱) 5 mg/kg, IV, bid 全身投与とチエナム®SUB システム洗浄により除菌(**表14, 15**)。

3. 薬剤耐性カンジダ症

症例3

種類：ミニチュア・ダックスフンド

性別：未避妊雌

年齢：9歳

治療および経過

赤芽球癆においてプレドニゾロン(PDZ)よる維持療法中，病勢が悪化したので PDZ, シクロスポリン (Cy-A)による免疫抑制療法を行ったところ *S. intermedius* 血症，*Candida* 血症となり死亡した(**図6, 16**)。

薬剤耐性菌対策のまとめ

いかに耐性菌を作らなくするかが重要である。耐性菌も感染症のひとつであり，適当に流すと後で必ず治療に難渋する。院内において耐性菌を増やすのも減らすのも，スタッフの対応次第である。耐性菌防止マニュアルの作成，院内消毒・手指衛生の徹底により，人医学領域だけでなく，伴侶動物臨床領域においても耐性菌の減少化に成功している事例が出てきている。

表16に示すポイントを常に念頭に置いて抗菌薬療法を行うと病院から耐性菌は減少する[3, 11～13, 17, 20, 22, 25～27, 30～32, 34, 36, 39～43, 49, 51]。

表14 症例2 尿路原性敗血症(ウロセプシス)における細菌培養検査(膀胱尿)

薬剤名	*Eschericia coli* 感受性	*Klebsiella* 感受性	薬剤名	*Eschericia coli* 感受性	*Klebsiella* 感受性	薬剤名	*Eschericia coli* 感受性	*Klebsiella* 感受性
ABPC	R	R	CAM	R	R	OBFX	S	R
AMPC	R	R	CP	S	S	ERFX	S	R
CVA-AMPC	S	I	CEZ	S	R	LVF	S	R
PIPC	R	R	CEX	S	R	OFLX	S	R
GM	S	R	CMZ	S	S	ST	S	S
DOXY	S	R	CFTM-PI	S	R	FOM	S	R
MINO	S	R	CAZ	S	R	IPM/CS	S	S
EM	R	R	CLDM	R	R	FRPM	S	S

薬剤略語については表12参照。S：感性，I：中間，R：耐性

表15 症例2 尿路原性敗血症(ウロセプシス)における細菌培養検査(血液)

薬剤名	*Eschericia coli* 感受性	*Klebsiella* 感受性	薬剤名	*Eschericia coli* 感受性	*Klebsiella* 感受性	薬剤名	*Eschericia coli* 感受性	*Klebsiella* 感受性
ABPC	R	R	CAM	R	R	OBFX	S	R
AMPC	R	R	CP	S	I	ERFX	S	R
CVA-AMPC	S	I	CEZ	S	R	LVF	S	R
PIPC	R	R	CEX	S	R	OFLX	S	R
GM	S	R	CMZ	S	S	ST	S	S
DOXY	S	R	CFTM-PI	S	R	FOM	S	I
MINO	S	R	CAZ	S	R	IPM/CS	S	S
EM	R	R	CLDM	R	R	FRPM	S	S

薬剤は表14と同様。S：感性，I：中間，R：耐性

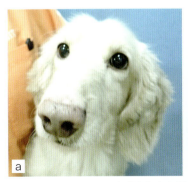 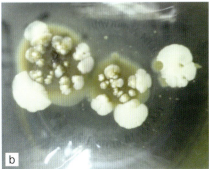 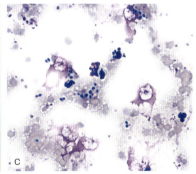

図16 薬剤耐性カンジダ敗血症を併発した犬の赤芽球癆

　　a：ミニチュア・ダックスフンド，9歳，未避妊雌。プレドニゾロンよる維持療法中，病勢が悪化したのでプレドニゾロン，シクロスポリンによる免疫抑制療法を行ったところ *Streptococcus intermedius* 血症，*Candida* 血症となり死亡した。
　　b：血液よりC-PDA培地に直接発育した *Candida glabrata* のコロニー。
　　c：*Candida glabrata*，ライトギムザ染色，尿，400倍。

感染症

表16　診療での耐性菌対策のポイント

- グラム染色などで疑った菌に対して，まずエビデンスに基づいた抗菌薬のエンピリック治療を行う。その後，薬剤感受性試験の結果により，de-escalation療法にて狭域抗菌薬に切り替える（図9，10）か，広域抗菌薬からde-escalation療法として2剤3剤の併用に切り替える。
- 薬剤感受性試験による感受性薬が選択されたら，複数薬を併用する。
- PK/PD理論に基づいて患者の状態，薬物分布より，治療に期待できる抗菌薬，薬用量，投与期間を設定する（図15）。
- 単剤を長期使用しない。
- 低用量を長期使用せず，高用量で短期の使用とする。
- 治療途中で抗菌薬の投与を中断しない。
- 周術期予防的抗菌薬の投与には広域抗菌薬は用いず，投与期間は無菌的であれば2〜4日，小手術は単回投与とする。

to VN　VNに指導する時のポイント

- スタッフの手指消毒は徹底する。タイミングごとに手指消毒を行う。ハンドクリームを使用し手荒れ防止には注意する。
- 院内の消毒は徹底する。診察前・後の診察台エリアの消毒は毎回行う。エリアではセクションごとに手指消毒液を用意し，スタッフ・家族は手指衛生を徹底する。
- 感染源となる動物の排泄物の処理に気をつけ（糞尿の処理後は必ず消毒する。とくに鳥・エキゾチックアニマルの便の後始末には注意する），マスク，手袋を着用する。
- 動物は清潔・快適な環境で飼育する。
- 薬剤耐性菌患者の入院はできる限り隔離状態にし，糞尿は確実に消毒できる環境にする。
- 粘膜・皮膚感染もあるので，取扱者はマスク・手袋を着用し，消毒液でのうがい，手洗いを随時行う。

to senior　高齢の動物への配慮

- 高齢動物が耐性菌に感染すると治療が難渋することが多いので，高齢動物での感染症ではエンピリカルな治療だけに頼らず，あらかじめ培養・薬剤感受性試験を行うことを勧める。
- 高齢による免疫力の低下より日和見感染と敗血症のリスクがあることを念頭に入れ，厳密な治療に臨む。

to family　動物の家族に伝えるポイント

同一病院内の人と環境から同一パターンを示すMRSAが検出され，人・環境を含めたMRSAの伝搬経路の存在が示唆されている。ESBL産生大腸菌は糞便を介して，伴侶動物と家族のあいだを行き来しているとの見解も出ているため，家族には以下のことを伝える。

- 患者の糞尿は汚染物質であるので，消毒液で消毒してから，廃棄する。家族は手指衛生を徹底する。
- 家族で発熱・下痢などの感染が疑われる徴候のある場合は，速やかに診療施設での診察を受け，動物の耐性菌感染を医師に伝える。

■参考文献

1) Alexander JW, Ginotti L, Pyles T, et al. Distribution ind survival of Esherichia coli translocating from the intestine after thermal injury. *Ann Surg*. 213: 558-566, 1991.

2) Classen DC, Evans RS, Pestotnik SL, et al. The timing of prophylactic administration of antibiotics and the risk of surgical-wound infection. *N Engl J Med*. 326: 281-286, 1992.

3) Clinical and Laboratory Standards Institute. Performance standards for antimicrobial susceptibility testing; 22nd informational supplement. M100- S22. 2012.

4) Fridkin SK, Gaynes RP. Antimicrobial resistance in intensive care units. *Clin Chest Med*. 20: 303-316, 1999.

5) Hirakata Y, Izumikawa K, Yamaguchi T, et al. Rapid detection and evaluation of clinical characteristics of emerging multiple-drug-resistant gram-negative rods arrying the metalo-beta-lactamase gene blaIMP. *Antimicrob Agents Chemother*. 42: 2006-2011, 1998.

6) JAID/JSC感染症治療ガイド・ガイドライン作成委員会．JAID/JSC感染症治療ガイド2014．ライフサイエンス出版．2014, pp1-20.

7) JAID/JSC感染症治療ガイド委員会．JAID/JSC感染症治療ガイド2011．ライフサイエンス出版，2012, pp152-169.

8) Kimura Y, Miyamoto T, Aoki K, et al. Analysis of IMP-1 type metallo-β-lactamase producing Acinetobacter radioresistens isolated from companion animals. *J Infect Chemother*. 23: 655-657, 2017. doi: 10.1016/j.jiac.2017.03.011

9) Kurokawa H, Yagi T, Shibata N, et al. Worldwide proliferation of carbapenem-resistant gram-negative bacteria. *Lancet*. 354: 955, 1999. doi: 10.1016/S0140-6736(05)75707-X

10) Livermore DM. Multiple mechanisms of antimicrobial resistance in Pseudomonas aeruginosa:our worst nightmare? *Clin Infect Dis*. 34: 634-640, 2002.

11) Mangram AJ, Horan TC, Person ML, et al. Guidline for prevention of surgical site infection, 1999. Hospital Infectin Control Practices Advisory Committee. *Infect Control Hosp Epidemiol.* 20: 250-278, 1999.

12) Murata Y. Diagnosis and treatment of fungal urinary tract infection in dogs and cats. Annual Report of The Japanese Society of Antimicrobials for Animals. 39: 23-28, 2017.

13) Murata Y. Zoonosis 2017 form the Veterinarian Domein 3. The Mycosis is Scary, Jornal of Animal Clinical Mediciene. 27: 12-14, 2018.

14) [No authors listed]. Antimicrobial prophylaxis for surgery. *Treat Guidel Med Lett.* 2: 27-32, 2004.

15) Oliveira M, Dias FR, Pomba C, et al. Biofilm and fluoroquinolone resistance of canine Escherichia coli uropathogenic isolates. *BMC Res Notes.* 7: 499, 2014. doi: 10.1186/1756-0500-7-499

16) Sanders CC, Sanders WE Jr, Goering RV, et al. Selection of multiple antibiotic resistance by quinolones, beta-Lactams, and aminoglycosides with special reference to cross-resistance betweenunrelated drug classes, Antimicrob. *Agents Chemother.* 26: 797-801. 1984.

17) Smee, N, Loyd K, Grauer GF. UTIs in small ani- mal patients: part 2: diagnosis, treatment, and complications. *J Am Anim Hosp Assoc.* 49: 83-94, 2013. doi: 10.5326/JAAHA-MS-5944

18) Suzuki S, Miyoshi Y, Nakaya R, R plasmids among Gram-negativebacteria with multiple drug resistance isolated in a general hospital. *Microbiol Immunol.* 22: 235-247, 1978.

19) Tsuyuki Y, Kurita G, Murata Y, et al. Identification of group G streptococci isolates from companion animals in Japan and their antimicrobial resistance. *Jpn J Infect Dis.* 70: 394-398, 2017. doi: 10.7883/yoken.JJID.2016.375

20) Weese JS, Blondeau JM, Boothe D, et al. Antimicrobial useguidelines for treatment of urinary tract disease in dogs and cats: Antimicrobial Guidelines Working Group of the International Society for Companion Animal Infectious Diseases. *Vet Med Int.* 2011: 263768, 2011. doi: 10.4061/2011/263768

21) 荒川宣親ほか. 薬剤耐性菌の監視体制に関する指針：エビデンスに基づいた感染制御, 第1集 基礎編. メヂカルフレンド社. 2002, pp91-109.

22) 石引久弥. 各科における抗生物質療法の実際外科感染症の抗生物質療法と術後感染予防抗生物質療法―臨床医のためのガイドライン―. 日本医師会雑誌. 94：166-176, 1985.

23) 石原　哲, 出口　隆. 尿路性敗血症. 日本化学療法学会雑誌. 51：435-438, 2003.

24) 院内感染対策サーベイランス（JANIS）. https://janis.mhlw.go.jp/（2018年8月現在）

25) 品川長夫, 真下啓二, 岩井重富ほか. 術後感染予防薬の選択基準―外科系各科アンケート成績の比較―. 日本化学療法学会雑誌. 49：551-556, 2001.

26) 品川長夫. 一般外科感染症におけるガイドライン（1）総論. 18：130-134, 2002.

27) 品川長夫. 周術期抗菌薬投与の基本的な考え方―ガイドライン作成への提言―. 日本化学療法学会雑誌. 49：71-89, 2001.

28) 深在性真菌症のガイドライン作成委員会. 深在性真菌症の診断・治療ガイドラン, 第1版. 協和企画. 2007. pp54-60, 112-117.

29) 舘田一博. インフォームドのための図説シリーズ　外来で遭遇する日和見感染症・耐性菌感染症. 医薬ジャーナル社, 2014.

30) 谷口智宏. 感染症ケースファイル～ここまで活かせるグラム染色・血液培養～. 医学書院. 2011, pp2-20.

31) 田里大輔, 藤田次郎. グラム染色からの感染症診断. 羊土社. 2013.

32) 谷村　弘. 術後感染予防の化学療法―外科領域―総論. 化学療法の領域. 6：2529-2534, 1990.

33) 露木勇三, 高木慶子, 三舩一美. 伴侶動物におけるメチシリン耐性ブドウ球菌属の検出状況. 臨床検査. 57：1058-1060, 2013.

34) 動物用抗菌剤研究会編. 犬と猫の尿路感染症診療マニュアル. インターズー. 2017, pp88-93

35) 日本医真菌学会侵襲性カンジダ症の診断・治療ガイドライン作成委員会. 侵襲性カンジダ症の診断・治療ガイドライン2013. 60-73, 2013.

36) 日本化学療法学会抗菌薬臨床評価法制定委員会術後感染予防委員会. 日本化学療法学会臨床評価法制定委員会術後感染症予防委員会報告書：術後感染発症阻止薬の臨床評価に関するガイドライン（1997年版）. 日本化学療法学会雑誌. 45：553-641, 1997.

37) 日本臨床微生物学会監修. 抗菌薬感受性試験のための標準検査法, 第25版, 2015.

38) 農林水産省. 畜産物生産における動物用抗菌性物質　製剤の慎重使用に関する基本的な考え方について. http://www.maff.go.jp/j/syouan/tikusui/yakuzi/pdf/prudent_use.pdf（2018年8月現在）

39) 林　泉. 術後感染予防薬としての抗菌薬―コンサルタント医の立場から―. *Prog Med.* 21：659-664, 2001.

40) 村田佳輝. 特集：One Health を理解する　人獣共通感染症と耐性菌から考える One Health. *mVm.* 27：28-40, 2018.

41) 村田佳輝. 総説：小動物臨床での薬剤耐性菌を考える. *info Vets.* 188：75-86, 2017.

42) 村田佳輝. 犬・猫の尿路感染症2. *info Vets.* 186：67-74, 2017.

43) 村田佳輝. 犬・猫の尿路感染症1. *info Vets.* 185：85-91, 2017.

44) 村田佳輝. 意識すると見つかる真菌感染症～3大真菌症（臨床例を中心に）～. *info Vets.* 184：60-73, 2016.

45) 村田佳輝. 敗血症（sepsis）の治療法. *info Vets.* 183：69-79, 2016.

46) 村田佳輝. 敗血症（sepsis）の診断. *info Vets.* 182：34-43, 2016.

47) 村田佳輝. 敗血症の診断と治療（前編）, 敗血症の診断に必要な検査. *CLINIC NOTE.* 134：35-49, 2016.

48) 村田佳輝. どう使う抗菌薬, 私ならこう使う, 3. 血流感染への対応／抗菌薬感受性試験の重要性. 動物臨床医学. 25：47-51, 2016.

49) 村田佳輝. 総説：耐性菌の現状と抗菌薬使用を考える, 耐性菌をつくらないために～当院での取り組み～. *CAP.* 298：14-22, 2014.

50) 村田佳輝. 特集　診断シリーズ～疾患からみた検査の考え方～ Vol.12 感染症, カンジダ症. *SA Medicin.* 88：71-75, 2013.

51) 村田佳輝. 特集　診断シリーズ～疾患からみた検査の考え方～ Vol.12 腎泌尿器, 尿の微生物学的検査. *SA Medicin.* 78：50-56, 2012.

52) 村田佳輝. 総説　臨床現場における UTI（細菌・真菌）の診断, 治療. 日本獣医腎泌尿器学会誌. 4：9-16, 2011.

53) 村田佳輝. 特集　治療シリーズ～私はこうしている～ Vol.13 感染症, カンジダ症. *SA Medicin.* 76：39-42, 2011.

03 呼吸器疾患 猫の気管狭窄の治療

犬・猫の呼吸器科
城下幸仁

アドバイス

猫の気管狭窄は，比較的よく遭遇する疾患である[3,6〜8,10]。気管断面が85％以上閉塞すると呼吸困難を生じはじめる[9]。治療には狭窄部気管の切除および吻合術[9]が理想的だが，猫の気管狭窄は急速に徴候が進行し予後がよくないため，そのような根治的外科手術実施に至らないことが多い。また気管内悪性病変が広範に進展していれば，そもそも外科的治療は適応とならない。したがって，猫の気管狭窄は一般に治療困難と考えられがちであった。しかし近年，人医療のように[5]ステント治療や気管支鏡による気道インターベンションが獣医療で試みられるようになり，救急救命や短期的な生活の質（QOL）改善のための気道確保が可能となっている。これらの治療手技により気道は迅速かつ確実に確保され，高い初期改善効果を期待できる。得られた貴重な時間は，再度家族と穏やかに過ごしたり，全身状態の改善が得られたり，診断を進めたり，自然治癒を待ったり，化学療法や放射線治療などの実施や効果発現に充てられる。本稿では，猫の気管狭窄に対して近年試みられている治療について紹介する。

病態と診断

1．気管狭窄の定義

本稿では，呼吸相を通じて気管内径が部分的または全体的に正常より狭くなる状態を引き起こすすべての病態を気管狭窄とよぶ。気管自体に及ぶ病性から，大きく管外性圧迫，悪性狭窄，良性狭窄に分けられる。一般的な原因を表1に示す。

2．診断

（1）問診

外傷歴，吸入麻酔歴，気管吻合の病歴，進行性の運動不耐性や両相性異常呼吸音（スー・ヒュー，鳩の鳴き声様の音など）の有無を確認する。

（2）身体検査

呼吸困難（犬座姿勢，頸伸展），吸気および呼気時間の延長（両相性努力呼吸），体表の熱感，聴診にて狭窄部気管部における両相性高調連続音を確認する。肺疾患を伴わなければ呼吸数は通常40回／分以下である。

表1 気管狭窄の原因

管外性圧迫
- リンパ腫
- 甲状腺腫
- 前縦隔腫瘤状病変
- 食道ガス
- 食道異物

など

悪性狭窄
- 悪性気管内腫瘍（腺癌，扁平上皮癌，リンパ腫など）

良性狭窄
- 気管チューブのカフ圧過剰，気管離断後肉芽組織形成，気管外傷，吻合後の瘢痕狭窄など
- 虚脱，軟化（気管軟骨の損傷・壊死などによる）
- 急性炎症（急性気管・気管支炎など）
- 慢性炎症（好酸球性炎症など）
- 気管低形成や気管の奇形
- 強い上気道閉塞に伴う動的頸部気管虚脱

（3）胸部X線検査

上気道疾患との鑑別のため頭頸部および胸部側方像の吸気・呼気相，胸部背腹像を撮影する。静的または

動的気管狭窄を確認する。気管狭窄部がチェックバルブとして機序し，肺過膨張を生じていることが多い（図1）。

（4）透視検査

咽頭から気管全体を通じ動的評価を行う。固定性狭窄であれば，呼吸相にかかわらず気管横径は縮小している。動的狭窄であれば吸気または呼気のどちらかでのみ気管横径が縮小する。

（5）動脈血ガス分析

典型所見は肺胞低換気（高炭酸ガス血症および肺胞気動脈血酸素分圧較差〔$A-aDO_2$〕＜30 mg）。肺疾患を伴うと低酸素血症と$A-aDO_2$開大（＞30 mmHg）を示す。

（6）CT検査

可能な限り無麻酔で行うと安全性が高く有意義である。

（7）気管・気管支鏡検査

全身麻酔が必要となる。とくに，プロポフォール持続投与下でラリンゲルマスクにて気道確保し，自発呼吸下で行えば，盲目的気管挿管処置で気管内病変の損傷を引き起こすことなく，また過膨張を悪化させることがない。気管内の形状変化や粘膜面の異常を直視し，気管内腫瘤状病変であれば生検と減容積術による気道開存を兼ねて行うことが可能となる。

3．鑑別疾患

（1）上気道閉塞性疾患

たとえば，鼻腔内腫瘍や鼻咽頭狭窄，喉頭腫瘍などによる吸気時動的頸部気管虚脱が，みかけの気管狭窄を生じているかもしれない。その場合，気管狭窄の治療は徴候改善が見込めない。重度であれば緊急気管切開で対処する。

（2）気流制限を伴う閉塞性疾患

閉塞性細気管支炎や慢性肺気腫，肥満，心拡大，肝

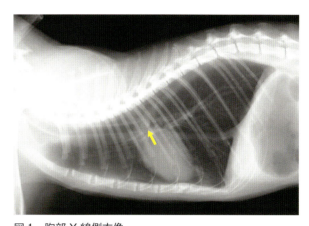

図1　胸部X線側方像
肺過膨張所見。気管分岐部に結節陰影が認められる（矢印）。

腫大，腹腔内腫瘍，腹水，妊娠などによる胸膜腔内容積制限効果が生じている場合，呼気時胸腔内気道虚脱が生じるため気管狭窄と鑑別が必要である。これら疾患には，気管支拡張薬投与，酸素投与，胸部挙上などの体位調整にてまず対処する。

（3）食道内異物，食道腫瘍

食道病変による圧迫も鑑別すべきである。臨床経過から食道内異物や食道腫瘍が疑われたら，内視鏡で確認する。

（4）末梢気道・肺実質疾患

肺水腫，誤嚥性肺炎などは急性呼吸困難を示し，開口呼吸が続き，食道や消化管ガス貯留が増加するため鑑別が必要である。これら疾患にはまず十分な酸素投与を行う。

初期対応

問診および身体検査から気管狭窄が疑われたら，次の診断ステップに入る前に以下の初期対応に努め，十分な初期安定化を行う。少なくともこの処置は数時間を要し，数日に及ぶこともある。

①ケージレスト。安静にするだけで正常径60〜70％の気管狭窄にも適応できる[9]。
②クーリング。体表の熱感を下げると呼吸数が減少するため，冷たい床に置く，冷風を当てる，観察下で保冷剤を体にあてるなどを行うことで徴候を緩和できる。
③ICU管理。温度20℃，湿度30％，酸素濃度30％の初期設定からはじめ，ケージ床には冷たい部分をつくる。

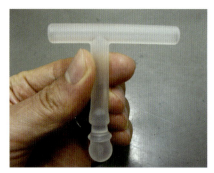

図2　シリコンTチューブ

上記のような環境管理を必須とするが，プレドニゾロン1 mg/kg, SC，単回投与はさらに状況を安定化できるかもしれない。

室温，室内気で努力呼吸を示す症例はこれら初期対応でほぼ呼吸徴候を緩和できる。

治療対象

気管周囲病変による管外性圧迫，悪性気管内腫瘍，気管外傷後の肉芽組織性狭窄や瘢痕狭窄，限局性気管虚脱が，猫の気管狭窄への積極的治療の対象となる。

前述の疾患群および気管低形成を鑑別し，気管狭窄の治療対象から除外する。先天性要因による急性呼吸困難発症は考えにくく，上気道閉塞や誤嚥性肺炎などによって呼吸困難が生じた可能性を十分検討する。

外科的治療の適応と限界

気管の管状切除と吻合は根治的な意味で理想的な治療といえる。限局性病変であれば可能な限り気管の切除と吻合を行うべきである。ただ，多発性病変や外科マージンを含め気管全長の15％を超える切除は外科適応とならない。また，術後縫合部裂開を防ぐため頸を下方に屈曲させて頸伸展を防ぐ完全な保定が少なくとも1週間必要となる。保定に耐えられない猫への適用は困難である。

最新の治療

近年，獣医療にも気道インターベンションに利用可能な医療器具や材料が入手可能となっており，外科切除非適応の猫の気管狭窄に対する新しい治療について症例報告が散見されるようになってきた。既存の報告と筆者の経験を交え，今後有望な猫の気管狭窄治療について紹介する。

1．バルーン拡張術

猫では激しい頸伸展後に気管分岐部に近い部位の胸部気管で離断 tracheal transection が生じ，その修復過程で肉芽組織が過剰形成され狭窄が生じることがある[9]。良性狭窄なので外科整復が望ましい[9]。開胸下バルーン拡張術後6週間ステロイド薬内服にて再発が認められなかったという報告がある[9]。一方で，バルーン拡張を反復したが改善せず，開胸下で胸部気管の切除と吻合を行ったという報告も多く[12, 16]，未だバルーン拡張のみの治療の安定性には疑問がある。原則的に外科整復術の準備をして望み，開胸下でバルーン拡張術を慎重に実施するのがよいと思われる。また，気管狭窄治療過程全般において，気管拡張性を確認するためまずはじめに緩徐なバルーン拡張を行うべきである。

2．シリコンTチューブ留置

Tチューブはシリコン製の気管切開チューブで，人で喉頭気管領域の一時的な気道確保に用いられている

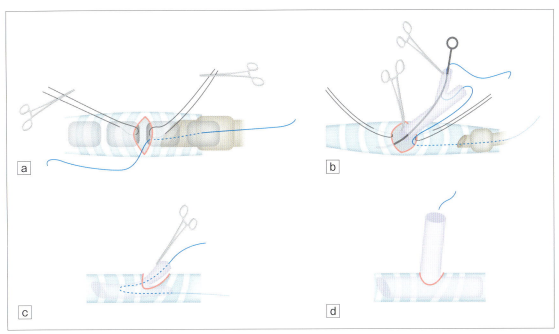

図3　シリコンTチューブの気管内留置
　a：適切な位置に気管切開を施し気管チューブからガイド用に5Frカテーテルを導入しておく。
　b：シリコンTチューブの口側部から気管切開部に5Frカテーテルを通し，スタイレットとコッヘルを用いシリコンTチューブの肺側部を気管切開孔に挿入する。
　c：Tチューブ全体を気切部のほとんどが一度気管内に入るまで十分に擦り込ませる。
　d：ガイドに用いた5FrカテーテルをシリコンTチューブ気管切開側と気管チューブ側の両側から牽引し，シリコンTチューブを安定させる。シリコンTチューブ留置中は常に気切部に栓を装着しておく。

（図2）。猫の良性の上部気管狭窄に対してもシリコンTチューブ留置が可及的気道確保に有用かもしれない。狭窄部をカバーする位置に気管切開を施し，シリコンTチューブを挿入する（図3）。

　報告はないが，筆者は猫の良性気管狭窄3例（慢性炎症，虚脱，気管外傷後狭窄疑い）の初期安定化にシリコンTチューブを利用し，呼吸困難の著明な改善を認めた。留置中も猫に違和感はなく良好に管理できた（図4）。

　シリコンTチューブは最終治療までの一時的な気道確保と考え，長くても2カ月程度の留置にとどめるべきである。利点は自己拡張型金属ステント self-expandable metallic stent（SEMS）に比べコストが1/20程度で済み，抜去可能であることである。欠点は，気管切開が必要であること，まだ獣医療で使用経験が少なく適用法が確立されていないことである。

　サイズは輪状軟骨尾側の内径で決定するが，設置困難であれば，ひとつサイズを小さくして留置しなおす。長期管理には，内部乾燥防止のためシリコンTチューブの栓をつける。1日1回は栓をとり貯留痰を吸引し，さらに1日2回はネブライザー療法にて喀痰を柔軟化させる。

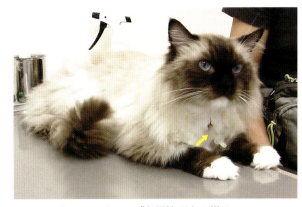

図4　シリコンTチューブ留置管理中の様子

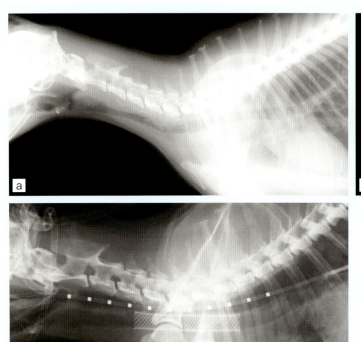
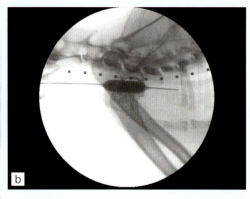

図5 猫の悪性気管狭窄に対する自己拡張型金属ステント(SEMS)留置

X線検査にて気管中央部に気管内腫瘤状病変があり,気管狭窄と診断された(a,画像提供:パル動物病院裾野センター病院 小野 啓先生)。外径8mmのバルーンカテーテルで気管の拡張性を確認し(b),外径8mmのSEMSを留置した(c)。

3.自己拡張型金属ステント(SEMS)留置

猫の気管狭窄3例の治療にSEMSが有用であったと報告されている[4]。この報告では気管支鏡検査にて内部観察後,気管チューブを介し透視下で展開した。症例の内訳は良性2例,悪性1例であった。悪性例は設置後6週で肺転移が認められ安楽死となった。良性例は設置後39カ月および8カ月生存中で,3例とも留置期間中,後期合併症は認められなかった[4]。

筆者は,未報告であるがこれまで外科非適応の猫の気管狭窄6例に対しSEMSにて気道確保を行った。気管・気管支鏡検査後,狭窄部を外径8mmまたは10mmのバルーンカテーテルにて慎重に拡張し,外径8mmまたは10mmのステントを透視下で展開した(図5)。管外性圧迫3例,悪性2例,良性1例で,治療後平均生存期間は,管外性圧迫7.4カ月,悪性3.2カ月であった。良性例では現在44カ月間経過観察中である。

SEMSは一度留置したら抜去できない。ステント内喀痰の柔軟化のためネブライザー療法を1日2回継続する。

4.気管支鏡下減容積術

頸部から胸部気管内に生じた広基性ポリープ状病変による猫の気管狭窄に対し,気管支鏡下スネア切除にて呼吸困難の初期安定化に成功した3例の報告がある[10]。腺癌2例,扁平上皮癌1例であった。気管分岐部に生じたポリープ状扁平上皮癌によって気管狭窄を生じた猫に高周波処置を行いポリープを切除した症例も報告されている[15](図6)。その症例は術後1年半自宅で呼吸困難なく過ごした。減容積による緊急処置後に可能な限り腫瘍の治療も行う。以下に,当院(犬・猫の呼吸器科)にて気管支鏡チャネルを介して気道内病変の減容積術に使用する器具を示す。

(1)スネア

細いチューブ先端からループ状にワイヤーが突出しており,手元でワイヤーを引きループを小さくすることができる。元来,異物回収処置具だが,緊急処置にて気管内腫瘤状病変の切除に用い,呼吸困難を脱したという報告がある[10,14]。チャネル径は1.2mm用のものからある(図7)。出血に注意が必要なため,スネア

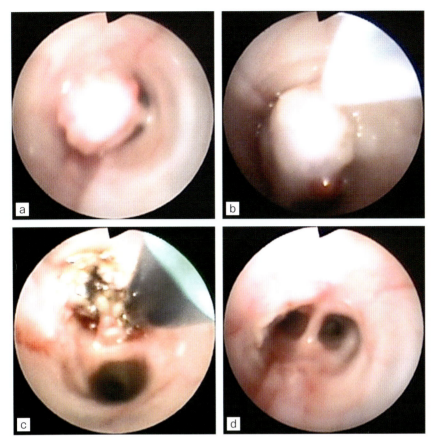

図6 気管支鏡下減容積術の1例
気管分岐部を閉塞するポリープ状腫瘤状病変が認められた(a)。高周波スネア切除を行い(b), 基部に残った病変をホットバイオプシー鉗子にて凝固止血しながら少しずつ削除(c), 気管分岐部を開存させ(d), 緊急的気道確保を行った。

切除後には以下の吸引チューブで生じた出血を吸引するとよい。

(2) 吸引チューブ

気道内処置中の出血や柔軟な気道内腫瘍は，チャネル内にサクション用カテーテルを挿入し，内視鏡視野範囲内で吸引除去する。細い気管支内での吸引は，無気肺を形成し急激に低酸素血症を引き起こすために回復も困難となるので，処置は気管内にとどめる。気道内や気道ステント内に滞留した粘稠な分泌物の吸引時にも使用できる。その場合，処置前にサクション用カテーテルに温生理食塩液を吸引しておくとカテーテル内が粘液で閉塞しにくくなる。

(3) 高周波スネア

気道内の腫瘤ないしポリープ状病変にスネアワイヤーをかけたあと高周波電流を通電し，病変を短時間で止血凝固を兼ねながら切除する[17]。チャネル径は2.0 mm用のものからある(図8)。高周波発生装置は電気メス装置として手術室に常備されているものが使用される。モノポーラの原理なので動物には対極板を設置する必要がある。発煙が少なく，採取した腫瘍は病理組織検査に供することができる。原則として，有茎性ポリープでその先の気道が開存していることを気管支鏡で確認できることが適応条件となる。通電時の出力は，ポリープの大きさ，固さ，部位などに依存すると思われるが，茎部が細くワイヤー締結がほぼ確実に行われれば30〜40 Wの高出力で1秒以内，比較的広基性なら10〜20 Wでワイヤー周囲の組織の凝固色や出血の程度をみながら10〜15秒かけて徐々にワイヤーを締結していく。

呼吸器疾患

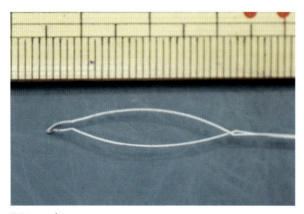

図7　スネア
　チャネル径1.2 mm用。

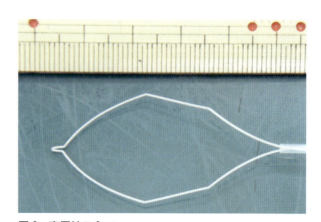

図8　高周波スネア
　チャネル径2.0 mm用

（4）ホットバイオプシー鉗子

　形状は生検鉗子と同じだが，先端のカップで把持した時に高周波電流を流し，凝固止血しながら腫瘍病変を切除していく。チャネル径は2.0 mm用のものからある（図9）。先端を組織に接触させ20〜40 Wの出力で単に焼灼凝固させることも可能である[11]。易出血性腫瘍病変の処置に有用である。

（5）アルゴンプラズマ凝固

　近年，人医学領域で，気道内肉芽や気道内腫瘍の失活や縮小に，気管支鏡下処置として使用されるようになってきた[11]。主な作用は非接触凝固である。凝固深度は最大3 mm程度と浅く制限されている。レーザー治療の強力な蒸散作用に比べ組織縮小効果は小さいが，出血や穿孔事故の可能性が低く安全性が高い。さらに，アルゴンプラズマビームは直線方向だけでなく，十分に凝固されていない組織抵抗の低いところへも自然と向かっていくため接線方向の焼灼も可能であり，犬や猫の狭い気道腔内での処置に有利である。発煙も少ないので，レーザー治療と異なり常に視野を保つことができる。外径1.5 mmの軟性プローブを用いると，気管支鏡のチャネルを介して気管支鏡下処置が可能となる（図10）。

　獣医学領域でも，ステント内肉芽処置，気道内腫瘍，気道内止血凝固などに適用されている[15]。レーザーほどではないが，処置中の酸素濃度が高い（100%）と出火の可能性が指摘されている[2]。少なく

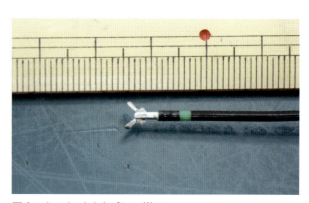

図9　ホットバイオプシー鉗子
　チャネル径2.0 mm用。

とも気道内酸素濃度を40%未満，できれば処置中酸素投与は中止し大気濃度とし，出力は40 W，ガス流量0.8 L/minという環境で気管支鏡下治療に用いられることが推奨されている[2]。酸素投与下から，気道内酸素濃度が大気濃度に下がるまでは，約30〜40秒の時間を要する。また，出火のリスクを最も高くするのは連続照射である。レーザー治療に準じると，酸素投与から大気下換気にして30〜40秒待ってから処置を開始し，1秒以上の連続照射をしないように勧められている[13]。当院では，いったん酸素投与を中止し，空気のみの自発呼吸に切り替え1分待ってから，大気解放として1秒以内の照射を1度の処置で1〜3回行っている。

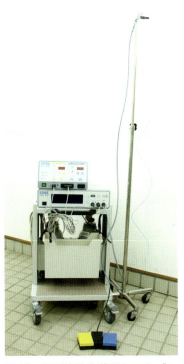

図10 高周波発生装置とアルゴンプラズマ凝固装置
外径1.5 mmの軟性プローブを接続している。

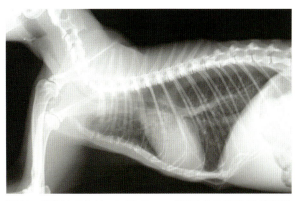

図11 症例1のシリコンTチューブ留置前の胸部X線画像
吸気時の側方像。頚部気管の狭窄と肺過膨張が認められた。

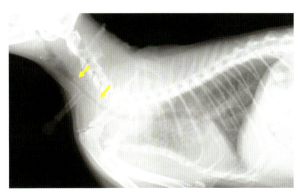

図12 症例1のシリコンTチューブ留置後の胸部X線画像
頚部気管が開存し、肺過膨張所見は消失した。

代表的な症例

症例1　頚部気管の良性狭窄

種類：雑種猫

性別：雌

年齢：11歳

主訴：前医にて頚部気管狭窄による呼吸困難と診断され（図11），精査加療のため当院受診となった。

初診時身体検査所見：呼吸数28回／分。体重2.32 kg。著しい吸気努力と，吸気時に頚部気管中央部に強い高調喘鳴音あり。頚部触診にて腫瘤病変なし。

血液ガス分析所見：pHa 7.34，$PaCO_2$ 56 mmHg，PaO_2 64 mmHg，A-aDO_2 19 mmHgと肺胞低換気所見を示した。

気管支鏡検査所見：喉頭直下に全周性粘膜肥厚と粘膜表面の凹凸不整がみられた。

治療および経過

最狭窄部に外径6 mmのシリコンTチューブを設置した（図12）。術後，呼吸困難は消失した。粘膜肥厚部の生検の病理組織検査にて，間質に軽度の線維化を伴ったリンパ球主体の炎症細胞浸潤と診断された。細菌は検出されなかった。ネブライゼーション（ステロイド薬，アドレナリン，抗菌薬）およびステロイド・クロラムフェニコールシロップ内服にて術後管理を行った。第10病日，血液ガス分析値は正常化し（pHa 7.34，$PaCO_2$ 30 mmHg，PaO_2 95 mmHg，A-aDO_2 18 mmHg），退院となった。在宅ネブライザー療法を続け，4カ月後，シリコンTチューブを抜去した（図13）。8カ月後，電話問診にて階段の上り下りも全く問題ないほど呼吸状態は良好とのことだった。

呼吸器疾患

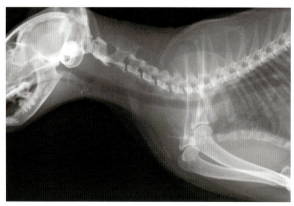

図13 症例1の4カ月後の頸部X線画像
　シリコンTチューブを抜管したが気管は安定していた。

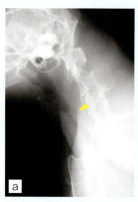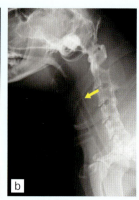

図14 症例2のシリコンTチューブ留置前(a)と留置後(b)のX線画像
　喉頭直下に狭窄があった(矢頭)。シリコンTチューブの先端(矢印)を声門直下に位置させ，良好に気道開存を維持できた。

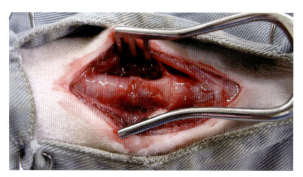

図15 症例2の第35病日の術中所見
　右が頭側，左が尾側である。第2，3気管軟骨輪が一部欠損していた。

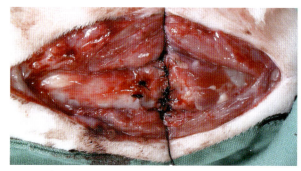

図16 症例2の狭窄部気管の切除と吻合
　第2-3気管軟骨輪部を管状切除し，4-0針付きナイロン糸を用い，第1気管軟骨と正常な第4気管軟骨を単純結節縫合にて端々吻合した。

症例2　喉頭直下気管狭窄

種類：ラグドール

性別：去勢雄

年齢：8歳

主訴：4年前の去勢手術時に気管チューブ挿管困難。1カ月前より喘鳴が悪化し，前医にて気管狭窄と診断。精査加療のため当院受診。

初診時身体検査所見：体重3.60 kg，呼吸数16回／分，削痩，低調の喘鳴，痰産生咳，頸部周囲に捻髪音。

血液ガス分析所見：PaO_2 62 mmHgと低酸素血症であった。

胸部X線検査所見：縦隔気腫を認め，気管狭窄部位の裂傷が疑われた。

治療および経過

　2週間の酸素加ケージレストで縦隔気腫は消失，肺機能も改善(PaO_2 102 mmHg)した。X線検査(図14a)および気管支鏡検査所見から喉頭直下の良性気管狭窄と診断，シリコンTチューブを設置した(図14b)。そのとき，第2〜3気管軟骨輪部が一部欠損し限局性に軟化していたことが判明した(図15)。シリコンTチューブを2カ月間留置したが，抜去後すぐに喘鳴が再発した。そこで気管管状切除・再建術を実施した(図16)。術後1年8カ月経ち，喘鳴は全くなく良好に経過している。

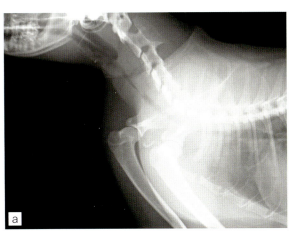
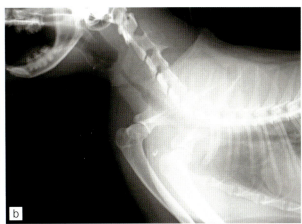

図17 症例3の初診時頸部X線画像
　常に咽頭拡張があり，C4レベルで気管が狭窄していた。
　a：吸気，b：呼気

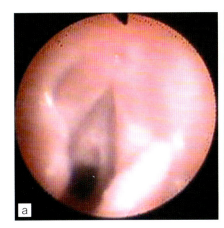
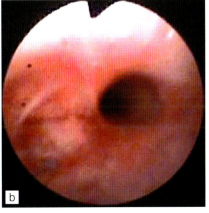

図18 症例3の初診時喉頭気管鏡画像
　a：声門下狭窄
　b：頸部気管狭窄

症例3　声門下狭窄と限局性気管虚脱

種類：雑種猫

性別：雌

年齢：10歳

主訴：2カ月前に化膿性腹膜炎の既往あり。1カ月前から呼吸困難があり前医にて気管狭窄と診断された。3日前から呼吸困難が悪化し，精査加療のため当院受診。

初診時身体検査所見：呼吸数44回／分，体重3.58 kg。重度喘鳴あり。

X線検査所見：気管狭窄（図17）

気管支鏡検査所見：著しい声門下狭窄と頸部気管軟骨壊死を伴った狭窄を確認した（図18）。

治療および経過

　気管狭窄部に外径6 mmのシリコンTチューブを留置し，術後，呼吸困難は改善した。第42病日，シリコンTチューブを抜去し，喉頭気管狭窄部を約1.5 cm管状切除し再建術を実施した。第59病日，気管支鏡検査にて声門下部の気道径が約2.7倍に開大していることが認められたため退院した。第122病日，気管虚脱が再発し重度喘鳴が生じた。これ以上の気管管状切除は非適応と判断し，声門直下から気管虚脱部を含む頸部気管に気管内ステント（Vet Stent-Trachea®

8×34：Infiniti Medical)を留置し(図19)，喘鳴は直ちに消失した。その後，毎日咳があるが，日常生活に支障は生じなかった。第206病日，体重4.80 kgと増加しQOLを維持していた。気管支鏡検査にてステント内に反応性肉芽がみられたが(図20a～c)，アルゴンプラズマ凝固にて減量した。ステント内に*Pasteurella multocida*が検出され，感受性のある抗菌薬を用いたネブライザー療法を在宅にて開始した。339病日，咳はほぼ消失し，喉頭気管鏡検査にてSEMS内の肉芽組織と起炎菌の消失を確認した(図20d～f)。その後，2カ月ごとに喉頭気管鏡検査を継続し，SEMS留置後987日間(44カ月)が経過し良好に推移している。

症例4　悪性気管狭窄(腺癌)

種類：雑種猫
性別：雄
年齢：20歳
主訴：5日前に突然重度喘鳴を示し，前医にて気管を閉塞する腫瘤病変が診断された。酸素室外ですぐに喘鳴がはじまった。精査加療のため当院受診。
初診時身体検査所見：呼吸数28回/分。
気管支鏡検査所見：頸部気管全体に多発性に隆起病変があり，とくに気管中央部では長さ2.5 cmにわたり管腔の95%を全周性に閉塞していた(図21)。

治療および経過

気管管状切除および吻合術は非適応と考えられた。救命目的に，気管閉塞部に対し，バルーン拡張術後，気管内ステント(Vet Stent-Trachea® 8×50：Infiniti Medical)を留置した(図5)。術後喘鳴は劇的に改善し，第7病日に退院した。病理組織検査の結果，低分化型腺癌と診断された。退院後は良好に過ごしていたが，第49病日，異常呼吸音を主訴に再来院した(図22)。気管支鏡検査にて，腫瘍が既存ステント内に管内増殖していることがわかったため(図23a～c)，カバードステント(Covered Vet Stent-Trachea® 8×68)を胸部気管から既存ステントの腫瘍増殖部分を被覆するように留置した。さらに，既存ステント前方と一部

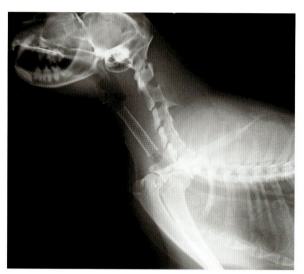

図19　症例3の気管内ステント留置術後の頸部X線画像
声門直下から頸部気管にかけてステントを位置させた。

重複するように頸部気管に向け短いnon-coveredステント(Vet Stent-Trachea® 8×34)を追加留置し，気管全体を開存させた(図23d～f，24)。術後，喘鳴は消失した。術後5日間，喀痰排出障害による咳が一日に数回みられたが，粘液溶解剤を大量に混合したネブライザー療法(生理食塩液20 mL＋ビソルボン5 mL＋ゲンタマイシン0.5 mL＋ボスミン0.5 mL/回，1日2回)を行うと，その徴候は速やかに消失した。第63病日に退院した。胸水を一度抜去したが，自宅では，同様のネブライザー療法継続と在宅酸素療法を行い，喀痰排出障害は生じず，自力摂食可能で呼吸困難なく過ごすことができ，第84病日家族に見守られながら自宅で静かに息を引き取った。

症例5　リンパ腫による管外性圧迫

種類：雑種猫
性別：避妊雌
年齢：11歳
主訴：1カ月前より食欲低下と異常呼吸音に気付いた。次第に呼吸困難となり，1週間前に前医にて気管狭窄が判明した(図25)。精査加療のため当院受診。
初診時身体検査所見：呼吸数40回/分，吸気努力と吸気性異常呼吸音あり。

猫の気管狭窄の治療

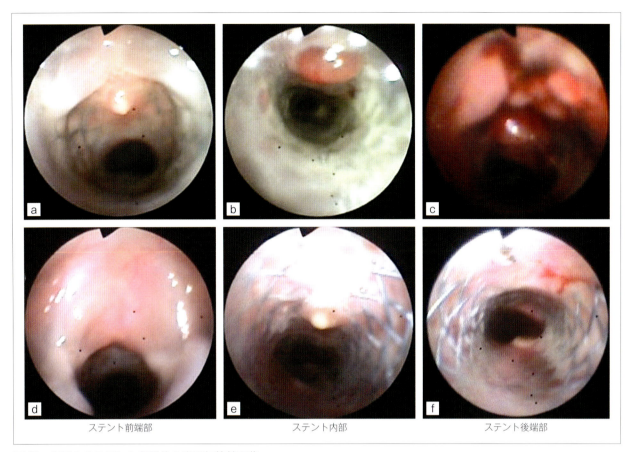

図20　症例3のステント留置後の喉頭気管鏡画像
　a～c：ステント留置3カ月後。膿性分泌物と肉芽形成が認められた。
　d～f：ステント留置7カ月後の同部位の所見。ステント前端はやや後方にショートニングし，4カ月間のネブライザー療法と内視鏡下治療により分泌物も肉芽もほぼ消失した。

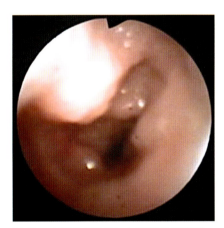

図21　症例4のステント留置前の喉頭気管鏡画像
　全周性に多発結節状病変が認められ，管腔の95％を閉塞していた。

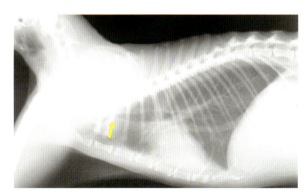

図22　症例4の第49病日の胸部X線画像
　ステント後方の胸部気管が屈曲していた（矢印）。肺野に明らかな腫瘍転移巣はみられない。

呼吸器疾患

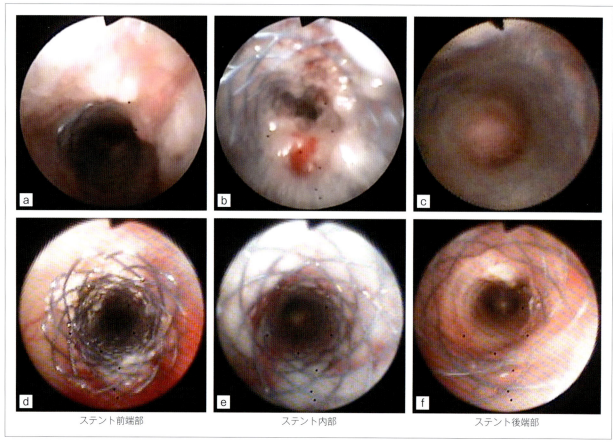

図23　症例4の第56病日のカバーステント留置前後の気管支鏡画像
　　　はじめステント前端部の腫瘍増殖(a)，腫瘍の管内増殖(b)，ステント後端は管外性圧迫による閉塞(c)がみられた。カバーステントおよび前方にステント追加により気道が気管分岐部まで開存した(d～f)。

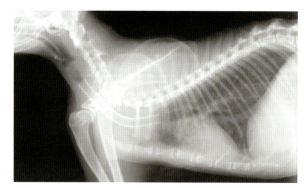

図24　症例4のカバーステント留置後の胸部X線画像
　　　胸部気管屈曲部の支持に成功した。

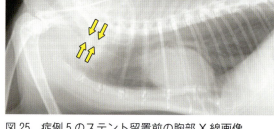

図25　症例5のステント留置前の胸部X線画像
　　　胸郭前口部の気管が狭窄していた(矢印)。

血液ガス分析所見：pHa 7.32, PaCO₂ 73 mmHg, PaO₂ 65 mmHg, A-aDO₂ 2 mmHgと肺胞低換気を示した。
気管支鏡検査所見：頸部気管から胸郭前口部にかけ，気管膜性壁側に気管全長の約1/4にも及ぶ索状の固い隆起が認められ，気管狭窄と診断した(図26)。

治療および経過

　バルーン拡張術後，気管内ステント(Vet Stent-Trachea® 8×50：Infiniti Medical)を留置した(図27)。

猫の気管狭窄の治療

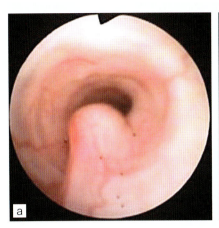
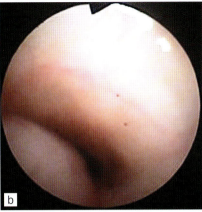

図26　症例4の第1病日の喉頭気管鏡画像
気管膜性壁に沿って固い索状隆起部が管腔の95%以上閉塞していた。
a：頚部気管からの所見，
b：最狭窄部

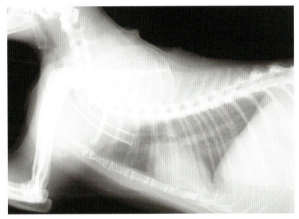

図27　症例5のステント留置後の胸部X線画像
気管狭窄部を開存した。

術後，呼吸徴候は劇的に改善した。第50病日，管内増殖病変によって異常呼吸音と呼吸困難が再発し，気管支鏡下処置にて気道を開存させた。呼吸困難は劇的に改善した（図28）。第81病日，生検材料から管内増殖病変はB細胞型リンパ腫と判明し，埼玉動物医療センターにて変更型North Carolina State Universityプロトコールにて化学療法を開始した。第100病日に，胸部X線検査にて前縦隔の腫瘍の縮小が認められた（図29）。臨床経過からリンパ腫による管外性圧迫と考えられた。

高齢の動物への配慮

- 呼吸困難の猫を手荒に扱うことは厳禁である。とくに高齢猫は呼吸予備能が低下しているため急に虚脱に陥りやすい。なるべく不用意に触れず，キャリー内や酸素室内での観察をもって状況判断するようにする。
- 気道インターベンションは，従来の外科手術に比べ麻酔は短時間で，生体侵襲も少ない。よって，高齢動物での気管狭窄発症に対する呼吸困難緩和手段として実施可能な方法といえる。

呼吸器疾患

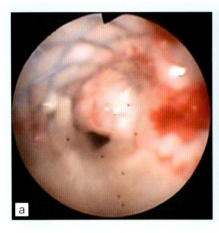
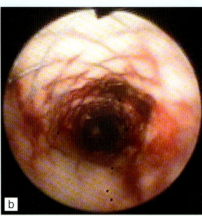

図28 症例5の第50病日呼吸困難再発時の喉頭気管鏡画像

ステント内に増殖病変が生じ管腔の90％を閉塞していたが(a), 直ちに内視鏡下で増殖病変を切除し気道開存を得た(b)。

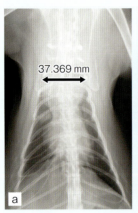
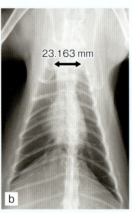

図29 症例5の第81病日および第100病日の胸部X線画像

a：第81病日，前縦隔の腫瘤状陰影があり，リンパ腫と診断され化学療法を開始した。
b：第100病日，腫瘤状陰影は縮小した。

動物の家族に伝えるポイント

- とくに SEMS による気道確保は，事前説明が不可欠となる。
- 根治的外科手術非適応の根拠を説明し，猫の気管狭窄に対する SEMS 留置はまだ少数の成功例が報告されているのみで十分なエビデンスがあるとはいえないことにも言及する必要がある。
- 費用とともに，高い初期改善効果が見込める一方，高い再発率，起こりうる合併症，悪性狭窄なら術後腫瘍治療を施し，良性狭窄なら長期的かつ定期的な合併症管理を行う必要があることを十分に説明し，同意を得てから取りかかるようにする。
- 猫の悪性気管狭窄が疑われる場合，当院では以下のように説明している。
「治療と気道確保による救命とは異なる。ステント留置は呼吸困難や生命危機から劇的に回復させることはできるかもしれない。しかし，ステント治療はあくまで気道確保をしたのみで，悪性狭窄の場合，腫瘍に対する治療は全く行っていない。悪性病変と病理診断されたら，適切な腫瘍治療を並行しないと，腫瘍がステント内に管内増殖し1〜2カ月後に再度閉塞を生じる。獣医療では未だ経験が少ないため予後も明らかではない。生命危機から回復した貴重な時間を有効に活用してほしい。リンパ腫関連なら化学療法，それ以外の悪性腫瘍なら放射線治療を術後に見据えたうえで，本日緊急ステント留置を受け入れていただきたい」

to VN ● VN に指導する時のポイント

- 猫で両相性異常呼吸音，両相性努力呼吸を伴った呼吸困難は気管狭窄を疑う。この場合，初期対応が重要である。

- 猫の取り扱いについては，頚部に触れない，両前肢を持たない，移動に関しては抱かずにキャリーなどに入れてから行うなど，常に気道を維持するよう細心の注意を払うようにする。

- 初期対応では，室内温度を少なくとも 25℃ 以下に保ち，体表の熱感を伴う場合は保冷剤を腹部側に当てたり，冷たい床に置くなどの処置を追加する。

- 高炭酸ガス血症を伴っているので酸素投与法でフェイスマスク法は禁忌であり，酸素室使用か flow-by 法で行う。酸素流量は 1～2L/min からはじめ，徴候に応じできるだけ下げていく。

- 徴候観察では，呼吸数と努力呼吸の有無を定期的に記録する。姿勢は状態が悪いものから，横臥状態＋開口努力呼吸→犬座＋頚伸展→伏臥（猫座り）→丸くなって努力呼吸なく眠る，の順となるので，初期対応では伏臥となるまで密接な監視を行うようにする。

■参考文献

1) Berg J, Leveille CR, O'Callaghan MW. Treatment of posttraumatic carinal stenosis by balloon dilation during thoracotomy in a cat. *J Am Vet Med Assoc.* 198: 1025-1027, 1991.

2) Colt HG, Crawford SW. In vitro study of the safety limits of bronchoscopic argon plasma coagulation in the presence of airway stents. *Respirology.* 11: 643-647, 2006.

3) Corcoran BM. Post traumatic tracheal stenosis in a cat. *Vet Rec.* 124: 342-343, 1989.

4) Culp WT, Weisse C, Cole SG, et al. Intraluminal tracheal stenting for treatment of tracheal narrowing in three cats. *Vet Surg.* 36: 107-113, 2007.

5) Freitag L. Tracheobronchial Stents In: Bolliger CT, Mathur PN, (eds). Interventional Bronchoscopy Prog Respir Res. Karger, Basel. 2000, pp171-186.

6) Hendricks JC, O'Brien JA. Tracheal collapse in two cats. *J Am Vet Med Assoc.* 187: 418-419, 1985.

7) Leonpacher RJ. Tracheal stenosis in a cat. *Mod Vet Pract.* 57: 287, 1976.

8) McMillan FD. Iatrogenic tracheal stenosis in a cat. *J Am Anim Hosp Assoc.* 21: 747-750, 1985.

9) Nelson AW. Diseases of the Trachea and Bronchi In: Slatter D, (ed). Textbook of Small Animal Surgery, 3rd ed. WB Saunders, St Louis. 2003, pp858-880.

10) Queen EV, Vaughan MA, Johnson LR. Bronchoscopic debulking of tracheal carcinoma in 3 cats using a wire snare. *J Vet Intern Med.* 24: 990-993, 2010. doi: 10.1111/j.1939-1676.2010.0524.x

11) Stedja G, Bolliger CT. Endbronchial Electrocautery and Argon Plasma Coagulation In: Bolliger CT,Mathur PN, (eds). Interventional Bronchoscopy Prog Respir Res. Karger, Basel. 2000, pp120-132.

12) 倉地広樹. 外傷性と思われる気管狭窄の猫の 1 例. 第 9 回中部小動物臨床研究会. 2000, 108-109.

13) 佐藤雅美, 近藤 丘. 内視鏡下治療の適応と安全性-高出力レーザー治療を安全に施行するために. 日本気管支鏡学会 第 13 回気管支鏡セミナー 気管支鏡検査-基本, 安全性とその進歩. 第 24 回日本気管支鏡学会. 67-79, 2001. doi: org/10.18907/jjsre.24.2_119

14) 城下幸仁, 松田岳人, 柳田洋介ほか. 気管分岐部を閉塞する中枢気道内腫瘍に対し interventional bronchoscopy にて管理した猫の 1 例. 動物臨床医学会年次大会プロシーディング. 29：135-136, 2008.

15) 城下幸仁. 気管分岐部を閉塞する猫のポリープ型扁平上皮癌に対し気管支鏡下に高周波スネア切除およびアルゴンプラズマ凝固を行い, 長期 QOL 維持可能であった 1 例. 気管支学. 35：111, 2013.

16) 田口正行, 牧野 仁, 卯野由美子. 胸部気管狭窄の猫の 1 治験例. 獣医麻酔外科学雑誌. 26：53-57, 1995.

17) 日本気管支学会. 気管支鏡 臨床医のためのテクニックと画像診断. 医学書院, 1998.

04 循環器疾患 -1-

症例を通して整理する不整脈アプローチ

獣医総合診療サポート 循環器診療科
佐藤　浩

アドバイス

　本稿では，筆者が経験した不整脈症例のなかから，最近の研究・報告により治療方針や予後がある程度解明されてきたもの，および新たな薬剤の使用により治療効果が期待できるようになったものを取り上げる。そしてそれらについて，これまでの研究報告および学術書レベルの内容と，臨床現場での実際の診断，治療内容を織り交ぜながら解説する。

　心電図波形の成り立ちおよび心臓の形態異常を評価する波形の振幅や持続時間などに関しては，ほかの成書を参考にされたい。

正しい心電図検査の重要性

　臨床現場では適切な治療方針が満足できる治療効果（結果）を導く。そのために最も重要となるのは正しく診断することである。これは不整脈症例においても同様であり，正しい診断を導くためには適切な方法で心電図検査が実施されることが大前提となる。学術書に書かれた正しい手順などを無視（省略）したいわゆる「自己流心電図検査」は，不適切な結果を招くひとつの要因である（図1）。

　「適切な心電図検査」とは，診断に値する心電図波形を得られる検査のことである。基線の動揺が最小限であること，心電図波形の感度が適切であることが，いうまでもなく大前提となる。そのためには，適切な保定および適切な電極クリップの装着が最も重要となる（図2）。

　不整脈の評価・診断には各波形の持続時間や振幅，およびR-R間隔などを計測する必要がある。これらの計測にはディバイダー（図3）を使用することが絶対条件である。

　心電図検査の検査精度を一定レベルに維持するためには，心電図検査を日々のルーチン検査ととらえ，検査を実施すること自体に慣れておくことも重要である。麻酔前検査や健康診断の一環として心電図検査を行うことは，動物や家族，そして獣医師にとって有益

であるといえる。

　不整脈の評価を行う際の基礎知識として，犬と猫の心拍数の参考値を表1に示す。

心電図検査の適応

　「心電図検査はどんな時に実施するのですか？」という質問を受けることがある。

　人医療においては，子供から大人まで，簡単な健康診断レベルでも心電図検査は必ず実施される。動悸や息切れがなくても，健康管理の一環として，不整脈の早期検出のために実施すべきと認識されているからである。もちろん，不整脈に関連する自覚症状や徴候がある場合，心疾患に罹患している場合，麻酔をかける必要がある場合には必須の検査である，と認識されているであろう。

　一方，伴侶動物医療における心電図検査に対する意識や環境は，決して満足のいくものではない。院内に心電計が装備されていても使用頻度が低く，倉庫に収納されたままの診療施設が少なくないのが現状である。

　筆者は，表2に示すような症例を心電図検査の適応と考えている。

　そのほか，数時間以内に失神がみられた症例であれば，回復後の診察の時点で表面上の一般状態が普段と

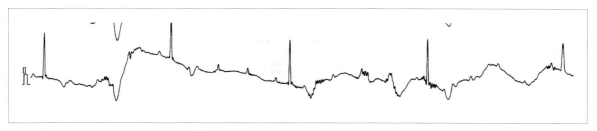

図1 基線が上下に動揺した心電図波形
動物の体動に伴い基線が大きく上下に動揺している。この心電図波形は第3度房室ブロックと思われるが，適切な評価が不可能である。

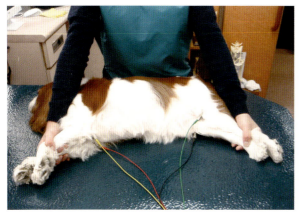

図2 適切な保定と電極クリップ装着
心電図検査中は右側胸腹部をテーブル側に保定し，各電極クリップおよびクリアコードがお互い接触しないように装着する。検査中に呼吸や体動により電極クリップが動揺すると心電図の基線も上下するので，胸壁や腹壁の動きに影響されないように電極クリップを定位置に装着後，四肢を伸展することが重要となる。

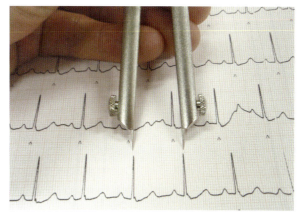

図3 ディバイダー
院内に1本ディバイダーを用意しておけば精度の高い心電図評価が可能となる。

表1 成書における心拍数の参考値範囲

区分	参考値（bpm）
子犬	〜220
成犬	70〜160
トイ犬種	〜180
超大型犬	60〜140
猫	120〜240

頻脈は参考値を上回る心拍数を，徐脈は参考値を下まわる心拍数をさす。
（文献12をもとに作成）

表2 心電図検査の一般的な適応

- 健康診断
- 麻酔前リスク評価
- 明瞭な頻脈や徐脈を呈する症例
- 明確なリズム不整を呈する症例
- 心拍数と脈拍数の相違が存在する症例
- 状況に応じた適切な心拍数を呈さない症例（おとなしく興奮のみられない犬の来院時心拍数220 bpm，猫の来院時心拍数110 bpmなど）
- 虚脱および失神がみられる症例
- 心疾患が診断された症例

変わらなくても，心電図検査（および神経学的検査）を実施するようにしている。心電図検査を行えば，聴診だけでは検出困難な不整脈の有無とその種類が明確になり，治療の必要性などを検討することができるからである。不整脈に起因する失神および虚脱が頻繁にみられる症例であれば，院内で行う5〜10分程度の通常の心電図検査で，何らかの悪質な不整脈あるいはその一部を確認できることが多い（図4）。失神および虚脱に関連すると思われるある種の不整脈が検出された

循環器疾患

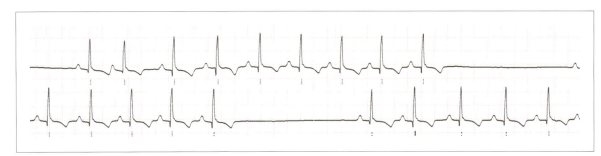

図4　失神の直前に発咳がみられる症例の心電図波形（II誘導）
　　5 mm/mV，50 mm/sec。軽度心拡大を示す。粘液腫様変性による僧帽弁閉鎖不全症に罹患した12歳のチワワ。興奮時発咳後に失神がみられることが多く，心電図検査から洞停止あるいは洞房ブロックが示唆された。状況失神も含めた失神に不整脈が関与しているひとつの可能性が示唆される。

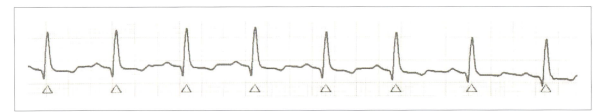

図5　軽度心拡大のある興奮気味の粘液腫様変性による僧帽弁閉鎖不全症症例の心電図波形（II誘導）
　　5 mm/mV，50 mm/sec。心拍数が186 bpmの洞頻脈と診断した心電図波形。聴診ではリズム不整のない頻脈ということだけがわかり，上室頻拍および心室頻拍との鑑別は不可能である。

場合は，その時点で失神や虚脱がみられなくても，その基礎疾患の鑑別診断リストに不整脈を挙げることができるだろう。このようなケースでは次にホルター心電図による検査を実施するなど精査が必要である。

心疾患に不整脈が併発すると循環状態が悪化し，ときとして心疾患の病態が進行してしまう恐れがあることは十分認識しておくべきである。犬の拡張型心筋症では不整脈が併発している症例はそうでない症例に比べ生存期間が短いという事実や，小型犬の心房拡大を伴う心疾患に心房細動が合併したケースでは予後不良であるという事実は，まさにそのことを物語っている。

心電図検査でわかること

不整脈の検出と診断および治療方針の策定，治療効果の判定は，心電図検査以外では不可能である。たとえば聴診にて心拍のリズム不整を確認することができたとしても，それだけではどのような不整脈が存在するのか診断をつけることはできない。病態悪化や生命にかかわるもののリズム不整のない不整脈も複数存在するという事実，逆にリズム不整があってもリスクが低く治療が必要ない不整脈も存在するという事実から，心電図検査の重要性を再認識すべきである（図5〜7）。

来院時心拍数が120 bpm前後以下でリズム不整のない猫では，徴候を伴わない第3度房室ブロックが診断されることが少なくない（図8）。心電図検査を実施することで，聴診や徴候からは確定できない不整脈の検出，診断が可能となる。

獣医師の仕事は疾患を検出，診断し治療方針を策定すること，さらに治療効果および治癒，あるいは有害反応の有無を確認することである。この流れが臨床獣医師として適切な仕事の手順となる。不整脈に対処する場合は，診断の際はもちろんのこと，治療効果，治癒および有害反応の確認の際にも心電図検査は必須となる。

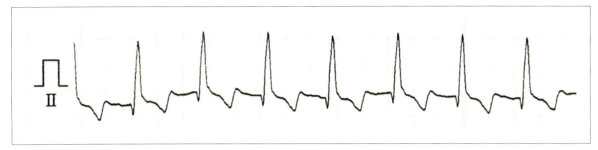

図6 聴診ではリズム不整が認められない症例の心電図波形（Ⅱ誘導）

5 mm/mV, 50 mm/sec。聴診での心拍数は 230 bpm でリズム不整がなく，Ⅰ音およびⅡ音が繰り返し聴取される。基礎疾患として，運動耐性の低下および発咳を伴う粘液腫様変性による僧帽弁閉鎖不全症を認める。本症例は上室頻拍と診断された。この不整脈は，聴診のみでは洞頻脈および心室頻拍との鑑別が不可能である。放置することで心房細動への移行および心疾患の悪化が危惧される。

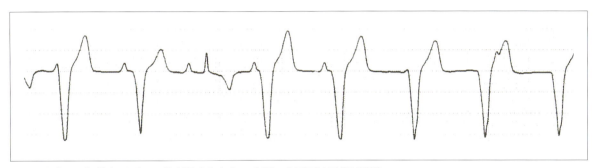

図7 聴診では極端なリズム不整が認められない症例の心電図波形（Ⅱ誘導）

5 mm/mV, 50 mm/sec。数日前から運動耐性の低下および食欲の低下を示していたミニチュア・ダックスフンド。本症例の心拍数は 198 bpm であり心室頻拍と診断された。心室頻拍は生命にかかわる悪質な不整脈のひとつであり緊急的な対応が必要である。聴診にてわずかなリズム不整が感じられるものの，洞頻脈および上室頻拍との鑑別は不可能である。

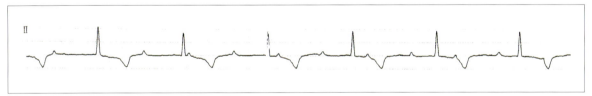

図8 猫の第3度房室ブロック

10 mm/mV, 50 mm/sec。リズム不整がない心拍数 94 bpm の猫の第3度房室ブロック。猫の来院時心拍数が 120 bpm 以下の場合，状況に適応していない心拍数と判断すべきで，心電図検査からこの不整脈が検出されることが多い。この程度の心拍数なら失神や虚脱などの明白な臨床徴候は認められないことが多い。

治療が必要な不整脈

不整脈の治療の必要性は心電図波形だけを眺めていてもわからないことが多い。治療が必要であると判断すべき条件は以下のとおりである。

- 不整脈に関連する徴候（運動耐性の低下，ふらつき，失神，虚脱など）が存在する時
- 徴候の有無や重症度にかかわらず以下の不整脈が存在する時

頻脈性不整脈：上室頻拍，心房細動，心室頻拍，R on T の心室期外収縮および心室頻拍

徐脈性不整脈：第3度房室ブロック，心房静止（洞室調律），極端な洞停止および洞房ブロック，洞不全症候群

循環器疾患

これらの不整脈は循環状態に悪影響を与え，放置することで予後を悪化させる可能性がある。繰り返しになるが，心房細動および極端な洞停止，洞房ブロック，洞不全症候群以外はどれも明白なリズム不整が認められないタイプの不整脈である。聴診のみで不整脈の有無を判断し種類を特定(診断)することには限界があることを十分認識しておく必要があり，「聴診にてリズム不整がない＝不整脈は存在しない」という概念は成立しない場合もある。実際にはそのような不整脈が治療の必要性がある不整脈に相当することが多い。

治療が必要なケースでは，常に2つの側面を考慮して治療方針を策定する必要がある。

1つ目は，不整脈を誘発している基礎疾患あるいは病態への対応である。治療の必要性はあるが緊急性がそれほど高くない不整脈では，基礎疾患の治療により不整脈および臨床徴候が改善・消失するケースもある。

2つ目は，抗不整脈薬投与による不整脈の直接的な治療である。これは，緊急性の高い不整脈(たとえばR on Tの心室頻拍で心拍数が300 bpmを超えるものなど)からできる限り早い段階で離脱させ，そのリスクを軽減することが目的である。このケースでは早急に抗不整脈薬の投与を行い，その後できる限り早い段階で(できればほぼ同時に)基礎疾患に対する治療を開始する。また，低カリウム血症は塩酸リドカインなどの抗不整脈効果を抑制するため，電解質異常には細心の注意が必要である。

治療の目的を明確にする

不整脈治療では治療目的を明確にしておくことが重要である。治療が必要な不整脈に対する理想的な治療は「不整脈からの完全離脱によるリスク回避と予後の改善」である。ただし内科的治療のみでは不整脈から完全に離脱できないケースもあり，治療目的が不整脈からの完全離脱ではなく，「臨床徴候および予後の改善」というケースもある。たとえば，高度頻脈の心室頻拍はこの不整脈からの完全離脱と再発防止が治療の最終目的となるが，重度心房拡大による心房細動で

は，洞調律に復帰させること(リズムコントロール)は困難という理由から臨床徴候および予後の改善を前提に心拍数を低下させること(レートコントロール)が主たる目的となるだろう。

治療の必要がない不整脈

不整脈のなかには，体内あるいは周囲環境に応じて出現する生理的なものも存在する。たとえば興奮時や運動時の洞頻脈は，よくみられる生理的不整脈のひとつである。環境や状況に順応した一過性の洞頻脈ならば経過観察でよい。また，犬の洞不整や呼吸性不整脈はいわゆる生理的不整脈の範疇であること，健康な犬の睡眠時心拍数が50 bpm程度(徐脈レベル)であることはよく知られている。このような生理的範疇で誘発される不整脈は，生命にかかわる重大な循環状態の悪化を引き起こすことはなく，徴候を誘発することもない。おそらく動物自身の自覚症状も存在しないと思われる。したがってリスクも低く，治療を必要としない不整脈であるといえる。

治療してはいけない不整脈

不整脈のなかには，完全な心停止を回避するために補助的に出現する補充収縮という不整脈が存在する。この不整脈波形が心室由来である場合は心室期外収縮(＝心室早期拍動)と類似するため，鑑別に注意が必要である(図9)。補充収縮を期外収縮として抗不整脈薬で抑制してしまうと心停止を助長することになるので，注意が必要である。

心房細動

point

- 聴診時のリズム不整が激しく心拍数の測定が困難な時がある。

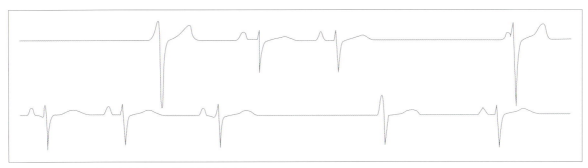

図9 心室期外収縮と類似する不整脈（補充収縮）
　　上段の左から1および4つめの波形は心室補充収縮である。また下段の4つめの波形は房室接合部補充収縮である（ともに早期拍動でないことに注目）。心室補充収縮は心室期外収縮との鑑別が必要であり，治療してはいけない不整脈のひとつである。

- 高度頻脈（>250 bpm）が持続するケースではリズム不整が不明瞭になる。
- 心房拡大による心房細動は予後不良のサインである。
- 一般的な内科的治療は基礎疾患の治療強化とレートコントロールが主体になる。
- 心房細動時の心拍数を125～150 bpm以下に維持することは予後改善につながる。

1．概要

　心房細動では心房内で無秩序な脱分極（400～1,200回／分）が生じ，房室結節に到達した不規則な心房インパルスが不規則な心室リズムを引き起こす。心室に到達するインパルスは自律神経のバランスにより変化し，交感神経優位の場合はより多くのインパルスが，迷走神経優位の場合はより少ないインパルスが心室に到達する。心疾患が進行すると通常は交感神経優位になるため，より頻脈になりやすい。同時に，洞調律に比べて20～30％の拍出量減少が認められることから，結果的に運動耐性の低下やふらつきを示すことがある。心房拡大（拡張）によって引き起こされた心房細動は，とくに小型犬では予後不良のサインである。
　犬において，心拍数が症例の生存期間を左右することが示されている。心拍数（ホルター心電図検査で計測した値）を125 bpm以下でコントロールできた症例，あるいは150 bpm以下の症例は，そうでない症例と比べて生存期間が長いことが報告されている。したがって，リズムコントロールではなく，レートコントロールを行うことが現実的な治療方針となる[4,5]。筆者は，心房拡大により誘発された心房細動に対して内科的治療（ジゴキシンおよび塩酸ジルチアゼムなどの投与）を行うことで，心拍数の低下および生活の質（QOL）の改善がみられる症例は経験するが，洞調律に復帰した犬の症例は経験していない。

2．心電図上の特徴（診断基準）

　心房細動の心電図上の特徴（診断基準）を以下に示す（図10）。

- すべての誘導にてP波が消失する。
- 基線の細かい動揺（f波）を認める（実際には確認できないこともある）。
- R-R間隔が変則的なQRS群が出現する（絶対不整）。
- 心拍数（QRS群の出現頻度）は正常～頻脈である。
- （心室内変行伝導および脚ブロックがなければ）基本的にQRS群は正常波形である。

3．症例
（1）症例データ

種類：ドーベルマン
性別：去勢雄
年齢：8歳

循環器疾患

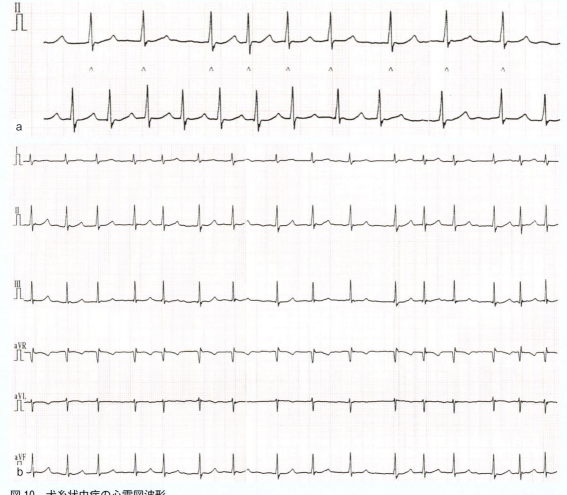

図10 犬糸状虫症の心電図波形

12歳，雑種犬。体重12kg。

a：II誘導心電図波形(30秒モード，5 mm/mV，50 mm/sec)。心拍数 188 bpm。P波は確認できず，QRS群自体は正常と思われるがR-R間隔が不規則(絶対不整)である。基線の細かい動揺(f波)は本症例では確認困難である。下段(左)の頻脈時心拍数は250 bpmであり，このレベルの頻脈が継続すると聴診時に明らかなリズム不整を聴取できなくなることがあるので注意が必要である。

b：6軸誘導同時記録の心電図波形(5 mm/mV，50 mm/sec)。すべての誘導にてP波が確認ができない。QRS群波形の形状のばらつきは認められない。R-R間隔は不規則(絶対不整)である。

現病歴：5カ月前に拡張型心筋症(DCM)を診断。
主訴：DCMの定期検診時に運動耐性の低下を認める。
身体検査：体重35.2 kg，心拍数220 bpm(リズム不整あり)，直腸温38.4℃，呼吸数38回／分，心雑音あり(左胸壁心尖部 Levine II/VI)，カフテスト陰性，毛細血管再充満時間1〜2秒，脈圧不定
血液検査：サイロキシン(T_4) 1.8 μg/dL(参考値0.9〜4.4 μg/dL：IDEXX)
胸部X線検査：椎骨心臓計測(VHS) 12.5 v，心基部とその周辺の軽度不透過性亢進(心原性肺水腫を示唆)

心臓超音波検査：5カ月前の検査所見との相違の有無を検索するために立位での超音波検査を実施した(図11)。

(2) 心電図解析および診断

明らかなリズム不整および脈圧不定という所見から心電図検査を実施した(図12)。すべての誘導にて明白なP波を確認できず，基線が細かく上下に動揺しているため，f波が出現していると考えられる。30秒間の心拍数は176 bpmであるが，R-R間隔短縮時(よ

症例を通して整理する不整脈アプローチ

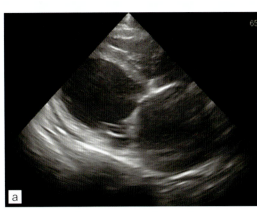
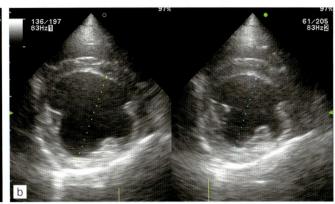

図11　心房細動診断時の心臓超音波検査

a：右傍胸骨アプローチ長軸四腔断面。心臓の重度リモデリングにより適切な基本断面の描出がされていないが，重度に拡張した左室内腔よりさらに拡張した左心房を確認できる。本症例の左心房径／大動脈径比は2.6であり，重度の左心房拡張および左心室拡張が認められた。これらの心拡大は5カ月前より進行していた。

b：右傍胸骨アプローチ短軸断面（腱索レベル）。心房細動発現時の計測であるため各種計測値は参考値となるが，左室拡張末期径が52 mm，左室収縮末期径が43 mm，左室内径短縮率が17.3％であった。ドーベルマンにおいて左室拡張末期径が38〜40 mm以上の場合は拡張型心筋症による明白な左心室拡張があると判断できる。

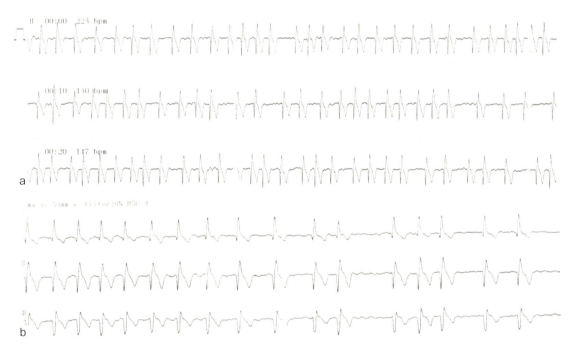

図12　心房細動診断時の心電図波形

a：Ⅱ誘導の心電図波形（30秒モード，5 mm/mV，25 mm/sec）。心拍数176 bpm。P波は確認できなかった。基線の細かい動揺（f波）を認めた。R-R間隔は不規則（絶対不整）で，R-R間隔短縮時の瞬時心拍数は214 bpm前後であった。

b：Ⅰ，Ⅱ，Ⅲ誘導の心電図波形（5 mm/mV，50 mm/sec）。心拍数178 bpm。Ⅰ〜Ⅲ誘導では（aVR，aVL，aVF誘導でも同様に）P波は確認できず，基線の細かい動揺（f波）が認められた。R-R間隔は不規則（絶対不整）で，心房細動を診断するためのすべての条件を満たす。R-R間隔短縮時の瞬時心拍数は250 bpm前後で，QRS群持続時間0.07秒，R波1.2 mV，陰性T波であった。

循環器疾患

り頻脈時)の瞬時心拍数は 250 bpm 前後で重度の頻脈を呈している。QRS 群の持続時間が 0.07 秒という所見も含めて，左心室拡大を伴う心房細動と診断した。

（3）不整脈に対する治療方針

　本症例の心房細動は重度の心房拡張により誘発されていると考えられる。不整脈に関連する徴候を伴うことが示唆されることからも，治療の必要性があると判断できる。犬の心房細動は一般的には薬剤による治療が選択されるが，心房の器質的変化が重度であるなどの理由によりリズムコントロールは困難なため，レートコントロールおよび基礎疾患の治療強化が治療の主体となる。ドーベルマンの DCM においても心拍数が多い症例ほど予後が悪いことが示唆されている。

DCM 診断後，不整脈発現以前の治療方針

- 塩酸テモカプリル　0.1 mg/kg，PO，bid
- ピモベンダン　0.15 mg/kg，PO，bid

不整脈確認（＋心原性肺水腫）以降の治療方針

- 塩酸テモカプリル　0.1 mg/kg，PO，bid
- ピモベンダン　0.3 mg/kg，PO，bid（増量）
- フロセミド　1 mg/kg，PO，bid（追加〜のちに減量）
- ジゴキシン　0.22 mg/m^2，PO，bid（追加）

（4）2 週間後の再診・経過

　治療強化後に活動性の改善がみられた。聴診でリズム不整はあるものの心拍数は 120 〜 130 bpm 程度まで低下していた。胸部 X 線検査では肺野の不透過性亢進も改善していた。心電図検査（図 13）では心房細動からの離脱はみられないものの，心拍数が 130 bpm 程度まで低下し，徴候の改善も含め治療効果を実感できる結果となった。ただし，本症例はジゴキシンの投与と同時にピモベンダンの増量およびフロセミドの追加投与を実施していることから，心房細動のレートコントロールのみが徴候の改善をもたらしたとは断定できない。

4．ジゴキシンの特徴

- 心筋障害（収縮障害）あるいは心不全ステージまで進行した心疾患に併発する心房細動のレートコントロールに適応。
- 迷走神経優位を維持し心拍数を低下させ，房室結節に対して直接的な陰性変伝導作用を有する。
- 糸球体濾過量が減少している場合は有害反応（血中濃度上昇による中毒）が誘発されやすい。
- 低カリウム血症では効果が軽減し，有害反応発生率が高くなる。

5．ジゴキシンの薬用量および注意事項[6]

- 犬：0.0025 〜 0.003 mg/kg，PO，bid
- 大型犬（＞20 kg）：0.22 mg/m^2，PO，bid
- ＊サイズに関係なく 0.25 mg/head を超えないこと

　血中ジゴキシン濃度は犬ではジゴキシン投与開始 5 〜 10 日後に，服用後 8 〜 10 時間で測定する。適切な血中濃度は犬で 0.8 〜 1.2 ng/mL（猫で 0.9 〜 2.0 ng/mL）である。0.8 ng/mL 以下ならば 30％増量してから再び投与およびモニタリングを実施する。

　ジゴキシンによる代表的な有害反応は消化器徴候や催不整脈作用である。有害反応が疑わしいケースでは，まず 48 時間あるいは有害反応が解消するまで休薬する。その後，再投与の必要性を検討し，再開する場合は初期投与量の 25 〜 50％にて再開する。

　低カリウム血症は有害反応の発現頻度を増加させ，抗不整脈効果を減弱させる。また腎機能低下はジゴキシンの血中濃度を上昇させ，中毒を誘発しやすいので注意が必要である。

6．レートコントロールに使用できる薬剤

　心房細動を含む頻脈性不整脈のレートコントロールに適応となる薬剤は，ジギタリス製剤（ジゴキシン），

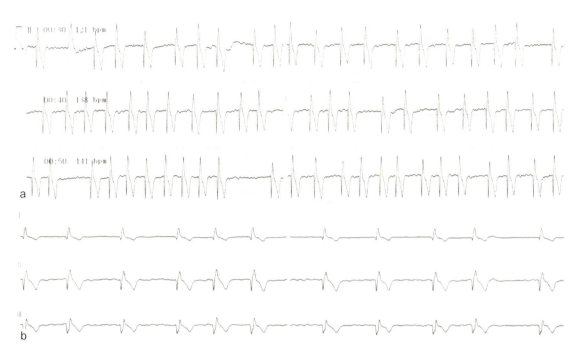

図13 ジゴキシン投与2週間後の心電図波形
a：Ⅱ誘導（30秒モード，10 mm/mV，25 mm/sec）。心拍数136 bpm。P波は確認できず，基線の細かい動揺（f波）は確認できた。R-R間隔は（絶対）不整で，R-R間隔短縮時の瞬時心拍数は186 bpm前後であった。
b：Ⅰ，Ⅱ，Ⅲ誘導（5 mm/mV，50 mm/sec）。心拍数は119 bpm，R-R間隔短縮時の瞬時心拍数は167 bpm前後で，P波は確認できなかった。

β遮断薬およびカルシウムチャネル拮抗薬がある。心房細動においてこれらの薬剤を使い分ける明確なルールはないが，筆者はそれぞれの薬剤の特徴と症例の病態を考慮して選択するようにしている。

β遮断薬およびカルシウムチャネル拮抗薬は陰性変力作用があるため，心不全ステージあるいは進行した心筋障害を持つ症例への投与は慎重に実施している（一般的にはこの陰性変力作用は，β遮断薬のほうが強いと考えられている）。とくに重度の心房拡大のある症例あるいは心臓の収縮性が低下している症例では，心拍数および血圧などを十分モニターしつつ低用量から投与するようにしている。

一方，ジゴキシンは陽性変力作用を併せ持つため，進行した心疾患でも使用可能と思われる。本症例では，基礎疾患がDCMであり重度の心房拡張を併発していることも考慮して，ジゴキシンを選択している。また，ジゴキシンは塩酸ジルチアゼムと併用することで，ジゴキシン単独療法より治療効果がより期待できることが示唆されている[1]。

7．まとめ

ドーベルマンのDCMの生涯罹患率は約25〜50％といわれ，年齢とともに罹患率が増加する。雌よりも雄に発生が多い。臨床徴候発現前から不整脈が認められることが多く，不整脈を併発している症例は，心不全ステージに移行する前に突然死することがある。心不全ステージでは多くの症例で不整脈が認められ，その3/4が心室由来で1/4が心房細動といわれている。とくに頻脈を伴う心房細動は心拍出量の低下から運動耐性の低下や虚弱などの徴候を示すことがある。

筆者は，犬糸状虫症に罹患し腹水貯留が誘発されるまで進行した段階で心房細動が併発する症例に，それまで実施されてきた基本的な内科的治療にジゴキシンを追加投与することで，有害反応を認めず心拍数の低下と腹水の減少および腹水抜去後の再貯留までの期間延長を数頭経験している。

循環器疾患

第3度房室ブロック

point

- とくに犬では予後不良の徐脈性不整脈である。
- 徐脈ではあるが聴診で心拍のリズム不整を認めない。
- 長期的な効果が期待できる治療法はペースメーカの設置である。
- 近年，内科的治療(薬物療法)としてシロスタゾールの効果が期待されている。
- シロスタゾールの治療がもたらす予後改善効果および有害反応の詳細は，現時点では不明である。

1．概要

第3度房室ブロックは血行動態および生存期間に影響を及ぼす代表的な不整脈である。犬の場合，自然経過症例は診断後1カ月以内に約20％，6カ月以内に約30％が突然死すると報告されている[7]。一方，第3度房室ブロックに罹患し死亡したあるいは安楽死された猫の生存期間中央値は386日で，調査された猫の約62％は診断後1年以上生存していることが報告されている[2]。

この不整脈に対し長期的な予後改善効果を期待できる治療方針は，恒久的ペースメーカの設置である。しかし，現実的にはさまざまな理由から薬剤による治療が選択されるケースが多い。そこで，ここでは第3度房室ブロックを解説しつつ，この不整脈に対する内科的治療法としてここ数年で話題となっているシロスタゾールの経口投与にて治療・経過観察中の症例を紹介する。

シロスタゾールの投与により得られる心拍数増加効果および臨床徴候の改善が症例の長期予後(生存期間など)にどの程度の影響を及ぼすのかについて現時点で明白な解答はなく，今後の研究成果に注目したい。

2．心電図波形の成り立ち

第3度房室ブロックでは，心房の興奮が房室結節を介して心室に伝達されず，心室は心室内の自動能を有するペースメーカによって自発的に調律を継続している(補充収縮)。そのため心房と心室がそれぞれ独自の調律を示す不整脈波形となる。

P-P間隔およびR-R間隔はそれぞれ一定で，QRS群の出現(心室拍動)頻度はP波の出現(心房拍動)よりも少なく，QRS群の形状や出現頻度は補充収縮の起源に依存する。補充収縮のペースメーカ起源がヒス束内に存在する場合，QRS群の形状はほぼ正常(上室性QRS群)で，その出現頻度は40〜65回／分程度となる(犬)。この場合，明白な徴候が認められないことが多い。QRS群の出現頻度が20〜40回／分(犬)で持続時間が延長し変形している場合(心室性QRS群)，ペースメーカは脚あるいはプルキンエ線維に存在すると考えられ，無気力や運動耐性の低下および失神などの臨床徴候を呈することが多くなる。

3．心電図上の特徴(診断基準)

典型的な第3度房室ブロックの心電図波形の特徴(診断基準)を以下に示す(図14)。

- P波(心房拍動)は通常，正常波形となる。
- QRS群(心室拍動)は補充調律(徐脈)で，形状は正常〜変形(持続時間の延長など)となる。
- P波とQRS群の連動性がみられない。
- 心房拍動数(P波出現頻度)は心室拍動数(QRS群出現頻度)より多くなる。
- P-P間隔，R-R間隔は基本的にはそれぞれ一定(P-P間隔＜R-R間隔)となる。

4．基礎疾患

房室結節とその周囲を巻き込んだ，心臓全体あるいは局所的な器質的心筋障害が背景にあることが多く，生前に基礎疾患を特定するのは困難なことが多いと思われる。

第3度房室ブロックを有する症例の最終的な基礎疾

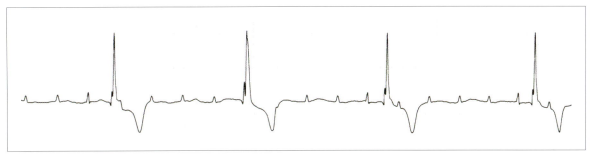

図14 10歳雑種犬の第3度房室ブロックの心電図波形
10 mm/mV, 50 mm/sec. P波とQRS群はそれぞれ一定の間隔で出現しているが連動性が認められない。QRS群の出現頻度は51回／分，P波出現頻度は214回／分である。典型的な第3房室ブロックの心電図波形である。

患検討では，表3のような疾患，病態が存在することが報告されている。

5．治療方針

予後（生存期間など）に影響を及ぼす不整脈であることから，（とくに犬ではたとえ無徴候であっても）治療の必要性があると考えられている。恒久的心臓ペースメーカの設置による治療が理想であり有効性も期待できるが，実施可能な施設が限られていることや費用が高額になること，年齢や合併症の観点から，最終的に薬剤による治療が選択されるケースが少なくない。ただし薬剤による治療はとくに長期的にはその効果が不十分であり，有害反応も含めて理想的な治療法とはいえない。現実的に使用可能な薬剤として硫酸アトロピン，塩酸イソプレテレノールなどが挙げられるが，有害反応なども危惧され長期的治療には限界がある。

シロスタゾールは，ホスホジエステラーゼⅢ阻害効果が認められ抗血小板作用および血管拡張作用があることから，人医療では脳梗塞などが適応となっている。また，心拍数増加作用があることを利用して，10年以上前から第3度房室ブロックを含む徐脈性不整脈の内科的治療法のひとつとしても注目されている[3]。

伴侶動物医療においても，犬および猫の第3度房室ブロックを含む徐脈性不整脈の治療に対して効果が期待できる薬剤として，症例数は多くはないがその有効性を示す報告がなされている[8,9,11]。

第3度房室ブロックに対するシロスタゾールの投与は，洞調律まで復帰させるほどの期待はできないもの

表3 第3度房室ブロックを有する症例の基礎疾患

- 心筋症
- 先天性心疾患（大動脈弁狭窄症，心室中隔欠損症）
- 浸潤性心筋疾患（アミロイドーシス，心筋炎，心内膜炎，腫瘍性疾患）
- 外傷性心筋障害
- パグの先天性ヒス束狭窄
- ドーベルマンの房室伝導系変性
- 高齢犬の特発性心筋線維症
- 薬剤（ジギタリス，β遮断薬，カルシウムチャネル拮抗薬）
- 電解質異常（高カリウム血症）

の，心室拍動数を上昇させることによる臨床徴候の改善など，その有用性が示唆されている。ただし，長期的予後（生存期間など）に対する明白な効果および問題となる有害反応の詳細は，現時点では不明である。

なお生前における基礎疾患の診断が困難という背景から，心筋炎が基礎疾患として強く疑われるケースでは，抗菌薬やステロイド薬などを使用するケースもある。

6．症例
（1）症例データ

種類：雑種犬

性別：避妊雌

年齢：11歳

現病歴：数カ月前からの散歩時間の短縮や活動性の低

循環器疾患

表4 血液検査(CBC)の結果

項目	数値
RBC (×10^6/μL)	932
PCV (%)	60.9
Hb (g/dL)	19.7
MCV (fl)	65.3
MCHC (%)	32.3
Plat (×10^3/μL)	181
WBC (/μL)	8,850
Band-N	0
Seg-N	5,760
Lym	1,910
Mon	610
Eos	560
Bas	10

RBC：赤血球，PCV：赤血球容積，Hb：ヘモグロビン，MCV：平均赤血球容積，MCHC：平均ヘモグロビン濃度，Plat：血小板，WBC：白血球，Band-N：桿状核好中球，Seg-N：分葉核好中球，Lym：リンパ球，Mon：単球，Eos：好酸球，Bas：好塩基球

表5 血液化学検査の結果

項目	数値
TP (g/dL)	8.9
Alb (g/dL)	2.8
Glb (g/dL)	4.1
ALT (U/L)	176
AST (U/L)	97
ALP (U/L)	264
TBil (mg/dL)	0.4
TCho (mg/dL)	223
Glu (mg/dL)	105
GGT (U/L)	ND
BUN (mg/dL)	10
Cre (mg/dL)	1.1
BUN/Cre	9.1
CK (U/L)*	124
Ca (mg/dL)	9.3
P (mg/dL)	4.4
Na (mmol/L)	162
K (mmol/L)	4.2
Cl (mmol/L)	127

TP：総蛋白，Alb：アルブミン，Glb：グロブリン，ALT：アラニンアミノ基転移酵素，AST：アスパラギン酸アミノ基転移酵素，ALP：アルカリホスファターゼ，TBil：総ビリルビン，TCho：総コレステロール，Glu：グルコース，GGT：γ-グルタミル基転移酵素，BUN：血中尿素窒素，Cre：クレアチニン，CK：クレアチンキナーゼ，Ca：カルシウム，P：リン，Na：ナトリウム，K：カリウム，Cl：クロール
＊CKは参考値

下が認められた。食欲や排泄は通常どおり。

主訴：以前から他院で徐脈を指摘されている。活動性の低下(散歩時間の短縮)および散歩中のパンティングが認められる。

初診時身体検査所見：体重15.3 kg，心拍数42 bpm(リズム不整なし)，心雑音なし，呼吸数30回／分，カフテスト陰性，CRT<1秒，脈圧十分

血液検査(CBC)所見：赤血球容積(PCV)の上昇，それ以外は特異所見なし(表4)

血液化学検査：アラニンアミノ基転移酵素(ALT)＞アスパラギン酸アミノ基転移酵素(AST)，高カリウム血症なし(表5)。浸潤性心筋疾患の可能性は高くない。

その他血液検査所見：C反応性蛋白(CRP) 0.10 mg/dL，N末端プロB型ナトリウム利尿ペプチド(NT-proB-NP) 3,838 pmol/L(参考値<900 pmol/L，IDEXX)，対称性ジメチルアルギニン(SDMA) 17 μg/dL(参考値<14 μg/dL，IDEXX)，T4 1.2 μg/dL(参考値0.9～4.4 μg/dL，IDEXX)

血圧(オシロメトリック法)：収縮期血圧119 mmHg，拡張期血圧63 mmHg

胸部X線検査：図15に示す。

心臓超音波検査：図16に示す。

(2) 心電図検査

標準肢誘導にてⅡ誘導における連続(30秒)波形を記録した。また，Ⅰ，Ⅱ，Ⅲ誘導(標準双極四肢誘導)およびaVR，aVL，aVF誘導(増幅単極四肢誘導)にて心電図検査を実施した(図17)。前述の診断基準を満たすため，第3度房室ブロックと診断した。

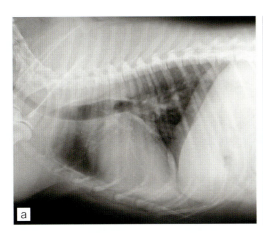
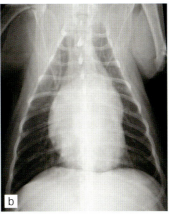

図15 胸部X線検査
VHSは6.5+4.9=11.4 v。胸腔内気管尾側の挙上(a)、左心房(耳)領域の拡大所見(b)が認められる。肺野および肺血管に特異所見は認められない。
a：側方像，b：腹背像

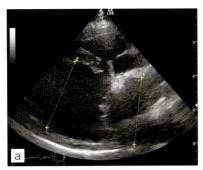
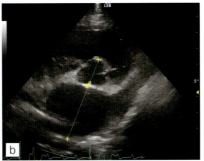
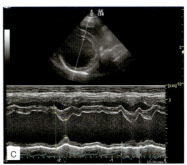

図16 心臓超音波検査
心室収縮期における僧房弁逆流は認められず，房室弁の閉鎖点は正常だが，弁自体はやや肥厚している。左心系の重度拡張はみられるものの，特定の心疾患を示唆する所見はない。左心房径／大動脈径比(LA/Ao) 2.22（左心房径〔LA〕35.9 mm），心室調律時（QRS群－T波時）の左室内径短縮率(FS)は53.6 %（左室拡張末期径〔LVIDd〕：44.6 mm，LVIDDN：2.00）。拡張末期心室中隔壁厚7.0 mm，拡張末期左室自由壁厚5.8 mm，心筋エコー源性は均一で結節性病変はなく，心膜滲出も認められない。
a：右傍胸骨アプローチ長軸四腔断面，b：大動脈弁レベル，c：腱索レベルMモード

（3）診断

心拡大を伴う第3度房室ブロックによる運動耐性の低下と診断した。

（4）基礎疾患の鑑別診断

断定できる検査所見は得られなかったが，本症例の第3度房室ブロックの基礎疾患の鑑別診断リストを表6のように考察した。基礎疾患に対する治療は現実的には不可能と判断し，抗不整脈薬による内科的治療を選択実施することになった。

（5）治療方針

第1～50病日までシロスタゾールを7 mg/kg，PO，bidで処方し，臨床徴候改善の有無と心拍数などのモニタリングからシロスタゾール単独での治療効果や有害反応を評価することとした。

（6）定期検診（第51病日）

経過：散歩の頻度も距離も増加し明白な運動耐性の改善が認められた。明らかな有害反応は認められなかった。

身体検査所見：体重15.4 kg，心拍数54 bpm，CRT＜1秒，脈圧十分

胸部X線検査：VHS 11.4 v

循環器疾患

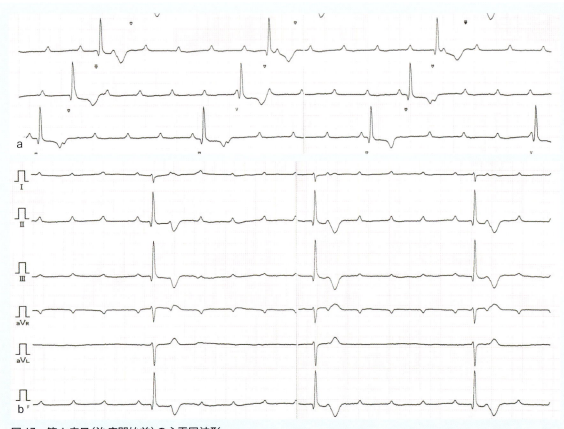

図17　第1病日(治療開始前)の心電図波形

a：II誘導(30秒モード，5 mm/mV，50 mm/sec)。P波は187回／分，QRS群は40回／分である。P-P間隔およびR-R間隔はそれぞれ一定の間隔を維持しているが，お互いの連動性が認められない。

b：I，II，III誘導およびaVR，aVL，aVF誘導(5 mm/mV，50 mm/sec)。QRS群40回／分，平均電気軸100度。II誘導におけるP波の形状は正常(0.4 mV，0.04秒)で，QRS群は0.06秒，R波は1.5 mVであった。P波とQRS群のあいだに連動性は認められない。

表6　本症例における第3度房室ブロックの基礎疾患の鑑別診断リストとその可能性

疾患	可能性
心筋症	△〜×
先天性心疾患(大動脈弁狭窄症，心室中隔欠損症)	×
浸潤性心筋疾患(アミロイドーシス，心筋炎，心内膜炎，腫瘍性疾患)	△〜×
外傷性心筋障害	×
パグの先天性ヒス束狭窄	×
ドーベルマンの房室伝導系変性	×
高齢犬の特発性心筋線維症	△
薬剤(ジギタリス，β遮断薬，カルシウムチャネル拮抗薬)	×
電解質異常(高カリウム血症)	×

×：可能性は低い，△：疑いがあるが所見が得られていない

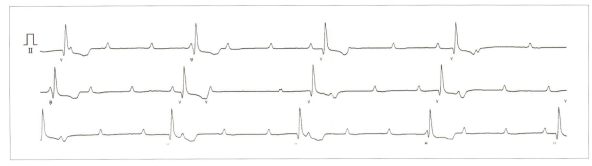

図18 第51病日のⅡ誘導の心電図波形
30秒モード，5 mm/mV，50 mm/sec．P波は150回／分，QRS群は51回／分であった．第3度房室ブロックは継続しているが，心室拍動数が増加していた．

心臓超音波検査：左心房径／大動脈径比（LA/Ao）2.27（LA 34.3 mm），左室内径短縮率（FS）44.4%，（左室拡張末期径〔LVIDd〕43.9 mm，LVIDDN 1.97）
心電図検査：図18に示す．

（7）治療方針（第51～84病日）

明瞭な有害反応が認められず心室拍動数は上昇したが，心臓拡大（拡張）の改善が認められなかったため，シロスタゾールを10 mg/kg，PO，bidに増量し，以下の薬剤を追加した．

- 塩酸ベナゼプリル　0.3 mg/kg，PO，bid
- ピモベンダン　0.2 mg/kg，PO，bid

臨床徴候の改善の有無と心拍数などをモニタリングすることとした．

（8）定期検診（第85病日）

経過：第51病日以降，さらに運動耐性の改善が認められた．明らかな有害反応は認められなかった．
身体検査所見：体重13.3 kg，心拍数50 bpm
CBC所見：PCV 48.9%，白血球（WBC）6,090/μL
血液化学検査所見：アルブミン（Alb）2.6 g/dL，血中尿素窒素（BUN）16 mg/dL，クレアチニン（Cre）1.7 mg/dL，ALT 76 U/L，グルコース（Glu）90 mg/dL
心臓超音波検査：LA/Ao 1.77（LA 29.9 mm），FS 48.9%（LVIDd 37.0 mm，LVIDDN 1.73）

心電図検査：第3度房室ブロック，心拍数（QRS群）50 bpm

（9）考察

本症例はシロスタゾールによる治療開始後は軽度の心拍数の増加が認められ，症例のQOLは明らかに改善した．その後，必要に応じて薬剤の増量および追加を実施し，明らかな有害反応がみられることなく約8カ月経過している．執筆時点では心拍数の増加に伴うQOLの改善を確認している状況で，11歳という年齢も考慮してペースメーカ療法実施の模索中である．

7．シロスタゾールの特徴

人医療における情報を参考にしてシロスタゾールの特徴をまとめる．

- 薬効薬理：ホスホジエステラーゼⅢ阻害効果（細胞内cAMP増加）による血小板凝集抑制および血管拡張作用
- 適応症：慢性動脈閉塞症に基づく虚血性諸症状の改善および脳梗塞の再発予防
- 有害反応：狭心症，心不全および頻脈の誘発など

循環器疾患

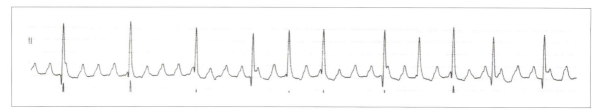

図19　心房粗動の心電図波形
10 mm/mV，50 mm/sec。正常なP波はみられず，一定間隔で出現する鋸歯状のF波（粗動波）が確認できる。粗動波の出現頻度は428回/分である。また粗動波の房室伝導比は4：1，2：1などさまざまで，心拍数は159 bpmである。

8．シロスタゾールの薬用量および注意事項

薬用量：5～10 mg/kg，PO，bid（犬）

本剤の有害反応のひとつである「頻脈」を利用して，徐脈性不整脈の治療薬として使用している。現時点で犬における投与量設定試験は実施されておらず，最新のPlumb's Veterinary Drug Handbook[6]にも記載はない。そのため，症例報告レベルの経験的な投与量で用いることが多い。

犬における有害反応に関する詳細は不明であるが，添付文書では「高用量で左心室心内膜の肥厚及び冠状動脈病変が認められ」ると指摘されている[10]。したがって，全身的なスクリーニング検査も含めた定期的な心臓病検診によりその効果および有害反応など確認し，臨床的有用性を検討する必要がある。

心房粗動

point

- 伴侶動物医療では重度心房拡大を呈する心疾患症例でみられる。
- 心房内異所性インパルス発性頻度は規則的で300～500回/分になる。
- 心房内異所性インパルスの房室結節伝導比が高いと頻脈になる。
- 基礎疾患の治療強化およびレートコントロールが基本的な治療方針になる。

1．概要

比較的珍しい不整脈であるが，心電図検査をルーチンに実施していると診断する機会があると思われる不整脈のひとつである。伴侶動物においては，重度の心房拡大を伴う粘液腫様変性による僧帽弁閉鎖不全症（MMVD）あるいはDCMで誘発される可能性がある。筆者はMMVDに伴う重度左心房拡大による左心房破裂の2症例で診断した経験がある。そのほかの基礎疾患として，心房中隔欠損症，三尖弁異形成および心カテーテル治療中などが挙げられる。

この不整脈では，心房内で300～500回/分程度の頻度で規則的な異所性インパルス発生しているため，房室結節での伝導比が高いと高度の頻脈になる可能性がある。

2．心電図上の特徴（診断基準）

典型的な心房粗動の心電図波形の特徴（診断基準）を以下に示す（図19）。

- 正常P波が認められない。
- 明瞭で規則的かつ等電位線が認められない鋸歯状の粗動波（F波）を認める。
- 粗動波周期は通常300～500回/分程度である。
- 粗動波の房室伝導比はさまざま（2：1，4：1など）である。

※伝導比2：1は粗動波2つに対してQRS群が1つ出現している状態である。

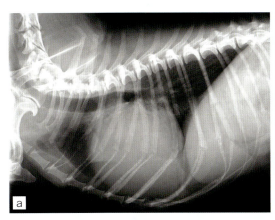
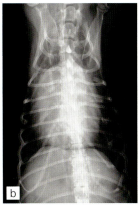

図20 胸部X線画像(第1病日)
VHSは12.1vで円形心を呈している。肺野の不透過性亢進および胸水を示唆する所見は認められない。
a：側方像，b：腹背像

3．基礎疾患

基礎疾患として，以下が考えられる。

- 重度の心房拡大を誘発する心疾患すべて
- 心房中隔欠損症
- 三尖弁異形成
- 心臓カテーテル治療中

4．治療方針

基本的には基礎疾患の治療(すでに治療している場合はその強化)が必須である。心房インパルス(粗動波)の心室への伝導比が高いケースでは高度頻脈となるため，必要に応じて抗不整脈薬を使用する。房室結節の伝導を遅延させる薬物であるジゴキシン，塩酸ジルチアゼムおよびβ遮断薬などが適応になる(心房細動と同様の治療方針になるのでそちらを参照)。

5．症例

(1) 症例データ

種類：ミニチュア・ダックスフンド
性別：去勢雄
年齢：12歳
現病歴：4年前にすでにMMVDの診断がついている。心原性肺水腫ステージには到達していないものの心拡大の進行を認めたため，塩酸テモカプリル0.1 mg/kg, PO, bidにピモベンダン0.25 mg/kg, PO, bidを追加し治療・経過観察中であった。LA/Aoが2.54で重度の左心房拡張を呈していた。
主訴：30分前に，比較的長い発咳後に失神がみられた(初発)。
初診時身体検査所見：体重6.04 kg, 心拍数90 bpm (リズム不整なし), 体温38.1℃, 心雑音あり(左胸壁心尖部 Levine Ⅲ/Ⅵ), 呼吸数30回／分, カフテスト陽性, CRT 1秒

(2) 治療方針

失神は1度のみで診察時は一般状態も安定していたため，無治療にて経過観察とした。

(3) 第1病日

経過：深夜に複数回の失神が再発した。
身体検査所見：体重6.03 kg, 心拍数150 bpm (リズム不整あり), 体温37.8℃, 呼吸数72回／分, CRT＞2秒
血圧(オシロメトリック法)：収縮期125 mmHg, 拡張期80 mmHg
胸部X線検査：円形心が認められる(図20)。
心臓超音波検査：呼吸状態をモニタリングしながら可能な範囲で超音波検査を実施。左心房破裂を示唆する各種所見が得られた(図21)。

循環器疾患

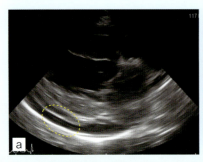
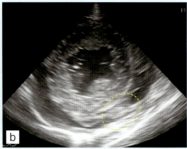
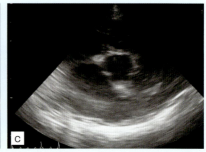

図21　心臓超音波検査
軽度の心膜滲出を認めるが右心房の虚脱は確認できない。長軸四腔断面にて心膜滲出内に左室自由壁に沿って高エコー源性を呈する血餅を示唆する所見が認められる（囲み）。乳頭筋レベルでも心膜滲出内に同様の所見を認める（囲み）。左心房径／大動脈径比（LA/Ao）は1.88（左心房径〔LA〕30 mm）で左室拡張末期径（LVIDd）は22 mmであった（4カ月前の定期検診時はLA/Aoが2.54〔LA 36.3 mm〕，LVIDdが37.7 mm）。
a：右傍胸骨アプローチ長軸四腔断面，b：腱索レベル，c：大動脈弁レベル

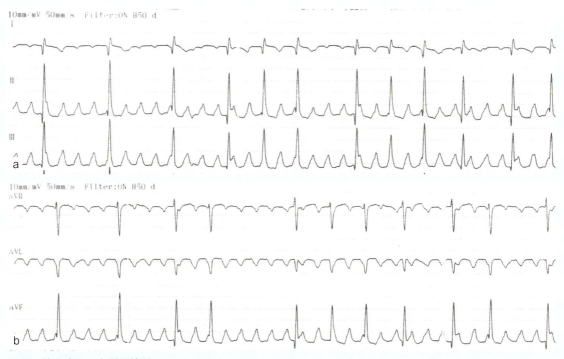

図22　第2病日の心電図波形
10 mm/mV，50 mm/sec。心拍数は159 bpm，F波は428回／分。正常なP波は確認できず，鋸歯状波形（f波）が高頻度で出現している。F波の間隔は一定で等電位線が認められない。QRS群の持続時間は0.05秒でR波は2 mV程度である。F波に対するQRS群の伝導比は4：1，3：1，2：1とさまざまである。
a：Ⅰ，Ⅱ，Ⅲ誘導，b：aVR，aVL，aVF誘導

（4）心電図解析および診断

心電図波形が前述の診断基準をすべて満たすため心房粗動と診断した。F波に対するQRS群の伝導比は4：1，3：1，2：1とさまざまである（図22）。

（5）治療方針

本症例の心房粗動は房室結節での伝達比が比較的低く頻脈が認められなかったため，抗不整脈薬による治療は実施せず，酸素療法とケージレストのもとで経過観察とした。

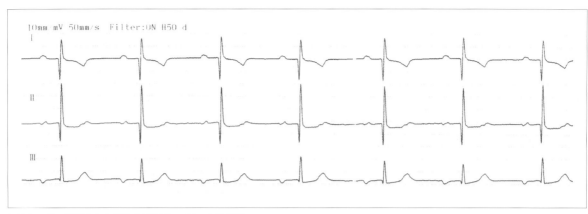

図23 12時間後の心電図波形（Ⅰ，Ⅱ，Ⅲ誘導）
　　10 mm/mV，50 mm/sec。心拍数は91 bpmで，洞調律に復帰している。

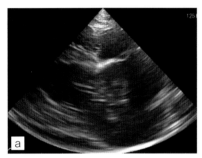
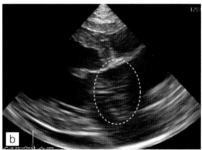

図24 第7病日の心臓超音波検査
　a，b：左心房は再び重度の拡張を呈している。左心房内には一定の場所（心周期によってほとんど移動しない）に高エコー源性の血餅を示唆する所見が確認できる（破線）。心膜滲出内の血餅を示唆する所見は認められなかった。

（6）経過

　破裂したと思われる左心房は，止血機構（血餅付着など）により時間とともにある程度止血されたと考えられ，心房粗動も持続することはなく一命を取り留めた。聴診による心拍リズム不整がなくなった12時間後に心電図検査を実施した（図23）。一般状態が安定したため，第7病日に超音波検査を再度実施した（図24）。

　この3カ月後に心原性肺水腫に罹患したが，内科的治療の強化により現在も経過観察中である。心膜滲出および心房粗動の再発は執筆時点まで確認されていない。

（7）考察

　4年前にすでにMMVDと診断がついている症例である。今回実施した臨床検査と過去の検査結果を総合的に比較検討すると，①左心系の容量負荷が急激に減少していること，②心膜滲出内および左心房内に血餅を示唆する所見が認められることから，左心房破裂による心膜滲出および心房粗動，さらにこの2つの病態に発咳や嘔吐が併発したことが原因の失神であることが示唆される。

■参考文献

1) Gelzer AR, Kraus MS, Rishniw M, et al. Combination therapy with digoxin and diltiazem controls ventricular rate in chronic atrial fibrillation in dogs better than digoxin or diltiazem monotherapy: a randomized crossover study in 18 dogs. *J Vet Intern Med*. 23: 499-508, 2009. doi: 10.1111/j.1939-1676.2009.0301.x

2) Kellum HB, Stepien RL. Third-degree atrioventricular block in 21 cats (1997-2004). *J Vet Intern Med*. 20: 97-103, 2006. doi: 10.1111/j.1939-1676.2006.tb02828.x

3) Kodama-Takahashi K, Kurata A, Ohshima K, et al. Effect of cilostazol on the ventricular escape rate and neurohumoral factors in patients with third-degree atrioventricular block. *Chest*. 123: 1161-1169, 2003. doi: 10.1378/chest.123.4.1161

4) Menaut P, Bélanger MC, Beauchamp G, et al. Atrial fibrillation in dogs with and without structural or functional cardiac disease: a retrospective study of 109 cases. *J Vet Cardiol*. 7: 75-83, 2005. doi: 10.1016/j.jvc.2005.07.002

5) Pedro B, Dukes-McEwan J, Oyama MA, et al. Retrospective evaluation of the effect of heart rate on survival in dogs with atrial fibrillation. *J Vet Intern Med*. 2: 86-92, 2018. doi: 10.1111/jvim.14896

6) Plumb DC. Plumb's Veterinary Drug Handbook, 9th ed, Wiley-Blackwell, Hoboken. 2018.

7) Schrope DP, Kelch WJ. Signalment, clinical signs, and prognostic indicators associated with high-grade second- or third-degree atrioventricular block in dogs: 124 cases. *J Am Vet Med Assoc*. 228: 1710-1717, 2006. doi: 10.2460/javma.228.11.1710

8) 小宮みぎわ，佐々木紀之，田辺哲也ほか. シロスタゾールを投与した洞不全症候群 Rubenstein II 型の犬の 1 例〜投与前後におけるホルター心電図検査所見〜. 動物の循環器. 46：43-51，2013. doi: 10.11276/jsvc.46.43

9) 菅野信之，鈴木智博，日高勇一ほか. シロスタゾールにより治療した洞不全症候群の犬の 1 例. 獣医麻酔外科学雑誌. 46：43-51，2011.

10) シロスタゾール錠 50mg「トーワ」100mg「トーワ」添付文書. http://www.info.pmda.go.jp/downfiles/ph/PDF/480235_3399002F1338_1_02.pdf（2018 年 8 月現在）

11) 鈴木陽彦，岩永孝治，戸島篤史ほか. 第Ⅲ度房室ブロックに対してシロスタゾールを投与した猫の 1 例. 獣医麻酔外科学雑誌. 43：243，2012.

12) 日本獣医循環器学会認定委員会. 犬と猫の心臓病学 獣医循環器認定医プログラム 上巻. 日本獣医循環器学会. 2014, p78

| 04 | 循環器疾患 -2- | # 右心不全の診断と治療 |

酪農学園大学 獣医放射線生物学ユニット
華園　究

アドバイス

　右心不全はさまざまな心疾患などにより引き起こされる右心機能の低下であり，いずれの心疾患においても右心不全に至ると予後に影響しうる。そのため，臨床徴候や検査により右心不全徴候を初期のうちに発見し，早急に対応する必要がある。右心不全徴候を見逃さないためには問診や身体検査はもちろん，X線検査，超音波検査による画像診断，ときにバイオマーカーが有効である。右心不全の存在は人医療において予後規定因子である[6]。近年，獣医療においても右心不全の有無は予後に関連性があることが報告されつつあり，心疾患などに隠れる右心不全の徴候を見逃さないようにする必要がある。本稿では各種検査の要点と右心不全が認められた場合の対応について概説する。

病態

1．病態生理

　右心系は左心系と同じ心拍出量を有するが，収縮期に右心系にかかる圧力は左心系の1/6程度と低圧である。右室自由壁は静脈還流量（前負荷）の増減に対応できるよう左室自由壁より薄く，容量負荷に対しては比較的コンプライアンスが高い。その一方で肺動脈圧（後負荷）の増大に対する耐性は低い[10]。後負荷の増大による心機能低下では右室壁厚の増大や右室腔の拡大により代償されるが（代償性右室肥大），進行すると右室腔拡大によりポンプ機能の低下を引き起こし，右心からの心拍出量が減少する右心不全に至る。さらには右室腔拡大による三尖弁逆流の増大，右房拡大を招く。慢性右心不全に至ると静脈系のうっ滞による容量負荷が問題となり，うっ血に伴う臓器障害（肝臓，腎臓，消化管）が生じる。

　右心不全は左心系にも影響を及ぼす。右室からの拍出量の減少に伴い酸素化された血液の供給が減少し，左心系は血液充填不足となり左室からの拍出量も減少する。また，右心系の拡大は左心系の拡張障害を招く（図1）。逆に，左心不全から右心不全を招くことがある。機序としては左房圧上昇とそれに伴うリモデリング，血管内皮機能障害による肺高血圧症のほか，左室

の拡張による右室の拡張障害などが原因として挙げられる。このように片側の心室機能異常が対側の心室機能に影響を及ぼすことを心室間相互作用とよぶ。

2．原因

　前述のとおり，右心不全は後負荷の増大により引き起こされやすいため，肺高血圧症が主な原因となる。後負荷の増大以外にも右室収縮期圧の増大，右室収縮能・拡張能の低下，右房圧の上昇などによっても引き起こされる（表）。右心疾患以外に，左心疾患による心室間相互作用や心膜疾患も右心の拡張障害の原因となる。

診断

1．臨床徴候

　右心不全では運動不耐性，虚弱，腹水による体重増加，腹囲膨満などの臨床徴候がみられる。人の右心不全でみられる四肢の末梢浮腫は，犬や猫ではあまりみられない。

循環器疾患

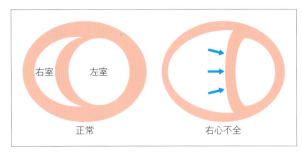

図1 右心不全による左室への影響
右室拡大により左室が圧排され，左室の拡張障害も引き起こす（心室間相互作用）。

表 右心不全を起こす疾患

右室のポンプ（心筋）失調
- 拡張型心筋症
- 不整脈源性右室心筋症
- トリパノソーマ症
- ドキソルビシン心筋症
- 慢性の甲状腺機能亢進症

右室の容量過負荷
- 慢性の僧帽弁・三尖弁疾患
- 三尖弁の奇形（三尖弁異形成，Ebsterin 奇形）

右室の圧負荷
- 犬糸状虫症
- 肺高血圧症を伴う慢性肺疾患
- 肺血栓塞栓症
- 肺動脈弁狭窄症
- ファロー四徴症
- 右室内の腫瘍
- 原発性肺高血圧症
- 先天性全身性肺シャントを引き起こす疾患（心房中隔欠損症，心室中隔欠損症，動脈管開存症）

右室の血液充満障害
- 心タンポナーデ
- 収縮性心膜炎
- 右房または後大静脈内腫瘍
- 三尖弁狭窄症
- 右房性三心房心

調律異常
- 完全房室ブロック
- 頻脈性不整脈

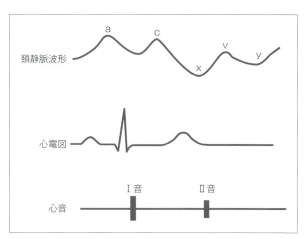

図2 頚静脈波形と心電図，心音との関係
a（波）：右房収縮，c（波）：三尖弁閉鎖，x（谷）：右房血液充満開始，v（波）：右房充満，y（谷）：三尖弁開放

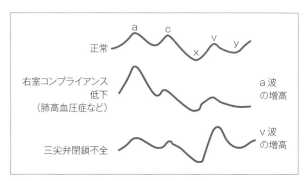

図3 右心不全による頚静脈波形の変化
肺高血圧症による右室コンプライアンスが低下する場合にはa波が増高し，三尖弁閉鎖不全ではv波の増高がみられる。

2．身体検査

　左心不全と同様，聴診はもちろん視診，触診が重要となる。右心不全においては頚静脈の観察を行う。立位において正常では頚静脈は視認されず，頚静脈の拡張が視認（頚静脈怒張）される場合には全身性の静脈圧の上昇が示唆される（頚静脈怒張は右心不全以外にも心膜疾患，前大静脈の閉塞においてもみられる）。怒張の有無だけでなく，頚静脈拍動のパターンについても評価する。正常な頚静脈拍動のパターン（頚静脈波形）は右房収縮によるa波，三尖弁閉鎖によるc波，右房血液充満がはじまるx谷，右房充満によるv波，三尖弁開放によるy谷からなる（図2）。右室のコンプライアンスが低下している場合にはa波が増高し，三尖弁閉鎖不全の場合にはv波が増高する（図3）。

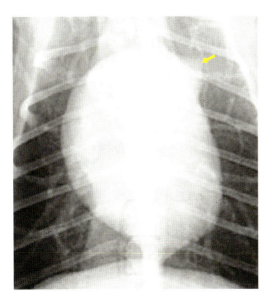

図4 胸部X線背腹像における主肺動脈の拡大像
心臓の1時方向に主肺動脈の拡大像がみられる(矢印)。本症例は肺高血圧症を認めた。

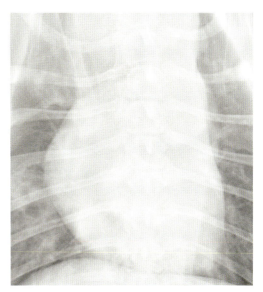

図5 胸部X線腹背像における逆D型の心臓
心臓の右側が拡大し逆D型となる。本症例は肺動脈内に血栓を認めた。

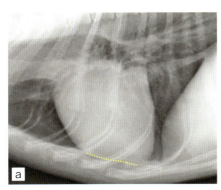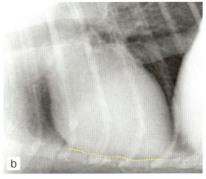

図6 正常例と右心拡大症例のX線側方像
正常例(a)では心尖部は胸骨2個分程度しか接触していないが、右心拡大症例(b)では胸骨3個分以上接している。

　肝頸静脈逆流試験は、肝臓を手のひらで優しく30～60秒圧迫することにより頸静脈怒張・拍動を確認する検査である。右心不全の症例では頸静脈怒張が顕著に現れ、拍動が明瞭にみられるようになる。

3．X線検査

　右心系の評価は、右室、右房に相当する領域の拡大の有無だけではなく、肺高血圧症や肺動脈弁狭窄症でみられる主肺動脈の拡大(図4)の有無についても確認する。そのほかの右心拡大の所見として背腹、腹背像における逆D型(図5)、側方像における胸骨との接触増大(図6)などが代表的であるが、客観的指標として3/5-2/5 ratioがある[1]。3/5-2/5 ratioの評価法は、側方像にてまず心臓の長軸線を心基底部から心尖部に向かって引き、次いで長軸線に直行する短軸線を引いて長軸線との交差部を境界に短軸線を頭側(CR)と尾側(CA)に分ける。正常では短軸線の3/5が頭側、2/5が尾側にあるが、右心拡大では頭側が3/5以上となる(図7)。

　後大静脈径の増大は、うっ血、右房圧の上昇を示す所見である。後大静脈径の評価は、側方像にて大動脈と比較する後大静脈径／大動脈径比(1.5以上で拡大)、気管支分岐上の胸椎の長さと比較する後大静脈径／胸椎比(1.3以上で拡大)、脊椎腹側の第4肋骨径

循環器疾患

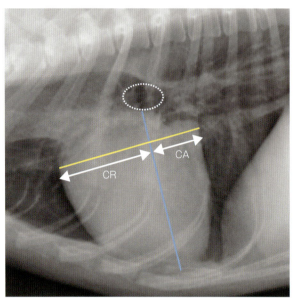

図7　3/5-2/5 ratio
心臓の長軸線（青線）を心基底部（竜骨の腹側，囲み）から心尖部に向かって引き，次いで長軸線に直行する短軸線（黄線）を引く。この際，短軸の尾側端は後大静脈の中心レベルに置き，頭側に向かって短軸線を引く。長軸線を境界に短軸線を頭側（CR），尾側（CA）に分ける。正常ではCRが短軸線全体の約3/5，CAは約2/5（CR：CA＝3：2）の割合となる。右心拡大がみられる場合にはCRが3/5以上となる。

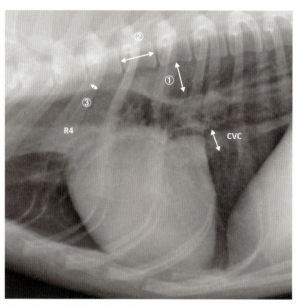

図8　後大静脈径の測定法
側方像にて後大静脈径（CVC）を評価する方法は大動脈径（①）と比較する後大静脈径／大動脈径比（1.5以上で拡大），気管支分岐上の胸椎の長さ（②）と比較する後大静脈径／胸椎比（1.3以上で拡大），脊椎腹側の第4肋骨径（R4：③）と比較する後大静脈径／第4肋骨径比（3.5以上で拡大）の3つが代表的である。

と比較する後大静脈径／第4肋骨径比（3.5以上で拡大）で行う（図8）。

　肺葉動脈径の拡大は右心不全の原因となる肺高血圧症の存在を示唆するため，その評価は重要である。肺葉動脈径を評価する方法は，側方像を用いた前葉動脈径／第4肋骨径比，背腹，腹背像を用いた後葉動脈径／第9肋骨径比がある（図9）。前葉動脈径／第4肋骨径比は側方像で第4肋骨と交差する部分で前葉動脈径を計測し，第4肋骨近位1/3の肋骨径と比較する。犬では肋骨径の1.2倍を越えた場合，猫では肋骨径を越えた場合に拡大と評価する。後葉動脈径／第9肋骨径比は，背腹，腹背像で第9肋骨と交差する部分で後葉動脈径を計測し，交差する部分の肋骨径と比較する。犬では肋骨径を越えた場合，猫では肋骨径の1.6倍を越えた場合に拡大と判定する。

4．超音波検査
（1）基本検査

　右心不全の原因を探索するためスクリーニングを行い，右心系のみならず左心系についても評価する。前述のとおり，右心不全の原因としては肺高血圧症が多いため，基本モードにおいて，右心系の拡大，左心系の拡大，先天性心疾患，犬糸状虫虫体，もやもやエコーの有無などを確認する。さらにドプラ法に切り替え，三尖弁逆流，肺動脈弁逆流の有無を確認する。逆流が認められる場合にはその逆流速度を計測し，圧較差から推定肺動脈圧を計算する（図10）。可能であれば腹部超音波検査も行う。中等度～重度右心不全の場合には腹水，肝静脈・後大静脈の拡張が認められる（図11）。

（2）右室

　右室内腔の拡大は右室への容量負荷を示す。右室拡張期径についてはいくつか報告があるが，犬においては体重により大きく変化するため一定の基準値がない

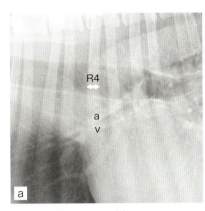
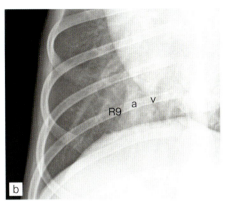

図9 肺葉動脈径の測定
a：側方像では前葉動脈(a)は前葉静脈(v)と併走し，前葉静脈の背側に認められる。前葉動脈径／第4肋骨径比は第4肋骨と交差する部分で前葉動脈径を計測し，第4肋骨(R4)の近位1/3の肋骨径(両矢印)と比較する。犬では肋骨径の1.2倍を越えた場合，猫では肋骨径を越えた場合に拡大と評価する。
b：背腹または腹背像では前葉動脈(a)は前葉静脈(v)と併走し，前葉静脈の外側に認められる。後葉動脈径／第9肋骨径比は第9肋骨(R9)と交差する部分で後葉動脈径を計測し，交差する部分の肋骨径と比較する。犬では肋骨径を超える場合，猫では肋骨径の1.6倍を超える場合に拡大と判定する。

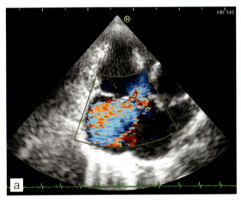
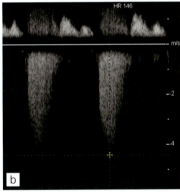

図10 三尖弁逆流
a：カラードプラモードでは右房内にモザイク状の血流がみられ三尖弁逆流を認める。
b：連続波ドプラモードでは逆流速度は約4m/sであり，推定収縮期肺動脈圧は少なくとも約69mmHgとなり重度の肺高血圧症であった。

のが現状である。猫においても拡張末期径は個体により大きく開きがあり，計測値のみによる判定は困難と考えられる。左流出路断面では右室の内腔は左室の1/3程度であり，これを目安に拡大の有無を判断するが(図12)，左室の状態により影響を受ける。

右室壁の肥厚は右室への圧負荷を示す。右室壁厚についてもいくつか報告があるが，右室拡張期径と同様に体重により変動し，正常でもその値に開きがある。左流出路断面では右室自由壁は左室自由壁の1/2程度であり，これを目安に拡大の有無を判断する。一方，右室壁拡大に伴う右室壁の顕著な非薄化は不整脈源性右室心筋症でみられる。

(3) 心室中隔

右室負荷の有無を確認するうえで心室中隔を評価することは重要である。この際，心尖部短軸断面を描出し，拡張期，収縮期において心室中隔の扁平化の有無を確認する。重度の右室容量負荷が起きている場合，拡張期には扁平化がみられるが，収縮期にはみられない(図13)。一方，重度の右室圧負荷が起きている場合には，収縮期に心室中隔の扁平化がみられる(図14)。容量負荷または圧負荷が起きている場合には，

循環器疾患

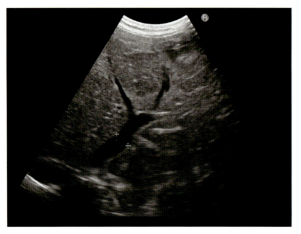

図11 肝静脈の拡大
図10と同症例の肝臓超音波画像。肝静脈の拡張が認められ、肝うっ血が示唆される。

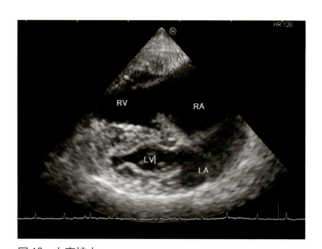

図12 右室拡大
右室(RV)は左室(LV)に比較し2倍以上と著しく拡大している。また右房(RA)も左房(LA)に比較し顕著な拡大を認める。

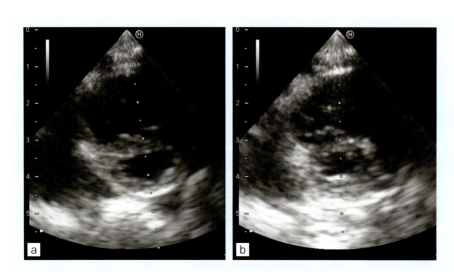

図13 右室容量負荷所見
a：拡張期。心室中隔の扁平化を認める。
b：収縮期。心室中隔に扁平化がみられず右室に容量負荷が起きていると判断される。

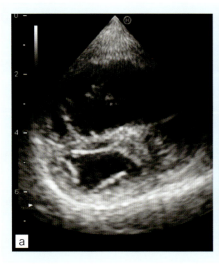
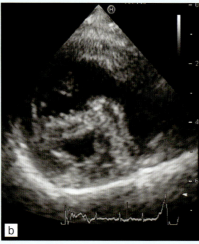

図14 右室圧負荷所見
a：拡張期。心室中隔に扁平化がみられ、容量負荷も伴っていることが示唆される。
b：収縮期。心室中隔の扁平化が認められ右室に圧負荷が起きていると判断される。

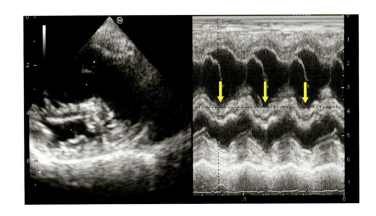

図15 心室中隔奇異性運動
図14と同症例。Mモードにて心室中隔が収縮期に右室側，拡張期に左室側へ動く心室中隔奇異性運動が認められる(矢印)。

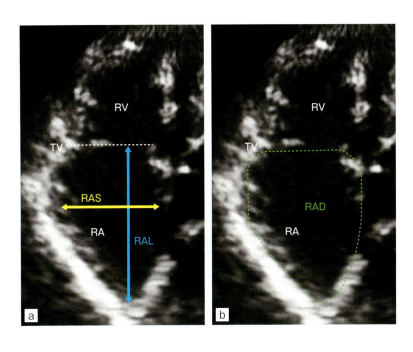

図16 右房径，右房面積の測定（心尖部四腔断面）
測定タイミングは右房(RA)が最大となる収縮末期を選択する。
a：右房長径(RAL：青両矢印)は三尖弁レベル(TV：白破線)から測定し，右房短径(RAS：黄両矢印)は右房の最大幅を測定する。
b：右房面積(RAD)も同様に収縮末期の右房をトレースして面積を算出する。

同断面にてMモードで心室中隔を観察すると，心室中隔が収縮期に右室側，拡張期に左室側へ動く心室中隔奇異性運動がみられることがある(図15)。

(4) 右房

右房サイズは，人医療において肺高血圧症，慢性心不全における予後因子とされている[17,18]。右房サイズの評価は心尖部四腔断面を用い，右房の容積が最大となる収縮末期の長径(RAL)，短径(RAS)，面積(RAD)で評価する(図16)。筆者らの研究では，肺高血圧症のバイオマーカーである血清 big endothelin-1 (big ET-1) 濃度は右房径と正の相関を示し，血清 big ET-1 濃度が高値(16 pg/mL 以上)であった犬の群では収縮末期の RAL (16 pg/mL 未満 vs 16 pg/mL 以上：41.93 ± 5.40 mm/m^2 vs 55.99 ± 4.19 mm/m^2) および RAS (16 pg/mL 未満 vs 16 pg/mL 以上：37.63 ± 5.14 mm/m^2 vs 54.30 ± 9.68 mm/m^2) の有意な拡大が認められた[23]。さらに最近の RAD を用いた報告では，右心不全を伴う肺高血圧症の犬の群は伴わない群に比較して有意に RAD が拡大しており，カットオフ値を 12.3 cm^2/m^2 とすることで感度100%，特異度89.5%で右心不全を診断できた[16]。なお，正常な犬の右房サイズは体表面積と相関しているため，体表面積で補正する必要がある。

循環器疾患

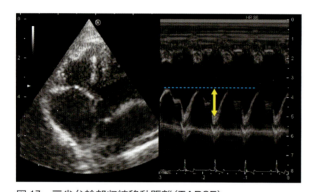

図17　三尖弁輪部収縮移動距離（TAPSE）
カーソルを右室自由壁側の三尖弁輪部に置き，収縮期に三尖弁輪部が心尖部側に移動する距離（両矢印）を計測する。

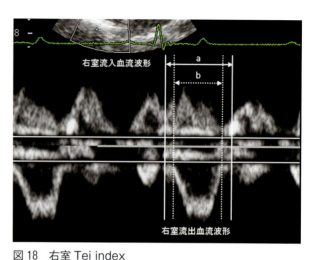

図18　右室 Tei index
右室流入血流波形の終了から開始までの時間を a 時間，右室流出血流波形での駆出時間を b 時間とし，Tei index＝（a－b）/b の式で算出する。

（5）三尖弁輪部収縮移動距離

　三尖弁輪部収縮移動距離 tricuspid annular plane systolic excursion（TAPSE）は心尖部四腔断面像においてMモード法を用いてカーソルを右室自由壁側の三尖弁輪部に置き，収縮期に三尖弁輪部が心尖部側に移動する距離を計測する方法（図17）で，右室駆出率と正の相関を示す。人医療では TAPSE の低下は右室収縮期障害を示唆し，予後と関連性があることが報告されている[4, 14]。

　獣医療においても TAPSE を用いた右心機能評価と予後についての報告がある。犬の肺高血圧症例では正常な犬に比較し有意に低値となり，肺高血圧症例内においても重度の群は軽度，中等度の群に比較してより低値となる[12]。犬の粘液腫様変性による僧帽弁閉鎖不全症において，米国獣医内科学会（ACVIM）の重症度分類のステージ B2 では代償的な心室中隔運動の増加によりステージ B1 より高値となるが，ステージCでは B2 より低下する傾向がみられる[3, 13]。不整脈源性右室心筋症のボクサーの TAPSE では，24時間で 50 回以上心室性期外収縮がみられる群では 50 回未満の群に比較して有意に低値となり，TAPSE が 15.1 mm 未満の群では生存期間の短縮が認められている[8]。

　TAPSE は体重に正の相関があるため，体格に応じて体重などにより補正する必要があるが，右傍胸骨心基底部短軸断面における拡張期の大動脈径で補正する方法（TAPSE：AO）があり，正常な犬の TAPSE：AO は 0.65 以上という結果であった[2]。

（6）右室 Tei index

　右室 Tei index は，左傍胸骨心基底部短軸断面にてパルスドプラ法を用いてカーソルを肺動脈弁口部と三尖弁口部に置き，それぞれより右室流出血流波形と右室流入血流波形を求める。右室流入血流波形の終了から開始までの時間を a 時間，右室流出血流波形での駆出時間を b 時間とし，Tei index＝（a－b）/b の式で算出する（図18）。これは右室の収縮および拡張能の両方を評価する指標となる。犬の粘液腫様変性による僧帽弁閉鎖不全症においては右室 Tei index は 1 年以内の心臓関連死と相関し，0.61 以上の症例は有意な生存期間の短縮が認められた。

（7）その他

　その他の右心機能の評価項目として，収縮能の指標である右室面積変化率 right ventricular fractional change（RVFAC），三尖弁輪収縮期運動速度（TVS'），右室ストレイン，拡張能の指標である三尖弁拡張早期最大血流速度（TVE），三尖弁拡張後期最大血流速度（TVA），三尖弁輪拡張早期速度（TVE'），三尖弁輪拡張後期速度（TVA'），TVE/A，TVE/E'，右房圧（中心静脈圧）の指標である後大静脈径，肝静脈血流波形などが挙げられる。しかしながら，獣医療においてこれらに関する情報は不足しており，新たな報告が待たれる。

5．バイオマーカー

　左心不全を評価するバイオマーカーについては多くの報告があるものの，右心不全に限定した報告はほとんどない。肺高血圧症については心筋トロポニン I（cTnI），脳性ナトリウム利尿ペプチド前駆体 N 端フラグメント（NT-proBNP），big ET-1 の報告がある。本稿では右心不全の原因の多くを占める肺高血圧症のバイオマーカーについて紹介する。

（1）cTnI

　cTnI は心筋傷害の指標である。Guglielmini らは，前および後毛細血管肺高血圧症の犬は正常な犬に比較して cTnI が高値となることを報告し，僧帽弁閉鎖不全症を有す後毛細血管肺高血圧症の犬においては僧帽弁閉鎖不全症の重症化と心筋傷害との関連性が考えられるとしている[7]。一方で，Kellihan らは，前毛細血管肺高血圧症の犬では正常な犬に比較し cTnI の有意な高値は認められなかったことを報告している[9]。よって，cTnI は肺高血圧症のマーカーというよりは，その基礎疾患となる心疾患による心筋傷害を示しているのかもしれない。

（2）NT-proBNP

　前毛細血管肺高血圧症に罹患している犬は，肺高血圧症のない肺疾患の犬と比較して NT-proBNP が有意に高値となることが報告されている[9]。また，肺高血圧症，右房圧上昇を伴わない三尖弁逆流症の犬において，心房性ナトリウム利尿ペプチド（ANP）は正常範囲であったが，NT-proBNP は高値であったことが報告されている[24]。NT-proBNP は左心とも関連しており，左心疾患がある場合にはその影響を受け，数値が必ずしも肺高血圧の重症度のみを反映するわけではない。しかしながら，現在検査実施可能なバイオマーカーとしては最も有用であると考えられる。

（3）big ET-1

　Endothelin-1（ET-1）は肺血管内皮細胞から直接産生・分泌され，その平滑筋収縮作用により全身の血管抵抗を正常に保ち血圧を維持するはたらきをしている。肺組織での ET-1 の過剰産生は，肺血管平滑筋の重度の収縮や肺血管壁のリモデリングを惹起し，肺動脈性肺高血圧症を引き起こすものと考えられ，人の肺動脈性肺高血圧症の症例では ET-1 が高値を示し，重症度に比例する。

　Big ET-1 は ET-1 の前駆体であり，ET-1 より半減期が長い点が特徴である。筆者らの研究では犬の肺高血圧症において血清 big ET-1 は高値を示し[5]，推定収縮期肺動脈圧に加え右室径，右房径にも正の相関を示し，肺高血圧の重症度および右心系への影響を示していた[23]。現在検査センターで測定できない点が問題である。

治療

　右心不全の治療はその基礎疾患の特異的治療に加え，急性期では収縮障害，慢性期では容量負荷（うっ血）に対する治療が必要となる。本稿では特異的治療については割愛し，収縮障害および容量負荷に対する治療について述べる。

1．強心薬

　強心薬は主に急性右心不全において適応となる。獣医療では肺血栓塞栓症，僧帽弁閉鎖不全症（左心不全）による肺高血圧症などにおいても適応となる。

（1）ドブタミン

　ドブタミンは $\beta1$ 作用による心拍出量増加だけではなく $\beta2$ 作用による肺血管抵抗低下作用もあるため，人医療においては急性右心不全の第一選択となる。しかしながら，健常な犬に麻酔下にてドブタミンを投与した場合，心拍出量は有意に増加するが，それに伴い肺動脈圧も増加する結果となり[20]，犬の肺高血圧症例では肺高血圧を悪化させる可能性を否定できない。

（2）ピモベンダン

　ピモベンダンは PDE III 阻害および心筋カルシウム感受性増強により強心作用と血管拡張作用の両方を示

循環器疾患

す。PDE Ⅲ阻害による肺血管拡張作用もあるため，左心不全による肺高血圧症に有効である。現在，日本では経口薬しか販売されていないが，海外では注射薬があり，経口投与を許容できない患者に対して使用できる。麻酔下にて健常な犬にピモベンダンの注射薬を投与した研究では，一回拍出量，心拍出量が有意に増加する一方で，肺動脈圧は増加せず減少傾向を示し，末梢血管抵抗は有意に減少した[19]。よって，肺高血圧症を有す犬においても使用しやすいと考えられるが，血圧も比較的低下するため血圧をモニターすることが望ましい。

（3）コルホルシンダロパート

コルホルシンダロパートは心筋カテコラミンβ受容体を介さず直接アデニル酸シクラーゼを賦活化させ，強心作用および血管拡張作用を発揮する。人医療においては急性心不全で使用される。心筋細胞においてドブタミンとは作用する場所が異なり，β受容体のダウンレギュレーションが起きている場合に有効と考えられている。獣医療では臨床例の報告がほとんどないが，麻酔下にて健常な犬に静脈注射用のコルホルシンダロパートを投与した研究では，心拍出量を増加させるが肺動脈圧の上昇を認めず，末梢血管抵抗を低下させており[20]，肺高血圧症において使用しやすいものと考えられる。効果発現はドブタミンやピモベンダンよりは緩やかな印象を受ける。猫では使用経験がないため効果や副作用発現については不明である。

2．うっ血に対する治療
（1）フロセミド

フロセミドはループ利尿薬であり，右心不全時のうっ血に対し最も効果的であるため第一選択となる。腹水貯留が著しい場合には経口投与では反応が乏しいことがあり，皮下注射で反応がみられることがしばしば経験される。おそらく，うっ血による腸管浮腫により吸収が著しく低下しているものと推察される。なお，人では右心不全による腸管浮腫により蛋白漏出性胃腸症が起こるといわれている。フロセミドは長期使用時に低カリウム血症や利尿薬抵抗性の発現が問題と

なることがあり，その場合には後述する薬剤の併用が検討される。

（2）スピロノラクトン

カリウム保持性利尿薬であり，アルドステロン受容体に結合してその作用をブロックする。単独では利尿作用が弱く，ループ利尿薬の補助，減量を目的に併用するための第二選択となる。スピロノラクトンは抗アルドステロン作用による心保護作用を有しているため，心不全の予後改善効果が期待される。カリウム保持性利尿薬のため，フロセミドの副作用である低カリウム血症は認めないが，高カリウム血症の症例においては禁忌である。

（3）ヒドロクロロサイアザイド

サイアザイド系利尿薬であり，ループ利尿薬単独で効果が不十分な場合に検討する。フロセミド，スピロノラクトンに次いで第三選択であり，単独での効果は弱いため前述のフロセミド，スピロノラクトンとの併用となる。フロセミドと同様，低カリウム血症をきたす。

（4）トルバプタン

バソプレシン受容体拮抗薬であり，人医療において厚生労働省から「ループ利尿薬などのほかの利尿薬で効果不十分な心不全における体液貯留」について承認を得ている薬剤である。この薬剤の特徴は，バソプレシン受容体に作用することでほかの利尿薬で起こる電解質排泄の増加を伴わない利尿作用（水利尿）を示し，ループ利尿薬で起こる反射性の交感神経系，レニン・アンジオテンシン系の活性化がみられない点である。近年，慢性右心不全におけるうっ血に対する治療薬としても関心を集めている。肺高血圧症により右心不全を呈しフロセミドを投与されている患者にトルバプタンを併用したところ，有意な尿浸透圧，体重（体液貯留），Minnesota Living with Heart Failure Questionnaire (MLHF) score，BNP の減少を認め，フロセミドの減量に至っており[15]，ループ利尿薬耐性の症例に対する効果が期待されている。

獣医療において右心不全を含む心不全症例に対してトルバプタンを使用した大規模調査はないが，心不全モデル犬[11]やケースレポート[22]での報告があり，『伴侶動物治療指針Vol.8』においてその使用法が紹介されている[21]。

非常に高価な薬剤であり初期介入，長期的使用は経済的負担が大きいため，フロセミド，スピロノラクトン，ヒドロクロロサイアザイドを使用して効果が不十分な場合，ループ利尿薬耐性が出ている場合，利尿薬による副作用が出ている場合などに使用が検討される。

薬の処方例

1．強心薬

- ドブタミン
  5〜20 μg/kg/min，IV-inf
- ピモベンダン
  0.25〜0.3 mg/kg，PO，IV，bid〜tid
- コルホルシンダロパート
  0.3〜1.2 μg/kg/min，IV-inf
  猫については不明

2．利尿薬

- フロセミド
  0.5〜4 mg/kg，PO，IV，IM，SC，bid〜qid
- スピロノラクトン
  1〜2 mg/kg，PO，bid
- ヒドロクロロサイアザイド
  犬：2〜4 mg/kg，bid
  猫：1〜2 mg/kg，bid
- トルバプタン[21,22]
  犬：0.15 mg/kg，bid
  猫：不明

高齢の動物への配慮

- 高齢の犬では僧帽弁閉鎖不全症による肺高血圧症から右心不全に至ることがしばしば経験されるため，僧帽弁閉鎖不全症の患者において定期検査で右心不全の徴候を見逃さないようにする。

動物の家族に伝えるポイント

- 心不全患者において運動不耐性，虚弱，腹水による体重増加，腹囲膨満などの臨床徴候がみられるようになった場合には早急に来院する。

VNに指導する時のポイント

- 心不全患者において食欲増加がみられないにもかかわらず体重増加や腹囲膨満がみられる場合は，右心不全の進行による腹水貯留を疑い，獣医師に報告する。

■参考文献

1) Adams DS, Marolf AJ, Valdés-Martinez A, et al. Associations between thoracic radiographic changes and severity of pulmonary arterial hypertension diagnosed in 60 dogs via Doppler echocardiography: A retrospective study. *Vet Radiol Ultrasound*. 58: 454-462, 2017. doi: 10.1111/vru.12494

2) Caivano D, Dickson D, Pariaut R, et al. Tricuspid annular plane systolic excursion-to-aortic ratio provides a bodyweight-independent measure of right ventricular systolic function in dogs. *J Vet Cardiol*. 20: 79-91, 2018. doi: 10.1016/j.jvc.2018.01.005

3) Chapel EH, Scansen BA, Schober KE, et al. Echocardiographic Estimates of Right Ventricular Systolic Function in Dogs with Myxomatous Mitral Valve Disease. *J Vet Intern Med*. 32: 64-71, 2018. doi: 10.1111/jvim.14884

4) Forfia PR, Fisher MR, Mathai SC, et al. Tricuspid annular displacement predicts survival in pulmonary hypertension. *Am J Respir Crit Care Med*. 174: 1034-1041, 2006.

5) Fukumoto S, Hanazono K, Miyasho T, et al. Serum big endothelin-1 as a clinical marker for cardiopulmonary and neoplastic diseases in dogs. *Life Sci*. 118: 329-332, 2014. doi: 10.1016/j.lfs.2014.01.002

6) Galiè N, Hoeper MM, Humbert M, et al. ESC Committee for Practice Guidelines (CPG): Guidelines for the diagnosis and treatment of pulmonary hypertension: the Joint Task Force for the Diagnosis and Treatment of Pulmonary Hypertension of the European Society of Cardiology (ESC) and the European Respiratory Society (ERS), endorsed by the International Society of Heart and Lung Transplantation (ISHLT). *Eur Heart J*. 30: 2493-2537, 2009.

7) Guglielmini C, Civitella C, Diana A, et al. Serum cardiac troponin I concentration in dogs with precapillary and postcapillary pulmonary hypertension. *J Vet Intern Med*. 24: 145-152, 2010. doi: 10.1111/j.1939-1676.2009.0430.x

8) Kaye BM, Borgeat K, Mötsküla PF, et al. Association of tricuspid annular plane systolic excursion with survival time in Boxer dogs with ventricular arrhythmias. *J Vet Intern Med*. 29: 582-588, 2015. doi: 10.1111/jvim.12572

9) Kellihan HB, Mackie BA, Stepien RL. NT-proBNP, NT-proANP and cTnI concentrations in dogs with pre-capillary pulmonary hypertension. *J Vet Cardiol*. 13: 171-182, 2011. doi: 10.1016/j.jvc.2011.04.003

10) MacNee W. Pathophysiology of cor pulmonale in chronic obstructive pulmonary disease. part one. *Am J Respir Crit Care Med*. 150: 833-852, 1994.

11) Onogawa T, Sakamoto Y, Nakamura S, et al. Effects of tolvaptan on systemic and renal hemodynamic function in dogs with congestive heart failure. *Cardiovasc Drugs Ther*. 1: S67-76, 2011. doi: 10.1007/s10557-011-6350-4

12) Pariaut R, Saelinger C, Strickland KN, et al. Tricuspid annular plane systolic excursion (TAPSE) in dogs: reference values and impact of pulmonary hypertension. *J Vet Intern Med*. 26: 1148-1154, 2012. doi: 10.1111/j.1939-1676.2012.00981.x

13) Poser H, Berlanda M, Monacolli M, et al. Tricuspid annular plane systolic excursion in dogs with myxomatous mitral valve disease with and without pulmonary hypertension. *J Vet Cardiol*. 19: 228-239, 2017. doi: 10.1016/j.jvc.2017.03.007

14) Rudski LG, Lai WW, Afilalo J, et al. Guidelines for the echocardiographic assessment of the right heart in adults: a report from the American Society of Echocardiography endorsed by the European Association of Echocardiography, a registered branch of the European Society of Cardiology, and the Canadian Society of Echocardiography. *J Am Soc Echocardiogr*. 23: 685-713, 2010. doi: 10.1016/j.echo.2010.05.010

15) Tamura Y, Kimura M, Takei M, et al. Oral vasopressin receptor antagonist tolvaptan in right heart failure due to pulmonary hypertension. *Eur Respir J*. 46: 283-286. 2015. doi: 10.1183/09031936.00044915

16) Vezzosi T, Domenech O, Iacona M, et al. Echocardiographic Evaluation of the Right Atrial Area Index in Dogs with Pulmonary Hypertension. *J Vet Intern Med*. 32: 42-47, 2018. doi: 10.1111/jvim.15035

17) Willens HJ, Fertel DP, Qin J, Labrador, et al. Effects of age and pulmonary arterial hypertension on the different phases of right atrial function. *Int J Cardiovasc Imaging*. 24: 703-710, 2008. doi: 10.1007/s10554-008-9306-4

18) Zierer A, Melby SJ, Voeller RK, et al. Interatrial shunt for chronic pulmonary hypertension: differential impact of low-flow vs. high-flow shunting. *Am J Physiol Heart Circ Physiol*. 296: H639-644, 2009. doi: 10.1152/ajpheart.00496.2008

19) 伊丹貴晴, 華園 究, 工藤綾乃ほか. 健常ビーグル犬における静注用ピモベンダンの循環動態への効果. 第95回獣医麻酔外科学会. 2018.

20) 伊丹貴晴, 華園 究, 吉田大実ほか. 呼吸性アシドーシスモデルビーグル犬におけるコルホルシンダロパートの循環動態への効果. 第94回獣医麻酔外科学会. 2017

21) 河口貴恵, 福島隆治. 利尿薬の使い方：伴侶動物治療指針 Vol.8 ～臓器・疾患別 最新の治療法33～. 石田卓夫監修. 緑書房. 2017, pp108-115.

22) 佐藤琴美, 合屋征二郎, 田中 綾ほか. 低ナトリウム血症を伴う僧帽弁閉鎖不全症に対してトルバプタンが奏功した犬の1例. 第106回獣医循環学会. 2017.

23) 華園 究, 福本真也, 小川雄基ほか. 三尖弁逆流を伴う僧帽弁閉鎖不全症の犬の血清 Big Endothelin-1 濃度による肺高血圧症検出の試み. 動物の循環器. 49：1-9, 2016.

24) 堀 泰智, 村上春翔, 佐藤千早ほか. 三尖弁閉鎖不全症犬において右心内圧と血中 ANP ならびに NT-proBNP 濃度を測定した1例. 動物の循環器. 42：37-42, 2009.

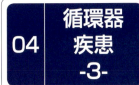

失神を起こす心血管疾患

麻布大学 外科学第一研究室
青木卓磨

アドバイス

失神は,「一過性の意識消失の結果,姿勢が保持できなくなり,自然に,かつ完全に意識の回復が認められる」状態を示す用語であり,脳における一時的な低還流状態を原因とする。人と同様に動物においても主に心血管疾患に関連して認められ,かつては先天性心血管疾患や犬糸状虫症に起因する低血圧症,低酸素血症あるいは肺高血圧症に関連して認められる機会が多かった。しかしながら,最近は先天性心血管疾患に罹患した動物の取引が減少し,さらに予防医療が普及したことで,高齢化に関連した心血管疾患が主たる原因となりつつあるように思われる。すなわち,心房細動,房室ブロックや洞不全症候群などの不整脈,器質的心異常の終末像としての肺高血圧症,あるいは興奮,嚥下,発咳などの際に認められる失神(状況失神)など,心筋や弁膜の異常だけではなく,刺激伝導系や自律神経に関連した失神に遭遇する機会が増加しているように思われる。失神の診断は容易ではなく,家族のいう「失神」に関して動画などで確認すること,病歴や失神の状況を子細に確認して,てんかん発作などの神経疾患と鑑別することが重要である。また,心機能検査やホルター心電図検査などにより失神の状況を把握したうえで,慎重に治療方針を決定する必要がある。失神の治療は,基本的に基礎心血管疾患の根治的あるいは緩和的治療であるが,心拍数自体が問題となる場合は内科的治療やペースメーカ植え込み術により対応する。

病態と診断

1．失神の定義

失神 syncope は,ギリシャ語の「syn (with, together)」と「koptein (cut off, strike)」を語源とし,「一過性の意識消失の結果,姿勢が保持できなくなり,かつ自然にまた完全に意識の回復がみられること」と定義されている。一方で,虚脱 collapse は「家族が予期しない状況下で突然伏せてしまう状態」を意味し,運動不耐性 exercise intolerance は「運動により横臥状態,あるいはその場から動けなくなるが,時間とともに回復する病態」を意味する。「心臓発作」という言葉は家族による説明のなかにはよく挙がるが,「循環器疾患による急速な徴候の発症と消失」を示す用語であり,きわめて多義的であることから臨床的に使用することはない。家族の主訴に心臓発作とあった場合,獣医師はそれが失神,虚脱,運動不耐性といった臨床徴候のいずれであるかを区別して認識する必要がある。失神は意識消失を前提とするが,家族は虚脱や運動不耐性と混同する傾向があり,「散歩中にしゃがみこむ」あるいは「散歩中突然横になった」といった状況を「失神」として説明することがある。逆に失神の前駆状態である失神前状態 pre-syncope は,失神まで至らない「ふらつき」や「後ろ足がくだける」といった説明となるため,注意が必要である。

2．失神の病態

心血管疾患による失神 cardiovascular syncope は,脳循環が6〜8秒停止する,あるいは収縮期血圧が60 mmHg以下まで低下し,脳に一過性の低還流状態が生じることで発症する。また,脳への酸素供給が20%以上低下しても発症するとされる。失神は一般的に心原性,非心原性あるいは原因不明の3群に分類され,犬と猫においては心原性が最も多いとされる。

(1) 不整脈に起因する失神

心血管疾患の多くは最終的には心拍出量が低下することから,すべての心血管疾患は失神の原因となりうる。そのなかで,実際には器質的心血管疾患よりも不整脈に起因する失神に遭遇する機会が多い。実際,本

循環器疾患

学(麻布大学)においても失神の原因として最も多く遭遇する疾患は，高度房室ブロック，3度房室ブロックあるいは洞不全症候群などの徐脈性不整脈である。上室頻拍，心房細動，心室頻拍などの頻脈性不整脈においても拡張時間を十分に保てないことで心臓が「空打ち」し，十分な心拍出量が確保されずに失神が惹起されることがあるが，失神の原因としては徐脈性不整脈よりは少ない。なお，過度の徐脈，あるいは頻脈により生じる失神はアダムス・ストークス発作と称される。

（2）不整脈以外に起因する失神

①神経調節性（反射性）失神

病態の進行した僧帽弁閉鎖不全症の小型犬において，徐脈や頻脈などの不整脈以外で失神する例も報告されている[29]。ホルター心電図解析の結果，これらの症例では洞性不整脈を含む心拍変動が低下し，心拍数の調整において副交感神経系が抑制され，交感神経系が活性化していた[29]。病態が進行していることから肺高血圧症を含め，心拍出量が低下している，あるいは低酸素血症が一因となっている可能性は否定できないが，このように自律神経の異常が失神に関連している場合は神経調節性（反射性）失神（血管迷走神経性失神，状況失神など）の存在を考慮する必要がある[2, 28]。神経調節性失神は，犬に失神を惹起する疾患のひとつであり，①一過性の徐脈により失神発作に至る心抑制型 cardioinhibitory type，②徐脈を伴わず，一過性の血圧低下により失神発作に至る血管抑制型 vasodepressor type，③徐脈と血圧低下の両者を伴う混合型 mixed type に分類される。興奮，嚥下あるいは発咳により失神する状況失神もこの病態に含まれるが，原則としては迷走神経の緊張による徐脈と交感神経の抑制による血管の拡張の結果生じるとされる。

②器質的心血管疾患

失神を惹起する主な器質的心血管疾患として，先天性心血管疾患では肺動脈狭窄症，右室二腔症，三尖弁異形成，大動脈弁下狭窄症ならびにアイゼンメンゲル症候群などが，後天性心血管疾患では拡張型心筋症，不整脈源性右室心筋症（ボクサーでは罹患犬の 1/3 が

表1　失神および類似した病態を示す鑑別診断リスト

心血管疾患
- 狭窄性疾患（半月弁の狭窄，右室二腔症など）
- 肺高血圧症
- 三尖弁異形成
- 僧帽弁閉鎖不全症
- 心筋症
- 房室ブロック
- 心房静止
- 洞不全症候群
- 上室・心室頻拍
- 神経調節性失神症候群（状況失神を含む）

神経疾患
- てんかん発作
- ナルコレプシー
- カタプレキシー

呼吸器疾患
- 重度低酸素血症

表以外にも，関節疾患，肝性脳症，尿毒症，低カルシウム血症，低血糖，外傷，中毒などが鑑別診断として挙げられる。

失神[21]），急性心タンポナーデ，僧帽弁閉鎖不全症ならびに肺高血圧症などが挙げられる。これらは①十分な心拍出量が維持されない，②不整脈が惹起される，あるいは③心臓ならびに血管の迷走神経反射による徐脈や血圧の低下[34]で失神を発症する。なお，失神は若齢動物に認められることもあり，たとえば先天性の3度房室ブロック（パグ[12]やドーベルマンなど），ジャーマン・シェパード・ドッグにおける遺伝性のある多形性の心室頻拍[5]，ポーチュギーズ・ウォーター・ドッグ[6]やドーベルマン[35]における拡張型心筋症なども失神を発症する循環器疾患として知られている。

失神および失神と類似した臨床徴候を示す可能性のある疾患を表1に示す。

3．問診

失神の状況は家族の話から把握されることが多いため，問診がきわめて重要となる。失神は意識消失を伴うため，はじめに「呼びかけても反応がないこと」を

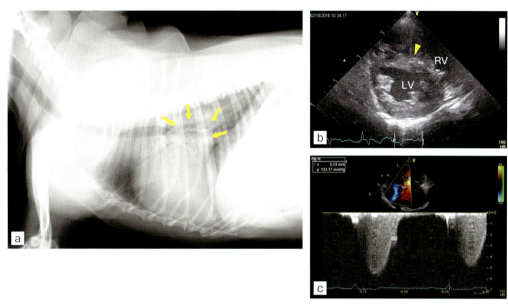

図1 僧帽弁閉鎖不全症の経過観察中に肺高血圧症を併発した1例

症例は僧帽弁閉鎖不全症（ACVIMステージ分類C）であり，顕著に左房の拡張が認められていたが（a矢印），ACE阻害薬とピモベンダンにより臨床状態が良好に管理されていたため，定期的に胸部X線検査のみを実施していた。定期検診後，失神を主訴に再度来院した際，身体検査で，四肢末梢に冷感が認められた。心臓超音波検査を実施したところ，右傍胸骨短軸像腱索レベルにおいて心室中隔の扁平化が認められた（b矢頭）。三尖弁逆流速度は5.53 m/secと重度の肺高血圧症の合併を認めた（c）。
LV：左室，RV：右室

確認する必要がある。次いで，失神の持続時間ならびに状況を確認する。心原性の失神は数秒程度であることが多く，痙攣を伴わずに回復後はすぐに正常な状態に戻る。一方で，てんかん発作は，とくに全般発作の場合，強直-間代性痙攣を伴い，発作前後の短時間の運動あるいは精神異常（前兆）や，発作後のもうろう状態や無目的歩行，攻撃性が認められることがある（発作後期）。ただし，高度房室ブロックの猫で部分発作様の所見を示すことがあるため[27]，発作の様式だけでは鑑別が困難であることを理解しておく必要がある。

家族に持ち運び型の心電図計を含む心拍数の測定方法を指導し，失神の際に測定，触診，あるいは聴診をしてもらうことで徐脈や頻脈が報告されることもある。なお，最近では動画が容易に撮影できることから，筆者は「失神」の様子を動画で持ってくるように家族に指示している。失神の頻度は1日に数回から数カ月に1回ほどのことがある。頻繁であればホルター心電図検査により不整脈の有無を確認できるが，頻度が少ないと同検査での検出は困難となる。事実，過去には18カ月齢から7年に及ぶ失神の既往があった猫（デボン・レックス）において，植え込み型ループ式心電計によりようやく発作性上室頻拍が診断された例が報告されている[8]。

4．身体検査

重篤な器質的心血管異常や不整脈疾患を伴う動物では，さまざまな身体検査的異常所見が認められる。

たとえば，重度の僧帽弁閉鎖不全症，狭窄・閉塞性疾患，心室頻拍あるいは心房細動などにより低心拍出量症候群のある症例では，四肢先端に冷感が認められる。心血管疾患を疑う場合には聴診などが優先される傾向にあるが，四肢先端の触診も重要である。筆者も，定期的に胸部X線検査で僧帽弁閉鎖不全症を経過観察していた症例が，失神を主訴に来院し，四肢先端を触診したところ冷感が触知されたために肺高血圧症の合併が判明したという経験がある（図1）。心雑音の最強点が右側心尖部で，とくにグレードIV / VI以上（表2）で，かつ失神や腹水を伴う場合は肺高血圧症の

循環器疾患

表2　心雑音の分類

グレード	基準
Ⅰ	最もわずかな雑音で，努力して聴診すると聴取可能
Ⅱ	わずかな雑音だが，経験者が数秒間聴取すると聴取可能
Ⅲ	中程度の心雑音で，容易に聴取可能
Ⅳ	大きな心雑音だが，スリルは伴わない
Ⅴ	非常に大きな心雑音でスリルを伴うが，聴診器の採音部先端を胸壁から離すと聴取できない
Ⅵ	スリルを伴い，胸壁から採音部を少し離しても聴診器で聴取可能

（文献32をもとに作成）

存在が強く疑われる[25]。

　右-左短絡の動脈管開存症（アイゼンメンゲル症候群）では後肢のふらつきが認められることがあるが，これは，肺高血圧症による右室肥大により左室が圧排されると同時に，動脈管を介して静脈血が下行大動脈に循環することで後肢の組織酸素濃度が減少した結果と考えられている[3]。アイゼンメンゲル症候群の症例では，赤血球増加症によりチアノーゼ，分離性チアノーゼ（右-左短絡の動脈管開存症など）あるいは結膜の充血などが認められることもある。

　赤血球増加症が併発した症例は，レイノルズ数が減少し，乱流の軽減から心雑音が消失することがあり，聴診で見逃されることもあるため，注意が必要である。一方で，一般的には失神を惹起するほどの重篤な器質的心血管異常ではグレードⅣ/Ⅵ以上の心雑音を伴うことが多い。また，失神動物の聴診では，心雑音や副雑音の聴取のみならず，不整脈にも注意して慎重に実施すべきである。

5. 心電図検査

　標準四肢誘導による一般的な心電図検査により各種心腔への負荷を計測する機会は，心臓超音波装置の普及により著しく減少しているが，不整脈の診断には未だに必須の検査である。つまり，失神を起こす症例に対しては必ず実施すべき検査といえる。基本的には徐脈や頻脈の有無を確認するが，記録中に徐脈性不整脈が認められた場合は，迷走神経緊張との関連性を確認する目的でアトロピン反応試験を実施する。投与前後で心拍数が50％以上増加する場合は迷走神経緊張を惹起する疾患（肺高血圧症，高血圧症，眼圧・脳圧・腹圧が上昇する疾患，頚部腫瘍，慢性肺疾患など）を精査する。

　心電図検査は院内での測定を前提としており，長くとも5分程度の記録しかしないため，失神を直接捉えることは困難である場合が多い。そのことから，失神の頻度が高い場合には，心電図モニターなどを使用するとよい。とくにメモリー機能がある心電図モニターであれば，たとえば1日に数回の失神が認められる症例においては，映像記録を併用しながらケージ内などで心電図をモニタリングすることで，失神時の状況や不整脈を記録できる可能性が高い。ただし，数日に1回程度の頻度であれば検出困難であるため，この場合はホルター心電図検査の適応となる。現在のホルター心電図は軽量小型化されているため，猫においても適用が可能である（図2）。また，ホルター心電図検査では心拍変動解析も可能であり，自律神経機能も評価可能となる。事実，自律神経の異常が失神に関連していることもあり[29]，神経調節性失神に関連した発作性心房細動も報告されている[28]。1年に数回しか生じないような失神においては植え込み型ループ式心電計を用いるか，家族にイベントレコーダーでの記録や触診による心拍数の確認をしてもらうことで，失神が不整脈に起因するか否かの確認はできるものと思われる。

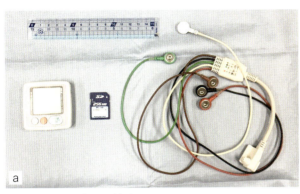
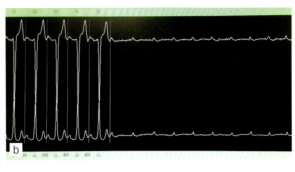

図2 ホルター心電図検査
　a：装置は軽量で小型化されており，SDカード1枚と単三電池1本で24時間記録可能である。本学(麻布大学)では馴致期間を数日設け，72時間分記録するが，そのあいだに失神が認められた場合は記録を中断し，解析する。
　b：虚脱を主訴に来院し，神経原性，心原性の鑑別にホルター心電図検査を実施した猫の解析結果である。P波の後にQRS群が脱落してるため，高度房室ブロックと診断した。

表3　三尖弁逆流速度による肺高血圧症の重症度分類

	軽度	中程度	重度
三尖弁逆流速度(m/sec)	2.8〜3.5	3.5〜4.3	>4.3
右房-右室圧較差(mmHg)	31.4〜50	50〜75	>75

6．心臓超音波検査

心臓超音波検査は，器質的心血管異常の確定診断に必須の検査であり，重症度を判定することで，失神を惹起するほどの病態かを推測することも可能である。たとえば，僧帽弁閉鎖不全症，アイゼンメンゲル症候群あるいは肺血栓塞栓症により肺高血圧症を発症した症例では，ベルヌーイの簡易方程式を用いて右房-右室圧較差を算出することで，重症度を判定できる(表3)。

ベルヌーイの簡易方程式：圧較差=4×(血流速度)^2

右室と肺動脈の収縮期圧は肺動脈狭窄症がない限り一致するため，三尖弁逆流速度から肺動脈圧の収縮期圧が推定される。高齢の犬では肺動脈圧が高いとする報告もあるが[20]，三尖弁逆流速度が2.8 m/secを超えた時点で右房-右室圧較差は30 mmHgを上回ることから，肺高血圧症を疑診する[13]。肺高血圧症の重症度は表3のとおりである。三尖弁逆流が認められない場合，あるいは肺動脈狭窄症が認められる場合は，肺動脈弁逆流速度を測定することで肺動脈の拡張期圧を推測する。肺動脈弁逆流の最大血流速度が2.2 m/secを超える，あるいは推定圧較差が19 mmHgを超える場合には肺高血圧症が疑診される[13,16]。ドプラ法が使用できない場合は左室の形態で評価する。肺高血圧症により右室圧が上昇すると，肥大した右室に圧迫されることで，重症度に比例して左室が扁平化する。左室は正常では同心円状の形態を呈するが，軽度では右室流入路が，重度では全体が圧排され，三日月様の形態を呈することもある(図3)[15]。肺高血圧症により肺動脈圧が上昇した場合は肺動脈径が拡張することから，肺動脈径／大動脈径比を利用することも可能である。大動脈のサイズが生理的範囲にある限り，正常では肺動脈径／大動脈径比は0.98未満であるが，肺高血圧症がある場合は0.98以上となる[15,31]。

肺動脈狭窄症は，弁と狭窄部の位置関係から，弁下部，弁性，弁上部狭窄に分類され，弁性狭窄が最も多く認められる[30]。弁性狭窄の場合，弁は収縮期にドー

循環器疾患

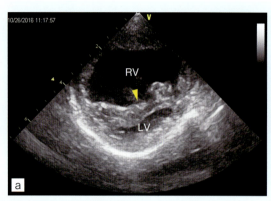 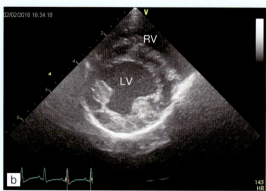

図3 肺高血圧症の心臓超音波画像（Bモード法）
a：動脈管開存症によるアイゼンメンゲル症候群の右傍胸骨短軸像腱索レベルの所見。顕著に拡張した右室により心室中隔の扁平化と左室の圧排が認められる（矢頭）。
b：正常な犬における右傍胸骨短軸像腱索レベルの所見。正常では左室が同心円状で、右室が三日月状である。
LV：左室，RV：右室

ム状の形態を示し，可動性も悪い。末梢肺動脈狭窄が認められることもあるが，報告は少なく，本学でも数例のみである。重症度は心臓超音波検査により分類され，連続波ドプラ法により圧較差が10～49 mmHgのものを軽度，50～80 mmHgを中程度，ならびに80 mmHg以上のものを重度としている[9,11]。断層心臓超音波図法の特徴としては，右室壁の軽度から重度の肥厚，肥大した心室中隔による左室の圧排，主肺動脈における狭窄後部拡張が認められる。右室二腔症においては，肺動脈弁よりも近位に異常筋束といった構造物が存在しており，その部位で血流の加速が認められる。

大動脈弁狭窄症は，弁性狭窄では弁の肥大や形態異常（ときに2枚弁，4枚弁など）が認められることもあるが，大動脈弁直下の線維性構造物により狭窄する例も多い（大動脈弁下狭窄症）。重症度は連続波ドプラ法を用いて評価するが，左側傍胸骨5腔断面での測定よりも，肋骨下アプローチ（トランスデューサーを剣状突起下に置く）での測定が優れている[19]。大動脈弁下狭窄症では，大動脈-左室圧較差が80 mmHg以上であった場合，生命予後にリスクがあると報告されている[17]。

治療

失神の治療は，理想的には原因となる基礎疾患の治療であり，根治あるいは緩和的な治療が可能であれば，積極的に実施する。たとえば，ファロー四徴症，三尖弁異形成，肺動脈弁狭窄症，右室二腔症，あるいは僧帽弁閉鎖不全症などが原因であれば，積極的な内科的・外科的介入が望ましい。

1．ファロー四徴症

ファロー四徴症では，左鎖骨下動脈を肺動脈に短絡させるBlalock-Taussig短絡手術[4]や体外循環下での根治的治療[26]が報告されている。外科的介入が困難であれば，右室流出路閉塞に対するβ遮断薬の使用や[7]，赤血球増加症に対する瀉血ならびにハイドロキシウレアによる治療が推奨される。瀉血は下記の量を行う。

犬（目標赤血球容積〔PCV〕：60～65％）
体重（kg）×0.08×1000 mL/kg×（〔実際のPCV〕
－〔目標のPCV〕）÷〔実際のPCV〕

猫（目標PCV：60～68％）10 mL/kg

2. 肺動脈弁狭窄症

肺動脈弁狭窄症では，バルーン弁口拡大術により圧較差を軽減することで，右室のリバース・リモデリングにより右室機能の改善および不整脈の軽減ができる可能性がある。とくに，肺動脈-右室圧較差が60 mmHg以上の場合は心臓死する可能性が示されていることから，バルーン弁口拡大術が適応となる(図4)[9]。狭窄性疾患で，外科的介入もしくはカテーテル治療が選択できない場合は(閉塞性肥大型心筋症など)，陰性変力作用のあるβ遮断薬(アテノロールやカルベジロールなど)を用いる。アテノロールは壁ストレスを軽減すると同時に抗不整脈作用も有するため，失神の頻度を減少させる可能性がある。しかしながら，すでに前方拍出不全により灌流障害が生じている，あるいは後方拍出不全によりうっ血性心不全が発症している場合には低血圧を発症しうることから，投与しないか，あるいは慎重に投与しなければならない。本学においては，たとえば犬の場合，アテノロールを0.1 mg/kg，1日1回から開始し，臨床状態を確認しながら1〜2カ月かけて最終投薬用量である1 mg/kg，1日2回となるように処方している。

3. 肺高血圧症

肺高血圧症は僧帽弁閉鎖不全症など左心不全に起因する症例が最も多い。この場合，左房圧が低下するような治療を積極的に行う(ピモベンダン，アムロジピンなどの投与)。なお，僧帽弁閉鎖不全症による肺高血圧症は，初期であれば僧帽弁を外科的に整復することで改善することがあるが(受動性後毛細血管性肺高血圧症)，肺静脈圧の上昇が持続した場合は術後も残存し，右心不全や失神が残存することがある(反応性後毛細血管性肺高血圧症)。

アイゼンメンゲル症候群は人においても心肺同時移植などが必要となる疾患であり，獣医学領域では根治的治療が不可能であるため，治療は瀉血やハイドロキシウレアによる赤血球増加症のコントロールが中心となる。また，ホスホジエステラーゼV阻害薬(シルデナフィル，タダラフィルなど)を投与することで，肺高血圧症や赤血球増加症が改善することが報告されて

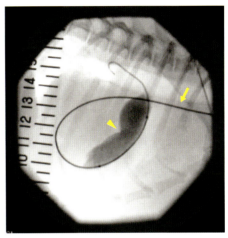

図4 肺動脈弁狭窄症に対するバルーン弁口形成術

右外頚静脈よりガイドワイヤー(矢印)を肺動脈まで挿入し，その上をバルーンで追従し，目的とする狭窄部位(この場合は肺動脈弁，矢頭)で拡張することで狭窄を解除する。

いる[23]。まれではあるが，肺高血圧症による右室肥大から右室流出路に動的狭窄が生じる例があり，この場合，筆者はほかの狭窄性疾患と同様にβ遮断薬を使用している。

4. 不整脈

不整脈で失神する症例に対しては，抗不整脈療法を行う。発作時の不整脈が確認されていることが条件ではあるが，筆者は，心房細動が認められればジルチアゼムとジゴキシンを組み合わせた治療を実施し，上室頻拍であればジルチアゼムやソタロール，心室頻拍あるいはR on T現象が認められた場合はソタロール，プロカインアミド，アミオダロンあるいはメキシレチンを使用することが多い。

不整脈源性右室心筋症のボクサーではω-3脂肪酸(1.5 g/日以上)が不整脈の軽減に有効であることが報告されている[33]。高度あるいは第3度房室ブロックの場合は有意な生存期間の延長が報告されているため，可能であればペースメーカ植え込み術を実施する(図5)。コストや年齢などの問題で実施できない場合，人では心拍数を増加する目的でシロスタゾールが使用されるため[1, 18, 22, 24]，筆者も犬および猫の徐脈性不整脈に対してシロスタゾールを使用したところ，臨床徴

循環器疾患

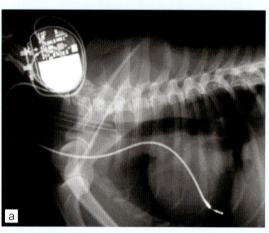
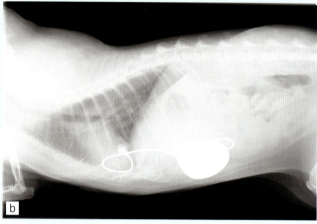

図5 心内膜(経静脈的)ペースメーカ植え込み術と心外膜ペースメーカ植え込み術のX線画像
　a：犬の心内膜(経静脈的)ペースメーカ植え込み術。心内膜リードを用いて外頚静脈から右室心尖部に電極を留置する方法で，血管からのアプローチであるため低侵襲である。
　b：猫の心外膜ペースメーカ植え込み術。開腹下で心外膜リードを心筋に固定する方法である。体格の小さい動物で皮下にペースメーカ本体が設置できない場合や皮膚疾患の症例で適用する。

候が消失した例を数例経験している。また，自律神経，とくに迷走神経緊張による失神が疑われる場合には，テルブタリンや臭化プロパンセリンなどの抗コリン薬や交感神経作動薬が奏功することもある。咳，興奮，嚥下による状況失神を含む神経調節性失神症候群においてペースメーカ治療が奏功することもあるが[10]，心拍数のみならず，血圧が低下している例もあることから，失神が完全には消失しないこともある[14]。

薬の処方例

1．狭窄性疾患

外科的根治術やインターベンションによる治療が不可能な場合に以下を処方する。

- アテノロール
　0.25〜1.5 mg/kg，PO，q12 hr，低用量から開始する(犬)
　6.25 mg/head，PO，q12 hr(猫)

- カルベジロール
　0.15〜0.2 mg/kg，PO，bidで1週間以降，血圧を確認しながら0.3 mg/kg，bidまで漸増(犬)

心不全がある場合は用量を減らすか，他剤を使用する。

2．肺高血圧症

基礎疾患の治療が前提である。酸素分圧が60 mmHg以下であれば在宅酸素療法を行う。

- シルデナフィル　0.5〜2 mg/kg，PO，q8〜12 hr
- タダラフィル　1 mg/kg，PO，sid(犬)

3．頻脈性不整脈

心不全がある場合は積極的に治療する(上流アプローチ)。

（1）心房細動

- ジルチアゼム
  0.5 〜 1.5 mg/kg，PO，1 日 3 回（犬），
  7.5 〜 15 mg/kg，PO，1 日 2 〜 3 回（猫）
- ジゴキシン
  0.0025 〜 0.005 mg/kg，PO，q12 hr（犬）
- アテノロール
  0.25 〜 1.5 mg/kg，PO，q12 hr，低用量から開始する（犬）
  6.25 mg/head，PO，q12 hr（猫）
  心不全がある場合は用量を減らすか，他剤を使用する。

犬ではジゴキシン（0.005 mg/kg，PO，q12 hr）＋ジルチアゼム（3 mg/kg，PO，q12 hr）を使用することもある。

（2）上室頻拍

- ジルチアゼム
  緊急　0.05 mg/kg，1 〜 2 分以上かけて IV，
  0.75 mg/kg を上限に 5 分ごとに追加投与
  慢性投与　1 〜 4 mg/kg，PO，q8 hr（犬）
- ソタロール　1 〜 2 mg/kg，PO，q12 hr（犬），
  2 mg/kg，PO，q12 hr（猫）

（3）心室頻拍

- ソタロール　1 〜 2 mg/kg，PO，q12 hr
- メキシレチン　5 〜 10 mg/kg，PO，q8 hr（犬）
- プロカインアミド　緊急　2 〜 4 mg/kg，
  2 分以上かけて IV，効果があれば
  20 〜 50 μg/kg/min，CRI，または 7 〜 10 mg/kg，
  IM，q6 〜 8 hr
  経口投与の場合　30 mg/kg，PO，q12 hr（犬）
- アミオダロン　5 〜 7.5 mg/kg，PO，sid

ボクサーではソタロール（1.5 〜 3 mg/kg，PO，bid）＋メキシレチン（5 〜 7.5 mg/kg，PO，tid）で使用することもある。また，ジャーマン・シェパードの遺伝性心室不整脈に対してはメキシレチン（8 mg/kg，PO，q8 hr）＋ソタロール（2.5 mg/kg，PO，q12 hr）で使用することもある。

4．徐脈性不整脈

アトロピン反応試験に反応しない場合はペースメーカ植え込み術が第一選択であるが，適用が困難である場合は，以下を処方する。アトロピン反応試験に反応する場合は（神経調節性失神を含む）内科治療が奏効することが多いが，長期管理ではペースメーカ植え込み術を考慮する。

- シロスタゾール　5 〜 10 mg/kg，PO，bid
- テルブタリン
  0.2 mg/kg，PO，q8 〜 12 hr（犬），
  0.625 mg/head，PO，q8 〜 12 hr（猫）
- 臭化プロパンセリン
  7.5 〜 30 mg/head，PO，q8 〜 12 hr（犬），
  7.5 mg/head，PO，q8 〜 12 hr（猫）

5．赤血球増加症

真性赤血球増加症（慢性骨髄増殖性疾患）の治療のひとつとしてハイドロキシウレアの投与が記載されている。しかしながら，実際には効果はあまり明らかでなく，瀉血で治療されることが多い。

- ハイドロキシウレア　30 mg/kg，PO，sid，
  7 〜 10 日投与後 15 m/kg，sid へ血球および血小板数を確認しながら調整する

循環器疾患

 高齢の動物への配慮

- 失神の基礎となる心血管疾患は多様であり，副腎皮質機能亢進症による肺血栓塞栓症などの内分泌疾患や，慢性気管支炎の発咳が引き金となることもある。
- 失神を示す動物を診療する際には不整脈診断のみならず，ほかの臓器に異常がないかも併せて確認する必要がある。

 動物の家族に伝えるポイント

- 家族はしばしば失神が致命的な循環器疾患によるものと考え悲観的になるが，良性の不整脈や治療可能な病態が原因となることもある。
- 原因によっては薬物的治療が奏功することもあり，現在では外科的治療やペースメーカ植え込み術も標準的な治療として選択可能である。

 VNに指導する時のポイント

- 失神を示す動物は洞不全症候群のように予後が比較的良好なこともあれば，心筋症に伴うような致死的な不整脈が関連していることもある。そのことから，原因が判明するまでは慎重な観察に加え，気管挿管や緊急治療薬の準備が必要である。
- 失神の場所によっては外傷や骨折の危険性があるため，頻繁な場合には手で支えたり，クッションを用意する。

■参考文献

1) Atarashi H, Endoh Y, Saitoh H, et al. Chronotropic effects of cilostazol, a new antithrombotic agent, in patients with bradyarrhythmias. *J Cardiovasc Pharmacol*. 31: 534-539, 1998.

2) Bright JM, Cali JV. Clinical usefulness of cardiac event recording in dogs and cats examined because of syncope, episodic collapse, or intermittent weakness: 60 cases (1997-1999). *J Am Vet Med Assoc*. 216: 1110-1114, 2000.

3) Broaddus K, Tillson M. Patent ductus arteriosus in dogs. *Compend Contin Educ Vet*. 32: E3, 2010.

4) Brockman DJ, Holt DE, Gaynor JW, et al. Long-term palliation of tetralogy of Fallot in dogs by use of a modified Blalock-Taussig shunt. *J Am Vet Med Assoc*. 231: 721-726, 2007.

5) Cruickshank J, Quaas RL, Li J, et al. Genetic analysis of ventricular arrhythmia in young German Shepherd Dogs. *J Vet Intern Med*. 23: 264-270, 2009. doi: 10.1111/j.1939-1676.2009.0265.x

6) Dambach DM, Lannon A, Sleeper MM, et al. Familial dilated cardiomyopathy of young Portuguese water dogs. *J Vet Intern Med*. 13: 65-71, 1999.

7) Eyster GE, Anderson LK, Sawyer DC, et al. Beta adrenergic blockade for management of tetralogy of Fallot in a dog. *J Am Vet Med Assoc*. 169: 637-639, 1976.

8) Ferasin L. Recurrent syncope associated with paroxysmal supraventricular tachycardia in a Devon Rex cat diagnosed by implantable loop recorder. *J Feline Med Surg*. 11: 149-152, 2009. doi: 10.1016/j.jfms.2008.04.006

9) Francis AJ, Johnson MJ, Culshaw GC, et al. Outcome in 55 dogs with pulmonic stenosis that did not undergo balloon valvuloplasty or surgery. *J Small Anim Pract*. 52: 282-288, 2011. doi: 10.1111/j.1748-5827.2011.01059.x

10) Fukushima R, Araie T, Itou N, et al. Canine case of swallowing syncope that improved after pacemaker implantation. *J Vet Med Sci*. 80: 460-464, 2018. doi: 10.1292/jvms.17-0451

11) Griffiths LG, Bright JM, Chan KC. Transcatheter intravascular stent placement to relieve supravalvular pulmonic stenosis. *J Vet Cardiol*. 8: 145-155, 2006. doi: 10.1016/j.jvc.2006.01.004

12) James TN, Robertson BT, Waldo AL, et al. De subitaneis mortibus. XV. Hereditary stenosis of the His bundle in Pug dogs. *Circulation*. 52: 1152-1160, 1975.

13) Johnson L, Boon J, Orton EC. Clinical characteristics of 53 dogs with Doppler-derived evidence of pulmonary hypertension: 1992-1996. *J Vet Intern Med*. 13: 440-447, 1999.

14) Johnson MS, Martin MW, Henley W. Results of pacemaker implantation in 104 dogs. *J Small Anim Pract*. 48: 4-11, 2007.

15) Kellihan HB, Stepien RL. Pulmonary hypertension in dogs: diagnosis and therapy. *Vet Clin North Am Small Anim Pract*. 40: 623-641, 2010. doi: 10.1016/j.cvsm.2010.03.011

16) Kellum HB, Stepien RL. Sildenafil citrate therapy in 22 dogs with pulmonary hypertension. *J Vet Intern Med*. 21: 1258-1264, 2007.

17) Kienle RD, Thomas WP, Pion PD. The natural clinical history of canine congenital subaortic stenosis. *J Vet Intern Med*. 8: 423-431, 1994.

18) Kodama-Takahashi K, Kurata A, Ohshima K, et al. Effect of cilostazol on the ventricular escape rate and neurohumoral factors in patients with third-degree atrioventricular block. *Chest*. 123: 1161-1169, 2003.

19) Lehmkuhl LB, Bonagura JD. Comparison of transducer placement sites for Doppler echocardiography in dogs with subaortic stenosis. *Am J Vet Res*. 55: 192-198, 1994.

20) Mercier E, Mathieu M, Sandersen CF, et al. Evaluation of the influence of age on pulmonary arterial pressure by use of right ventricular catheterization, pulsed-wave Doppler echocardiography, and pulsed-wave tissue Doppler imaging in healthy Beagles. *Am J Vet Res*. 71: 891-897, 2010. doi: 10.2460/ajvr.71.8.891

21) Meurs KM, Stern JA, Reina-Doreste Y, et al. Natural history of arrhythmogenic right ventricular cardiomyopathy in the boxer dog: a prospective study. *J Vet Intern Med*. 28: 1214-1220, 2014. doi: 10.1111/jvim.12385

22) Moriya I, Takahashi T, Nomura Y, et al. Chronotropic effect of the antithrombotic agent cilostazol in a patient with sick sinus syndrome and syncope. *J Int Med Res*. 32: 549-551, 2004.

23) Nakamura K, Yamasaki M, Ohta H, et al. Effects of sildenafil citrate on five dogs with Eisenmenger's syndrome. *J Small Anim Pract.* 52: 595-598, 2011. doi: 10.1111/j.1748-5827.2011.01127.x

24) Nimura A, Sato N, Sakuragi H, et al. Recovery of advanced atrioventricular block by cilostazol. *Intern Med.* 50: 1957-1961, 2011.

25) Ohad DG, Lenchner I, Bdolah-Abram T, et al. A loud right-apical systolic murmur is associated with the diagnosis of secondary pulmonary arterial hypertension: retrospective analysis of data from 201 consecutive client-owned dogs (2006-2007). *Vet J.* 198: 690-695, 2013. doi: 10.1016/j.tvjl.2013.09.067

26) Orton EC, Mama K, Hellyer P, et al. Open surgical repair of tetralogy of Fallot in dogs. *J Am Vet Med Assoc.* 219: 1089-1093, 1073, 2001.

27) Penning VA, Connolly DJ, Gajanayake I, et al. Seizure-like episodes in 3 cats with intermittent high-grade atrioventricular dysfunction. *J Vet Intern Med.* 23: 200-205, 2009. doi: 10.1111/j.1939-1676.2008.0231.x

28) Porteiro Vázquez DM, Perego M, Santos L, et al. Paroxysmal atrial fibrillation in seven dogs with presumed neurally-mediated syncope. *J Vet Cardiol.* 18: 1-9, 2016. doi: 10.1016/j.jvc.2015.10.010

29) Rasmussen CE, Falk T, Domanjko Petrič A, et al. Holter monitoring of small breed dogs with advanced myxomatous mitral valve disease with and without a history of syncope. *J Vet Intern Med.* 28: 363-370, 2014. doi: 10.1111/jvim.12290

30) Ristic JM, Marin CJ, Baines EA, et al. Congenital Pulmonic Stenosis a Retrospective study of 24 cases seen between 1990-1999. *J Vet Cardiol.* 3: 13-19, 2001. doi: 10.1016/S1760-2734(06)70015-7

31) Serres F, Chetboul V, Gouni V, et al. Diagnostic value of echo-Doppler and tissue Doppler imaging in dogs with pulmonary arterial hypertension. *J Vet Intern Med.* 21: 1280-1289, 2007.

32) Sisson DD, Ettinger SJ. The physical examination. In: Fox PR, Sisson DD, Moise NS, (eds). Textbook of canine and feline cardiology: principles and clinical practice, 2nd ed. WB Saunders, St.Louis. 1999, p58.

33) Smith CE, Freeman LM, Rush JE, et al. Omega-3 fatty acids in Boxer dogs with arrhythmogenic right ventricular cardiomyopathy. *J Vet Intern Med.* 21: 265-273, 2007.

34) Tsompanidou PP, Kazakos GM, Anagnostou TL. Dopamine-induced bradycardia in two dogs under isoflurane anaesthesia. *J Small Anim Pract.* 54: 672-674, 2013. doi: 10.1111/jsap.12121

35) Vollmar A, Fox PR, Meurs KM, et al. Dilated cardiomyopathy in juvenile doberman pinschers. *J Vet Cardiol.* 5: 23-27, 2003. doi: 10.1016/S1760-2734(06)70041-8

| 04 | 循環器
疾患
-4- | # 猫に対するピモベンダンの使用 |

東京農工大学農学部附属動物医療センター
河口貴恵・福島隆治

アドバイス

ピモベンダンは，心臓に対する陽性変力作用（収縮能増強）と血管拡張作用を有する薬剤である[11]。カルシウム・センシタイザー（カルシウム感受性増強薬）に分類され[14]，従来の強心薬とよばれるいくつかの薬剤群（細胞内カルシウムを増加させるカルシウム・モビライザー）とは，陽性変力作用の機序がいくぶん異なる[14]。心筋の収縮は細胞内小器官のひとつである筋小胞体からカルシウムイオン（Ca^{2+}）が放出され，それが筋原線維の収縮蛋白であるトロポニンCと結合し，アクチンとミオシンが相互作用（滑走）を引き起こすことで発現する。カルシウム・モビライザーは心筋細胞内のCa^{2+}濃度を上昇させることで陽性変力作用を発揮するが，カルシウム・センシタイザーは心筋収縮蛋白のCa^{2+}に対する感受性を増強する（トロポニンCに対するCa^{2+}の結合親和性を高める）ことで陽性変力作用を示す[11]。

猫のうっ血性心不全患者に対するピモベンダンの有効性を示す報告がいくつかなされている[2,5,7,9,13]。しかしながら，ピモベンダンは獣医療において，犬の「僧帽弁閉鎖不全症による慢性心不全に伴う症状の改善」のみで認可が得られている。そのため，猫に対しては，有益性と危険性を十分に理解したうえで投与する必要がある。

ピモベンダンの薬理作用[11,14]（図1）

カルシウム・センシタイザーの特徴は以下の4つである。

- Activation energy[*1]の増加を必要としないので，より高いエネルギー効率で陽性変力作用を発揮できる。
- 心筋細胞内Ca^{2+}過負荷による催不整脈作用および心筋障害や心筋細胞死を引き起こす可能性が低い。
- 心筋細胞内Ca^{2+}濃度の上昇では陽性変力作用を惹起できない病的心筋でも，有効な陽性変力作用を発揮しうる。
- カテコールアミン，ホスホジエステラーゼ（PDE）Ⅲ阻害薬などは陽性変時作用（心拍数増加作用）によって心筋酸素消費量を増やすが，カルシウム・センシタイザーは陽性変時作用を示さない。

＊1：カルシウム輸送すなわち動員・取り込みに消費されるエネルギー。

ただし，ピモベンダンは純粋なカルシウム・センシタイザーでなく，PDEⅢ阻害作用を併せ持つ薬剤である。PDEⅢを阻害することで，細胞内のサイクリックAMP（cAMP）を増加させる。cAMPはプロテインキナーゼA（PKA）を活性化する。心筋において，PKAはL型Ca^{2+}チャネル，筋小胞体ホスホランバン，筋小胞体Ca^{2+}遊離チャネルをリン酸化する。その結果，細胞内Ca^{2+}濃度が上昇し，陽性変力作用がもたらされる。一方，血管平滑筋において，PKAはミオシン軽鎖キナーゼ（MLCK）をリン酸化することによって不活性化する。その結果，アクチンとミオシンの滑走が起こらず，平滑筋は弛緩する（血管拡張作用）。このように，PDEⅢ阻害作用により，心筋は収縮，血管は拡張と相反する作用がもたらされることになる。さらに，PDEⅢ阻害作用により活性化されたPKAは心筋細胞内Ca^{2+}濃度を上昇させ，心筋の収縮力を高めるとともに，筋小胞体へのCa^{2+}の再取り込みを促進させ心筋拡張機能を改善する作用を発揮す

猫に対するピモベンダンの使用

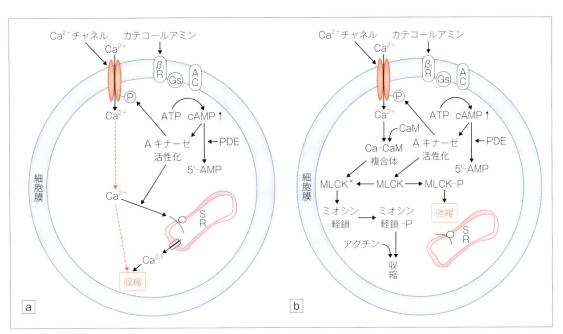

図1 サイクリック AMP による心筋と平滑筋の収縮調節の相違
a：心筋，b：平滑筋
β_1-R：β_1受容体，β_2-R：β_2受容体，Gs：G蛋白質，AC：アデニル酸シクラーゼ，PDE：ホスホジエステラーゼ，
SR：小胞体，CaM：カルモジュリン，MLCK：ミオシン軽鎖キナーゼ，MLCK*：活性型ミオシン軽鎖キナーゼ
（文献 12 をもとに作成）

る。よって，ピモベンダンにはいくらかの拡張能改善作用が期待できる。

心不全の犬の心臓に対しては，PDE Ⅲ阻害作用に比べカルシウム・センシタイザーとしての効果が有意に大きいが[8]，心不全の猫の心臓に対する効果は不明確なままであり，その点が猫に使用する場合の課題となっている。

ピモベンダンの副作用

PDE Ⅲ阻害作用による副作用として，催不整脈作用（頻脈性不整脈），嘔吐を代表とする消化器徴候，食欲不振などが考えられる。重度の場合は，突然死もありうる。この原因としては，予備能の欠如した心臓に対する仕事量の増大やCa^{2+}過負荷による期外収縮の惹起が想定される。また，閉塞性心疾患に対して使用した場合に，逆に心拍出量の低下を招き，全身状態を悪化させることがある。

適応

猫において，ピモベンダンがどのような病態に有効であるかは明確になっていない[6]。しかし理論上は，拡張相肥大型心筋症（ならびに収縮能が低下している拘束型心筋症）や拡張型心筋症，分類不能型心筋症などの収縮不全病態に対し適応となると考えられる。また，明らかな収縮能低下は認められないが，胸水や肺水腫が存在する（うっ血性心不全〔CHF〕を呈す）各種の心筋症に対しても有効であると考えられる。一方，動的狭窄を含む流出路狭窄が認められる病態[*2]では相対的禁忌であるため，使用にあたっては利点・欠点を十分に見定める必要がある。

*2：閉塞性心疾患に対し，陽性変力作用薬と血管拡張作用薬は禁忌である。ピモベンダンは，このどちらの作用も有している。

循環器疾患

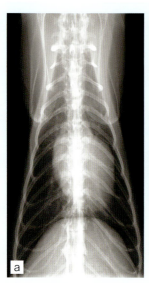
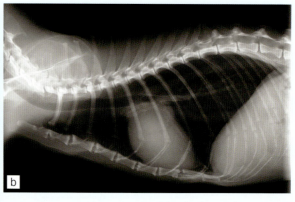

図2 症例1の初診時の胸部X線画像
肺野の透過性は良好であった。また，VHSは10.2であった。
a：腹背像，b：側方像

薬用量

　犬におけるピモベンダンの薬用量は，一般的には0.2～0.3 mg/kg，PO，bidであろう。筆者らは猫に対してもほぼこれと同用量で使用している。猫の臨床報告においてもおよそこの範囲で使用されており，非ピモベンダン使用症例よりもピモベンダン使用症例のほうが，生存期間が有意に長かったとされる[3,7,9]。

　犬と比較して，猫では経口投与後の血中のピモベンダン濃度が高く，半減期もより長いと報告されている[4,10]。そのため，副作用の発現には細心の注意が必要である。ただし，筆者らは，犬に対するピモベンダンの高用量投与で良好な結果を得ていることから，しばしば猫に対しても，犬に準じて高用量で投与することがある。言い換えれば，高用量を投与しなければ臨床徴候を好転させることができない猫の症例（収縮不全病態）が多いということでもある。

　猫に対してピモベンダンを用いた臨床例報告は犬と比較すると多くはないが，心収縮力の増加，拡張期血圧の低下，そして拡大した心房径の縮小といった効果が報告されている。また，筆者らは以前，収縮不全病態の猫に対するピモベンダンの有効性を報告しており[13]，猫に対するピモベンダンの使用経験を複数有している。このことから，用量用法の問題点は残存するものの，臨床徴候改善という観点から，猫のCHFに対するピモベンダン投与は非常に有効であると考えている。

実際の使用例

症例1

種類：雑種猫
性別：避妊雌
年齢：16歳
主訴：1週間前より活力低下ならびに食欲不振を呈し，ここ3日間，食欲廃絶し飲水欲も示さないことを主訴に当院（東京農工大学動物医療センター）に紹介来院した。3年前に甲状腺機能亢進症と近医で診断されたが，家族の希望により治療を行っていなかった。
初診時検査所見：体重2.8 kg，体温38.5℃，心拍数124 bpm，呼吸数48/min，ボディ・コンディション・スコア（BCS）2/5。吸気ならびに呼気における努力呼吸が認められた。
胸部X線検査所見（図2）：肺野の透過性は良好であった。また，心胸郭比は73％であった。
心臓超音波検査所見（図3）：軽度の僧帽弁逆流（MR）

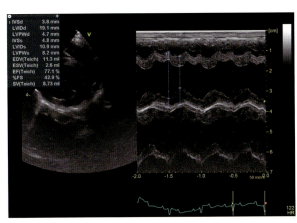

図3 症例1の初診時の心臓超音波画像
拡張末期左心室径は19.1 mm, 収縮末期左心室径は10.9 mmと左心室腔の拡張が認められた. 左心室自由壁厚4.7 mm, 心室中隔壁厚3.8 mmで基準値範囲内であった. また, 左室内径短縮率(FS)は42.9%であった.

表1 症例1の初診時の血液検査所見

項目	値	基準値
WBC（×10^3/μL）	9.40	5.5〜19.5
RBC（×10^6/μL）	811	500〜1,000
Hb（g/dL）	12.9	8〜18
HCT（%）	36.1	24〜45
MCV（fl）	44.5	39〜55
MCH（pg）	15.9	12.5〜17.5
MCHC（g/dL）	35.7	30〜36
PLT（×10^3/μL）	284	300〜800
Na（mmol/L）	153	14〜156
K（mmol/L）	3.1	3.4〜4.6
Cl（mmol/L）	113	107〜120
Glu（mg/dL）	128	71〜148
BUN（mg/dL）	34.2	17.6〜32.8
Cre（mg/dL）	1.3	0.8〜1.8
ALT（U/L）	411	22〜84
Alb（g/dL）	3.3	2.3〜3.5
TBil（mg/dL）	0.1	0.1〜0.4
Spec-fPL（μg/L）	1.2	<3.6
TT_4（μg/dL）	14.7	0.9〜3.8
FT_4（pmol/L）	>77.2	9.0〜33.5
cTnI（ng/mL）	4.222	0.000〜0.121

赤字は心疾患に関連する異常値.
WBC：白血球, RBC：赤血球, Hb：ヘモグロビン, HCT：ヘマトクリット, MCV：平均血球容積, MCHC：平均血色素濃度, PLT：血小板, Na：ナトリウム, K：カリウム, Cl：クロール, Glu：グルコース, BUN：血中尿素窒素, Cre：クレアチニン, ALT：アラニンアミノ基転移酵素, Alb：アルブミン, TBil：総ビリルビン, Spec-fPL：猫膵特異的リパーゼ, TT_4：血清総サイロキシン, FT_4：遊離サイロキシン, cTnI：心筋トロポニンI

ならびに三尖弁逆流(TR)が存在していた. 拡張末期左心室径は19.1 mm（基準値13.7 ± 1.49 $mm^{1)}$）, 収縮末期左心室径は10.9 mm（基準値8.2 ± 1.58 $mm^{1)}$）と左心室腔の拡張が認められた. 左心室自由壁厚4.7 mm, 心室中隔壁厚3.8 mmで基準値範囲内であった（基準値<5.9 $mm^{1)}$）. また, 左室内径短縮率(FS)は42.9%（基準値55〜65%[1]）であった. 左心房径／大動脈径比(LA/Ao)は1.98であった.

血圧測定検査所見：収縮期血圧(SAP), 平均血圧(MAP)および拡張期血圧(DAP)は, それぞれ169, 124および99 mmHgと高値であった.

血液化学検査所見（表1）：血中尿素窒素(BUN)のやや高値(34.2 mg/dL), アラニンアミノ基転移酵素(ALT)の高値(411 U/L)が認められた. また, 心筋トロポニンI(cTnI)は4.222 ng/mL（基準値>0.056 ng/mL：富士フイルム　モノリス㈱）と著しく高値であった. 血清総サイロキシン(TT_4)は14.7 μg/dL（基準値0.9〜3.8）, 遊離サイロキシン(FT_4)は>77.2 pmol/L（基準値9.0〜33.5）であった.

心電図検査所見（図4）：モニター心電図上で, 第3度房室ブロックが認められた.

治療方針

これまでに, いかなる循環器治療薬の投与歴もなかった. 臨床徴候ならびに超音波検査所見から, 無治療であった甲状腺機能亢進症に伴う心筋障害または心筋症による重度CHFと診断した. 入院治療とし, 酸素室下(O_2 40%)でのコントロールを試みた. CHFに対してはピモベンダン, 高血圧に対してはアムロジピン, 心筋酸素供給をスムーズに行うためにタウリンの投与を計画した.

経過

第1病日からピモベンダンを0.22 mg/kg, bid, アムロジピン0.22 mg/kg, sidならびにタウリン500 mg/head/dayを使用した. 第1病日には食欲廃絶

循環器疾患

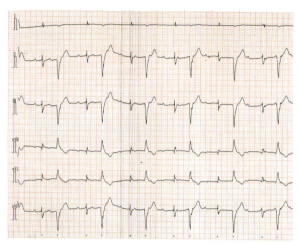

図4 症例1の初診時の心電図
　房室乖離が認められる。心室興奮は2カ所(あるいはリエントリー)と判断される。

表2 症例1の第60病日の血液検査所見

項目	値	基準値
WBC (×10³/μL)	9.00	5.5〜19.5
RBC (×10⁶/μL)	881	500〜1,000
Hb (g/dL)	13.5	8〜18
HCT (%)	37.9	24〜45
MCV (fl)	43.0	39〜55
MCH (pg)	15.3	12.5〜17.5
MCHC (g/dL)	35.6	30〜36
PLT (×10³/μL)	292	300〜800
Na (mmol/L)	155	14〜156
K (mmol/L)	3.1	3.4〜4.6
Cl (mmol/L)	119	107〜120
Glu (mg/dL)	128	71〜148
BUN (mg/dL)	39.8	17.6〜32.8
Cre (mg/dL)	1.3	0.8〜1.8
ALT (U/L)	147	22〜84

赤字は心疾患に関連する異常値。
WBC：白血球，RBC：赤血球，Hb：ヘモグロビン，HCT：ヘマトクリット，MCV：平均血球容積，MCHC：平均血色素濃度，PLT：血小板，Na：ナトリウム，K：カリウム，Cl：クロール，Glu：グルコース，BUN：血中尿素窒素，Cre：クレアチニン，ALT：アラニンアミノ基転移酵素

から全盛期の1/2以上に回復した。また，第2病日には，完全に活力と食欲が回復したため同日に退院とした。その際の処方は，前述の薬剤を継続とした。

第12病日に経過観察のため再来院したところ，食欲はムラがあるものの全盛期の80％以上までに回復維持しており，活力もほぼ回復したとのことであった。血圧はSAP，MAPおよびDAPはそれぞれ144，95および73 mmHgと改善していた。第3度房室ブロックは依然存在していたが，FSは47.6％，LA/Aoは1.65と改善していた。現在，第60病日が経過しているが一般状態を維持している(表2)。

ポイント

一般的に猫の第3度房室ブロックは，犬と比較して心室レートが多いため，臨床徴候を示すことは少ない。しかしながら，本患者のように心室レートの歩調取りが2カ所存在する場合は，それらが互いに影響し，心拍出量が低下することがある。また，心室レートの歩調取りが房室結節のより近位に存在する場合は心室収縮が比較的良好に保たれるが，遠位であればあるほど心室収縮が不十分な傾向にある。また，第3度房室ブロックを示すほどの動物の心臓病理変化は重度であることが多い。これにより，心収縮能も低下していた可能性がある。本患者は，ピモベンダンを投与した次の日から食欲ならびに活力が著しく改善した。

症例2

種類：雑種猫
性別：避妊雌
年齢：12歳
主訴・来院理由：3週間前に甲状腺機能亢進症と近医で診断され(TT_4 23.4 μg/dL)，チアマゾールにより治療を行っていた。しかし，チアマゾール投与4日目より痙攣を繰り返すとのことであった。3日前より呼吸困難，活力ならびに食欲減退，飲水欲の欠如を示すようになった。昨夜から近医にて酸素室内で安静下においているが，予後不良と判断され，呼吸困難が重度で今にも死にそうとのことで当院に緊急来院した。
初診時身体検査所見：体重2.7 kg，体温37.8℃，心拍数240 bpm，呼吸数50/min以上，BCS 3/5であった。吸気ならびに呼気における努力呼吸が認められた(開口呼吸を示す)。
胸部X線検査所見(図5)：両肺後葉に肺水腫像が認め

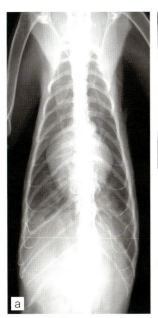
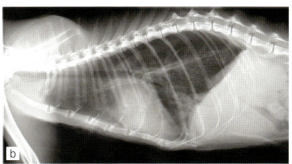

図5　症例2の初診時の胸部X線画像
両肺後葉に肺水腫像が認められた。VHSは78%でありバレンタインハートを呈していた。
a：腹背像，b：側方像

られた。心胸郭比は78%であり，バレンタインハートを呈していた。

心臓超音波検査所見（図6）：LA/Ao3.12，わずかであるがジェット様のMRが認められた。拡張末期左心室径は14.7 mm，収縮末期左心室径は8.4 mmと心室腔は保たれていた。左心室自由壁厚4.5 mm，心室中隔壁厚5.4 mmで心室筋の一部の肥厚が認められた。FS 42.5%であった。

血圧測定検査所見：SAP，MAPおよびDAPは，それぞれ209，174および157 mmHgと著しく高値であった。

血液化学検査所見：BUNのやや高値（32.2 mg/dL）そしてALTの高値（394 U/L）が認められた。また，クレアチンキナーゼ（CK）は1,017 U/Lと著しく高値であった。TT_4は基準値内（2.3 μg/dL）であった。

心電図検査所見：モニター心電図上で，200 bpm以上の洞性頻脈が認められた。

治療方針

これまでにいかなる循環器治療薬の投与歴もなかった。臨床徴候ならびに超音波検査所見から，甲状腺機能亢進症の治療に伴う心機能低下または心筋症による重度CHFと診断した。入院治療とし，酸素室下

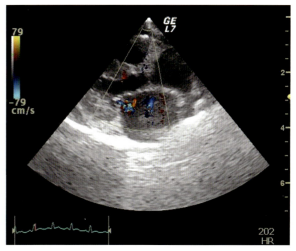

図6　症例2の初診時の心臓超音波画像

（O_2 40%）でのコントロールを試みた。CHFに対してはピモベンダン，α型ヒト心房性ナトリウム利尿ポリペプチド製剤（カルペリチド）の投与，高血圧に対してはアムロジピンの投与を計画した。また，チアマゾールの投与を中止した。

経過（表3）

第1病日からピモベンダン0.35 mg/kg，bid，アムロジピン0.2 mg/kg，bidを使用した。また，フロセ

循環器疾患

表3　症例2の血液検査所見と胸水貯留量の経過

病日	BUN (mg/dL)	Cre (mg/dL)	Na (mmol/L)	K (mmol/L)	Cl (mmol/L)	抜去胸水量 (mL)
第1病日						わずかに貯留
第2病日	50.0	1.2	149	3.2	102	貯留量の増加
第8病日	33.4	1.0	139	2.9	99	80
第10病日	33.2	1.0	154	3.3	111	100
第15病日	42.6	1.3				50
第29病日	46.7	0.9				150
第40病日	47.7	1.0				80
第50病日	54.1	0.7				貯留なし

赤字は心疾患に関連する異常値。
BUN：血中尿素窒素, Cre：クレアチニン, Na：ナトリウム, K：カリウム, Cl：クロール

ミド0.5 mg/kg, カルペリチド25 μg/kg の皮下投与を行った。

第2病日には, 呼吸数28/min, 心拍数170 bpmまで低下し, 食欲の回復が認められた。ジブチリルcAMPナトリウム15 μg/kg/min を開始した。

第3病日には肺野の不透過性の改善が認められたため, 第4病日に一時退院とした。この際の内服処方は, ピモベンダン0.35 mg/kg, bid, アムロジピン0.2 mg/kg, bid, フロセミド0.5 mg/kg, bid とした。その後, 痙攣は認められなくなった。

第8病日の再診時には, 活力ならびに食欲が改善しているとのことであった。しかしながら, X線検査および心臓超音波検査で胸水貯留を認めたため(図7), 直ちに胸腔穿刺により約80 mLの胸水を抜去した(貯留液は乳糜であった)。血圧はSAP, MAPおよびDAPがそれぞれ129, 88および65 mmHgと改善していた。多飲傾向とのことであったので, 患者の飲水量を2 mL/kg/hr すなわち48 mL/kg/day 程度にするよう自宅での調節を指示した。また, 自宅での心拍数が180〜190 bpmであることから, 心拍数(レート)コントロールの目的でカルベジロール0.05 mg/kg, bid を追加処方した。また, ピモベンダンを0.5 mg/kg, bid ならびにフロセミドを1.0 mg/kg, bid に増量した。

第15病日には, 活力と食欲は依然あるものの, 胸水貯留ならびにレートコントロールが不十分であるた

め, 塩酸エホニジピン2 mg/kg, bid を追加処方したところ, その後の自宅での心拍数は150〜180 bpmと低下した。なお, アムロジピンと塩酸エホニジピンはカルシウムチャネル拮抗薬であり, 薬理作用が一部重複するためアムロジピンを中止とした。

現在, 第65病日が経過しているが一般状態は良好であり, 胸水の消失が認められている。また, LA/Ao 1.87, FS 58％と著しい改善を認めている(図8)。

現在の処方

- ピモベンダン　0.5 mg/kg, PO, bid
- フロセミド　1.5 mg/kg, PO, bid
- カルベジロール　0.05 mg/kg, PO, bid
- 塩酸エホニジピン　2 mg/kg, PO, bid

ポイント

心拍数が過剰に増加した猫, 心臓収縮が低下した猫, 肥満の猫などに対して, 輸液(皮下補液も含む)を漠然と実施していると, いつしかうっ血性心不全が惹起させられ, 重度の心不全徴候を呈しうる。筆者も, そのような状態での猫を数多く診察している。本症例も, 食欲不振に対し皮下補液が繰り返し行われていた。

また, 甲状腺機能亢進症の治療中に心不全徴候を呈し来院するケースも比較的よく目にする。

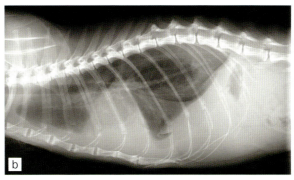
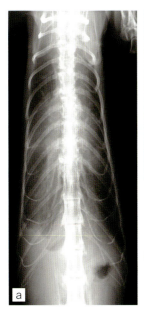

図7 症例2の第8病日の胸部X線画像
治療経過中に胸水が認められた。第65病日には胸水は消失した。
a：腹背像, b：側方像

症例3

種類：雑種猫

性別：避妊雌

年齢：10歳

主訴・来院理由：急に倒れ，四肢が硬直したという主訴でその翌日に近医を受診。頻呼吸を呈し，単純X線検査により胸水貯留が疑われた。そのため，精査目的に近医受診から3日後に当院に紹介来院した。活力低下ならびに食欲不振を示すとのことであった。

初診時身体検査所見：体重4.2 kg，心拍数160 bpm，呼吸数64/min，BCS 4/5であった。吸気ならびに呼気における努力呼吸が認められた。

胸部X線検査所見：X線撮影時の保定によるストレス付与を避けるため，受診の3日前に近医にて撮影された単純X線像を評価した。葉間裂の明瞭化ならびに心陰影の不明瞭化が認められたことから胸水貯留と判断した。

心臓超音波検査所見：胸部X線読影にて胸水貯留と判断したことから，患者を伏臥位保定し，酸素吸入下（フローバイ法）で胸水抜去（180 mL）を実施した。胸水の性状は漏出液（比重1.080，総蛋白〔TP〕2.2 g/dL）であった。胸水抜去後の心臓超音波検査にて両心房拡大が認められ，MRならびにTRが存在してい

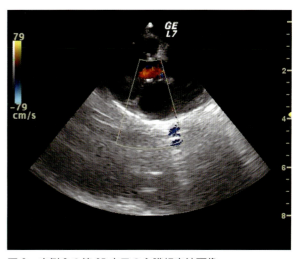

図8 症例2の第65病日の心臓超音波画像
第1病日と比較して第65病日では心拡大が明らかに軽減していた。

た。拡張末期左心室径は15.8 mm，収縮末期左心室径は8.4 mmと心室腔は保たれていた。左心室自由壁厚6.3 mm，心室中隔壁厚5.3 mmで心室筋の一部の肥厚が認められた。胸水抜去後も依然として努力呼吸を行っていた。

血液化学検査所見（表4）：胸水抜去後に酸素ケージ内で数時間安静させた後に採血を実施した。BUNの高値が認められた。また，cTnIは0.673 ng/mLと高値

循環器疾患

であった。

心電図検査所見：モニター心電図上では，安静時にもかかわらず 200 bpm 以上の洞性頻脈を示していた。

治療方針

　これまでに，いかなる循環器治療薬の投与歴もなかった。臨床徴候ならびに超音波検査所見から，心筋症による重度 CHF と診断した。入院治療とし，酸素室下（O₂ 40%）でのコントロールを試みた。CHF に対してピモベンダン，頻脈に対するレートコントロールを目的にカルベジロールの投与を計画した。また，BUN とクレアチニン（Cre）および電解質の値を確認しながら，フロセミドの投与を計画した。

経過（図 9）

　第 1 病日と第 2 病日にピモベンダンを 0.5 mg/kg，tid で投与し，第 3 病日からは 0.5 mg/kg，bid で投与した。カルベジロールは第 1 病日から 0.05 mg/kg，sid で投与した。フロセミドは第 1 病日には 0.5 mg/kg，sid で，第 2 ならびに第 3 病日には 0.5 mg/kg，bid で投与した。その結果，第 3 病日には胸水貯留は認められなくなったため，第 4 病日に自由飲水を開始しフロセミドを休薬した。第 5 病日においても胸水は認められず，TR もほぼ認められなくなっていた。また活力と食欲の改善が認められたため，同日退院とした。その際の処方は，ピモベンダン 0.5 mg/kg，bid とカルベジロール 0.05 mg/kg，sid のみとした。

　第 9 病日に経過観察のため再来院したところ，胸水ならびに TR は認められず活力は改善していた。しかし，鼻汁とくしゃみがあり，食欲が健常時までには戻らないとのことであった。入院中のストレスによる猫伝染性鼻気管炎の顕在化と判断し，エンロフロキサシン 5 mg/kg，sid ならびにシプロヘプタジン 1 mg/kg，bid を追加処方した。また，猫インターフェロンω 3 MU/head を皮下投与するとともに，同薬剤入りの点眼点鼻薬を処方した。その後，鼻汁ならびにくしゃみの改善そして食欲の改善が得られ良好に経過していた。しかし，第 17 病日には活力・食欲ともに良好であり呼吸状態も安定していたものの，第 18 病日

表 4　症例 3 の初診時の血液検査所見

項目	値	基準値
WBC（×10³/μL）	20.9	5.5 〜 19.5
RBC（×10⁶/μL）	802	500 〜 1,000
Hb（g/dL）	11.6	8 〜 18
HCT（%）	31.4	24 〜 45
MCV（fl）	39.2	39 〜 55
MCH（pg）	14.5	12.5 〜 17.5
MCHC（g/dL）	36.9	30 〜 36
PLT（×10³/μL）	42	300 〜 800
GLU（mg/dL）	133	71 〜 148
BUN（mg/dL）	46.1	17.6 〜 32.8
Cre（mg/dL）	0.8	0.8 〜 1.8
ALT（U/L）	162	22 〜 84
Alb（g/dL）	3.1	2.3 〜 3.5
cTnI（ng/mL）	0.673	0.000 〜 0.121

赤字は心疾患に関連する異常値。
WBC：白血球，RBC：赤血球，Hb：ヘモグロビン，HCT：ヘマトクリット，MCV：平均血球容積，MCHC：平均血色素濃度，PLT：血小板，Glu：グルコース，BUN：血中尿素窒素，Cre：クレアチニン，ALT：アラニンアミノ基転移酵素，Alb：アルブミン，cTnI：心筋トロポニンI

に自宅にて突然死した。

ポイント

　筆者らは犬において，ピモベンダンの推奨投与量 0.25 mg/kg，bid では有意な効果発現までに 3 日間を有し，早期に効果を発現させるには高用量（0.5 mg/kg，bid）の投与が必要であると報告している[3]。また，ACVIM の報告は，犬の弁膜症のステージ C 以降に対するピモベンダンの投与を tid とする可能性を示唆している。本症例では緊急性が高いと判断し，ピモベンダンの血中濃度を早期に高濃度とするために，第 1 病日と第 2 病日にピモベンダンを 0.5 mg/kg，tid で用いた。

　今回，本症例は突然死を呈した。本症例は，心筋障害のマーカーである cTnI が基準値の 10 倍以上であり，心筋組織のダメージが存在したことは疑いない。直前まで食欲があり活力があったと家族が話していたことから，何らかの致死性の不整脈が生じ，突然死を引き起こしたのではないかと考えている。今回のピモ

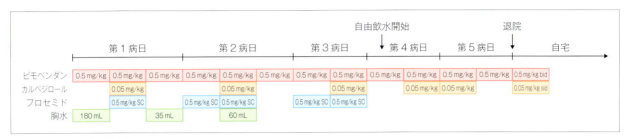

図9 症例3の治療経過

ベンダン投与が患者に致死性の不整脈を引き起こしたか否かは証明できていない。再診頻度を高めるなど，今後は注意深い観察が必要であると思われた。また，心筋保護作用を有する薬剤の併用も考慮に入れる必要がある。

また，筆者らは，cTnIが高値の症例が数日後に突然死するという事象を犬，猫ともにしばしば経験している。この検査が商業ベースにのってまだ日が浅いため，明確な値は未だ出ていないが，心疾患動物の予後判定の指標となりうるのではないかと考えている。

 高齢の動物への配慮

- 高齢動物は，薬剤代謝能力が若い動物よりも劣っていることが多いため，ピモベンダンの投与量を加減する必要がある。低めの投与量から開始し，その後に投与量を増加させるなどの配慮が必要である。

動物の家族に伝えるポイント

- ピモベンダンは動物用の薬剤ではあるが，現在のところ猫には認可が得られていない。
- 猫に対する薬用量は明確でない。
- ピモベンダンの使用により治療効果が得られる可能性がある反面，突然死がありうる。

 VNに指導する時のポイント

- 猫の心疾患患者は，犬の患者と比較して，臨床徴候が悪い傾向が強い。また入院患者に対して，院内でピモベンダンを投与することもありうる。
- ピモベンダンを経口投与する際には，患者の徴候の変化に十分に注意を要する。
- 入院下の患者に対しては心電図モニターによる監視を行うことが望まれる。

■参考文献

1) Boon JA. Evaluation of size, function, and hemodynamics. In: Veterinary Echocardiography 2nd ed. Wiley-blackwell, Hoboken. 2011, pp153-185.

2) Gordon SG, Saunders AB, Roland RM, et al. Effect of oral administration of pimobendan in cats with heart failure. J Am Vet Med Assoc. 241: 89-94, 2012. doi: 10.2460/javma.241.1.89

3) Hambrook LE, Bennett PF. Effect of pimobendan on the clinical outcome and survival of cats with non-taurine responsive dilated cardiomyopathy. J Feline Med Surg. 14: 233-239. 2012. doi: 10.1177/1098612X11429645

4) Hanzlicek AS, Gehring R, Kukanich B, et al. Pharmacokinetics of oral pimobendan in healthy cats. J Vet Cardiol. 14: 489-496, 2012. doi: 10.1016/j.jvc.2012.06.002

5) Macgregor JM, Rush JE, Laste NJ, et al. Use of pimobendan in 170 cats (2006-2010). J Vet Cardiol. 13: 251-260, 2011. doi: 10.1016/j.jvc.2011.08.001

6) Miyagawa Y, Machida N, Toda N, et al. Comparison of the effects of long-term pimobendan and benazepril administration in normal cats. J Vet Med Sci. 78: 1099-1106, 2016. doi: 10.1292/jvms.14-0673

7) Reina-Doreste Y, Stern JA, Keene BW, et al. Case-control study of the effects of pimobendan on survival time in cats with hypertrophic cardiomyopathy and congestive heart failure. J Am Vet Med Assoc. 245: 534-539, 2014. doi: 10.2460/javma.245.5.534

8) Suzuki S, Fukushima R, Ishikawa T, et al. The effect of pimobendan on left atrial pressure in dogs with mitral valve regurgitation. J Vet Intern Med. 25: 1328-1333, 2011. doi: 10.1111/j.1939-1676.2011.00800.x

9) White AJ. End-stage hypertrophic cardiomyopathy in a cat. Can Vet J. 56: 509-511, 2015.

循環器疾患

10) Yata M, McLachlan AJ, Foster DJ, et al. Single-dose pharmacokinetics and cardiovascular effects of oral pimobendan in healthy cats. *J Vet Cardiol*. 18: 310-325, 2016. doi: 10.1016/j.jvc.2016.07.001

11) 遠藤政夫. 循環器内科医のための薬理学(1) 強心薬-Ca^{2+}センシタイザー. 心臓. 32：5-12, 2000. doi: 10.11281/shinzo1969.32.1_5

12) 片野由美, 内田勝雄. 新訂版図解ワンポイント 生理学. サイオ出版. 2015.

13) 福島隆治. 心収縮不全病態の猫に対するピモベンダンの臨床効果. 動物臨床医学. 19：1-7, 2010. doi: 10.11252/dobutsurinshoigaku.19.1

14) 増谷 聡, 先崎秀明. カルシウム・センシタイザー：科学的根拠から小児の臨床まで. 日本小児循環器学会雑誌. 25：665-673, 2009.

05 腎泌尿器疾患 -1-

猫の慢性腎臓病
～ISFMガイドラインに基づいた診断と治療～

赤坂動物病院
石田卓夫

アドバイス

　猫の慢性腎臓病は高齢猫で非常に多くみられる慢性進行性の疾患で，完治を望むことはできないが，徴候や病期に応じてさまざまな治療的介入が可能であり，生活の質(QOL)の向上ならびに病期進行の遅延による延命が期待できる。これまでエビデンスレベルが低いものから高いものまで数多くの治療が提唱されているが，どれを選ぶべきか，どのように優先順位をつけるかについては明確なガイドラインは存在しなかった。世界猫医学会(ISFM)のガイドラインでは，延命効果，QOLの向上効果など，治療的介入の質をエビデンスに基づいてランク付けし，推奨している。

はじめに

　2016年に，ISFMによる猫の慢性腎臓病 chronic kidney disease (CKD)の治療とコントロールに関するコンセンサスガイドラインが，ISFMの定期刊行雑誌である Journal of Feline Medicine and Surgery に掲載された[15]。これは，英国，米国，フランス，カナダ，オーストラリアの10人の専門医，研究者からなるパネルが，これまでに刊行した200編近い論文を再評価して作成した，診断，治療の推奨ガイドラインである。本ガイドラインは，日本のねこ医学会(JSFM)が翻訳版権を取得し翻訳作業を行ったが，未だ広く内容が認知されているものではないため，本稿でその概要を紹介したい。

　CKDの疫学は母集団によって異なるが，英国では一次診療施設における猫の腎臓病の有病率が最高で4％，そして猫の年齢が進むと同時に罹患率は増加し，10歳より上で30～40％以上とされている[11]。一般に腎臓病による致死率はほかの疾患に比べて高く，それが高齢化とともに上昇することも知られている。病因については未解明であるが，中毒，低酸素，糸球体疾患，腎盂腎炎，尿管閉塞，レトロウイルスやモルビリウイルス感染などによる，慢性的な腎組織の破壊の終末像として，尿細管間質性腎炎や線維化が認められるものが多い。猫のCKDは人のように糸球体濾過率で正確に定義されるものではないが，持続的な腎機能低下または構造的な傷害が3カ月以上続くものと考えられている。

診断

1．定期検診の重要性

　CKDは加齢とともに増加するため，高齢猫では頻繁な検査が推奨されている。米国猫臨床医学会(AAFP)，米国動物病院協会(AAHA)，ならびにISFMでは，7歳以上では半年に1回の健康診断(体重，ボディ・コンディション・スコア〔BCS〕の評価，血圧測定)を行い，さらに少なくとも年1回は血液検査(CBC)，血液化学検査，尿検査を実施することを推奨している。

　腎臓の損傷を鋭敏に検出するバイオマーカーは現行では利用できないため，機能マーカーとして糸球体濾過率(GFR)の間接的マーカーである血中のクレアチニン濃度(Cre)および尿素窒素(BUN)を測定する。CreとBUNを比べると，腎以外の要因で変動することが少ないCreのほうがより信頼されている。ただし現行の基準値範囲は必ずしも理想的かといえばそうでもない。早期の診断のために基準値上限を低く設定すると特異度が下がるため，現状ではそれが高めに設定さ

151

腎泌尿器疾患

れており，感度は低い。GFRとCreの関係は指数関数的であり，GFR低下の初期にはCreは完全に基準値内である。あるところから急に上昇をみるようになるが，それはかなりGFRの低下が進行した状態である。現行の診断基準としては，Cre＞1.6 mg/dLであり不適切な尿の濃縮を示す尿比重（USG）の低下（＜1.035）が数週間から数カ月持続してみられること，またはCKDに一致する臨床徴候が持続することが挙げられる。

2．CKDが疑われた場合の検査とステージング

治療の選択に関連して，病因の特定，合併症の検出を行う。治療に影響する併発疾患（甲状腺機能亢進症は必須）を検出する意味で，再問診と身体検査，尿検査（USG，尿スティック検査，尿沈渣，尿蛋白／クレアチニン比〔UPC〕，必要に応じて培養検査）とCBCを行い，血液化学検査はほかの疾患も検出・除外可能なように電解質も含むスクリーニングパネル検査を行う。また，高齢猫の場合，サイロキシン（T_4）の測定，収縮期血圧（SBP）の測定，画像診断（超音波検査およびX線検査）を行う。腎臓の形状に変化がある場合には細針吸引（FNA）による細胞診あるいは部分生検による病理組織学的診断を行うこともある。

CKDの病期分類に関しては，Creに基づいたCKDのIRIS（International Renal Interest Society）ステージング[7]がある。これについては，2015年の改訂[8]で新しい検査（SDMA）結果を組み込むことで若干改訂されているので後述する。

3．新しい検査
（1）糸球体濾過率

腎機能評価のゴールドスタンダードとしてのGFRの評価には，ヘキソール，イヌリン，クレアチニンなどの投与によるクリアランス試験がある。これは非窒素血症例でCKDを疑う場合に実施する意義がある。

（2）新しいスクリーニング検査

対称性ジメチルアルギニン（SDMA）は早期の疾患に対し検出感度がCreよりも高いことから，最近多く利用されている。筋肉量の減少が著しい症例においてCreよりも正確な診断が可能で，IRISステージングもSDMAの結果を加味した2015年の改訂版[8]が存在する。シスタチンCは犬で利用されているが，猫では診断的価値に乏しい。尿中微量アルブミンの測定については臨床的意義はよくわかっていない。蛋白尿の評価にはUPCが利用されているが，これはGFRの指標というより糸球体病変を評価するものである。人医学領域で利用されている尿中アルブミン／クレアチニン比がUPCよりも優れているかどうかはわかっていない。

4．診断確定後のモニター

診断後の症例では1〜4週間隔で，必要に応じて再評価を行う。定期的なモニターにより，病期進行を繰り返し評価することが可能になる。IRISステージの進行，Creの有意な上昇，UPCの顕著な増加や体重・BCSの低下などは，予後に影響する項目であり，すぐに精査を行う必要を示している。問診と身体検査に加え定期的に検査すべき項目としては，血圧，尿検査，UPC，CBC，血液化学スクリーニング検査，必要に応じてT_4が挙げられ，さらに悪化時の精査として画像診断は有用である。

5．予後の評価

予後の評価にはIRISステージングが利用される。これには，臨床的に安定した状態で絶食後に測定した2回のCreに基づいたステージ分類（表1）と，UPCによるサブステージ分類（表2），収縮期血圧によるサブステージ分類（表3）がある。

（1）ステージ分類

IRIS CKDステージ1は，Creの有意な増加はなく（1.6 mg/dL未満），体液，電解質の異常はほとんどみられない。しかしながら予備能はすでに低下していて，不適切な尿濃縮や蛋白尿がみられることがある。これまでは，生検で腎病変を確認することによってのみ確定できていたが，2015年の改訂からSDMAが

猫の慢性腎臓病

表1　クレアチニン濃度(Cre)に基づく猫の慢性腎臓病(CKD)のIRISステージ分類

ステージ	1	2	3	4
Cre（mg/dL）	<1.6	1.6〜2.8	2.8〜5.0	≧5.0
SDMA（μg/dL）	>14	痩せていて>25なら ステージ3	痩せていて>45なら ステージ4	
臨床的変化	ほぼなし 尿比重低下	ややあり PU/PDなど	さまざまな臨床徴候	全身徴候悪化 尿毒症
腎機能残存	>33%	33〜25%	25〜10%	<10%

SDMA：対称性ジメチルアルギニン，PU/PD：多飲多尿

表2　尿蛋白／クレアチニン比(UPC)による猫の慢性腎臓病(CKD)のサブステージ分類

ステージ	非蛋白尿（NP）	境界域蛋白尿（BP）	蛋白尿（P）
UPC	<0.2	0.2〜0.4	>0.4

表3　収縮期血圧(SBP)による猫の慢性腎臓病(CKD)のサブステージ分類

ステージ	正常血圧	境界的高血圧	中等度高血圧	重度高血圧
SBP	<150	150〜159	160〜179	>180
標的臓器障害リスク	最小	低い	中等度	高度

14μg/dLを超す場合にはIRIS CKDステージ1とすることが決められた。

　ステージ2は，軽度の窒素血症と尿濃縮能の低下がみられるもので，Creは1.6〜2.8mg/dLである。多尿が認められるがそのほかの徴候はみられない。この時期は健常ネフロンが障害ネフロンの機能を代償し，尿を多量に出すことによって機能を確保している。一般状態は良好であるが，腎臓の予備能ははるかに低下しているので，脱水，外傷，手術などで容易に代償不能となり腎不全に進行する。また，痩せていて筋肉量減少が考えられる症例でSDMAが有意に高い25μg/dL以上の場合には，ステージ3に分類することが推奨されている。

　ステージ3は，代償不全(腎不全)期であり，Creは2.8〜5.0mg/dLである。窒素血症とともに尿濃縮希釈能低下(等張尿，多尿)，電解質異常(高リン，低カルシウム)，貧血，体重減少がみられ，75%以上の機能障害と考えられる。痩せた猫でSDMAが45μg/dL

以上の場合はステージ4の治療が推奨される。

　ステージ4は，尿毒症あるいは末期腎不全の時期であり，積極的な治療なしには生命維持が困難となるほど全身徴候(尿毒症)がみられ，窒素血症も高度である。Creは5.0mg/dLを超える高値である。末期に乏尿，高カリウム血症がみられた場合には，腎組織は90〜95%以上障害されていると考えられ，死の転帰をとる。

　ステージごとの生存期間中央値の報告を研究者別にまとめると，表4のようになる。どの報告でも，ステージが進行するに従い生存期間が短縮しており，このようなステージ分類は臨床的に意義があることがわかる。

（2）サブステージ分類

　サブステージは，Creによるステージに加え，より細かく予後と治療の選択を示唆するもので，尿蛋白の程度に基づくもの(表2)と，高血圧の程度に基づくも

153

腎泌尿器疾患

表4　IRIS CKD ステージ別の猫の生存期間中央値

生存期間中央値（日）			参考文献
ステージ 2	ステージ 3	ステージ 4	
1,151	778	103	Boyd LM, et al (2008)[1]
50％死亡せず	500	70	King JN, et al (2007)[10]
504	154	57	Syme HM, et al (2006)[16]
490	263	20	Geddes RF, et al (2015)[4]

CKD：慢性腎臓病

の（表3）がある。

これらに加えて予後判定に際しては，高リン血症，貧血，病期の進行，線維芽細胞増殖因子（FGF）-23 濃度も考慮することがある。

治療・コントロール総論

治療・コントロールの目的は，ステージ2および3においては病期進行を遅らせること，そしてステージ3の一部および4においてはQOLを向上させることである。さらに病因を探ることにより，リンパ腫，細菌感染，結石などに対する特異的治療も可能になる。

CKD は通常ゆっくりと進行する病気であり，急激な変化がみられる場合には何らかの原因，合併症が考えられるので，それらの検出に努め，見落としがないようにする。治療計画を策定するにあたり，まず全身的評価，併発疾患の検出を行い，食欲廃絶，嘔吐，脱水などの全身徴候がみられる場合には，入院治療により安定化を図る必要がある。そのうえでステージ，サブステージ，併発疾患または原因となる疾患を評価して，治療計画の策定と予後判定を行う。ステージの判定は，患者の状態が安定している場合に行う必要があるので，初期の安定化のための治療は重要である。治療法の選択にあたっては，できる限り治療の回数を少なく，投薬を簡単なものにして，動物にも家族にも配慮することが重要である。

治療・コントロール各論

1．水和状態のコントロール

延命効果に関するデータは存在しないためエビデンスレベルで論じることはできないが，パネルの意見として水和状態の改善は重要とされている。期待される効果としては，腎血流量の増加，電解質，酸塩基平衡の補正，尿毒性物質の希釈が挙げられる。

脱水があり全身徴候を伴う不安定な症例では，入院による静脈点滴が必要となる。通常は乳酸リンゲル（LR）を利用して，電解質や酸塩基平衡の異常が存在する場合には必要に応じて対処する。水分欠乏量は以下の式で計算し，これに維持量（50 mL/kg/24 hr）を加えたものが1日の輸液量になる。

水分欠乏量（mL）＝体重（kg）×脱水（％）×100

通常は輸液を24〜48時間行うことで脱水は改善されるが，その後も継続する場合は維持量を投与する。BUN，Cre が安定し，退院に向かう場合には輸液量は2〜3日かけて漸減する。

家庭における長期的水和維持には，自由飲水，フィーディングチューブ，皮下輸液などの方法がある。猫が進んで水を飲むようにさまざまな工夫ができるが，要はいつでも新鮮な水を飲めるような環境を整え，食事も缶詰にして水分摂取を補うようにするのがよい。フィーディングチューブにより水を投与する方法は簡便で長期にわたって利用でき，最も生理的状態

に近いこと，ナトリウムを含まない水を投与できること，併せて栄養補給も可能なことなど，利点は多い。皮下輸液には，LRを使用し70〜80 mLをsid〜q3 dayで投与することが多い。ただし，ナトリウムを含む液体でないと皮下投与に向かないため，これを問題視する意見もある。頻繁な皮下注射を行うため家族の負担はやや大きい。

2．食事療法およびミネラルのコントロール

（1）食事療法によるコントロール

食事療法は蛋白とリンを制限した食事による治療であり，延命効果，QOL向上の両面において良質なエビデンスが存在する（表5）ため，腎臓病用の療法食が開発され広く使用されている。これらの食事は蛋白とリンの含有量が制限され，さらにナトリウムも制限されているが，ビタミンB，抗酸化物質，ω3脂肪酸は強化されて，カリウムの補給になり，脂肪を含みカロリー密度が高く，体をアルカリ化する性能になっている。猫は，もともと多くの蛋白を必要とし，成猫では5 g/100 kcal以上を必要とするため，一般的な維持用の食事には9〜10 g/100 kcalの蛋白が含まれている。高齢猫ではエネルギー要求量が増加することから容易に筋肉を失いやすく，高度の蛋白制限は好ましいものではない。したがって，腎臓病用療法食の蛋白含有量は6〜7 g/100 kcalといった，中程度の蛋白制限食である。同時にリンも制限されているが，蛋白制限とリン制限がそれぞれ単独でどれだけの効果を示すのかはわかっていない。しかしながら，高リン血症はCKDの重症度や患者の致死率と相関し，二次性副甲状腺機能亢進症の発生にも深くかかわることはよく知られており，延命およびQOL向上に寄与していることは明らかである。

これらのことから，パネルからの推奨事項として，窒素血症を呈するCKD（ステージ2〜4）のすべての猫において腎臓病用療法食を給与することを強く推奨し，可能であれば，治療期間中は療法食のみを給与することが望ましいとしている。また，ドライフードよりも缶詰食が水分補給の意味で好ましい。このことは

表5　慢性腎臓病（CKD）の猫の食事による生存期間中央値

生存期間中央値（日）		参考文献
通常食	腎臓病用療法食	
264	633	Elliot J, et al (2000)[3]
210	480	Plantinga EA, et al (2005)[13]
730	50％死亡せず	Ross SJ, et al (2006)[14]

IRIS発行のTreatment Recommendations for CKD in Cats (2015)にも記載されている[8]。その後に発行されたIRIS POCKET GUIDE（AUG 2017）によれば，ステージ1（SDMA＞14 μg/dL）でも持続的蛋白尿がみられる場合（UPC＞0.4），腎臓病用療法食およびほかの投薬による治療を開始すると書かれている[6]。

食事の変更は，病気によって食欲が低下する前にできるだけ早くから開始することが好ましく，これまでの食事に混ぜて数週間（4〜8週間）かけて腎臓病用フードの量を増やしていく。食事の変更は，入院中や徴候が強く出ている際には避ける。推奨される食事の順番は，ウェット腎臓病用＞ドライ腎臓病用＞手作り腎臓病用（栄養指導必須）＞ウェット高齢期用＞ドライ高齢期用＞ウェット維持食＞ドライ維持食である。腎臓病用療法食を使用しない場合には，早期からリン吸着剤を併用する。

（2）その他の方法によるミネラルのコントロール

リン吸着剤についてはエビデンスは存在しないが，パネルはリンを制限した食事がよいという立場をとっている。リン吸着剤には数種類あるが，どれが最もよいという根拠はなく，同等の性能と考えられる（表6）。カルシウム濃度が高い症例では，カルシウムを含むリン吸着剤の使用により高カルシウム血症が助長されるので，頻繁なカルシウム濃度のモニターが必要となる。IRIS推奨の血清中リン濃度の目標値をもとに，食事療法あるいはリン吸着剤の使用を調節する（表7）。カルシウム濃度の管理は，厳密にはイオン化カルシウムの測定に基づいて行うのがよい。活性型ビタミンD（カルシトリオール）の欠乏はCKDの進行に

腎泌尿器疾患

表6　猫でよく用いられるさまざまなリン吸着剤

製剤	初期用量	報告されている副作用
水酸化アルミニウム／炭酸アルミニウム	90 mg/kg	便秘
炭酸カルシウム	90 mg/kg	高カルシウム血症
酢酸カルシウム	60 〜 90 mg/kg	高カルシウム血症
鉄・デンプン・しょ糖の複合物	0.25 〜 0.5 g/day	データ乏しい
セベラマー	90 〜 160 mg/kg	便秘，ビタミン吸収低下，代謝性アシドーシス
ランタン	30 〜 90 mg/kg	嘔吐

表7　リン濃度の目標値(IRIS による基準)

ステージ2：3 〜 4.5 mg/dL
ステージ3：3 〜 5 mg/dL
ステージ4：3 〜 6 mg/dL

伴って起こりやすく，カルシトリオールには腎性二次性副甲状腺機能亢進症の抑制効果およびカルシウム濃度を上げる効果が知られている。カルシトリオールを治療に使うことに関してエビデンスは存在しないが，ほかの動物では有効との結果があり，猫においても現在研究中であるため，今後，標準的治療に組み込まれる可能性はある。

　低カリウム血症はCKDの猫によくみられる異常で，元気消失，食欲低下，便秘，筋力低下さらにはアシドーシスなどの臨床微候を引き起こすことが知られている。カリウムを積極的に補給することで延命につながるかどうかについてはエビデンスはない。一方で，QOLの向上に対しては良好なエビデンスが存在するため[17]，パネルの推奨としては，血清カリウム濃度を定期的に測定すること，血清カリウム濃度＜3.5 mmol/Lの場合はグルクロン酸カリウム(またはクエン酸カリウム)1 〜 4 mmolを初期用量として反応に応じて1日2回投与することがよいとされている。また，同濃度が3.5 〜 3.9 mmol/Lの場合も，効果について不明ではあるが，早期からの補給がよいとされている。

　人のCKD治療では重炭酸塩の投与による代謝性ア

シドーシスの治療が栄養状態の改善につながるといわれている。猫のCKDにおいても代謝性アシドーシスが起こっていることは事実である。しかしながら重炭酸塩の投与による治療介入に関しては延命効果，QOL向上ともにエビデンスはない。パネルは，腎臓病療法食の使用と水和の維持で，十分に代謝性アシドーシスはコントロール可能であるとしている。血中重炭酸塩濃度またはCO_2濃度が非常に低い場合には，16 〜 24 mmol/Lを目標として，経口的な重炭酸塩補給(初期用量：40 〜 75 mg/kg，q12 hr)を行ってよいとされている。ナトリウムの制限については，人では血圧のコントロールに有用とされているが，猫ではその効果は明らかでなく，むしろ高度にナトリウムを制限すれば害作用も起こりうる。そのほかの栄養素については，ω3脂肪酸や抗酸化物質(ビタミンC，Eなど)が食事中に含まれてはいるが，生存期間への影響や腎保護作用などはわかっていない。

3. 高血圧のコントロール

　高血圧とは，持続的な収縮期血圧 systolic blood pressure (SBP)の上昇(＞160 〜 180 mmHg)があり，標的臓器障害のリスクがある場合と定義される。高血圧の治療については延命効果のエビデンスはなく，QOLの向上は，微候が出ている猫では効果ありとの良好なエビデンスがある[3]。標的臓器とは，眼，心臓，脳血管，腎臓など，高血圧の影響が出現しやすい臓器である。猫では高血圧によりCKDが悪化するかどうかについてはわかっていない。一方で，高血圧と重度の蛋白尿のあいだには相関があり，降圧治療によ

156

り効果的に蛋白尿が減少することはわかっている。

したがって，高血圧のコントロールは標的臓器障害の防止が目的であるが，血圧上昇に伴う標的臓器障害のリスクはどこから増加するかはっきりわかっていない。おそらく血圧上昇の時間的経過や個々の症例の状態によって異なるものと思われるが，一般的に収縮期血圧を150～160 mmHgより下に保つことがゴールと考えられている。アンジオテンシン変換酵素（ACE）阻害薬またはアテノロールを単独で使用しても降圧効果は薄く，カルシウムチャネル拮抗薬のアムロジピンによる単独治療が多くの猫で効果をもたらしている。また最近になって使い始められたアンジオテンシン受容体拮抗薬（ARB）のテルミサルタンは，ACE阻害薬に比べて効果が高いことがわかっている。

CKDと診断された猫は後に高血圧を発症する可能性があり，高血圧の存在は標的臓器障害を引き起こす可能性があるため，CKDと診断された猫では血圧測定が推奨され，高血圧に対しては第一選択薬としてアムロジピンを0.0625～0.25 mg/kg，q24 hrで使用する。テルミサルタンは蛋白尿の治療薬として日本を含むいくつかの国で猫での使用が認可されている（1～3 mg/kg，q24 hr）。それで効果が弱い場合にはACE阻害薬やβ遮断薬などほかの薬剤も選択肢となる。

4. 貧血の治療

貧血の治療は，延命効果に関しては質の低いエビデンスしか存在しないが，QOL向上に関しては貧血徴候の改善という点で良好なエビデンスがある。CKDに伴う貧血は主にエリスロポエチンの減少に伴うものであり，赤血球容積（PCV）が持続的に20％を切るものではエリスロポエチン製剤を使用する。ただし，40％以上の症例では良好な反応が得られない。これにはほかの原因による貧血が関与していたり，あるいは抗エリスロポエチン抗体産生による赤芽球癆（PRCA）の問題も含まれる。エポエチンαは初期にはPCV≧25％になるまで100 U/kg，SC，週3回で使用し，その後50～100 U/kg，SC，週1～2回で投与する。抗体産生によるPRCAの発生が少ないといわれているのはダルベポエチンαであり，猫ではこちらのほう

がより勧められる。PCV≧25％になるまで1μg/kg，SC，週1回投与し，その後は1μg/kg，SC，週2～3回または低用量で週1回投与する。エリスロポエチンによる赤血球産生には鉄が必須であり，治療導入時は，デキストラン鉄50 mg/head，IMを必要に応じて月1回，あるいは硫酸鉄50～100 mg/head/day，POで連日投与を行う。

5. 蛋白尿のコントロール

人では，CKD患者の蛋白尿をコントロールすることでCKDの進行を遅らせられることがわかっている。

猫においても蛋白尿の程度は生存期間に関連があるとされているが，蛋白尿をコントロールして生存期間が延長するというデータは存在しない。また，QOL向上の効果についても，エビデンスとしては質が低い。

CKDの猫において，ACE阻害薬のベナゼプリルを使用して蛋白尿の程度を減少させられることがわかっている。さらに，ARBのテルミサルタンが猫の蛋白尿を伴うCKDの治療薬として一部の国で認可されており，ベナゼプリルの効果と少なくとも同等とされている。ただし，このような薬剤でレニン・アンジオテンシン系を阻害して猫の生存期間が延長することは証明されていない。したがって，延命効果についてはさらなる検討が必要であるが，持続的にUPC＞0.4で脱水のない猫では，これらの薬剤が蛋白尿のコントロールに使用されている（テルミサルタン1 mg/kg，PO，q24 hr，ベナゼプリル0.25～0.5 mg/kg，PO，q12 hr）。もちろん，治療の優先順位としては，高血圧があればそのコントロールが先である。また，ステージ4の進行期症例では，窒素血症の悪化，血圧低下，高カリウム血症のリスクに注意する必要がある。また，ACE阻害薬あるいはARBと非ステロイド系抗炎症薬（NSAIDs）を併用することで急性腎障害のリスクがあるため注意が必要である。

腎泌尿器疾患

表8 悪心や嘔吐，食欲不振に対する薬剤

薬剤	用量
マロピタント ニューロキニン（NK-1）受容体拮抗薬	1 mg/kg，SC，IV，q24 hr 2 mg/kg，PO，q24 hr
ミルタザピン 四環系抗うつ薬，α_2拮抗薬	〜0.5 mg/kg（または 1.88 mg/head），PO，q48 hr
オンダンセトロン 5-HT$_3$受容体拮抗薬	0.5〜1.0 mg/kg，SC，q6〜8 hr
ドラセトロン 5-HT$_3$受容体拮抗薬	1.0 mg/kg，PO，q24 hr
ファモチジン H$_2$ブロッカー	0.5〜1 mg/kg，PO，q12〜24 hr
オメプラゾール プロトンポンプ阻害薬	0.5〜1 mg/kg，PO，q12〜24 hr

6．食欲廃絶，悪心，嘔吐のコントロール

これらは目にみえる徴候であり，家族からみたQOLという点では非常に重要な問題である。治療可能な併発疾患がこれらに関与している場合もあり，結果として栄養補給の障害ともなるため治療介入は必要と思われる。すなわち，延命効果に対するデータはないが，徴候を示している猫では治療を行うことがQOL向上に寄与するほぼ良好なエビデンスがある。悪心や嘔吐の原因は，尿毒症毒素による中枢の化学受容器引き金帯の刺激が主であるため，中枢に作用する制吐薬であるマロピタント，ミルタザピン，オンダンセトロンやドラセトロンなどを使用するのがよい（表8）。ステージ2または3のCKD症例で，マロピタントの2週間にわたる経口投与が嘔吐の回数を減らすことがわかっており，さらにミルタザピンの3週間の経口投与で嘔吐の改善，食欲や体重の回復が観察されている。H$_2$ブロッカーやプロトンポンプ阻害薬によってCKD猫の食欲を回復させることは理にかなうとされているが[5]，本当に胃酸分泌が起こっているのか，その程度はどのくらいかなどわかっていないことが多い。もちろん，猫の胃酸過多の治療にはファモチジンよりオメプラゾールのほうが効果的であることは明らかである。悪心が続き，あるいは状態の悪化により，水と食物の経口摂取が困難な症例では，食道瘻チューブあるいは胃瘻チューブによる維持が有効と思われる。

7．尿路感染症の治療

尿路感染症を治療することに延命効果があるかどうかはわかっていない。徴候を示す動物では，その治療がQOLの向上につながるという良好なエビデンスが存在する[12,18]。尿路感染症の発生率はCKDの猫のうち15〜30％で，その多く（＞70％）は無徴候であるが，尿検査異常あるいは顕微鏡的細菌尿を示すものが非常に多い（＞85％）。徴候がある場合，あるいは膿尿（≧5 WBC/hpf）を認めた場合には細菌培養の適応である。分離細菌としては，*Eschericia coli* が60〜75％を占め，*Enterococcus* spp.，*Streptococcus* spp.，*Staphylococcus* spp.，*Enterobacter*，*Pseudomonas*，*Klebsiella* spp. が検出される。尿路感染は腎盂腎炎およびCKD悪化のリスク因子であるため，無徴候でも培養と治療が必要とする意見があるが，治療が1回で成功するものでもなく，臨床徴候を伴わない尿路感染症はCKDの重症度やみかけ上の生存期間に関連はない。不必要な治療によって細菌耐性が生じる可能性についても考える必要がある。

パネルの推奨としては，尿細菌培養陽性で，尿路感染症に伴う徴候がある，あるいは全身徴候（発熱，好中球増加，好中球左方移動，腹痛），膿尿（＞5 WBC/hpf），説明のつかない腎機能の悪化がある場合に治

表9　慢性腎臓病(CKD)症例の尿路感染症に使用できる抗菌薬と注意が必要な抗菌薬

使用上の注意	説明	薬剤
おそらく安全	広域スペクトル 用量調節不要	クロラムフェニコール ペニシリン(クラブラン酸を含む)
用量調節必要	ステージ3，4では用量注意	セファロスポリン[*1] フルオロキノロン[*2] スルホンアミド
毒性の可能性 可能なら避ける	薬物，代謝産物の蓄積 副作用のリスクが高い	ナリジクス酸 ニトロフラトイン テトラサイクリン[*3]（ドキシサイクリンは可）
毒性あり	CKDを悪化させる 禁忌	アミノグリコシド系 ポリミキシン

*1：セファロスポリン系薬剤の一部は尿細管上皮に蓄積，傷害の可能性あり．
*2：エンロフロキサシンはCKDの猫では通常用量で網膜症のリスクが高まるため避ける．
*3：水溶性のテトラサイクリン(オキシテトラサイクリンなど)の排泄は一部腎排泄．テトラサイクリンは蛋白異化亢進作用があり，オキシテトラサイクリン分解産物には腎毒性ある．

療を考えるのがよいとしている．無徴候の症例に治療を直ちに開始するかどうかについては意見が分かれるが，すぐに治療介入せずにしばらく経過観察するのが適切であろう．

　治療には，尿中に変化せずに排泄される抗菌薬で治療域が広く，感受性試験で選択されたものを選ぶが，はじめに経験的使用を行うなら，アモキシシリン（11〜15 mg/kg，PO，q8 hr）またはクラブラン酸強化アモキシシリンの2〜4週間の使用がよい．理想的な治療期間についてはわかっていないが，治療終了後7日目に再度培養で確認するのがよい．

8．その他の治療

　同化ステロイドについては治療効果に関するデータはなく，肝毒性が知られているため推奨されない．幹細胞治療の有用性は確立されておらず，副作用も起こる可能性があり，現時点では推奨されない．腎移植は効果がある可能性も考えられるが，倫理的問題などを含み，また管理上の問題も多いためこのガイドラインでは扱わない．透析療法(血液透析または腹膜透析)は急性腎障害で使われ，副作用もあるものの治療効果は十分に期待される．したがって，CKDにおいても急性悪化の時期には使用できる．

動物の家族に伝えるポイント

- CKDは徐々に進行する完治できない病気であるが，さまざまな治療によりその進行を遅らせることは可能であるため，食事管理だけでも行ったほうがよい．
- ときに病態が進行してぐったりとしたり，嘔吐したり，食欲が全くなくなったりすることもあるが，尿が出ていればまだ望みはある．
- 家に戻って再び普通の生活が送れる可能性もあるので，簡単には諦めないほうがよい．

VNに指導する時のポイント

- CKDが進行したIRISステージ2の後期では腎機能不全ともよばれるステージとなるが，これは単に腎機能が十分ではない状態をさすため，腎不全とよんではならない．
- 家で生活ができている状態であるのに慢性腎不全という言葉を使うことも適切ではない．
- ステージ3，4になり，残存する腎機能が25%を切ると入院治療が必要となる．この状態を腎不全とよぶ．
- CKDは基本的には治ることのない病気で，ゆっくりと末期の腎不全に向けて進行するものである．しかしステージ3であっても，腎不全から回復し，家庭に戻って普通の生活を送ることができる場合もある．

■参考文献

1) Boyd LM, Langston C, Thompson K, et al. Survival in cats with naturally occurring chronic kidney disease (2000-2002). *J Vet Intern Med.* 22: 1111-1117, 2008. doi: 10.1111/j.1939-1676.2008.0163.x

2) Buoncompagni S, Bowles MH. Treatment of systemic hypertension associated with kidney disease. *Compend Contin Educ Vet.* 35: E1-5, 2013.

3) Elliott J, Rawlings JM, Markwell PJ, et al. Survival of cats with naturally occurring chronic renal failure: effect of dietary management. *J Small Anim Pract.* 41: 235-242, 2000.

4) Geddes RF, Elliott J, Syme HM. Relationship between Plasma Fibroblast Growth Factor-23 Concentration and Survival Time in Cats with Chronic Kidney Disease. *J Vet Intern Med.* 29: 1494-501, 2015. doi: 10.1111/jvim.13625

5) Goldstein RE, Marks SL, Kass PH, et al. Gastrin concentrations in plasma of cats with chronic renal failure. *J Am Vet Med Assoc.* 213: 826-828, 1998.

6) International Renal Interest Society. Diagnosing, staging, and treating chronic kidney disease in dogs and cats. https://idexxcom-live-b02da1e51e754c9cb292133b-9c56c33.aldryn-media.com/filer_public/e5/c5/e5c5ac5a-26ee-46a4-b9c4-fea7143bf908/iris-pocket-guide-en-au.pdf（2018 年 8 月現在）.

7) International Renal Interest Society. IRIS staging of CKD. http://www.iris-kidney.com/guidelines/staging.html（2018 年 8 月現在）.

8) International Renal Interest Society. Treatment recommendations for CKD in cats (2015). http://www.iris-kidney.com/pdf/002-5559-001-iris-website-treatment-recommendation-pdfs-cats_070116-final.pdf（2018 年 8 月現在）.

9) Japanese society of feline medicine（ねこ医学会）. 猫の慢性腎臓病の診断と管理：ISFM　ガイドライン（要ログイン）. http://www.jsfm-cat-friendly.com/jsfm_members/pdf/21/download.pdf（2018 年 8 月現在）.

10) King JN, Tasker S, Gunn-Moore DA, et al. Prognostic factors in cats with chronic kidney disease. *J Vet Intern Med.* 21: 906-916, 2007.

11) Lulich JP, Osborne CA, O' Brien TD, et al. Feline renal failure: questions, answers, questions. *Compend contin educ pract vet.* 14: 127-152, 1992.

12) Olin SJ, Bartges JW. Urinary tract infections: treatment/comparative therapeutics. *Vet Clin North Am Small Anim Pract.* 45: 721-746, 2015. doi: 10.1016/j.cvsm.2015.02.005

13) Plantinga EA, Everts H, Kastelein AM, et al. Retrospective study of the survival of cats with acquired chronic renal insufficiency offered different commercial diets. *Vet Rec.* 157: 185-187, 2005.

14) Ross SJ, Osborne CA, Kirk CA, et al. Clinical evaluation of dietary modification for treatment of spontaneous chronic kidney disease in cats. *J Am Vet Med Assoc.* 229: 949-957, 2006. doi: 10.2460/javma.229.6.949

15) Sparkes AH, Caney S, Chalhoub S, et al. ISFM Consensus Guidelines on the Diagnosis and Management of Feline Chronic Kidney Disease. *J Feline Med Surg.* 18: 219-239, 2016. doi: 10.1177/1098612X16631234

16) Syme HM, Markwell PJ, Pfeiffer D, et ak. Survival of cats with naturally occurring chronic renal failure is related to severity of proteinuria. *J Vet Intern Med.* 20: 528-535, 2006.

17) Theisen SK, DiBartola SP, Radin MJ, et al. Muscle potassium content and potassium gluconate supplementation in normokalemic cats with naturally occurring chronic renal failure. *J Vet Intern Med.* 11: 212-217, 1997.

18) Weese JS, Giguère S, Guardabassi L, et al. ACVIM consensus statement on therapeutic antimicrobial use in animals and antimicrobial resistance. *J Vet Intern Med.* 29: 487-498, 2015. doi: 10.1111/jvim.12562

05 腎泌尿器疾患 -2-

腎臓病でのレニン・アンジオテンシン系の抑制の意義

日本獣医生命科学大学 獣医内科学研究室第二
宮川優一

アドバイス

　近年，さまざまな腎臓病用の薬剤，サプリメントが発売されている。獣医学領域で慢性腎臓病（CKD）用として認可された初めての薬剤は，アンジオテンシン変換酵素（ACE）阻害薬であるベナゼプリルである。しかし，この薬剤は「蛋白尿の抑制」に有効なのであり，あらゆる CKD に対して有効であると証明されたわけではない。CKD には，乱暴に分けると蛋白尿が顕著に生じる疾患とそうではない疾患がある。これらはその病態，進行速度も異なっており，同じ治療でよいわけではない。腎臓病だからベナゼプリルを投与する，といった短絡的な治療選択は，有害反応やコストなどにより患者，家族を苦しめる可能性もある。

　本稿では CKD とレニン・アンジオテンシン系の関わりを述べ，必要な治療選択について解説する。

腎臓でのレニン・アンジオテンシン系の生理学的な役割

1．アンジオテンシンⅡの生理活性

　レニン・アンジオテンシン系にはさまざまなペプチドが存在し，複雑なシステムであることが明らかになってきている（図 1）。そのなかでもアンジオテンシンⅡが最も強力な生理活性を持っている。

　アンジオテンシンⅡは，血管平滑筋の収縮，心筋収縮の亢進，アルドステロンの分泌，交感神経系の活性化，口渇中枢の刺激といった作用を介して血圧，体液バランスの維持に関与する重要なペプチドである。アンジオテンシンⅡはアンジオテンシン 1 型（AT1）および 2 型（AT2）受容体に結合することで作用する。前述のアンジオテンシンⅡの作用は AT1 受容体を介した作用である。

　これらの作用は主に循環中のレニン・アンジオテンシン系の役割であるが，脳，心臓，肝臓，腎臓などには，循環レニン・アンジオテンシン系と独立した，組織レニン・アンジオテンシン系とよばれるシステムがある[24,28]。組織レニン・アンジオテンシン系は炎症反応，細胞の増殖，アポトーシス，遊走，分化，細胞内シグナル経路の活性化などの生理活性を持つ。

2．腎臓でのアンジオテンシンⅡの役割

　腎臓において，アンジオテンシンⅡは輸入および輸出細動脈を収縮させる。このうち輸出細動脈を強く収縮させることにより糸球体毛細血管圧を上昇させ，糸球体濾過量（GFR）を上昇させる。これは循環血液量，血圧の変動による腎血流量，および GFR の変化を最小限にとどめるための作用である。アンジオテンシンⅡによる GFR の調節作用は，尿細管糸球体フィードバック機構と密接に関連している。なお，一酸化窒素（NO）やプロスタグランジン（PG）などの関与により，輸入細動脈の収縮は弱まるとされている。

　また，アンジオテンシンⅡは，近位～遠位尿細管でのナトリウムイオン（Na⁺）の再吸収を促進する。遠位尿細管での Na⁺ の再吸収の増加には，アンジオテンシンⅡによるアルドステロン分泌増加による作用も関与している。

3．アンジオテンシンⅡの分解と変換

　アンジオテンシンⅡはアミノペプチダーゼ A などによりアンジオテンシンⅢに加水分解される。アンジオテンシンⅢも弱い血管収縮作用，アルドステロン分泌の刺激作用を持つ。

　アンジオテンシンⅢはさらにアンジオテンシンⅣに

腎泌尿器疾患

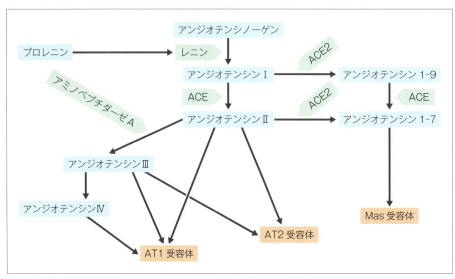

図1 レニン・アンジオテンシン系の概要（一部省略）
AT1受容体は血管収縮，ナトリウム再吸収，酸化ストレス，炎症，線維化の作用を持ち，AT2受容体とMas受容体は一酸化窒素の合成，血管拡張，ナトリウム利尿，抗炎症の作用を持っている。
ACE：アンジオテンシン変換酵素

変換される。血管収縮作用はより弱くなるが，血管の炎症反応に関与していることも示唆されている。

アンジオテンシン1-7はアンジオテンシンIまたはIIからACE2を介して変換される。Mas受容体を介して血管拡張，心筋線維化の軽減などの作用を示すことから，新たな治療薬として期待されている[18]。

レニン・アンジオテンシン系と腎臓病の関わり

腎臓にとってレニン・アンジオテンシン系は生理学的に非常に重要なシステムであるが，そのシステムが腎臓病の進展とも密接に関係している。

CKDではその原因にかかわらず，機能しているネフロンの数が減少する。ネフロンの減少は腎機能の低下に直結するが，それに対して，腎臓はもともと非常に大きな予備機能を持っている。しかし，ネフロンの減少が進行していくと予備機能も減少し，体内の恒常性を維持できなくなる（老廃物の蓄積，体液調節の異常）。そのため，腎臓はひとつひとつのネフロンの機能を向上させることによってネフロンの減少を代償しようとする。この代償作用は糸球体肥大（糸球体の濾過面積を増大させる）と糸球体高血圧（糸球体濾過を駆動する糸球体内静水圧を上昇させる）によって達成される。前述のように，アンジオテンシンIIは輸出細動脈の収縮により糸球体毛細血管圧を上昇させることでGFRを上昇させる。また，細胞増殖作用によって糸球体を肥大させ，糸球体濾過面積を増加させ，GFRの上昇を図っている。この作用によって，短期的にはGFRは増加し，ネフロンの減少によって低下した腎機能を代償することができる。

しかし，この状態が長期化すると，糸球体毛細血管への伸展ストレスが内皮細胞の傷害，足細胞の破壊，メサンギウム細胞の増殖などを介して，糸球体を破壊することにつながる（図2）。とくに足細胞の傷害は，蛋白尿の発現，または悪化を引き起こす。蛋白尿は尿細管間質の線維化を招くため，CKDの進行因子ともなる（図3）。

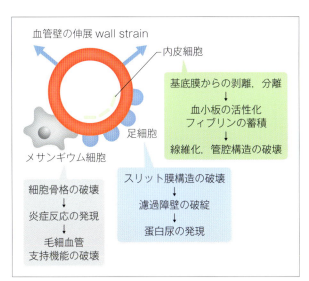

図2 慢性腎臓病での糸球体高血圧および糸球体肥大による代償反応の破綻

蛋白尿の軽減に対するレニン・アンジオテンシン系の抑制薬の意義

1. 糸球体疾患による蛋白尿発現の機序

　糸球体疾患はCKDに含まれる疾患のひとつである。免疫複合体やアミロイド線維などが糸球体毛細血管に沈着し、炎症を引き起こすことで、糸球体の濾過障壁を傷害し尿中への蛋白の漏出を引き起こす（多くの場合、尿蛋白/クレアチニン比〔UPC〕が>2.0を示す）。

　正常な状態では、糸球体で自由に濾過される「低分子」蛋白質は尿細管で再吸収されたのち代謝・分解される。しかし、糸球体疾患で生じる、蛋白尿の原因となる蛋白は高分子（アルブミンが主体）である。このような蛋白は尿細管で再吸収されると、インターロイキン（IL）-6、形質転換増殖因子（TGF）-βといったサイトカインを誘発し、尿細管間質の炎症、線維化を引き起こしていくと考えられている（図3）。尿細管間質の線維化が、機能しているネフロンを破壊し腎機能を低下させ腎臓病を進行させる最大の要因であり、蛋白尿はその線維化を引き起こす強力なメディエーターである。そのため、糸球体疾患では糸球体から漏出する蛋白を減らすことが治療の根幹となる。理想的には、糸球体腎炎の原因を腎生検によって評価し、その原因療法を行うべきであるが、現在の獣医療ではすべての症例に腎生検を行うことは難しい。加えて、病理学的・臨床的な分類も十分に行われておらず理解が深まっていないため、原因が明確にできず、的確な原因療法の評価もなされていない。

2. 糸球体高血圧の抑制による蛋白尿の軽減

　蛋白尿を減少させる「対症療法」と、それに伴うCKDの進行抑制として、レニン・アンジオテンシン系の抑制がある。

　前述のとおり、糸球体高血圧が蛋白尿の悪化に関連するため、糸球体高血圧の抑制は蛋白尿の軽減に繋がる。人医療ではACE阻害薬およびアンジオテンシンⅡ受容体拮抗薬（ARB）の多くが、蛋白尿の軽減効果を持つことが報告されている。また、2型糖尿病による糖尿病性腎症の患者に対するロサルタンカリウム（ARBのひとつ）の投与がアルブミン尿を軽減させ、さらにその腎保護効果がアルブミン尿の抑制の程度と正相関したことが報告されている[8]。

3. その他の機序による蛋白尿の軽減

　近年、レニン・アンジオテンシン系の抑制は、糸球体高血圧だけでなく、糸球体毛細血管の構造的な改善によっても蛋白尿を軽減させると考えられはじめている。腎内アンジオテンシンⅡは、糸球体での濾過障壁の構成に重要なネフリン蛋白の発現を抑制している[33]。糸球体腎炎の動物モデルでは、ARBの投与がAT2受容体発現を増加させ、それに伴うAT2受容体の刺激がこのネフリン蛋白の発現を改善した[21, 27]。

　一方で、アルドステロンも糸球体毛細血管を直接傷害することが知られている。アルドステロンの投与は、糸球体肥大、メサンギウム領域の拡大、尿細管間質障害を引き起こす。糸球体上皮を構成する各細胞（足細胞、メサンギウム細胞など）ではアルドステロンによりミネラルコルチコイド（MR）受容体の発現が増強するが、CKDではアルドステロンに関連しないMR受容体の活性化も報告されている[22, 29, 31]。

　すなわち、レニン・アンジオテンシン系の抑制（と

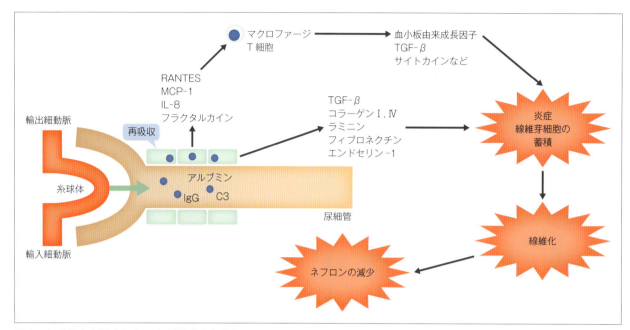

図3 糸球体から漏出した蛋白が腎臓病を進行させる機序
MCP-1：単球走化性蛋白質-1，IL-8：インターロイキン-8，TGF-β：形質転換増殖因子β

くにARB）は以下の効果を持つと考えられている。

- ネフリン蛋白の発現の改善
- 抗酸化作用
- アポトーシスの抑制
- アルドステロンの抑制による降圧作用以外の作用による蛋白尿改善

4．臨床試験結果

前述のとおり，犬および猫では糸球体疾患，つまり蛋白尿に対するレニン・アンジオテンシン系の抑制に関する研究は少ない。獣医学領域でのCKDの研究の多くが，糸球体疾患とそうでない疾患の症例をまとめてしまっているためである。

Brownらは，犬の慢性腎不全モデル（部分的腎切除）においてエナラプリルが糸球体肥大および高血圧の改善に有用であり，またこの効果が蛋白尿および全身性高血圧の改善と密接に関連したことを明らかにしている[5]。糸球体疾患のひとつであるX連鎖部遺伝性腎症を呈するサモエドで行われた研究は，エナラプリルの投与が蛋白尿を軽減し生存期間を改善すると示し

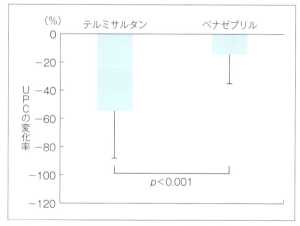

図4 糸球体疾患の犬におけるテルミサルタンとベナゼプリル投与前後でのUPC変化率の比較
UPC：尿蛋白／クレアチニン比
（文献36，38をもとに改変）

た[12]。筆者らは糸球体疾患の犬に対して，腎臓病用療法食と同時にACE阻害薬とARBを投与し，抗蛋白尿効果を評価している。ベナゼプリル（0.25〜0.5 mg/kg, bid）およびテルミサルタン（1 mg/kg, sid）の30〜90日間の投与は，有意に蛋白尿を軽減させたが，その軽減作用はテルミサルタンで大きかった[36, 38]（図4）。蛋白尿を呈す犬の最近の研究では，エナラプリルは投与後60日以降にUPCを有意に低下させた

が，ベナゼプリルでは UPC の低下が認められなかったとしている[35]。

つまり，蛋白尿のみられる CKD の症例では，レニン・アンジオテンシン系の抑制薬の投与が必要であり，そして ACE 阻害薬よりも ARB が高い抗蛋白尿効果，腎保護効果を持つと考えられる。

蛋白尿のみられない（または糸球体疾患でない）症例へのレニン・アンジオテンシン系抑制薬の意義

糸球体肥大や糸球体高血圧といった CKD の悪化要因を考慮すれば，あらゆるタイプの CKD に対して，ACE 阻害薬および ARB の投与が有益な効果をもたらすことが期待される。Brown らは部分的腎切除を施した腎不全モデル猫で，ベナゼプリルが輸出細動脈の拡張に伴う糸球体内圧の低下をもたらしたことを報告している[4]。しかし，実際には，人も含めてレニン・アンジオテンシン系抑制薬があらゆる腎疾患で有用だったとする臨床試験の結果はない。

人医療では，レニン・アンジオテンシン系の抑制薬の有効性は，糖尿病性腎症の患者で十分に研究されている。糖尿病性腎症は，早期には微量アルブミン尿を呈し，進行に伴ってより重度の蛋白尿を示すようになる。ACE 阻害薬や ARB は微量アルブミン尿の段階から糖尿病性腎症の進行，心血管系疾患の併発を抑制することが知られている[26, 30]。また，ACE 阻害薬であるラミプリルの腎保護効果は，1 日蛋白排泄量（乱暴だが，UPC とほぼ同じような数字だと理解してもらっても問題ない）が 4.5 g 以上で認められ，1 ～ 2 g ではその作用は消失していた[30]。CKD 患者に対するテルミサルタンの投与は，尿中アルブミン／クレアチニン比（UAC）が 3.4 以上の患者で心血管系イベント（脳梗塞や心筋梗塞など）の発現を抑制したが，3.4 以下の患者では，プラセボ群よりもむしろイベントの発生を増加させている[26]。

獣医学領域で行われた比較的大規模な臨床試験では，犬においても猫においても CKD（原因はさまざま）に対するベナゼプリルによる予後の改善は認められていない[19, 20]。このうち，蛋白尿を示す症例（犬では UPC＞0.5，猫では＞0.4）のサブ解析でも，ベナゼプリルの投与群と対照群の生存期間に統計学的に明確な有意差はみられなかった。つまり，ACE 阻害薬の延命効果は確認されておらず，有意な UPC の低下のみが認められている。このことは，少なくとも（糸球体疾患でなかったとしても）蛋白尿がある CKD の症例に対してのみ，レニン・アンジオテンシン系の抑制薬を投与する正当性があることを示している。

まとめると以下のとおりである。

- 高血圧がなく顕著な蛋白尿を示さない場合は，レニン・アンジオテンシン系の抑制薬は積極的に使用すべきではない。
- 脱水などの腎血流量を低下させる状況下では，ACE 阻害薬や ARB はむしろ GFR を低下させる可能性があるため，無用な投与は避けなければならない。

国際獣医腎臓病研究グループ（IRIS）でも，ACE 阻害薬および ARB の投与は蛋白尿または高血圧がある症例に対して行うことが推奨されている[14]。

高血圧症例に対するレニン・アンジオテンシン系の抑制

1．高血圧の原因

高血圧は CKD との深い関連を持つが，2018 年現在も，高血圧の成立にはさまざまな説があり明確にはされていない。炎症，レニン・アンジオテンシン・アルドステロン系の活性化，高インスリン血症，ネフロンの減少，交感神経の活性化，NO の産生低下，尿細管間質性腎症に伴う髄質血流分布の異常といったさまざまな原因によって，ナトリウム利尿，血管抵抗性の増加が生じ，高血圧が生じると考えられている。

腎泌尿器疾患

獣医療では高血圧の多くが二次性高血圧であり，原発性（または本態性）高血圧は少ないとされている。二次性高血圧の原因としては，CKD，甲状腺機能亢進症（猫），副腎皮質機能亢進症（犬）が一般的な原因である。CKDの猫ではその19.4％に[32]，甲状腺機能亢進症の猫では87％で高血圧が認められたとする報告がある[23]。高血圧の猫135例を対象に行った研究では，高血圧の原因として，78例（58％）がCKD，34例（25％）が甲状腺機能亢進症，5例がCKDと甲状腺機能亢進症の併発と診断された[17]。人では糸球体疾患は尿細管間質性疾患よりも高血圧を発症しやすく，糸球体腎炎患者では約60％が高血圧を合併する。犬では糸球体疾患での高血圧の発生率を調査した研究はないが，日本獣医生命科学大学付属動物医療センターに来院し糸球体疾患と診断された犬の60％（35例中21例）で高血圧の合併を認めている（未発表データ）。

2．薬の選択

高血圧の治療では，犬ではレニン・アンジオテンシン系の抑制薬が第一選択薬で，第二選択薬はカルシウム（Ca）チャネル拮抗薬であるアムロジピンである。犬ではアムロジピンの投与はレニン・アンジオテンシン系の活性化を引き起こすことが知られており[2]，ACE阻害薬の併用が推奨されている。

猫はその逆で，アムロジピンが第一選択薬である。猫ではACE阻害薬の降圧作用は強くないこと（≦10 mmHgの低下），アムロジピンの降圧作用に関するエビデンスが十分であることがその理由である。なお，筆者らの研究で，猫でもアムロジピンの投与がレニン・アンジオテンシン系を活性化させる可能性が示された[37]（図5）。

人医療ではCaチャネル拮抗薬とARBの降圧効果は同等と考えられており，蛋白尿がある高血圧の患者に対してはレニン・アンジオテンシン系の抑制薬（とくにARB），蛋白尿がないCKD患者ではレニン・アンジオテンシン系抑制薬，アムロジピンなどの薬剤から選択するとされている。犬や猫でも，蛋白尿を示し高血圧がある場合には，レニン・アンジオテンシン系の抑制薬から使用すべきだと考えられる。

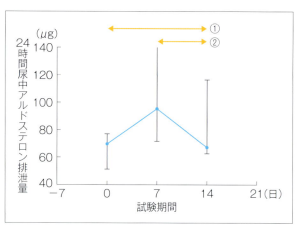

図5 健康な猫に対するアムロジピンのレニン・アンジオテンシン系の活性化を評価した研究結果

アムロジピンを投与後7日でアルドステロン排泄量が有意に増加し（$p<0.05$），ベナゼプリルの追加により低下した。矢印はアムロジピン（①），ベナゼプリル（②）の投与期間を表す。
① アムロジピン　0.5 mg/kg，sid
② ベナゼプリル　0.5 mg/kg，bid
（文献39より転載）

レニン・アンジオテンシン系と腎臓病の今後の展望

1．アルドステロンの抑制

長期的なACE阻害薬およびARBの投与は，治療中にもかかわらずアルドステロンが上昇するというアルドステロン・ブレイクスルーを引き起こすことが知られている[1]。この現象がどれだけの臨床的な意義を持つかは明らかになっていないが，アルドステロンが腎傷害と関連していることから，アルドステロンに対する治療も考慮する必要があると思われる。

また，前述のとおりMR受容体はアルドステロンを介さずとも活性化するため，レニン・アンジオテンシン・「アルドステロン」系の抑制にはMR受容体拮抗薬の投与が推奨されるようになってきている。人では，ACE阻害薬またはARBに，スピロノラクトンやエプレレノンといったMR受容体拮抗薬の併用が，強い蛋白尿の抑制効果を示すことが報告されている[7,9]。しかしメタ解析では，MR受容体拮抗薬を追加投与した群は高カリウム血症の発現により試験から離脱するリスクが3倍だったこと，GFRの有意な低

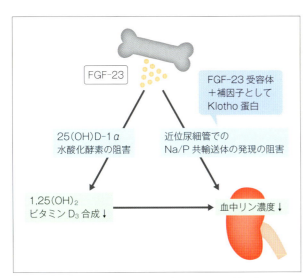

図6 線維芽細胞増殖因子(FGF)-23とリン利尿作用
Na/P共輸送体：ナトリウム／リン共輸送体

下を引き起こしたことが示されている[7]。同様のリスクは，ACE阻害薬とARBを併用することでも報告されている[25]。

最近になって，犬および猫の心臓病ではスピロノラクトンの有用性に関する報告が相次いでいる[3, 16]が，ACE阻害薬およびARBとの併用は有害反応の発生に対する細心の注意を要する。

2. 線維芽細胞増殖因子(FGF)-23

人では，CKDに伴うリン・カルシウム代謝に，線維芽細胞増殖因子(FGF)-23が関与していることが明らかにされている。FGF-23は近位尿細管でのナトリウム／リン(Na/P)共輸送体の発現を低下させ，リン再吸収を抑制し，1α水酸化酵素の発現を抑制することで活性型ビタミンD_3の産生を抑制することが知られている(図6)。CKDでは，腎機能低下によるリンの蓄積を抑制するために，早期から血中FGF-23濃度が上昇する。病態が進行するにつれて補因子であるKlotho蛋白とFGF受容体の発現が低下するために，FGF-23によるリン利尿，PTH合成の抑制が効果を示さなくなることで，リンの蓄積，副甲状腺機能亢進症の悪化に関連すると考えられている。

猫でも，PTHおよびリンよりも早期(IRISによる分類でCKDステージ2)から血中FGF-23濃度が上昇していることが明らかになっている[10]。また，CKDの猫に対する腎臓病用療法食の使用は，高リン血症がなくとも血清FGF-23濃度を低下させる[6]。そして，猫では高い血中FGF-23濃度がCKDの予後の悪化と関連していることが明らかになっている[11]ことから，血中FGF-23濃度を低下させることはCKDの治療の中心になるかもしれない。

人では糖尿病性腎症に対するラミプリルの投与は，血中FGF-23濃度を低下させたと報告されている[34]。さらに，高い血中FGF-23濃度はレニン・アンジオテンシン系の抑制薬による蛋白尿の減少作用の低下と関連していた[13]。

獣医学領域でもCKDのトータルケアとしてのFGF-23，レニン・アンジオテンシン系の管理が注目されるようになると思われる。

まとめ

レニン・アンジオテンシン系の関与はCKDの病態の中心であり，それは蛋白尿がないCKDに比べ，蛋白尿を引き起こす糸球体疾患においてより顕著である。そのため，レニン・アンジオテンシン系の抑制薬の使用は，蛋白尿および（または）高血圧を示すCKDで必要とされる。糸球体疾患に対してはARBがより高い抗蛋白尿作用，腎保護効果を発揮すると思われる。

CKDでは，進行するととくに犬で高カリウム血症の発現を認めることや，尿濃縮能の低下および食欲不振から脱水を呈することが多いため，レニン・アンジオテンシン系の抑制薬を使用する場合には，有害反応としての高カリウム血症，腎機能低下に細心の注意を払う必要がある。

薬の処方例

1. 糸球体疾患に対する蛋白尿の抑制[15]

- ベナゼプリル 0.5 mg/kg, PO, sid から開始 （最大 1 mg/kg, bid まで）
- エナラプリル 0.5 mg/kg, PO, sid から開始 （最大 1 mg/kg, bid まで）
- ラミプリル 0.125 mg/kg, PO, sid から開始 （最大 0.5 mg/kg, sid まで）
- テルミサルタン 1.0 mg/kg, PO, sid から開始（最大 2 mg/kg, sid まで）
- スピロノラクトン 1 ～ 2 mg/kg, PO, bid

2. 高血圧

- ベナゼプリル 0.25 mg/kg, PO, sid から開始 （最大 0.5 mg/kg, bid まで）
- エナラプリル 0.25 mg/kg, PO, sid から開始 （最大 0.5 mg/kg, bid まで）
- ラミプリル 0.125 mg/kg, PO, sid から開始 （最大 0.25 mg/kg, sid まで）

■参考文献

1) Ames MK, Atkins CE, Eriksson A, et al. Aldosterone breakthrough in dogs with naturally occurring myxomatous mitral valve disease. *J Vet Cardiol*. 19: 218-227, 2017. doi: 10.1016/j.jvc.2017.03.001

2) Atkins CE, Rausch WP, Gardner SY, et al. The effect of amlodipine and the combination of amlodipine and enalapril on the renin-angiotensin-aldosterone system in the dog. *J Vet Pharmacol Ther*. 30: 394-400, 2007.

3) Beaumier A, Rush JE, Yang VK, et al. Clinical findings and survival time in dogs with advanced heart failure. *J Vet Intern Med*. 32: 944-950, 2018. doi: 10.1111/jvim.15126

4) Brown SA, Brown CA, Jacobs G, et al. Effects of the angiotensin converting enzyme inhibitor benazepril in cats with induced renal insufficiency. *Am J Vet Res*. 62: 375-383, 2001.

5) Brown SA, Finco DR, Brown CA, et al. Evaluation of the effects of inhibition of angiotensin converting enzyme with enalapril in dogs with induced chronic renal insufficiency. *Am J Vet Res*. 64: 321-327, 2003.

6) Chakrabarti S, Syme HM, Elliott J. Clinicopathological variables predicting progression of azotemia in cats with chronic kidney disease. *J Vet Intern Med*. 26: 275-281, 2012. doi: 10.1111/j.1939-1676.2011.00874.x

7) Currie G, Taylor AH, Fujita T, et al. Effect of mineralocorticoid receptor antagonists on proteinuria and progression of chronic kidney disease: a systematic review and meta-analysis. *BMC Nephrol*. 17: 127, 2016. doi: 10.1186/s12882-016-0337-0

8) de Zeeuw D, Remuzzi G, Parving HH, et al. Proteinuria, a target for renoprotection in patients with type 2 diabetic nephropathy: lessons from RENAAL. *Kidney Int*. 65: 2309-2320, 2004.

9) Dhaybi OA, Bakris G. Mineralocorticoid antagonists in chronic kidney disease. *Curr Opin Nephrol Hypertens*. 26: 50-55, 2017. doi: 10.1097/MNH.0000000000000290

10) Geddes RF, Biourge V, Chang Y, et al. The Effect of Moderate Dietary Protein and Phosphate Restriction on Calcium-Phosphate Homeostasis in Healthy Older Cats. *J Vet Intern Med*. 30: 1690-1702, 2016. doi: 10.1111/jvim.14563

11) Geddes RF, Elliott J, Syme HM. Relationship between plasma fibroblast growth factor-23 concentration and survival time in cats with chronic kidney disease. *J Vet Intern Med*. 29: 1494-1501, 2015. doi: 10.1111/jvim.13625

12) Grodecki KM, Gains MJ, Baumal R, et al. Treatment of X-linked hereditary nephritis in Samoyed dogs with angiotensin converting enzyme (ACE) inhibitor. *J Comp Pathol*. 117: 209-225, 1997.

13) Humalda JK, Lambers Heerspink HJ, Kwakernaak AJ, et al. Fibroblast growth factor 23 and the antiproteinuric response to dietary sodium restriction during renin-angiotensin-aldosterone system blockade. *Am J Kidney Dis*. 65: 259-266, 2015. doi: 10.1053/j.ajkd.2014.07.022

14) International Renal Interest Society (IRIS). http://www.iris-kidney.com/guidelines/recommendations.html（2018 年 8 月現在）

15) IRIS Canine GN Study Group Standard Therapy Subgroup, Brown S, Elliott J, et al. Consensus recommendations for standard therapy of glomerular disease in dogs. *J Vet Intern Med*. 27: S27-43, 2013. doi: 10.1111/jvim.12230

16) James R, Guillot E, Garelli-Paar C, et al. The SEISICAT study: a pilot study assessing efficacy and safety of spironolactone in cats with congestive heart failure secondary to cardiomyopathy. *J Vet Cardiol*. 20: 1-12, 2018. doi: 10.1016/j.jvc.2017.11.001

17) Jepson RE, Elliott J, Brodbelt D, et al. Effect of control of systolic blood pressure on survival in cats with systemic hypertension. *J Vet Intern Med*. 21: 402-409, 2007.

18) Kaschina E, Namsolleck P, Unger T. AT2 receptors in cardiovascular and renal diseases. *Pharmacol Res*. 125: 39-47, 2017. doi: 10.1016/j.phrs.2017.07.008

19) King JN, Font A, Rousselot JF, et al. Effects of benazepril on survival of dogs with chronic kidney disease: a multicenter, randomized, blinded, placebo-controlled clinical trial. *J Vet Intern Med*. 31: 1113-1122, 2017. doi: 10.1111/jvim.14726

20) King JN, Gunn-Moore DA, Tasker S, et al. Tolerability and efficacy of benazepril in cats with chronic kidney disease. *J Vet Intern Med*. 20: 1054-1064, 2006.

21) Kinoshita Y, Kondo S, Urushihara M, et al. Angiotensin II type I receptor blockade suppresses glomerular renin-angiotensin system activation, oxidative stress, and progressive glomerular injury in rat anti-glomerular basement membrane glomerulonephritis. *Transl Res*. 158: 235-248, 2011. doi: 10.1016/j.trsl.2011.05.003

22）Kiyomoto H, Rafiq K, Mostofa M, et al. Possible underlying mechanisms responsible for aldosterone and mineralocorticoid receptor-dependent renal injury. *J Pharmacol Sci.* 108: 399-405, 2008

23）Kobayashi DL, Peterson ME, Graves TK, et al. Hypertension in cats with chronic renal failure or hyperthyroidism. *J Vet Intern Med.* 4: 58-62, 1990.

24）Kobori H, Nangaku M, Navar LG, et al. The intrarenal renin-angiotensin system: from physiology to the pathobiology of hypertension and kidney disease. *Pharmacol Rev.* 59: 251-287, 2007.

25）Makani H, Bangalore S, Desouza KA, et al. Efficacy and safety of dual blockade of the renin-angiotensin system: meta-analysis of randomised trials. *BMJ.* 346-360, 2013. doi: 10.1136/bmj.f360

26）Mann JF, Schmieder RE, Dyal L, et al. Effect of telmisartan on renal outcomes: a randomized trial. *Ann Intern Med.* 151: 1-10, 2009.

27）Mii A, Shimizu A, Masuda Y, et al. Angiotensin II receptor blockade inhibits acute glomerular injuries with the alteration of receptor expression. *Lab Invest.* 89: 164-177, 2009. doi: 10.1038/labinvest. 2008.128

28）Nishiyama A, Kobori H. Independent regulation of renin-angiotensin-aldosterone system in the kidney. *Clin Exp Nephrol.* 22: 1-9, 2018. doi: 10.1007/s10157-018-1567-1

29）Nishiyama A, Yao L, Nagai Y, et al. Possible contributions of reactive oxygen species and mitogen-activated protein kinase to renal injury in aldosterone/salt-induced hypertensive rats. *Hypertension.* 43: 841-848, 2004. doi: 10.1161/01.HYP.0000118519.66430.22

30）Ruggenenti P, Perna A, Remuzzi G, et al. Retarding progression of chronic renal disease: the neglected issue of residual proteinuria. *Kidney Int.* 63: 2254-2261, 2003. doi: 10.1046/j.1523-1755.2003. 00033.x

31）Shibata S, Nagase M, Yoshida S, et al. Modification of mineralocorticoid receptor function by Rac1 GTPase: implication in proteinuric kidney disease. *Nat Med.* 14: 1370-1376, 2008. doi: 10.1038/nm1879

32）Syme HM, Barber PJ, Markwell PJ, et al. Prevalence of systolic hypertension in cats with chronic renal failure at initial evaluation. *J Am Vet Med Assoc.* 220: 1799-1804, 2002.

33）Xu HZ, Wang WN, Zhang YY, et al. Effect of angiotensin II type 1 receptor blocker on 12-lipoxygenase activity and slit diaphragm protein expression in type 2 diabetic rat glomeruli. *J Nephrol.* 29: 775-782, 2016. doi: 10.1007/s40620-016-0296-3

34）Yilmaz MI, Sonmez A, Saglam M, et al. Ramipril lowers plasma FGF-23 in patients with diabetic nephropathy. *Am J Nephrol.* 40: 208-214, 2014. doi: 10.1159/000366169

35）Zatelli A, Roura X, D'Ippolito P, et al. The effect of renal diet in association with enalapril or benazepril on proteinuria in dogs with proteinuric chronic kidney disease. *Open Vet J.* 6: 121-127, 2016. doi: 10.4314/ovj.v6i2.8

36）酒井雄介，宮川優一，竹村直行．蛋白漏出性腎症のイヌに対するテルミサルタンの抗蛋白尿効果の検討．日本獣医腎泌尿器学会誌．10：44-49，2018．doi：10.24678/javnu.10.1_44

37）谷康平，宮川優一，竹村直行．健康ネコのレニン・アンジオテンシン・アルドステロン系に対するアムロジピンの影響およびベナゼプリルの併用効果の検討．第104回 日本獣医循環器学会抄録集．2016，p324.

38）増田尭之，宮川優一，竹村直行．蛋白漏出性腎症のイヌにおける抗蛋白尿療法の効果の比較検討．第6回日本獣医腎泌尿器学会学術集会・総会抄録集．pp34，2018.

39）宮川優一．慢性腎臓病の病態生理に基づく診断と治療：伴侶動物治療指針 Vol.7 ～臓器・疾患別 最新の治療法 33 ～．石田卓夫監修．緑書房．2016，pp120-128.

06 | **産科疾患**

卵巣の疾患

日本獣医生命科学大学 獣医臨床繁殖学研究室
堀　達也

アドバイス

　卵巣の疾患が発生すると，新しい卵胞の発育・成熟，排卵および黄体の形成・維持などの一連の卵巣機能に異常が起こり，正常な生殖活動または生殖周期に問題が生じる。繁殖を行わない犬や猫に卵巣の疾患が起こった場合は，治療として外科的な卵巣摘出術を実施することで解決してしまうことが多い。しかし，繁殖を計画している個体に起こった場合は不妊や流産の原因となるため，大きな問題となる。卵巣の疾患のなかには，緊急的に対応をしなくてはならないものがある。また，卵巣の疾患が原因で起こった問題に対して，ホルモン製剤を用いた治療や交配適期を決定するための特別な検査を行うことで対応できるものもある。したがって，家族の希望に合わせた適切な対応を行うためには，各疾患の病態を理解し，診断・処置について十分に理解することが必要である。

病態

　卵巣の疾患は，主に犬で問題となることが多い。この理由として，雌猫の多くが不妊手術（卵巣摘出術または卵巣子宮摘出術）を受けていることが挙げられるが，不妊手術を受けていない猫での卵巣の疾患の発生率も，犬より少ないと考えられている。

　卵巣の疾患は，臨床徴候から①発情が持続するもの，②無発情を呈するもの，③その他の徴候を示すものに大きく分けられる（表）。このうち，発情が持続する疾患は家族が異常に気付きやすいため，動物病院に来院することが卵巣の疾患のなかで最も多いと考えられる。エストロジェン（卵胞ホルモン）が異常に長期間分泌されることが原因となるが，エストロジェン中毒による骨髄抑制を引き起こしてしまうことがあるため，繁殖を行っているかにかかわらず臨床的に重要な疾患である。これに対して無発情を呈する疾患は，繁殖を行っている個体では大きな問題となるが，繁殖を行っていない個体では気付かれないまま経過してしまうことが多い。同様に，その他の徴候を示す疾患のうち黄体機能不全は，妊娠している場合には流産を起こす可能性があるため問題となるが，妊娠していなければその異常に気付かないため，全く重要ではない。

　以下に，犬・猫に発生する卵巣の疾患の病態についてそれぞれ記載する。

1. 卵巣発育不全（卵胞発育障害）

　性成熟の時期に達しても卵巣が十分に発育せず，卵巣に機能的な卵胞や黄体が認められないものを卵巣発育不全と診断する。雌犬における性成熟の時期（初回発情が起こる月齢）は，犬種間や個体間で大きな幅がみられるが，一般におおよそ生後8〜12カ月である。ただし，大型犬は初回の発情が遅いことがあり，性成熟に達するまで18カ月かかることもある。したがって，すべての犬種で1.5〜2歳を超えても初回発情がみられない場合は，性成熟の遅延が考えられ本疾患が疑われる。一方，雌猫の多くは8カ月前後で性成熟に達するため，1歳までに初回発情がみられない場合には本疾患が疑われる。

　卵巣発育不全の原因として，染色体異常（先天性）[11]，下垂体前葉の性腺刺激ホルモン，とくに卵胞刺激ホルモン（FSH）分泌機能の低下，上位（視床下部・下垂体）のホルモンの分泌状況は正常であるが，卵巣がそれらのホルモンに反応しないことなどが考えられる。卵巣発育不全の発症は比較的まれである。

卵巣の疾患

表　卵巣の疾患における徴候別の分類

臨床徴候	発情が持続するもの	無発情を呈するもの	その他の徴候を示すもの
疾患名	卵巣嚢腫 卵巣腫瘍（顆粒膜細胞腫） 排卵遅延	卵巣発育不全（卵胞発育障害） 鈍性発情（発情徴候が全くみられないもの） 卵巣嚢腫 卵巣腫瘍（顆粒膜細胞腫以外）	分裂発情［発情間隔の短縮］ 鈍性発情［微弱発情］ 黄体機能不全［流産］ 排卵障害［無排卵］

［　］内は徴候を示す。

2．鈍性発情（微弱発情）

　発情周期の長さは正常であり，卵巣に卵胞が正常に形成され発情が起こっているにもかかわらず，発情徴候が微弱または全くみられない状態を鈍性発情と診断する。繁殖を予定している個体に鈍性発情が起こると，家族が発情に気付くのが遅れたり，発情に気付かないことで交配適期を逃して不妊となってしまうことがあり，大きな問題となる。犬では鈍性発情によって発情を見逃した後，次の発情では正常な発情徴候がみられた場合，発情周期があたかも延長したようにみえることもある。なお，サイトハウンド種（アフガン・ハウンド，ボルゾイなど）のように正常な個体でも発情徴候が現れにくい犬種がいること，長毛の純血種の猫では発情徴候が弱いものがいることが知られている。

　鈍性発情の原因として，卵胞からのエストロジェン分泌量の低下が考えられているが，詳細は明らかにされていない。

3．分裂発情および排卵障害（排卵遅延・無排卵）

（1）分裂発情

　犬では，発情出血などの発情徴候が開始後数日（3〜5日）でなくなってしまい，数週間〜2カ月後ぐらいに再び発情徴候がみられる，いわゆる発情と発情の間隔の短縮が起こることがある。これを分裂発情とよぶ[12]。分裂発情における最初の発情は排卵が正常に起こらない無排卵性発情であり，次に起こる発情は排卵が起こる正常な発情であることが多い。猫は多発情動物で発情は不定期に起こり，かつ交尾排卵動物であるため，分裂発情を鑑別することは難しい。

　分裂発情の原因として，エストロジェンの一過性の放出が起こること，または性腺刺激ホルモンの不十分な分泌や性腺刺激ホルモンに対する卵巣の無反応により，卵胞からのエストロジェンの分泌が突然減少するか，完全に停止してしまうことなどが考えられている。

（2）排卵遅延

　犬では発情出血開始から排卵までの日数は平均11日前後といわれているが，その日数には大きな幅があり，個体差が生じることが報告されている[7]。そのため，発情出血開始から排卵が起こるまでの正常な日数を特定することはできない。とはいえ，そのなかで正常な発情徴候を示して最終的に排卵は起こるが，排卵までの日数が大きく延長してしまうものがあり，これを排卵遅延という。排卵遅延の原因は，明らかにされていない。

　猫は通常，複数回の交尾が行われることで排卵が起こるため，交尾刺激が十分でないと黄体形成ホルモン（LH）の分泌が少なくなり無排卵となることがある[3]。しかし，排卵遅延は起こらないと考えられる。

4．卵巣嚢腫

　卵巣嚢腫は，卵巣に卵胞が発育し，排卵しないまま成長し続ける卵巣疾患である。卵胞が異常に発育して腫大する卵胞嚢腫（卵胞性嚢胞）と，その卵胞壁に黄体化が起こっている黄体嚢腫（黄体嚢胞）に分類される[1,4,8]。

　犬では卵胞嚢腫の発生が多いと思われるが，なかには卵胞壁に若干の黄体化が起こることで軽度にプロジェステロン（黄体ホルモン）が分泌されるものもあるため，両者の区別はやや困難である。そのため，併せて卵巣嚢腫と診断されることが多い。卵巣嚢腫には単

産科疾患

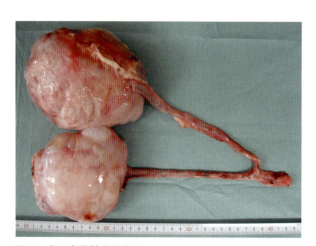

図1　犬の多胞性卵胞嚢腫
小さな卵胞が多数でき，卵巣が著しく腫大している。

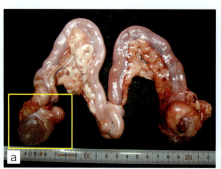
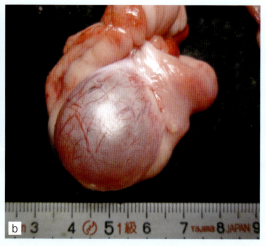

図2　犬の単胞性卵胞嚢腫
a：左卵巣（囲み）に単胞性卵胞嚢腫が認められた。右卵巣は正常であった。持続的なエストロジェンの分泌により子宮もやや腫大していた。
b：左卵巣（a囲み）の拡大。

胞性と多胞性があるが，犬の卵巣嚢腫の多くは多胞性で，卵巣が著しく腫大することが多い（図1, 2）。猫は交尾排卵動物という特性から卵胞壁の黄体化が起こらないため卵胞嚢腫となることが多く，黄体嚢腫の発症はほとんどないと思われる（図3）。卵胞嚢腫はとくに未経産の猫で発症が多い。

　原因として，下垂体前葉からの性腺刺激ホルモンの分泌異常，すなわちFSHの分泌過剰あるいはLHの分泌低下が示唆されているが，正確な原因は明らかにされていない。

　卵胞嚢腫は，異常に発育した卵胞から分泌されるエストロジェンの作用により発情徴候が持続することで発見されることが多い。しかし，卵胞壁の変性によりエストロジェンの産生が起こらない卵胞嚢腫もあり，この場合は発情徴候を伴わず無発情のまま経過するため気付かないこともある。黄体嚢腫ではプロジェステロンの軽度な分泌から，子宮蓄膿症を併発することがある。

5．卵巣腫瘍

　犬と猫の卵巣に発生する腫瘍のなかで発生が多いのは腺腫，腺癌および顆粒膜細胞腫で，ほかに未分化胚細胞腫および奇形腫などが知られているが，その発生はまれである[5, 13, 16]。ただし，腺腫や腺癌は無徴候で

卵巣の疾患

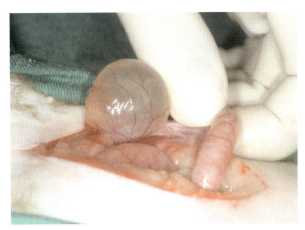

図3　猫の卵胞嚢腫
　卵巣にできた卵胞が大きく腫大している。
　（画像提供：日本獣医生命科学大学　筒井敏彦名誉教授）

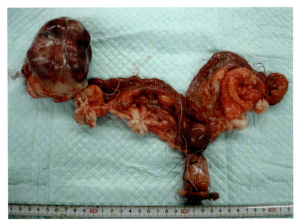

図4　犬の顆粒膜細胞腫
　左側の卵巣が腫大・硬結している。この個体は，顆粒膜細胞腫からエストロジェンが持続的に分泌されていたため，発情が持続していた。

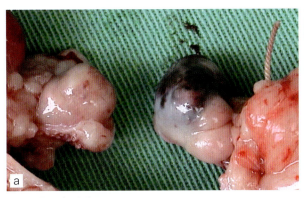

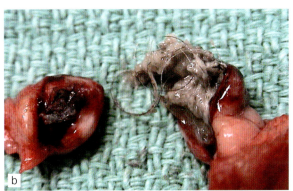

図5　犬の奇形腫
　a：卵巣の全体像，b：その割面。

あることも多く，気付かれない場合も多い。卵巣腫瘍の多くは中〜高齢で発生するが，奇形腫のように若齢で発生する腫瘍もある。不妊手術を行っていない雌犬における卵巣腫瘍の発生率は6％前後で，猫での発生も同様に低いことが報告されている[5]。

顆粒膜細胞腫は，卵胞の顆粒層細胞に由来する腫瘍で，多くは良性であるが，犬では約20％，猫では約50％が悪性であるといわれている[1,5,13,16]。顆粒膜細胞腫のなかには，エストロジェンやプロジェステロンなどのホルモンを産生・分泌する機能的なものがある。顆粒膜細胞腫の多くは片側に発生し，片縁が不整で顕著に大きくなることが多い（図4）。

奇形腫はひとつ以上の胚細胞の腫瘍で，腫瘤塊は，外胚葉，内胚葉，中胚葉の層を持つ。毛や角化上皮で裏打ちされた囊胞を含み，そのなかに筋肉線維，骨，軟骨，脂肪，神経組織，結合組織，歯，腺上皮などが含まれていることがある（図5）[6]。猫での報告もあり[2,5,10,15]，まれにホルモン（エストラジオール）を産生するものもあることが知られている[2]。未分化胚細胞腫は，卵巣の原始生殖細胞から発生する悪性腫瘍である。

産科疾患

6．黄体機能不全

犬では妊娠を維持するために，妊娠全期間において卵巣の黄体から分泌されるプロジェステロンが必要である。しかし，妊娠期間を全うする前にプロジェステロンの分泌低下が起こり流産してしまうことがあり，これを黄体機能不全とよぶ[12,14]。黄体機能不全による流産の多くは，妊娠40〜50日の妊娠後期に起こる。この流産は次の妊娠時にも繰り返す可能性があるため「習慣性流産」ともよばれる。

黄体機能不全の原因は詳細には明らかにされていないが，犬の黄体は下垂体前葉から分泌されるプロラクチンによって維持されているため，プロラクチンの分泌不足が原因のひとつであることが示唆されている。黄体機能不全は小型犬で比較的多く，猫ではほとんどみられない。

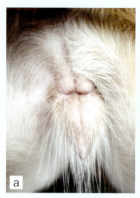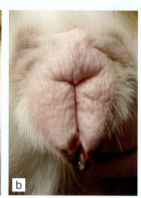

図6　雌犬の外陰部
　a：性成熟前，b：成熟後

最新の診断

卵巣に卵胞が形成されている発情期以外では，犬や猫の卵巣を超音波検査によって観察することはやや困難である。一方，発情期の犬では卵巣嚢内に液体が貯留するため，卵巣とのコントラストができ，卵巣の観察が容易となっている。発情期以外でも，卵巣が形態異常により著しく腫大した場合には，腹部超音波検査もしくはX線検査によって容易に卵巣の観察を行うことが可能となる。

卵巣の疾患が発生することによって，発情徴候が予定しない時期にみられたり，長期間持続した場合に家族は異常に気付き，動物病院に来院する。そこで各種画像検査および血中性ホルモン（とくにエストラジオール）の測定によって診断が行われる。しかし，無発情状態が持続するような疾患の場合は，繁殖に用いる予定がないとその異常に気付かないことが多い。

1．卵巣発育不全（卵胞発育障害）

卵巣発育不全は，開腹手術によって発育していない卵巣を確認する以外の方法で確定診断を行うことは難しい。このような場合，その個体が鈍性発情であったことも考えられる。しかし，生後，発情が一度も起こっていない犬では外陰部が未成熟で小さく，陥没しているものもあるため，これを確認することが診断のひとつとなりうる（図6）。

また，犬で鈍性発情であったため発情を見逃しているかどうかを確認する方法として，乳腺の触診が有効である。犬では，妊娠の有無にかかわらず黄体期が約2カ月間と長期間持続し，乳腺の軽度な発達が起こる。もし発情徴候がなくても，卵巣からエストロジェンおよびプロジェステロンを分泌している犬であれば乳腺の軽度な腫大がみられるため，これを確認することによって鈍性発情の有無を判断することができる。

定期的な血中プロジェステロン濃度の測定も有効である。1〜1.5カ月おきに血中プロジェステロン値を測定し，もし高値を示すところがあれば，その前に発情が起こっていたことが証明できる。

2．鈍性発情（微弱発情）

鈍性発情がみられる犬を繁殖に用いる場合は，発情と思われる時期を見逃さず，腟スメア検査および血中プロジェステロン値から排卵日を推定する。また，排卵遅延も同様に正確な排卵時期を推定することが必要である。

卵巣の疾患

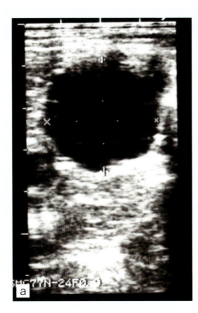
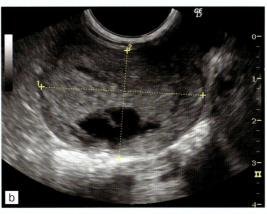

図7　犬の卵胞嚢腫および顆粒膜細胞腫の腹部超音波画像
　a：卵胞嚢腫
　b：顆粒膜細胞腫

3．発情持続性疾患

犬では発情出血や外陰部の腫大のような発情徴候が1カ月以上持続している場合，排卵遅延，卵胞嚢腫（卵巣嚢腫）または卵巣腫瘍である顆粒膜細胞腫が疑われる。

これらの発情持続性疾患を鑑別するため，まずはじめに腹部超音波検査による卵巣の形態の観察を行う。排卵遅延では卵巣および卵胞の大きさは正常であり，卵胞嚢腫では卵胞が大きくなるか嚢胞を形成して卵巣が腫大する。また，顆粒膜細胞腫は実質性に腫大することが多いため，画像検査からある程度の判断が可能である（図7）。

発情持続の状態も鑑別診断に用いられる。顆粒膜細胞腫では発情徴候が一定に持続するのに対し，排卵遅延では時間の経過とともに発情徴候が弱くなるのが特徴である。卵胞嚢腫においても，腫大した卵胞の変性によりエストロジェンの分泌が低下することがあり，時間の経過とともに発情徴候が弱くなることがあるため，この徴候の変化を利用する。この変化を確認するためには，腟スメア検査が有効である。たとえば，顆粒膜細胞腫のようにエストロジェンが一定に長期に分泌されている場合は，図8のような角化上皮細胞の所見が持続することで判断できる。

卵胞嚢腫では，血中エストロジェン値やプロジェス

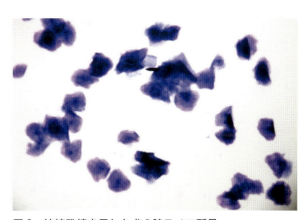

図8　持続発情を示した犬の腟スメア所見
　腟上皮細胞はエストロジェンの作用を受け，角化上皮細胞が主体となっている。

テロン値の測定も有効な診断材料となる。しかし，持続性発情の徴候を示した卵胞嚢腫の犬において，血中エストラジオール値（＜9 pg/mL）およびプロジェステロン値（0.65 ng/mL）は基底値であったが，嚢腫内液の血中エストラジオール値は241.84 pg/mLと高値を示しているものが以前にみられた。このように，嚢腫内でエストロジェンの産生が行われていても，血中に分泌されないものがあるため，血中ホルモン値の測定だけでは診断せず，画像診断を必ず行うことが必要である。

なお，猫による発情持続性疾患は，前述のとおり，

顆粒膜細胞腫の発生が非常にまれであること，排卵遅延は発生しないことから，ほとんどが卵胞嚢腫である。卵胞嚢腫は多くの場合，大きな嚢胞を形成しているため，腹部超音波検査によって容易に診断できる。

顆粒膜細胞腫において長期的なエストロジェンの分泌によりエストロジェン中毒を起こした犬や猫では，左右対称性脱毛，色素沈着および骨髄抑制（赤血球，白血球，血小板の減少など）などの徴候がみられることがあるため，これも診断材料となる。

卵巣腫瘍において，発情持続などの徴候がない場合，早期診断が難しく，ほかの疾患の診断のために行った画像検査や高齢になってからの不妊手術などで偶然発見されることもある。卵巣腫瘍が腫大して腹部膨満を示している場合には診断は容易となる。卵巣腫瘍の診断は，腹部単純X線検査，超音波検査またはCT検査にて，腎臓の後方から前〜中腹部にできた腫瘤塊を確認することで行う（図9）。また，奇形腫では腹部単純X線検査にて石灰化が認められることがある。エコーガイド下で腫瘤を吸引して細胞を検出することは，確定診断のための有効な手段であると思われるが，腫瘍細胞を腹腔内に播種させてしまう可能性があるため，病理組織検査にて確定診断を行うことが推奨される。

4．黄体機能不全

黄体機能不全は，妊娠中期（妊娠40〜50日頃）以降に流産したもので，ブルセラ検査結果が陰性で，血中プロジェステロン値が低値（多くが2 ng/mL以下）を示す場合に診断される。本疾患における流産は，正常な分娩徴候を伴うため，体温低下，食欲低下，呼吸促迫および営巣行動など一般的にみられる分娩徴候を確認することも診断の判断材料となる。

最新の治療

卵巣の形態および機能異常を伴う疾患が犬または猫に発生した場合，今後，繁殖に用いる目的がなければ，その多くは卵巣摘出術を行うことによって解決す

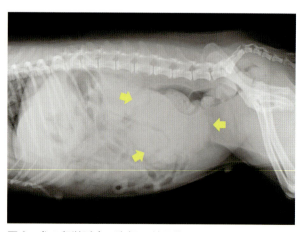

図9 犬の卵巣腫瘍の腹部X線画像
矢印で示すところが腫大した卵巣腫瘍である。

る。一方，まだ繁殖を行う目的があるならば，いくつかの卵巣疾患では卵巣機能を維持するため性ホルモン製剤を使用した内科的治療が行われることがある。しかし，治療後に繁殖が成功する可能性は必ずしも高くない。

1．卵巣発育不全（卵胞発育障害）

卵巣発育不全の場合，卵巣における卵胞発育を刺激するために性腺刺激ホルモン製剤の投与が行われる。犬では妊馬血清性性腺刺激ホルモン（PMSG）製剤250〜500 IU/head，ヒト絨毛性性腺刺激ホルモン（hCG）製剤300〜3,000 IU/headの筋肉内投与，猫ではFSH製剤を初日2 mg/headで筋肉内投与し，2日目から数日間1 mg/headで投与する方法が行われる。この処置で発情が誘起されれば治療に反応したこととなるが，犬では誘起された発情では黄体が十分に機能しないことが多く，妊娠しても流産してしまうことも考えられる。

2．鈍性発情（微弱発情）

発情と思われる時期を見逃さず，交配適期をつかめれば問題はない。

3．卵巣嚢腫

卵巣嚢腫は自然に治癒することがあるが，発情が長期間持続する可能性もあるため，積極的な治療を必要

卵巣の疾患

とする。卵胞嚢腫のホルモン治療としては，犬ではhCG製剤500〜1,000 IU/head，猫では性腺刺激ホルモン放出ホルモン（GnRH）製剤（酢酸フェルチレリン）50 μg/headの皮下投与，もしくはhCG製剤50〜100 IU/headの皮下投与による排卵誘起法を用いる[9]。この処置後，発情徴候が消失し，排卵が確認されれば治療は成功である。なお，排卵の有無は，血中プロジェステロン値の上昇から推測される。

犬の卵胞嚢腫の場合はとくに，卵胞の変性（癒着）により卵巣の形態が異常になっている場合が多いこと，そのため治療後の繁殖能力にも問題があること，ホルモン投与による治療の成功率は必ずしも高くないこと，発情ごとに再発する可能性が高いことなどから，今後繁殖できる可能性は低いため，本疾患が発見された時点で卵巣摘出を行うことが望ましいと考えられている。

4. 卵巣腫瘍

卵巣腫瘍の治療には，外科的に腫大した卵巣（および子宮）の摘出が必要である。摘出手術時に腫瘍中に存在する液体に含まれる腫瘍細胞が腹腔内にもれると転移（または再発）が起こる可能性があるため，嚢胞を破らないように気をつけて行う必要がある。

5. 黄体機能不全

黄体機能不全では，状況に応じて処置が異なる。

黄体機能不全が原因で流産が起こった場合，胎子がすべて出てしまったならば特別な処置は必要ない。

一部の胎子だけが流産し，まだ生存している胎子が残っている場合は，その胎子を維持するためプロジェステロン製剤によるホルモン治療を行う必要がある[12,14]。この時，分娩が予定された日に血中プロジェステロン値が高いと正常な分娩が起こらないことがあることが知られているため，少なくとも妊娠58日前後には血中プロジェステロン値が低値になるように投与する。そのため，黄体機能不全の治療には，発情抑制を目的とした長期持続型の合成黄体ホルモン製剤は使用できず，代謝が比較的早い天然型プロジェステロン製剤を使用する。1〜2 mg/kgを約5日おきに皮下投与する。早急なプロジェステロン製剤の投与が間に合えば，残りの胎子は維持されるが，流産が起こる可能性もあるため定期的な超音波検査が必要である。この処置後，自然に分娩が起こらない時は帝王切開を行う。ただし，感染が原因であると考える場合，プロジェステロン製剤を投与してはいけない。

本疾患は妊娠中期以降で起こることが多いため問題とはならないかもしれないが，妊娠初期には胎子の性別に影響を与えてしまうためプロジェステロン製剤の投与は禁忌である。

黄体機能不全で流産が認められた犬が，再び次の発情周期にて妊娠した場合，流産が再発する可能性が考えられるため，妊娠を維持するために前回流産した日より前から分娩予定日の5日前までのプロジェステロン製剤の投与が必要である。

薬の処方例

1. 卵巣発育不全（卵胞発育障害）

卵巣発育不全において，卵胞発育を誘起するために，犬ではまず①と②を1回もしくは2回併用投与する。卵胞が発育することによって発情徴候が現れたら腟スメアを観察し，発情期所見がみられたら③を投与することにより排卵を誘起して，交配適期（③を投与後3〜5日）に交配を行う。

猫では，④を初日2 mgで筋肉内投与し，2日目から数日間1 mgで投与し発情を誘起して，発情が強くなってから交配を行う。

① PMSG製剤（セロトロピン®：あすかアニマルヘルス㈱）250〜500 IU/head，IM，sid（犬）
② hCG製剤（ゴナトロピン®：あすかアニマルヘルス㈱）300〜3,000 IU/head，IM，sid（犬）
③ hCG製剤（ゴナトロピン®）500〜1,000 IU/head，IM，sid（犬）
④ FSH-P製剤（アントリン®：共立製薬㈱）初日2 mg/head，2日目から数日間1 mg/head，IM（猫）

産科疾患

2．卵胞嚢腫

卵胞嚢腫を内科的に治療する場合には，排卵誘起処置を行う。犬では①，猫では②または③を行う。この処置後，発情徴候が消失しない場合は，内科的治療には反応しない卵胞嚢腫であると考えられるため，外科的な対応を必要とする。

① hCG製剤（ゴナトロピン®）
　500〜1,000 IU/head，IM，sid（犬）
② hCG製剤（ゴナトロピン®）
　50〜100 IU/head，SC，sid（猫）
③ GnRH製剤（酢酸フェルチレリン，コンセラール®：㈱インターベット）
　50 μg/head，SC，sid（猫）

3．黄体機能不全

- 持続型プロジェステロン製剤
（動物用ルテオーゲン®L：日本全薬工業㈱）
1〜2 mg/kg，SC，sid（犬）

高齢の動物への配慮

- 犬も猫も人でみられるような閉経（原始卵胞の枯渇）は起こらないと考えられているため，寿命が来るまで卵巣は機能する。しかし，高齢になってくると，性ホルモンの分泌が低下してくるため，発情徴候は弱くなってくる。
- ホルモン分泌のアンバランスによって卵胞嚢腫が起こったり，卵巣腫瘍などの疾患が多くなってくる。
- 臨床徴候がみられないと，卵巣の異常に気付かないことが多いため注意が必要である。
- 高齢では全身麻酔のリスクも高いため，手術のリスクが高くなることも考慮して治療しなくてはならない。

動物の家族に伝えるポイント

- 臨床徴候を示さない卵巣の疾患は，気付くのが遅くなったり，気付かないことがある。
- 不妊手術を行っている犬や猫では，卵巣の疾患は起こらない。
- 不妊手術を行っていない場合，卵巣は寿命が来るまで機能しているので，発情の有無および発情間隔などを記録しておいたほうがよい。何か異常がみられる場合，卵巣の疾患が疑われる。
- 卵巣の疾患の多くは，外科的な卵巣摘出を実施することで解決することが多い。
- 繁殖を行う予定の犬や猫では，卵巣の疾患は大きな問題となる。
- 卵胞嚢腫や顆粒膜細胞腫などが発生することによって長期間発情が持続すると，外陰部や乳頭の腫大がみられる。徴候が長期間続く場合，治療（卵巣の摘出）を行っても元に戻らないこともあるため，できるだけ早期に治療することが大切である。

VNに指導する時のポイント

- 不妊手術を行っている犬や猫は，卵巣がないため卵巣の疾患は起こらない。しかし，不妊手術を行うことによって，副作用や後遺症などが起こる可能性もある。そこで，ただ卵巣の疾患を防止することを目的として行うのではなく，不妊手術を行ったほうがよいのかに関しては，十分に家族に説明ができるようにしておいたほうがよい。
- 卵巣の疾患のなかには，徴候を示しにくいものがあり，家族が病気に気付くのが遅くなってしまうこともある。このような疾患があることも含めて，卵巣疾患の病態について十分に理解しておくことが必要である。

■参考文献

1）Arlt SP, Haimerl P. Cystic ovaries and ovarian neoplasia in the female dog – a systematic review. *Reprod Domest Anim*. 51 Suppl 1: 3-11, 2016. doi: 10.1111/rda.12781

2）Basaraba RJ, Kraft SL, Andrews GA, et al. An ovarian teratoma in a cat. *Vet Pathol*. 35: 141-144, 1998.

3）Concannon P, Hodgson B, Lein D. Reflex LH release in estrous cats following single and multiple copulations. *Biol Reprod*. 23: 111-117, 1980.

4）Fayrer-Hosken RA, Durham DH, Allen S, et al. Follicular cystic ovaries and cystic endometrial hyperplasia in a bitch. *J Am Vet Med Assoc*. 201: 107-108, 1992.

5) Gelberg HB, McEntee K. Feline ovarian neoplasms. *Vet Pathol*. 22: 572-576, 1985.

6) Headley SA, Fuck EJ, Fuck ET, et al. Ovarian teratoma in a bitch. *Vet Rec*. 158: 565-567, 2006.

7) Hori T, Tsutsui T, Amano Y, et al. Ovulation day after onset of vulval bleeding in a beagle colony. *Reprod Domest Anim*. 47 Suppl 6: 47-51, 2012. doi: 10.1111/rda.12076

8) Knauf Y, Bostedt H, Failing K, et al. Gross pathology and endocrinology of ovarian cysts in bitches. *Reprod Domest Anim*. 49: 463-468, 2014. doi: 10.1111/rda.12311

9) Knauf Y, Failing K, Knauf S, et al. Treatment of bitches with ovarian cysts using human chorionic gonadotropin-releasing hormone analogue. A case series of 30 bitches. *Tierarztl Prax Ausg K Kleintiere Heimtiere*. 41: 93-100, 2013.

10) Machida Y, Michishita M, Wada M, et al. Malignant Oestrogen-producing Teratoma in a Cat. *J Comp Pathol*. 156: 178-182, 2017. doi: 10.1016/j.jcpa.2016.11.273

11) Meyers-Wallen VN. Gonadal and sex differentiation abnormalities of dogs and cats. *Sex Dev*. 6: 46-60, 2012. doi: 10.1159/000332740

12) Meyers-Wallen VN. Unusual and abnormal canine estrous cycles. *Theriogenology*. 68: 1205-1210, 2007.

13) Patnaik AK, Greenlee PG. Canine ovarian neoplasms: a clinicopathologic study of 71 cases, including histology of 12 granulosa cell tumors. *Vet Pathol*. 24: 509-514, 1987.

14) Purswell BJ. Management of apparent luteal insufficiency in a bitch. *J Am Vet Med Assoc*. 199: 902-903, 1991.

15) Sato T, Hontake S, Shibuya H, et al. A solid mature teratoma of a feline ovary. *J Feline Med Surg*. 5: 349-351, 2003.

16) Sforna M, Brachelente C, Lepri E, et al. Canine ovarian tumours: a retrospective study of 49 cases. *Vet Res Commun*. 27 Suppl 1: 359-361, 2003.

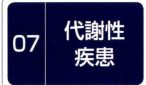

アジソン病と類縁疾患

まつき動物病院
松木直章

アドバイス

犬のアジソン病 Addisons's disease(hypoadrenocorticism)の有病率は人や猫より高い。放置すればショック(副腎クリーゼ)を招くため，適切な診断と治療を要する。副腎クリーゼに陥った症例では救急治療を要する。非定型アジソン病 atypical hypoadrenocorticism は電解質異常(低ナトリウム血症・高カリウム血症)を伴わず，臨床徴候が慢性かつ非特異的であるため，気付づいて診断アプローチに入ること自体が難しい疾患である。アジソン病も非定型アジソン病も症例の外貌に特徴的な変化はないので，体系的な血液検査，画像検査，内分泌検査によって診断を導くことになる。アジソン病も非定型アジソン病も不可逆的であり，生涯にわたるホルモン補充療法が必要であるが，適切に管理すれば寿命を全うできることを家族に伝えることが大切である。

はじめに

アジソン病(副腎皮質機能低下症)は，犬でしばしばみられる内分泌疾患である。副腎皮質から分泌されるグルココルチコイドとミネラルコルチコイドの両者が不足するものが典型的であるが，グルココルチコイドのみが不足する「非定型アジソン病」も存在する。さらに，ミネラルコルチコイドのみが不足する「選択的低アルドステロン症」という病態も存在する。本稿では，これら3つの疾患の病態，診断，治療について概説する。

アジソン病

1．原因

典型的な犬のアジソン病では，副腎皮質が萎縮し，グルココルチコイド(主にコルチゾール)とミネラルコルチコイド(主にアルドステロン)の両者が不足する。副腎皮質の萎縮の原因は自己免疫機序であると想像されてきたが，これまで確かな証拠はなかった。2015年にBoagらが，アジソン病に罹患した犬の24％からチトクローム P450 側鎖切断酵素に対する自己抗体を検出したことは[2]，これからの病態研究の端緒となるだろう。

2．シグナルメント

スウェーデンの保険データによる大規模研究では，犬のアジソン病の有病率は約0.1％であり，発症率は2.3頭／10,000頭／年であった[5]。これでも猫や人の有病率よりはるかに高い。犬のアジソン病は若い雌に好発し，好発犬種は国や地域によって異なる。スウェーデンではポーチュギーズ・ウォーター・ドッグやスタンダード・プードルが好発犬種であった[5]。筆者の自験例にはトイ・プードルとパピヨンが多いが，あくまでも日本の関東地方の一部における傾向である。アジソン病の発症に関与する遺伝子の同定が試みられているが，現在のところ決定的ではない[4, 11]。

3．臨床徴候

犬のアジソン病の臨床徴候は，主にグルココルチコイド欠乏による元気消失，食欲低下，振戦，嘔吐，腹痛，下痢，メレナと，主にミネラルコルチコイド欠乏による低循環血液量，低ナトリウム血症，高カリウム血症などである。アジソン病の臨床徴候は，副腎皮質機能の約90％が失われたところで現れる。初期には

アジソン病と類縁疾患

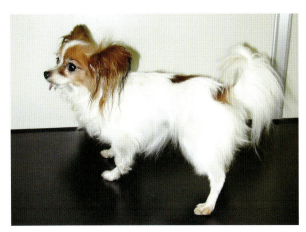

図1　アジソン病に罹患した犬
1歳，雌，パピヨン。外貌に異常はない。

表1　犬のアジソン病で認められやすい血液検査(CBC)の異常

- 非再生性貧血(ときに重度)
- 好中球減少
- 好酸球増多
- リンパ球増多
- 血小板減少

表2　犬のアジソン病で認められやすい血液化学検査の異常

主にミネラルコルチコイド欠乏による
- 低ナトリウム・高カリウム血症
- 高窒素血症

主にグルココルチコイド欠乏による
- 低血糖
- 高カルシウム血症
- 低コレステロール血症
- 低アルブミン血症
- C反応性蛋白(CRP)の高値

副腎皮質の予備能力が残っているため，臨床徴候は犬にストレス(ホテル，トリミング，通院，入院など)が加わった時だけ間欠的に現れる。これらの臨床徴候を見過ごしていると次第に持続的になり，最終的にはショック(副腎クリーゼ)に陥る。

4．診断

アジソン病の犬には特徴的な外貌の変化は現れない(図1)。このため，診断は体系的な臨床検査によって進められる。アジソン病に特徴的な電解質異常(低ナトリウム血症・高カリウム血症)と腹部超音波検査で観察される萎縮した副腎が診断の鍵となる。

(1) 血液検査(CBC)

アジソン病の犬では，表1のようにさまざまなCBCの異常が現れる。とくに，メレナを呈している犬は重度の貧血に陥っていることがある。この場合，その後の輸液治療によって血液がさらに希釈されるので，注意を要する。

(2) 血液化学検査

アジソン病の犬では主にミネラルコルチコイド欠乏による低ナトリウム・高カリウム血症や高窒素血症が認められ，これがアジソン病を発見するきっかけになることが多い(表2)。しかし，グルココルチコイド欠乏によるほかのさまざまな異常も現れる可能性がある。

(3) 画像検査

アジソン病の犬では，循環血液量の減少のため，胸部X線撮影で小心症が観察されることがある(図2)。超音波検査では副腎の萎縮が観察される。副腎の長径(長さ)はほとんど変化しないが，短径(太さ)は正常の半分かそれ未満になる(図3)。アジソン病の犬では右副腎を観察しにくいことが多いが，左副腎は比較的容易に観察できるので，アジソン病を疑う犬では，診断アプローチの早い段階で左副腎を観察しておくとよい。左副腎のサイズが正常レベルであれば，アジソン病の可能性は低くなる。

(4) 内分泌検査

症例の一般状態に余裕があれば，治療に進む前に内分泌検査を実施する。症例がショック(副腎クリーゼ)に陥っている場合は，次の(5)のように，緊急治療と鑑別診断を同時に進める。

アジソン病の確定診断には副腎皮質刺激ホルモン

代謝性疾患

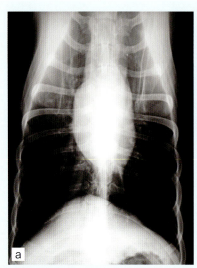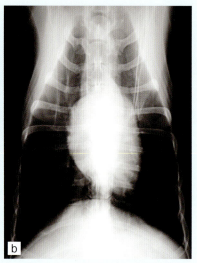

図2　アジソン病に罹患した犬の胸部X線腹背像
1歳，雌，ダルメシアン
a：初診時（未治療）。胸部X線画像では小心症が認められる。
b：アジソン病の治療開始から5日後には心胸郭比は正常化した。

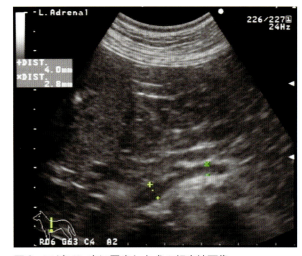

図3　アジソン病に罹患した犬の超音波画像
1歳，雌，ゴールデン・レトリーバーの左副腎の超音波画像。副腎の短径が縮小している。

（ACTH）刺激試験が選択される。合成ACTH（テトラコサクチド酢酸塩，コートロシン®：第一三共㈱）0.25 mg/head（小型犬では半量）を筋肉内投与し，投与前と投与60分後の血中コルチゾール値を測定する。ACTH刺激後のコルチゾール値が3.0 mg/dL未満であれば，アジソン病と診断する。

　ACTH投与前の血中コルチゾール値がアジソン病の予測因子になるか検討した報告では，アジソン病の犬のすべてで無刺激の血中コルチゾール値は2.0 μg/dL以下であり，86％の犬で1.0 μg/dL以下であった。したがって，無刺激の血中コルチゾールが2.0 μg/dLを超えていればアジソン病の可能性は低いといえる[3]。この知見から，院内にホルモン測定機器のある動物病院では，まず無刺激の血中コルチゾールを測定することでその後ACTH刺激試験を行うかどうかを決められる。

　一般的なステロイド（グルココルチコイド）薬であるプレドニゾロンやヒドロコルチゾンは，血中コルチゾールの測定に干渉する。このため，血中コルチゾールを測定する12時間以上前に中止しなければならない。デキサメサゾンは血中コルチゾールの測定に干渉しないので，たとえば副腎クリーゼ時の緊急治療にステロイド薬が必要だと強く思われる場合は，デキサメサゾンを使用することでその後の血中コルチゾール測定が可能である。ただし，フィードバック系を強く作動させてACTH刺激試験そのものを修飾しないためには，投与量を0.05 mg/kg程度に抑える必要がある。

アジソン病と類縁疾患

表3　犬の低ナトリウム血症・高カリウム血症の鑑別疾患

低ナトリウム，高カリウム血症の鑑別
- 腎不全
- アジソン病
- 糖尿病

高カリウム血症の鑑別
- 腎不全
- アジソン病
- 糖尿病
- 組織損傷
- 腫瘍融解
- 熱傷
- 溶血（柴犬の一部：高カリウム赤血球犬）

低ナトリウム血症の鑑別
- 嘔吐
- 下痢
- イレウス
- 心不全
- 腎不全
- 肝硬変
- アジソン病
- 利尿剤投与
- ネフローゼ症候群（まれ）
- 甲状腺機能低下症（動物ではまれ）
- マンニトール投与（みかけの低ナトリウム）
- 糖尿病（みかけの低ナトリウム）
- 心因性多飲（非常にまれ）
- SIADH（非常にまれ）

SIADH：抗利尿ホルモン不適合分泌症候群

07
代謝性疾患

（5）緊急治療とアジソン病の診断の両立

　症例が副腎クリーゼに陥っている場合は，まず以下に示す緊急治療を開始し，**表3**に挙げる疾患群との鑑別診断を進める必要がある。この疾患群の多くは，シグナルメント，病歴，臨床徴候，ルーチン検査結果によって診断または除外できる。

①犬がショック状態で搬送されてきたら，まず全身状態を観察し，呼吸や心拍に問題がなければ採血と血管確保をするのは自然である。

②ショックの原因の診断のため，血液検査に電解質項目を加えるのは自然である。低ナトリウム・高カリウム血症は自然に発見される。

③獣医学の救急治療にも FAST（focused assessment with sonography for trauma）が取り入れられている。FAST 陰性（体腔内出血や貯留液がない）なら，そのついでに左副腎を観察してもよいだろう。左副腎に萎縮があればアジソン病が疑われる。

④ショックかつ低ナトリウム・高カリウム血症の犬に対し，生理食塩液の急速輸液（10 mL/kg/hr あるいはそれ以上）を選択することは自然である。

⑤アジソン病は，持続的な低ナトリウム血症によって腎髄質のナトリウム濃度勾配が不完全になるため，尿が濃縮されにくい疾患である。副腎クリーゼ時には尿量が減少するが，生理食塩液の輸液により速やかに回復する。低ナトリウム・高カリウム血症の犬で，生理食塩液の点滴によって尿量が回復しなければ，急性腎不全が疑われる。

⑥ここまでの段階でアジソン病が積極的に疑われるか否定できない場合は，60 分かかっても ACTH 刺激試験を行う価値がある。前述のように，無刺激の血中コルチゾールを測定しておけば，ACTH 刺激試験の必要性が判断しやすい。

⑦ACTH 刺激後の採血がすんだら，コハク酸ヒドロコルチゾン，5 ～ 10 mg/kg を静脈内投与する。ここまでの段階でアジソン病が積極的に疑われるか否定できない場合には自然な選択である。

⑧アジソン病の犬のほとんどは，生理食塩液の点滴とコハク酸ヒドロコルチゾンの静脈内投与により，120 分以内に一般状態が劇的に改善する。この場合はアジソン病が強く疑われる（もしくは確定的である）ので，以後は6時間ごとにコハク酸ヒドロコルチゾン，2 mg/kg を静脈内投与する。十分な飲水と

183

代謝性疾患

表4　アジソン病の診断を考慮したショックの緊急治療

①採血と血管確保(所要時間15分)

②血液検査(CBC)，血液化学検査(低ナトリウム・高カリウム血症の発見)（15分）

③左副腎の超音波検査(5分)

④生理食塩液の輸液開始(5分)

⑤尿量の観察(30分)

⑥ACTH刺激試験(60分)

⑦コハク酸ヒドロコルチゾン投与(1分)

⑧治療反応性の確認(120分)

摂食が可能になったら，アジソン病の維持治療に移る。反対に，この時間内に劇的な改善がみられなければ，ほかの疾患を考慮に入れるべきである。

これら緊急治療の手順を表4にまとめる。

5．アジソン病の維持治療

（1）酢酸フルドロコルチゾン

日本国内では，アジソン病の犬に対して酢酸フルドロコルチゾン(フロリネフ®：アスペンジャパン㈱)が広く用いられている。フルドロコルチゾンはミネラルコルチコイドとグルココルチコイド両者の作用を持つため，犬のアジソン病の治療に適している。初期用量は0.01 mg/kgで1日2回，経口投与する。

①酢酸フルドロコルチゾン0.01 mg/kg，PO，bidはあくまで初期用量である。犬の一般状態と血中電解質をモニタリングしつつ，投与量を増減する。犬によっては初期用量の2.5～3倍量まで増量しなければ一般状態や血中電解質が維持できないことがあるが，これはフルドロコルチゾンの生体利用率の個体差によるものだと思われる。

②臨床徴候が良好に維持されていれば，多少の低ナトリウム血症(135 mEq/L程度)や高カリウム血症(5.0 mEq/L程度)は目をつぶってよい。電解質を完全に正常化させようとすると，フルドロコルチゾンのグルココルチコイド作用が過剰となり，医原性クッシング症候群を引き起こす可能性がある。

③アジソン病の治療中に多飲多尿が改善されず，低ナ

トリウム血症がある場合は，フルドロコルチゾンを増量して血中電解質を正常化させることで尿量が減少することがある。これは腎髄質のナトリウム濃度勾配が正常化するためである。

④ナトリウムやカリウムが正常レベルに回復した(ミネラルコルチコイド作用は充足されている)にもかかわらず，元気や食欲が改善しない場合には，ヒドロコルチゾン(コートリル®：ファイザー㈱)を0.5～1.0 mg/kg，PO，bidで併用する。プレドニゾロンを併用する場合は，ヒドロコルチゾンの1/4程度の用量とする(プレドニゾロンの力価はヒドロコルチゾンの4倍である)。

⑤アジソン病の維持治療中に，血中アルカリホスファターゼ(ALP)活性が上昇することがあるが，多少の上昇であれば止むを得ない。ただし，アスパラギン酸アミノ基転移酵素(AST)やアラニンアミノ基転移酵素(ALT)の上昇は，過剰投薬もしくはほかの疾患の併発を示唆するので，注意しなければならない。

⑥犬に予想できるストレス(ホテル，トリミング，通院，入院など)を与える場合は，その期間だけフルドロコルチゾンの1回投与量を1.5倍にするか，1回投与量を変えずに1日3回投与すると，ストレスから犬を守りやすくなる。この対応を怠ると，ストレスにより副腎クリーゼや急死を招く恐れがある。

（2）ピバル酸デソキシコルチコステロン

ピバル酸デソキシコルチコステロン(DOCP)は持続型のミネラルコルチコイド製剤であり，個人輸入できる。初期用量は2 mg/kg，筋肉内投与である。ほとんどの犬では1回の注射で3～4週間，血中電解質が正常化する。まず1回注射し，1週間ごとに血中電解質を測定して反応を確認し，その後の投与量と投与間隔を決める。

DOCPはグルココルチコイド作用を持たないので，グルココルチコイドを併用しなければならない。併用するグルココルチコイドは前述のヒドロコルチゾンを勧める。グルココルチコイドの維持量は犬の一般状態をみながら決定するが，持続的な過剰投与は避けなければならない。ストレス時にはグルココルチコイ

ド投与量を 1.5 ～ 2 倍程度に増量すると副腎クリーゼ
や急死を予防することができる。

6．予後

アジソン病は，生涯にわたる投薬が必要であるが，
適切に維持する限り天寿を全うできる。

非定型アジソン病

1．原因

犬のアジソン病のうち，電解質異常（低ナトリウム
血症・高カリウム血症）を伴わないものを非定型アジ
ソン病 atypical hypoadrenocorticism という。グルコ
コルチコイドは欠乏しているが，ミネラルコルチコイ
ドは充足されている状態である。犬の非定型アジソン
病が初めて報告されたのは 30 年前だが[9]，広く認識
されるようになったのは比較的最近のことである。

犬の非定型アジソン病は，副腎皮質の束状帯のみが
破壊されることで発症すると考えられるが，病理学的
に裏付けるデータがほとんどないため，正確な病態は
不明である。非定型アジソン病の一部はやがて通常の
アジソン病に進行するため，通常のアジソン病の初期
症例が含まれている可能性もある。

犬の非定型アジソン病の有病率は不明だが，通常の
アジソン病の 10 ～ 25％程度は存在すると思われてい
る。ただし，診断されていない犬はさらに多いと思わ
れる。

2．シグナルメント

通常のアジソン病よりも発症年齢が高く，発症から
確定診断に至るまでの期間が長い[12]。自験例では 1 ～
10 歳のさまざまな犬種で発生しており，通常のアジ
ソン病ほど雌の比率が高くない。

3．臨床徴候

慢性で間欠的な虚弱，食欲不振，嘔吐，下痢，体重
減少がみられる。これらの徴候は低用量のグルココル
チコイド投与で劇的に改善するが，休薬すると再発す

表5　犬の非定形アジソン病でみられやすい臨床病理学的
　　異常

- 非再生性貧血（一般的に軽度）
- 低アルブミン血症
- 低血糖
- 低コレステロール血症
- C 反応性蛋白（CRP）の高値

る。通常のアジソン病に進行しないかぎり副腎クリー
ゼに陥ることはない。

4．診断

犬の非定型アジソン病は，下記の 1996 年の Lifton
らの報告[6]に従って診断するのが慣例になっている。

- ACTH 刺激試験に対する血中コルチゾールの
  反応がない。
- ナトリウム／カリウム比が正常（27 を超えてい
  る）。
- 過去 6 週間以内にグルココルチコイド投与歴が
  ない。

犬の非定型アジソン病は臨床徴候が非特異的であ
り，診断アプローチに入ること自体が難しい。血液化
学検査と副腎超音波検査は，非定型アジソン病を疑う
ために重要である。

（1）血液検査（CBC）

通常のアジソン病と同様に，軽度～中等度の貧血
（非再生性）が認められることがある（表5）。好酸球増
多，リンパ球増多が認められることもある。

（2）血液化学検査

低アルブミン血症，低血糖，低コレステロール血
症，C 反応性蛋白（CRP）の高値が認められやすい[12]
（表5）。慢性で間欠的な消化器徴候とこれらの検査所
見から，多くの症例は慢性腸炎，蛋白漏出性腸症など
と診断（誤診）されていると思われる。さらに，臨床徴

代謝性疾患

候がグルココルチコイドによく反応することも慢性腸炎や蛋白漏出性腸症と共通するため，それらの診断（誤診）は修正されない。

（3）画像検査

犬の非定型アジソン病では，通常のアジソン病と同様に副腎が萎縮するので，診断アプローチに入るきっかけとして重要である。

（4）内分泌検査

通常のアジソン病と同様に ACTH 刺激試験を行う。1996 年の Lifton らの診断基準では，過去 6 週間以内にグルココルチコイド投与歴がないという条項があるが，これは現実的には難しいことがある。過去 12 時間以内にグルココルチコイドが投与されていなければ，とりあえず検査自体は実施できる。非定型アジソン病ではなくても，グルココルチコイドを長期（数週間以上）投与されていた犬ではフィードバックによって ACTH 刺激後の血中コルチゾールが低値になるため，診断は難しくなる。

5．治療

プレドニゾロン 0.15 〜 0.3 mg，PO，bid またはヒドロコルチゾン 0.5 〜 1.0 mg/kg，PO，bid を投与する。筆者はヒドロコルチゾンを好む。一般状態をよく観察し，ときどき血液化学検査で肝酵素を測定し，投与量が過不足ないよう長期的に調節する。

6．予後

非定型アジソン病の犬の長期予後はエビデンスが乏しく不明だが，おそらく良好だと思われる。自験例も含めて考えると，10 〜 20％の犬では通常のアジソン病に進行し，それ以外の犬は非定型アジソン病のまま経過する[6,10]。

選択的低アルドステロン症

1．原因

選択的アルドステロン症には高レニン性（副腎球状帯の不全）または低レニン性（腎臓など副腎以外の原因による低アルドステロン症）があり，犬で臨床的に問題になるのは前者である。おそらく自己免疫機序により副腎皮質球状帯のみが破壊され，ミネラルコルチコイドのみが不足する。過去の報告は数えるほどしかなく[7]，そのうちの 1 例は通常のアジソン病に進行したので[8]，通常のアジソン病の発症過程なのかもしれない。

2．シグナルメント

きわめてまれな疾患であり，疫学といえるものはない。

3．臨床徴候

通常のアジソン病と同様である。

4．診断

血液検査，血液化学検査，画像検査のいずれも通常のアジソン病と同じ所見となる。

ACTH 刺激試験では，刺激前後の血中コルチゾール値は正常レベルである。この時に，血中アルドステロンを測定するとよい。犬の血中アルドステロンの基準値は確立されていないが，無刺激時には 4 〜 250 pg/mL（ng/dL）程度，ACTH 刺激後には 10 〜 600 pg/mL（ng/dL）程度である[1]。選択的低アルドステロン症の犬では，ACTH 刺激前後とも，血中アルドステロン値は測定限界未満（一般に 2 pg/mL 未満）となる。

血中アルドステロン値が低値であれば，低アルドステロン症の細分類のため，血中レニン活性を測定するとよい（人用の血中「レニン定量」は犬では使用できない）。犬の血中レニン活性は 0.2 〜 4 ng/mL/hr 程度である。副腎球状帯の不全による選択的低アルドステロン症の犬では，フィードバックが欠如するため血中

レニン活性が高値になる。

5．治療

ミネラルコルチコイド製剤であるピバル酸デソキシコルチコステロン（DOCP）を使用するのが好ましいと考えられるが[8]，自験例では酢酸フルドロコルチゾン（フロリネフ®）でも維持可能であった。

6．予後

症例がきわめて少ないため予後は不明だが，通常のアジソン病と同等だと思われる。

高齢の動物への配慮

- アジソン病，非定型アジソン病ともに若年〜中年で発症するため，高齢の動物への特別な配慮はない。
- アジソン病や非定型アジソン病の治療中に高齢になると，ほかのさまざまな疾患が併発する可能性がある。その場合は，併発疾患からのストレスにより，投薬量を調節する必要があるかもしれない。

動物の家族に伝えるポイント

- アジソン病の発症に環境要因は関係しないので，病気になったことに対して責任を感じる必要は一切ない。
- 一生涯，1日2回の投薬が必要である。
- 足りないホルモンを補充するために投薬するのであり，用量が適切である限り，副作用に対して神経質になる必要はない。
- 数週間に一度は，投薬に過不足がないか血液検査を受けてほしい。
- 予期できるストレス（ホテル，トリミング，通院，入院など）がかかる場合には，1回の投薬量を1.5倍にするか，1回の投薬量はそのままで1日3回投与する。
- 予期できないストレスがかかって体調を崩した場合，1回の投薬量を1.5倍にするか，1回の投薬量はそのままで1日3回投与し，動物病院を受診する。
- これらのことを守るかぎり，犬は寿命を全うできる。

VNに指導する時のポイント

- アジソン病の犬はストレスに弱いため，優しくていねいに扱う。
- 検査履歴がある場合は，血中電解質や尿素窒素（BUN）の変動に注意する。

■参考文献

1) Baumstark ME, Sieber-Ruckstuhl NS, Müller C, et al. Evaluation of aldosterone concentrations in dogs with hypoadrenocorticism. *J Vet Intern Med*. 28: 154-159. 2014. doi: 10.1111/jvim.12243

2) Boag AM, Christie MR, McLaughlin KA, et al. Autoantibodies against cytochrome P450 side-chain cleavage enzyme in dogs (canis lupus familiaris) affected with hypoadrenocorticism (addison's disease). *PLoS One*. 10: e0143458, 2015. doi: 10.1371/journal.pone.0143458

3) Bovens C, Tennant K, Reeve J, et al. Basal serum cortisol concentration as a screening test for hypoadrenocorticism in dogs. *J Vet Intern Med*. 28: 1541-1545, 2014. doi: 10.1111/jvim.12415

4) Friedenberg SG, Lunn KF, Meurs KM. Evaluation of the genetic basis of primary hypoadrenocorticism in standard poodles using SNP array genotyping and whole-genome sequencing. *Mamm Genome*. 28: 56-65, 2017. doi: 10.1007/s00335-016-9671-6

5) Hanson JM, Tengvall K, Bonnett BN, et al. Naturally occurring adrenocortical insufficiency-an epidemiological study based on a swedish-insured dog population of 525,028 dogs. *J Vet Intern Med*. 30: 76-84, 2016. doi: 10.1111/jvim.13815

6) Lifton SJ, King LG, Zerbe CA. Glucocorticoid deficient hypoadrenocorticism in dogs: 18 cases (1986-1995). *J Am Vet Med Assoc*. 209: 2076-2081, 1996.

7) Lobetti RG. Hyperreninaemic hypoaldosteronism in a dog. *J S Afr Vet Assoc*. 69: 33-35, 1998.

8) McGonigle KM, Randolph JF, Center SA, et al. Mineralocorticoid before glucocorticoid deficiency in a dog with primary hypoadrenocorticism and hypothyroidism. *J Am Anim Hosp Assoc*. 49: 54-57, 2013. doi: 10.5326/JAAHA-MS-5820

9) Rogers W, Straus J, Chew D. Atypical hypoadrenocorticism in three dogs. *J Am Vet Med Assoc*. 179: 155-158, 1981.

10) Sadek D, Schaer M. Atypical addison's disease in the dog: A retrospective survey of 14 cases. *J Am Anim Hosp Assoc*. 32: 159-163, 1996.

11) Short AD, Catchpole B, Boag AM, et al. Putative candidate genes for canine hypoadrenocorticism (addison's disease) in multiple dog breeds. *Vet Rec*. 175: 430, 2014. doi: 10.1136/vr.102160

12) Thompson AL, Scott-Moncrieff JC, Anderson JD. Comparison of classic hypoadrenocorticism with glucocorticoid-deficient hypoadrenocorticism in dogs: 46 cases (1985-2005). *J Am Vet Med Assoc*. 230: 1190-1194, 2007.

08 神経疾患

脳腫瘍の画像診断

日本獣医生命科学大学 獣医放射線学研究室
長谷川大輔

アドバイス

コンピューター断層撮影(CT)や磁気共鳴画像法(MRI)の普及に伴い，多くの脳腫瘍が生前診断されるようになり，近年では脳外科手術，放射線治療，化学療法も発達してきた。脳腫瘍の画像診断で重要なことは，獣医師が知りたがる腫瘍のタイプもさることながら，予後の見通し，手術が適応になるのか，放射線治療がよいのかといった家族の要求に応じた情報を提供できるかどうかである。そのためには，腫瘍そのものの画像所見だけでなく，mass effect，腫瘍周囲性浮腫，頭蓋内圧亢進所見，二次性閉塞性水頭症，脳ヘルニア，腫瘍内出血といった付随する所見も含め総合的な画像診断が必要になってくる。加えて，現場に立つ獣医師には，患者の年齢，併発症の有無，疾患や患者の置かれている状況に対する家族の理解度，経済的状況，治療施設との物理的距離も熟慮したインフォームが期待される。

本稿は，一般臨床獣医師が画像診断施設・専門医からの報告書をただ読みあげるだけでなく，一定の理解度を持って家族に対し画像所見をインフォームできるようになることを目指している。

CT か MRI か

すでに多くの読者が知り得ているとおり，脳腫瘍そのものは，一部の骨系腫瘍を除き軟部組織から構成されているため，その診断には MRI が最適である。CTは，石灰化している，あるいは造影剤で増強される腫瘍(髄膜腫，脈絡叢腫瘍など)であれば腫瘍の存在を述べることはできるが，初期の，かつ低悪性度のグリオーマ(星状膠細胞腫，希突起膠細胞腫)の識別や腫瘍周囲の変化を詳細に描出することはできない。もちろん，CT か MRI かを迷う時点では脳腫瘍であるか否かがわからないため，必ずしも MRI というわけではないが，いずれにせよ脳徴候が疑われる患者であれば MRI を選択しておいて間違いはない。しかしながら，近隣に MRI がない，あるいは患者の状態が悪く無麻酔でも CT が撮影できるような状況であれば，スクリーニングとして CT を利用する価値はある。2017年に犬のグリオーマの識別において造影 CT と MRIとで明らかな優劣は見出されなかったという報告も出ている[19]。

表1 脳腫瘍診断に必要な MRI 撮像法

- T2 強調(T2W)画像(横断面，矢状断面)
- T1 強調(T1W)画像(できれば 3D，難しい場合は横断面，矢状断面)
- FLAIR 画像(横断面)
- T2*強調(T2*W，グラジエントエコー)画像(横断像)
- コントラスト増強(造影) T1W 画像
- 可能であれば拡散強調画像(DWI)

脳腫瘍診断のための MRI 撮像シーケンス

このパートで述べるのは主として MRI 撮像者が知っておくべき内容であり，一般臨床獣医師は読み飛ばしても構わないが，脳腫瘍診断には表1にある撮像法による画像が必要であることは知っておいていただきたい。

2014 年に，Rossmeisl らが犬脳腫瘍患者における治療反応性の画像診断的評価に関するレビューを発表した[13]。それを受け，米国国立衛生研究所(NIH)の国立

脳腫瘍の画像診断

表2　犬脳腫瘍研究における推奨MRIプロトコール1.5および3T

シーケンス	TR (ms)	TE (ms)	FA (°)	FOV (mm)	Matrix	Voxel (mm)	スライス厚 (mm)	Gap (%)	備考
2D T2W Sag TSE/FSE	>2,500	80～120	90/≧160	≦150	≧256	0.58×0.58×3	≦3	≦10	
3D T1W IR-GRE[*1,2]	2,100 (S, H) 5～15 (G, P, T)	2.4～3.3	10～20	≦150	≧150	≦1 mm 等方性	≦1	0	TI=900～1,100 ms (S, H) TI=400～500 ms (G, P, T)
2D T2*W Trans GRE	500～1,050	16～26	18～20	≦150	≧256	0.58×0.58×3	≦3	≦10	
2D T2W FLAIR TSE/FSE	>6,000	92～140	90/≧160	≦150	≧256	0.58×0.58×3	≦3	≦10	TI=2,000～8,000 ms
2D DWI SS-EPI[*3]	>5,000	minimal	90/180	≦150	128	1.2×1.2×4	≦4	0	b value 0, 1,000
造影剤投与									
2D T2W Trans TSE/FSE	>2,500	80～120	90/≧160	≦150	≧256	0.58×0.58×3	≦3	≦10	
3D T1W IR-GRE＋C[*1,*2]	2,100 (S, H) 5～15 (G, P, T)	2.4～3.3	10～20	≦150	≧150	≦1 mm 等方性	≦1	0	TI=900～1,100 ms (S, H) TI=400～500 ms (G, P, T)

TR：繰り返し時間，ms：ミリ秒，TE：エコー時間，FA：フリップ角，FOV：撮像視野，T2W：T2強調，Sag：矢状断，TSE：ターボスピンエコー，FSE：ファーストスピンエコー，T1W：T1強調，IR：反転回復，GRE：グラジエントリコールエコー，S：シーメンス，H：日立，G：GE，P：フィリップス，T：東芝，TI：反転時間，T2*W：T2*強調，FLAIR：fluid-attenuated inversion recovery，DWI：拡散強調画像，SS-EPI：シングルショット・エコープラナーイメージング，＋C：造影投与後
＊1：造影前と造影後のT1Wパラメーターは同じであるべきである。
＊2：メーカー固有のシーケンス名として，MPRAGE (magnetization prepared rapid gradient-echo：シーメンス)，IR-SPGR (inversion recovery spoiled gradient-echo：GE)，BRAVO (Fast SPGR with inversion activated：GE)，TFE (3D turbo field echo：フィリップス)，3D Fast FE (3D fast field echo：東芝)。代替法としてさまざまなフリップ角による3D TSE/FSEシーケンスも考慮できる。
＊3：限定された犬での特異的なデータが利用可能である。これらのパラメーターは人での推奨に基づいている。代替法としてマルチショットEPIやラジアルスキャンによるスピンエコー spin echo sequences employing a radial acquisition scheme (たとえばシーメンスのBLADE，GEのPROPELLER，フィリップスのMultiVane，日立のRADAR，東芝のJETなど)も考慮できる。
(文献15をもとに作成)

がん研究所 National Cancer Institute (NCI) に比較脳腫瘍コンソーシアム Comparative Brain Tumor Consortium (CBTC) が設立された。犬の脳腫瘍が人の脳腫瘍の天然モデルになりうるとのことから，NIH主導の人医学-獣医学の共同研究・トランスレーショナル研究が推進されることとなった。それに伴い，今後，多施設間で臨床研究 clinical trial を行うにあたり，脳腫瘍に対する MRI 撮像シーケンスを標準化していくこととなり，コンセンサス・レコメンデーションが公表された[15]。あくまで NCI-CBTC での臨床研究用のプロトコールであるため，絶対に従わないとい

けないわけではないが，今後日本でも国際標準のクオリティを担保するためには是非とも追従しておきたいものである。論文中に提示されている犬の脳腫瘍の臨床研究で推奨される撮像プロトコールを表2に示す。詳細は原著論文[13]を参照されたい。これらは1.5あるいは3Tの装置での条件である。残念ながら低磁場装置 (<1T) は表2の条件を完璧に満たすことが困難であるが，細かい条件はともかく，T2強調 (T2W) の矢状断と横断，T2*強調 (T2*W) の横断，造影前および造影後のT1強調 (T1W ± C，可能であれば3D，不可能であれば横断)，そしてこれも可能であれば拡

神経疾患

表3 術後フォローアップの MRI 撮像のタイミング

Tesla	術後最初の撮像	次のフォローアップ	さらにその後
＜3T	術後 72 時間以内	術後 6 週目	3 カ月ごと
3T	術後 24 時間以内	術後 6 週目	3 カ月ごと

（文献 15 をもとに作成）

表4 人の脳腫瘍における治療反応評価基準の比較

治療反応		RECIST (1D)[7, 23]	Macdonald and WHO (2D)[12]	RANO (2D)[14, 26] RAVNO[13] *2	Volumetric Extrapolated[4]
完全反応 complete response (CR)*1	画像	造影される腫瘍すべての消失	造影される腫瘍すべての消失	造影される腫瘍すべての消失 T2/FLAIR 病変の安定あるいは改善 新たな病変なし	造影される腫瘍すべての消失
	臨床像	NA	臨床状態の安定または改善；患者はステロイド薬を不要とする	臨床状態の安定または改善 患者はステロイド薬を不要とする CR には上記すべてが必要	臨床状態の安定または改善 患者はステロイド薬を不要とする
部分反応 partial response (PR)*1	画像	SLD の総和における≧30％の減少	造影腫瘍 SPD における≧50％の減少	造影腫瘍 SPD における≧50％の減少 T2/FLAIR 病変の安定あるいは改善 新たな病変なし	造影される容積の≧65％の減少
	臨床像	NA	ステロイド薬常用あるいは減量 臨床状態の安定，または改善	ステロイド薬常用あるいは減量 臨床状態の安定，または改善 PR には上記すべてが必要	ステロイド薬常用あるいは減量 臨床状態の安定，または改善
定性 stable disease (SD)	画像	ほかのすべての所見	ほかのすべての所見	造影腫瘍 SPD における＜50％の減少または＜25％の増加 T2/FLAIR 病変の安定あるいは改善 新たな病変なし	ほかのすべての所見
	臨床像	NA	ステロイド薬常用あるいは減量 臨床状態の安定，または改善	ステロイド薬常用あるいは減量 臨床状態の安定，または改善 SD には上記すべてが必要	ステロイド薬常用あるいは減量 臨床状態の安定，または改善
進行性 progressive disease (PD)	画像	SLD の総和における≧20％の増加	造影腫瘍 SPD における≧25％の増加	造影腫瘍 SPD における≧25％の増加 T2/FLAIR 病変の増大 新たな病変の存在	造影される容積の≧40％の増大
	臨床像	NA	臨床状態の悪化	臨床状態の悪化 上記のいずれかに当てはまれば PD	臨床状態の悪化

RECIST：response evaluation criteria in solid tumors，WHO：世界保健機関，RANO：response assessment in neuro-oncology，RAVNO：response assessment in veterinary neuro-oncology，NA：該当しない，SLD：最長直径の合計（単一病変における最長の直径あるいは多発性病変の各々の最長直径の合計），SPD：直径の積の合計（腫瘍の最も大きい領域における造影画像の直角断面での直径の積，あるいは多発性病変が存在する場合はその積の合計）
＊1：CR または PR の認定は，理想的には 4 週間以上あけた連続画像で確認されるべきである。もし連続画像で確かめられない場合は SD とされる。
＊2：同じ基準が獣医神経腫瘍における反応評価 RAVNO[13] の提言で採用されている。
（文献 13，15 をもとに作成）

散強調画像 diffusion-weighted imaging（DWI）を，可能な限り薄いスライス厚で，FOV を 15 cm，Matrix を 256 で撮像するよう努めたい。

さらに，NCI-CBTC の論文[15] では治療後（たとえば手術後）の follow up 撮像タイミング（表3）および治療反応の評価法（表4）についても言及している。しかしながら，これらの提言はあくまで CBTC での臨床研究において推奨されているものであり，実際の臨床

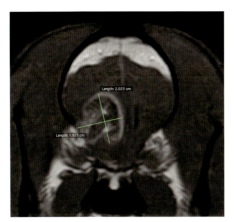

図1 RAVNOによる腫瘍サイズの測定
　2Dの造影T1強調（T1W）において，腫瘍の最も大きい断面で直行する最大直径を計測し，その積を求める。図におけるリング状増強効果を示す退形成希突起膠細胞腫の場合，20.23 mm×19.27 mm＝389.83 mm^{2}となる。

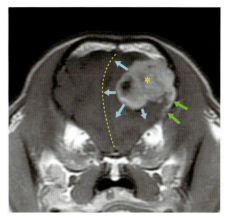

図2 左前頭部に発生した髄膜腫の造影T1強調画像（横断面）
　左前頭葉外側表面に造影増強されるmass病変（＊）を認め，これによるmass effectとして左前頭葉実質はmassにより水色矢印の方向へ圧排され，黄破線の正中偏位を示している。mass病変には髄膜との連続性を示すdural tail signが認められる（緑矢印）。

現場では，家族の経済的負担や患者の麻酔ストレスなどを考慮するとなかなか現実的ではない。とはいえ，follow upの時期や評価法は，画像診断医，臨床獣医師ともに参考になるだろう。図1に表4でも示されている犬脳腫瘍患者での治療反応評価法（RAVNO）における実際の測定方法を提示する。

脳腫瘍の画像診断に共通する重要所見

　脳腫瘍診断で共通する重要な画像所見について解説する。

1．Mass病変あるいは空間占拠性病変

　脳腫瘍では腫瘍実質がこれに相当する（図2）。しかしながら，mass病変あるいは空間占拠性病変 space occupied lesionという用語は，必ずしも腫瘍とは限らず，脳膿瘍やくも膜憩室，肉芽腫性髄膜脳脊髄炎（GME）や中枢神経型猫伝染性腹膜炎（FIP）における肉芽腫，血腫など，頭蓋内腔の一部容積を占める腫瘤性病変全般をさすことに注意する必要がある。

2．Mass effect（腫瘤効果）

　Mass effectとは前述したmass病変により脳構造の一部，とくにmass病変周辺の正常脳構造が圧排され，偏位している状態をさす用語である（図2）。ただし，この所見も根本のmassは必ずしも腫瘍だけではない。

3．造影増強

　造影剤（CTならイオヘキソール製剤など，MRIならガドリニウム製剤）投与後の画像において，造影剤によって造影増強 contrast enhancement されていることをさす。通常，用いられるのは陽性造影剤であるため，画像上は白く描出される（CTなら高吸収，MRIなら高信号，図2）。一般に血液脳関門（BBB）が破綻している場所が造影され，多くの脳腫瘍は造影増強されるが，低グレード（gradeⅡ）のグリオーマ，大脳膠腫症は造影されない。正常でも元来BBBを有さない髄膜，脈絡叢，下垂体は造影されることに注意が必要である。

4．リング状増強効果または辺縁増強

リング状増強効果 ring enhancement または辺縁増強 peripheral enhancement は，造影増強される mass において，mass 中心部は壊死や嚢胞，あるいはそのほかの内容物などにより造影されず，mass の辺縁実質ないし壁成分が増強される様子をさす用語である（図1）。リング状増強効果はグリオーマにおいてはある程度の悪性度の指標となる（後述）[2,29]。しかし，リング状増強効果はグリオーマの特異的所見ではなく，ほかの脳腫瘍（髄膜腫や転移性脳腫瘍など）や脳膿瘍などでも比較的よく認められる所見であるため，「リング状増強効果＝悪性（あるいは＝グリオーマ）」という早合点をくれぐれもしないことが重要である。

5．Dural tail sign（硬膜尾所見）

Dural tail sign とは，硬膜（髄膜）と連続した（あるいは接した）mass 病変の造影増強が，周囲の硬膜との連続性を示すように mass から周囲硬膜にかけて尾のようにだんだんと細くなっていく様子を示す用語である。最も典型的に認められるのは髄膜腫であり，大部分の髄膜腫で認められる（図2）。しかしながら，髄膜腫でも dural tail sign を伴わないこともあれば，髄膜腫以外の腫瘍でも dural tail sign が認められることもあることから[5,28]，「dural tail sign＝髄膜腫」は成り立たないことに注意が必要である。

6．腫瘍周囲性浮腫

腫瘍周囲性浮腫 peritumoral edema とは腫瘍周囲に発生している脳浮腫をさす（図3，7）。腫瘍周囲性浮腫は一般に血管原性浮腫であり，腫瘍周囲に存在する（微小）脳血管が圧迫あるいは腫瘍浸潤を受けることで生じるものと考えられている。腫瘍周囲性浮腫は必ず存在するものではなく，おそらく腫瘍のサイズ，発育速度，局在に関連している。たとえば，猫の髄膜腫（良性でかつ発育速度も非常に遅い）では，腫瘍が相当大きくても周囲浮腫がない場合も少なくない（図8）。一方で，犬の組織球性肉腫では，腫瘍実質のサイズにかかわらず（軟膜発生で脳血管を傷害しやすいため）多大な腫瘍周囲性浮腫を生じる。

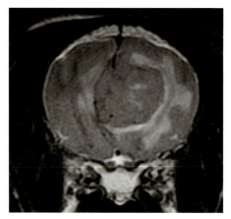

図3　前頭葉左傍正中に主座する大脳鎌髄膜腫のT2強調画像（横断面）

ほぼ正中に存在するほぼ等信号の mass 周辺の脳実質，とくに白質領域にび漫性の高信号となる腫瘍周囲性浮腫が認められる。脳表の脳溝，くも膜下腔は不明瞭であり，灰白質-白質のコントラストも低下している。これらは頭蓋内圧亢進所見である。

7．頭蓋内圧（脳圧）亢進所見

腫瘍や水頭症などが存在すると頭蓋内圧が増加する。それに伴い認められる画像所見をまとめて頭蓋内圧（脳圧）亢進所見 increased intracranial pressure (intracranial hypertension) findings とよぶ。具体的には脳溝の不明瞭化（あるいはくも膜下腔および脳槽の狭小化），脳室拡大あるいは変形（mass effect を伴うことも伴わないこともある），灰白質-白質コントラスト（皮髄境界）の不明瞭化である（図4）[3]。加えて，脳室周囲の T2W/FLAIR 高信号化（脳室内圧亢進に伴う脳室内髄液の脳実質への漏出＝間質性脳浮腫）や脳室中隔の FLAIR 高信号化などが認められる場合もある。前述した mass effect，腫瘍周囲性浮腫，および後述する脳ヘルニアは頭蓋内圧亢進所見として考える[3]。

8．脳ヘルニア

脳ヘルニア brain herniation は mass effect の形態のひとつであり，頭蓋内圧亢進症の重要所見のひとつである。主として帯状回ヘルニア，テント切痕ヘルニア，大後頭孔（大孔）あるいは小脳（扁桃）ヘルニアの3つの脳ヘルニアがある。

脳腫瘍の画像診断

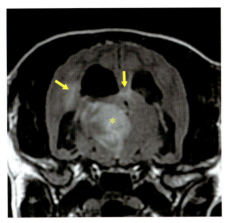

図4 二次性閉塞性水頭症のFLAIR画像（横断面）

右側脳室脈絡叢に発生した脈絡叢腫瘍によりモンロ孔および第三脳室の閉塞を生じ，二次性閉塞性水頭症が認められる。この画像に腫瘍そのものは写っていない。右側脳室が拡大し（左側脳室も拡大している），脳室内圧亢進に伴う脳室の外側周囲および脳梁に間質性脳浮腫（矢印）が認められる。この画像でも脳溝およびくも膜下腔の不明瞭化が認められる。左中脳領域の広い高信号領域（＊）はその頭側にある腫瘍に伴う腫瘍周囲性浮腫である。

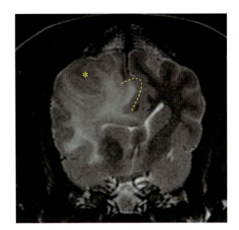

図5 帯状回ヘルニアのT2強調画像（横断面）

左頭頂部に発生した組織球性肉腫（＊）による腫瘍周囲性浮腫およびmass effectにより左帯状回が大脳鎌（正中）を越え対側半球へ逸脱している帯状回ヘルニア（破線）が認められる。

系に障害を来たし，瞳孔異常や意識障害（昏迷など）が生じる。

（1）帯状回ヘルニア

帯状回ヘルニア cingulate herniation（鎌下ヘルニア subfalcian herniation）は片側大脳半球に腫瘍が生じ，mass effectにより患側の大脳半球の一部，とくに大脳縦列内側面に位置する帯状回皮質が，正中に存在する大脳鎌の下をくぐって対側半球に逸脱するものである（図5）。まだ正中を越えない状態や脳回がうまく描出できないCTでは正中偏位 midline shift とよばれることもある（図2）。

（2）テント切痕ヘルニア

テント切痕ヘルニア transtentorial herniation は，腫瘍の場合は通常帯状回ヘルニアに次いで生じるものであり，前頭蓋窩（テント上）のコンパートメントの圧，容積が後頭蓋窩（テント下）の圧を超えた時に，片側あるいは両側の前脳成分（主として後頭葉内側面）が小脳テントを越えて後頭蓋窩へ逸脱する脳ヘルニアである（図6）。この時，小脳テントの直下にある中脳蓋が強く圧迫を受けることで，動眼神経核や網様体賦活

（3）大後頭孔（大孔）あるいは小脳（扁桃）ヘルニア

大後頭孔（大孔）ヘルニア foramen magnum herniation あるいは小脳（扁桃）ヘルニア cerebellar（tonsillar）herniation は重大な脳ヘルニアである。これは前脳病変であった場合は前述のテント切痕ヘルニアに続発して，あるいはテント下腫瘍によって生じる。小脳尾側面の大後頭孔を経由した大槽内ないし脊柱管内への逸脱である（図6）。大後頭孔ヘルニアは「死の接吻 kiss of death」とも揶揄され，小脳が大孔を脱出する際に，その下にある脳幹（延髄）を強く圧迫し，重篤な意識障害，四肢（不全）麻痺，呼吸障害・停止，心血管運動中枢障害（固定心拍）を引き起こす致命的な状態である。しかしながら，猫の（巨大）髄膜腫などではまれに，大後頭孔ヘルニアを生じても起立歩行し，生存している症例もある。トイ種やキャバリア・キング・チャールズ・スパニエルなどでは，キアリ様奇形とよばれる先天的な小脳ヘルニア（偽小脳ヘルニア）をみるが，ここでいう大後頭孔ヘルニア・小脳ヘルニアとは全く別の病態であることに注意が必要である。

神経疾患

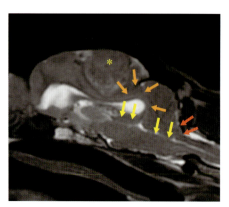

図6 テント切痕ヘルニアおよび大後頭孔ヘルニアのT2強調画像（矢状断面）
右頭頂部に発生した巨大な髄膜腫（＊）によってテント切痕ヘルニア（橙矢印）と大後頭孔ヘルニア（赤矢印）を生じている。この症例では，側脳室を含む後頭葉がテント切痕ヘルニアを起こしている。テント切痕ヘルニアおよび大後頭孔ヘルニアによって中脳蓋および延髄が圧迫されている（黄矢印）。同時に脳幹底部のくも膜下腔が狭窄していることにも注目されたい。

9．閉塞性水頭症

脳室系に発生した腫瘍（脈絡叢腫瘍や上衣腫），あるいはmass effectによって脳脊髄液（CSF）循環路に通過障害ないし閉塞が生じると，障害部位より上位の脳室からCSFが排出できずに貯留し，二次性閉塞性水頭症 obstructive hydrocephalus を生じることがある（図4）。これにより脳室内圧が亢進すると，前述した間質性脳浮腫などの脳圧亢進所見が認められるようになる。

各種脳腫瘍の画像診断

前述の脳腫瘍全般で共通して認められる所見を踏まえたうえで，各種脳腫瘍の画像診断を解説する。

1．髄膜腫
（1）概要

髄膜腫 meningioma は犬と猫で最も多い脳腫瘍である。その発生母地は一般的にくも膜（くも膜細胞）とされている。これは髄膜腫との鑑別が重要な組織球性肉腫 hystiocytic sarcoma との画像所見の差異に関連しており重要である[25]。一般的にはくも膜に発生する実質外腫瘍のため，通常は顕著な mass effect を示し，正常脳を頭蓋内中心部へ向かって圧排する。髄膜腫は動物の世界保健機関（WHO）分類上，組織学的に8種類の亜型に分類され，そのうちの退形成髄膜腫のみが悪性とされている。しかしながら，近年は人の分類に従って grade 分類（gradeⅠ：良性，gradeⅡ：異形成，gradeⅢ：退形成）する試みもなされている[20]。

（2）画像所見

典型的な画像所見は，CTでは脳とほぼ等吸収からやや高吸収，造影剤でほぼ一様に増強される境界明瞭な mass である。一般的に MRI では T1W でおおむね等信号（やや低信号～やや高信号），T2W および FLAIR 画像でやや高信号から等信号（まれに低信号），造影剤で均一～やや不均一に増強される broad based な mass 病変で，多くが dural tail sign を伴っている（図2，3，6，7）。一般的には画像上（とくに造影 T1W で）境界明瞭にみえることが多く，とくに猫の髄膜腫では，T2W で腫瘍と脳のあいだに CSF 信号が入り込むほどである（図8）。

組織型や腫瘍内の囊胞，壊死，出血，石灰化などにより mass の信号強度はさまざまに変化する。壊死や囊胞がある場合，造影 T1W はリング状増強効果を示すことがある（髄膜腫においてこの所見は悪性所見ではない）。MRI の信号強度やそのほかの所見の組み合わせにより組織型，あるいは grade 分類ができないかという調査が行われたが，明らかな相関は認められなかった[20]。近年では拡散画像（DWI や拡散テンソル画像 diffusion tensor imaging〔DTI〕）や灌流強調画像 perfusion-weighted imaging など，いくつかの高度撮像法も適応されるようになってきているため，今後それらによって組織分類が可能になるかもしれない。とはいえ，今のところ従来の MRI 所見では組織型分類ができないため，髄膜腫は画像上の分類として，発生部位による分類（呼称）が用いられることが多い（円蓋部髄膜腫，嗅球部髄膜腫，大脳鎌髄膜腫，脳底部髄膜腫，小脳テント髄膜腫，脳室内髄膜腫など）。

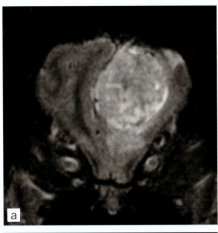
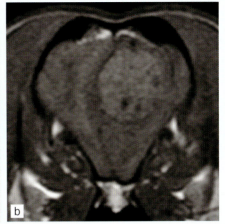
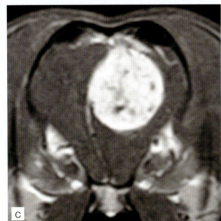

図7　左前頭葉傍矢状部・大脳鎌に発生した髄膜腫

9歳, 雌, 雑種。MassはT2強調(T2W)で不均一なやや高信号(a), T1強調(T1W)でも不均一なやや高信号(b), 造影T1Wで不均一ながら顕著に増強され, dural tail signを伴っており, 脳との境界は明瞭である(c)。信号強度の不均一性に関与する腫瘍内に認められる細かい低信号領域は, 腫瘍内の壊死や血管である。周囲脳実質はmass effectにより圧排され, 正中偏位を示している。T2Wではmass周囲の脳実質に軽度かつび漫性腫瘍周囲性浮腫(高信号)が認められる(a)。

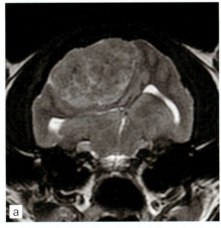
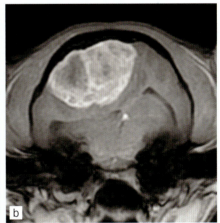

図8　猫の右頭頂円蓋部髄膜腫

11歳, 雄, ドメスティック・ショートヘア。図6の脳ヘルニア症例と同症例。T2強調(T2W)でやや高信号(a), T1強調(T1W)で低信号(図なし), 造影T1Wで不均一ながら顕著に増強される巨大なmass病変(b)として認められる。境界はきわめて明瞭であり, T2Wではmassと脳組織のあいだにCSFによる高信号ラインが認められる(a)。Mass effectにより右後頭葉は強く圧排され, 脳室ごとテント切痕ヘルニアを起こし, 中脳蓋も強く圧迫を受けている(図6も参照)。注目すべきは, これだけ巨大かつ脳ヘルニアを起こすほどの腫瘍であるにもかかわらず, 腫瘍周囲性浮腫が認められないことである。

神経疾患

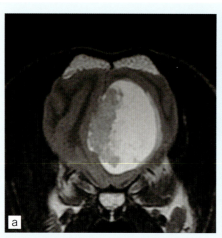
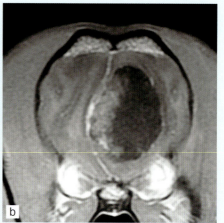

図9　左傍矢状大脳鎌部の囊胞性髄膜腫
10歳, 雌, ビーグル。巨大な囊胞を伴う大脳鎌左側に発生した髄膜腫であり, mass実質はT2強調(T2W)でやや高信号(a), T1強調(T1W)で等～やや低信号(図なし), 造影T1Wで不均一に増強される(b)。囊胞内は脳脊髄液(CSF)と同じ信号値であり, 囊胞壁は薄くごくわずかに増強される。Mass effectが認められ, 正中偏位を生じ, 囊胞周辺の脳実質には周囲性浮腫が認められる。浮腫はmassの尾側でより顕著に認められた。

　犬では嗅球部での発生が最も多く, 次いで大脳円蓋部, 傍矢状部, 小脳橋角部などと続く。また, 20％前後の症例で大小さまざまな囊胞を伴い, 囊胞性髄膜腫 cystic meningioma とよばれることも多い(図9)。この囊胞は, ときに腫瘍実質よりも大きく, 腫瘍よりも囊胞による mass effect や周囲浮腫を生じていることもある。囊胞内の信号強度は内容物によって変化する。多くはCSFと同等の信号値を示すが, 蛋白濃度や出血などによりFLAIRやT2*あるいはT1Wでの信号強度が変動する。

　顆粒細胞型髄膜腫または顆粒細胞腫 granular cell tumor[1]は髄膜腫であるのか議論されている最中である。脳表, ときには半球を被うように広範な髄膜にべったりと張りついてプラーク状に発生する特殊なタイプの髄膜発生の腫瘍であり, 脳を絞扼的に圧迫する(図10)。

　髄膜腫の腫瘍周囲性浮腫は不安定である。おそらく, 腫瘍の局在, 組織型／grade, 成長速度によって異なる。犬の髄膜腫は, 良性でも軟膜や脳実質にいくらか浸潤していることもあり, さまざまな程度の周囲性浮腫がみられる(図3, 7)。一方, 猫の髄膜腫では相当大きなものでも周囲性浮腫を伴わないこともある(図8)。

(3) 鑑別診断

　髄膜腫の画像上の鑑別診断には, 組織球性肉腫, リンパ腫, 髄膜転移した転移性脳腫瘍, 脳膿瘍などが挙げられる。なかでも, 組織球性肉腫と髄膜腫の鑑別は比較的難しい。一般的な画像所見では組織球性肉腫のほうが周囲性浮腫が広く, かつ重度であり, また dural tail sign を伴うが, 組織球性肉腫では軟膜増強が強く, 脳溝に入り込んでいく増強効果が認められる(髄膜腫がくも膜由来であるのに対し, 組織球性肉腫は軟膜由来である)。このほか, MRアンギオグラフィー(MRA)やDWI, DTIを用いた髄膜腫と組織球性肉腫を鑑別する研究[10, 25]が報告されている(表5)。

(4) 治療および予後

　画像所見から読み取ることができる髄膜腫の治療方針および予後として, 嗅球部, 円蓋部, 傍矢状部など脳の背側表層に存在するものであれば手術適応になる可能性が高く, とくに猫では第一選択となる。現在, 髄膜腫の治療成績としては外科手術＋術後放射線治療の生存期間が最も長い。しかしながら, 脳底部, 小脳

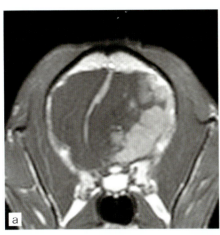 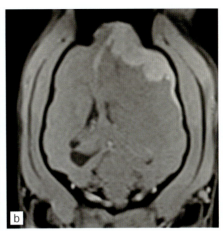

図10　左前頭葉を囲うように発生した顆粒細胞腫（顆粒細胞型髄膜腫）
10歳，雄，雑種。脳表に張り付くようにプラーク状の増殖を示す造影剤で増強された不整形のmassが認められ，大脳鎌と連続している。
a：造影T1強調画像横断面，b：同背断面

橋角部，小脳テント基部といった部位に発生した髄膜腫では外科的なアプローチが困難なことが多く，放射線治療が推奨される。髄膜腫に対する化学療法は確立されておらず，一般的ではない。また顆粒細胞型・顆粒細胞腫は腫瘍が広範囲に，かつたいていは脳底や内側面まで及ぶため，治療としての外科手術は困難である。放射線治療も照射野の設定が難しく治療が困難である。

2．グリオーマ
（1）概要

グリオーマ glioma は神経上皮系腫瘍全体をさす総称であるが，画像診断上は通常，星状膠細胞系腫瘍および希突起膠細胞系腫瘍をさす用語である。通常，星状膠細胞腫 astrocytoma と希突起膠細胞腫 oligodendroglioma は画像診断上明確に鑑別できず，正確な鑑別には病理組織学的評価が必要になる。よって，便宜上一括してグリオーマとよばれている。

グリオーマは犬では髄膜腫に次いで2番目[18]，猫では3ないし4番目に多い[24]脳実質内腫瘍である。発生母地はその名のとおり星状膠細胞と希突起膠細胞である。文献的[18]にも，筆者の経験的にも希突起細胞腫のほうが多い。グリオーマはほぼすべての犬種，猫種に

表5　髄膜腫と組織球性肉腫との鑑別

- 組織球性肉腫ではmass自体の信号強度がT1WおよびFLAIRでより低信号として認められる。
- 腫瘍周囲性浮腫は組織球性肉腫において必発であり，髄膜腫のそれに比べ重篤である。
- 組織球性肉腫では脳溝に入り込む軟膜の造影増強が認められる（髄膜腫では脳溝に入り込む造影はない）。
- MRAにおいて，多くの髄膜腫は主要脳動脈（中大脳動脈など）を偏位させるのに対し，組織球性肉腫では血管偏位は認められない。
- DWIから求められるmassのADC（みかけの拡散係数）は組織球性肉腫のほうが低く，腫瘍周囲性浮腫のADCは組織球性肉腫のほうが高い。
- DTIから求められるmassのFA値には差がないが，周囲性浮腫領域では組織球性肉腫のほうが低い。

T1W：T1強調，MRA：MRアンギオグラフィー，DWI：拡散強調画像，DTI：拡散テンソル画像

認められるものの，元々短頭種に多く，近年ではとくにフレンチ・ブルドッグでの希突起膠細胞腫が多い。脳のいずれの部位にでも発生する可能性はあるが，これもやはり，文献的[18]にも経験的にも前頭葉，側頭葉，側頭葉内側構造（梨状葉，扁桃体，海馬）での発生が多い。犬における発症年齢は髄膜腫（多くは10歳以

神経疾患

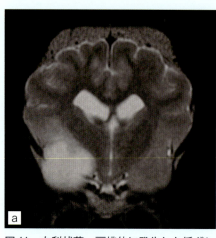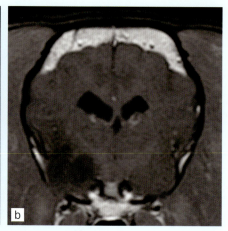

図11　右梨状葉・扁桃体に発生した低グレードの希突起膠細胞腫
9歳，去勢雄，フレンチ・ブルドッグ。T2強調（T2W）で高信号（a），T1強調（T1W）で低信号（図なし），造影T1Wでも増強されず低信号の右扁桃体腫大（b）が認められる。撮影時は低グレードと画像上診断されたが，その後放射線治療および化学療法を行っていく経過中にリング状増強効果を伴う間脳への腫瘍拡大が認められ，死亡後の病理組織診断では退形成性（悪性）希突起膠細胞腫と診断された[9]。

上）に比べやや若く，7〜8歳に発生ピークがある。

星状膠細胞腫も希突起膠腫も組織学的なgradingがなされており，星状膠細胞腫はgradeⅡ（低グレード），gradeⅢ（中グレード／退形成性・悪性），gradeⅣ（高グレード／膠芽腫）に，希突起膠細胞腫はgradeⅡ（低グレード），gradeⅢ（高グレード／退形成性・悪性）に分類される。

（2）画像所見

一般的な低グレードのグリオーマの典型所見は，脳実質の局所あるいは領域的な，T2Wで高信号，T1Wで等〜低信号を伴う腫大性病変である（図11）。低グレードの場合，造影されることは少ない。脳実質の局所の腫大のため，mass effectは髄膜腫などに比べ軽度である。また，脳実質性腫瘍であることから，とくに低グレードの場合は腫瘍と周囲性浮腫および正常脳組織との境界が不明瞭である。中グレード，高グレードになるにつれ増強効果が増し，腫瘍内壊死を伴うリング状増強効果が目立つようになる（図12）。

（3）鑑別診断

星状膠細胞腫と希突起膠細胞腫の鑑別に関して，Youngら[29]およびBentleyら[2]の研究では，脳表（髄膜）との接触は星状膠細胞腫50％，希突起膠細胞腫88％であり，T1W低信号は星状膠細胞腫76％，希突起膠細胞腫93％で認められ，いずれも希突起膠細胞腫のほうが多い。腫瘍周囲性浮腫は星状膠細胞腫40％，希突起膠細胞腫21％と星状膠細胞腫のほうが強く，mass effectによる脳室の変形は星状膠細胞腫66％，希突起膠細胞腫84％と希突起膠細胞腫でより多い。これらの所見で統計学的有意差は出ているものの，やはり画像所見からの両者の鑑別は難しいと結論づけられている。一方で，Bentleyら[2]の研究では星状膠細胞腫と希突起膠細胞腫を分けずにMRI所見からgradingする試みもなされている（表6）。前述のとおり，増強効果はgradeが増すにつれ認められるようになり，リング状増強効果はgradeⅢの50％以上，gradeⅣの60％以上で認められる。囊胞の発現率はgradeⅡで少ないといった特徴がある。

筆者がこれらから気になっているのは，グリオーマの悪性転化malignant transformationである。初診時には低グレードと画像上診断できるグリオーマが，治

脳腫瘍の画像診断

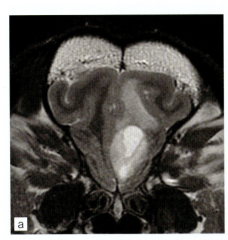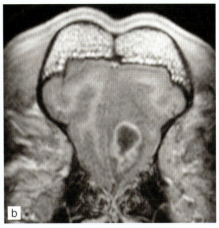

図12　左前頭葉内に発生した高グレード(退形成性)希突起膠細胞腫
9歳，去勢雄，フレンチ・ブルドッグ。前頭葉内にT2強調(T2W)で高信号(a)，T1強調(T1W)で低信号(図なし)，造影T1Wでリング状増強効果を示す不整形のmassが認められ(b)，比較的広い腫瘍周囲性浮腫と軽度のmass effectを呈している。手術によりMR画像上は全摘出したが，術後4カ月で再発し，その後，放射線治療とニトロソウレアで治療した。術後1年8カ月生存したが，死後MR画像では第四脳室および脊髄中心管にも髄液伝播した転移像が確認された。

表6　Bentleyらによるグリオーマ31例の画像所見とgradingの解析

画像所見	Grade II %(n=9)	Grade III %(n=17)	Grade IV %(n=5)	p値 (Grade II vs. III+IV)
造影増強				
造影増強なし	47	22	0	0.0004
リング状増強効果	20	51	64	0.0001
中等度〜高度な造影増強	24	46	64	0.0010
T2*(GRE)上の無信号	17	51	62	0.0007
T2Wでの不均一性	42	62	75	0.0049
T1Wでの不均一性	47	65	56	0.034
単一嚢胞	13	36	28	0.0046
多発嚢胞	18	34	32	0.039
間脳・内包での発生	4	19	24	0.015
Mass effect (なし：軽度：中等度：重度)	9：64：18：9	5：39：36：20	16：68：16：0	0.016
脳室の変形	40	84	68	0.0073

T2W：T2強調，T1W：T1強調
(文献2をもとに有意差のある所見のみ抜粋して作成)

療を続けるうちに悪性所見を伴い再発，再増殖することがある[9,22]。治療が悪性転化のきっかけを与えてしまうのか，あるいは自然発生的に悪性転化するのかは不明である(通常は何らかの治療を施すため，何もせずに経過観察した場合にも悪性転化するのかが不明)。悪性転化の可能性については画像診断後に治療を勧める(進める)うえで家族にしっかりと説明すべきであろう。

神経疾患

（4）治療

　グリオーマの治療成績は，正確な組織診断がなされている研究が少なく，完全に確立されているとはいいがたい。グリオーマは脳実質内腫瘍であり，元々は脳組織中の細胞，すなわち星状膠細胞と希突起膠細胞から発生する腫瘍であるため，肉眼的に境界不明瞭であり（低グレードのものほど境界はわかりにくい），手術による完全切除が困難な腫瘍である。このため，組織診断なしでの放射線治療に関する成績がいくつか報告されている。近年報告された，MRIでの診断によるグリオーマ疑いの症例に対する定位放射線治療 stereotactic radiotherapy（SRT）の研究では，対症療法（ステロイド薬と抗てんかん薬のみ）の中央生存期間が94日であったのに対し，SRT単独では383日（無増悪生存期間255日），SRTとテモゾロミドのコンビネーションで420日（無増悪生存期間345日）であったと報告されている[6]。筆者らもまたグリオーマでは放射線治療（およびその後のニトロソウレア）で長期生存例を多く経験している[9,22]。手術または少なくとも定位脳生検[16]を行い，確定診断をつけて治療に臨む必要があり，読者もそれに協力していただきたい（家族に手術や脳生検を勧めていただきたい）。

3．脈絡叢腫瘍および上衣腫
（1）脈絡叢腫瘍の概要

　脈絡叢腫瘍 choroid plexus tumors（CPT）は，各脳室に存在する脈絡叢を由来とする比較的まれな神経上皮系腫瘍である。通常は脳室内に発生し，ときに脳室周囲あるいは異所性に発生する。犬では第四脳室での発生が最も多く，次に第三脳室または側脳室で多い[27]。脈絡叢腫瘍は，組織学的に良性の脈絡叢乳頭腫 choroid plexus papilloma（CPP）と悪性の脈絡叢癌 choroid plexus carcinoma（CPC）に分類される。人では圧倒的にCPPが多い（80〜90％）が，犬56例の脈絡叢腫瘍の回顧的研究ではCPPが36％（20例）に対し，CPCが64％（36例）と悪性のものが多かった[27]。この結果は，最終的に組織学的診断まで行えた症例の研究であるためバイアスがかかっているが，注目すべき点である。

（2）脈絡叢腫瘍の画像所見

　CPTの典型的な画像所見は，脳室内にカリフラワー状に突出する腫瘤形成である。一般にT2WおよびFLAIR画像で高信号，T1Wではさまざまな信号強度を示し，造影剤で強く一様に増強される（図13）。脈絡叢は正常でも造影増強される組織であり，その腫瘍化であるため増強効果は著しい。また正常脈絡叢との連続性が認められることもある。CPCでは腫瘍内の信号および増強効果が不均一なことがある。またCPT自体がCSFを過剰産生することがあること，脳室内に発生するとCSF流路を閉塞することから，腫瘍発生部位より吻側での（尾側もありうる）二次性閉塞性水頭症を招くことが多い。前述の研究[27]では74％が脳室拡大を呈している。また，CPCでは髄液伝播あるいは drop metastasis とよばれる髄液を介した中枢神経系内転移をみることがあり，複数の mass 形成が認められることもある（図14）。通常はCSF流に順行性つまり尾側へ向かって転移するが，まれに逆行性に吻側へ転移することもある。

（3）上衣腫の概要

　上衣腫 ependymoma は脳室壁を形成する上衣細胞から発生する神経上皮系の腫瘍で，脳室壁あるいは脊髄中心管壁に発生する。人では前述したCPTよりも上衣腫のほうが発生率は高いが，犬や猫での上衣腫の報告は少なく，CPTよりもまれである。

（4）上衣腫の画像所見

　脳室壁に由来することから脳室内あるいは脳室辺縁に発生し，画像診断上CPTとの鑑別は難しい。おそらく，組織診断なしに画像診断のみでCPT（とくにCPC）と診断されているうちのいくらかは，上衣腫なのではないかと予想される。人ではCPTよりも腫瘍内の信号強度が不均一であることが多いとされており，それらは石灰化や壊死と関連している。通常，上衣腫は grade Ⅱ であるが，まれに grade Ⅲ（退形成性上衣腫）のことがある。画像診断上，上衣腫であるのか退形成性上衣腫であるのかの鑑別は困難なようである。筆者は第四脳室に発生した退形成性上衣腫を経験

脳腫瘍の画像診断

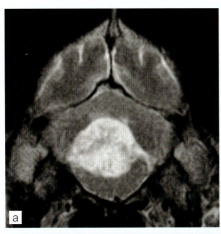
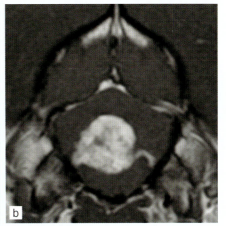
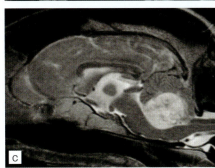

図13　第四脳室を占拠する脈絡叢乳頭腫

10歳, 雄, 雑種。T2強調(T2W)で高信号(a, c), T1強調(T1W)で低信号(図なし), 造影T1Wで強くほぼ一様に増強され(b), かつ第四脳室脈絡叢との連続性を示すmassが第四脳室内を占拠している。小脳および脳幹はmass effectを受け圧排されている。腫瘍による第四脳室閉塞のため, その吻側の第三脳室, 側脳室には軽度の拡大(閉塞性水頭症)が認められる(c)。

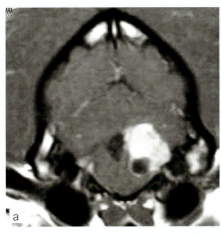
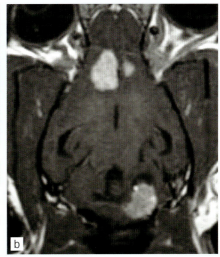

図14　第四脳室に原発し, 両側側脳室吻端に髄液伝播した脈絡叢癌

6歳, 雄, ウエルシュ・コーギー。本症例は4歳時に第四脳室の嚢胞およびリング状増強効果を伴う脈絡叢腫瘍を手術し, 病理組織学的に脈絡叢癌の診断を受けた。その後放射線治療が行われ, 術後2年経過した時点の追跡調査で, 両側側脳室吻端に転移巣が見つかった。
a：第四脳室外側孔レベルの造影T1強調画像横断面, b：同背断面

神経疾患

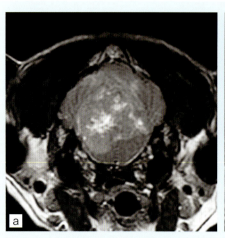
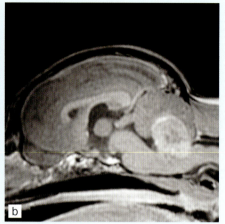

図15　第四脳室に発生した退形成性上衣腫
10歳，避妊雌，トイ・プードル。T2強調(T2W)で不均一な等〜高信号(a，横断面)，T1強調(T1W)でも不均一な低信号(図示せず)，造影T1Wで不均一に増強される(b，矢状断面) massが尾側第四脳室に鎮座する。手術後の病理組織検査にて退形成性上衣腫と診断され，腫瘍内部には石灰化も認められた。図13，14の脈絡叢腫瘍に比べ，腫瘍内信号が不均一であり，造影効果も不均一かつやや淡い。

しているが，画像診断の時点ではCPTとしていた(図15)。

(5) 脈絡叢腫瘍および上衣腫の治療

CPTおよび上衣腫の治療成績に関する報告はほとんどない。それゆえ，どの治療選択が最適であるかは不明である。脳室内腫瘍であるため，手術困難な部位であるが，手術顕微鏡や超音波破砕吸引器，神経内視鏡，ナビゲーターの普及に伴い手術可能になりつつある。放射線治療や化学療法についての情報も乏しい。CPPあるいは上衣腫で閉塞性水頭症となっている場合，レスキューとして脳室腹腔シャント術が行われる場合もある。

4．下垂体腫瘍
(1) 概要

下垂体腫瘍 pituitary tumors は周知のとおり，下垂体前葉または中間部に発生する腫瘍で，そのサイズから微小腺腫 microadenoma (<10 mm)と巨大腺腫 macroadenoma (>10 mm)に分けられる。犬では，内分泌障害を引き起こす機能性微小腺腫と，非機能性または機能性の巨大腺腫が発生する。猫では機能性巨大腺腫が多いとされる。微小腺腫の場合は脳腫瘍というよりもむしろ内分泌腺腫瘍としての性質が強く，全身的なクッシング症候群の原因となる。一方，巨大腺腫は，機能性の場合は内分泌障害を伴うが，通常の脳腫瘍としての性質が強い。

(2) 画像所見

下垂体腫瘍の画像所見は，下垂体窩に，または下垂体窩から発生する，下垂体の腫大または増大である。腫瘍自体はT2Wで等〜高信号，T1Wで等〜やや低信号であるが，最大の特徴は，造影前のT1Wにおいて，元々下垂体中心部で高信号に描出される下垂体後葉(図16d)が前葉に発生した腫瘍により偏位することであり(図16a)，かつ造影T1Wでは後葉を含む正常下垂体よりも腫瘍のほうが弱く増強される(図16b)ことである。

巨大腺腫では，腫瘍による圧排で薄く引き延ばされているためか後葉偏位が確認できない場合もある。また，腫瘍内出血や嚢胞，壊死を伴う場合がある(図17)。巨大腺腫は下垂体背側の第三脳室および視床，あるいは吻側にある視交叉を圧排する。内分泌障害を伴わない場合は，腫瘍が正中に存在するため神経学的

脳腫瘍の画像診断

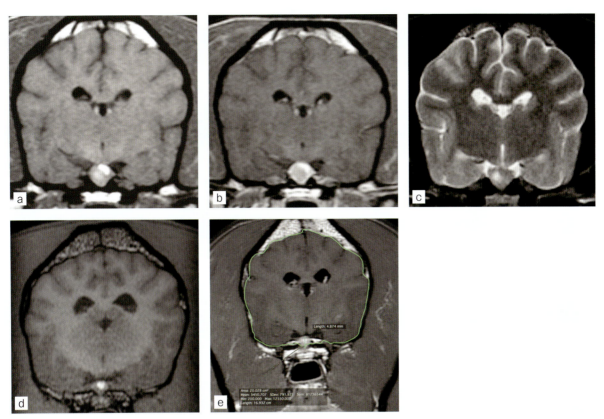

図16　下垂体微小腺腫
　a～c：5歳，雌，ウェルシュ・コーギー・ペングブローク。下垂体微小腺腫。d, e：正常な下垂体。正常な下垂体のT1強調（T1W）では造影前から下垂体後葉は高信号で下垂体の中心部に位置しているが（d），症例では微小腺腫が発生することで後葉の高信号が背外側へ圧排・偏位している（a）。また造影T1Wで，微小腺腫のある領域は下垂体後葉および下垂体の輪郭に比べ造影効果が淡い（b）。T2強調（T2W）で微小腺腫の領域は高信号に描出されている（c）。参考までに造影T1W（e）を用いた正常犬のPB比を測定すると，下垂体高4.9 mm，大脳断面積2,003 mm^{2}であり，PB比は0.24となる。

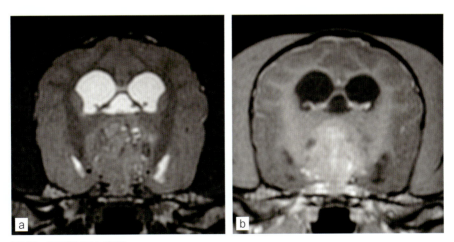

図17　下垂体巨大腺腫
　13歳，雌，ミニチュア・ダックスフンド。T2強調（T2W, a）およびT1強調（T1W, b）のいずれも混合信号を呈し，造影剤でも不均一に増強される巨大なmassが第三脳室および視床領域を占拠している。Massは多数の小嚢胞と腫瘍内出血を伴い，また脳底のウィリス動脈輪を巻き込んでいる。脳圧亢進所見として脳溝の不明瞭化が顕著に認められる。PB比は1.2であり，表7に記すgradingではgrade Vに相当する。

神経疾患

表7　経蝶形骨下垂体切除術の適応評価として考案された下垂体腫瘍 33 例の MRI 所見に基づく grading

	鞍背を越え第三脳室まで拡大	視交叉あるいは乳頭体に接触	視床間橋に接触	第三脳室を占拠	Willis 動脈輪または海綿静脈洞の巻き込み		PB 比の平均± SD (n)		完全切除の可:不可
					なし	あり	Type A	Type B	Type A
Grade Ⅰ	−	−	−	−	Type A	Type B	0.27 ± 0.05 (3)	−	3:0
Grade Ⅱ	＋	−	−	−	Type A	Type B	0.28 ± 0.04 (3)	−	3:0
Grade Ⅲ	＋	＋	−	−	Type A	Type B	0.47 ± 0.12 (23)	0.63 ± 0.11 (2)	22:1
Grade Ⅳ	＋	＋	＋	−	Type A	Type B	−	0.81 ± 0.04 (2)	−
Grade Ⅴ	＋	＋	＋	＋	Type A	Type B	−	−	−

（文献 17 をもとに作成）

異常を捉えにくく，相当な大きさになってから何らかの間脳徴候（意識レベルの低下，異常行動，体温調節不全，視覚障害，電解質障害など）で診断されることが多い。

前述の微小腺腫，巨大腺腫を分ける 10 mm という基準は人のそれに従ったものであり，犬および猫には不適切であろうとのことから，以前より CT あるいは MR 画像上での下垂体高-大脳断面積比 pituitary-brain（PB）ratio という基準が設けられている。横断面において，下垂体高が最も高い断面での下垂体の高さ（mm）と同一断面での大脳横断面積（mm^2）を測定し，下垂体高を脳断面積で除して 100 倍して求められる（図 16e）。PB 比では＞0.31 で下垂体腫大ありとしている[11]。近年では経蝶形骨下垂体切除術の適応評価としての MRI 所見に基づく grading が提案され，手術成績との関連について報告されている（表 7）[17]。

5．リンパ腫
（1）概要

頭蓋内リンパ腫は犬では比較的まれであるが，猫では髄膜腫についで 2 番目に多い脳腫瘍である[24]。リンパ腫は頭蓋内原発の場合（節外型）もあれば，他臓器からの続発（多中心型）のこともある。

（2）画像所見

頭蓋内リンパ腫の画像所見は多彩あるいは非特異的である。リンパ腫は実質内にも実質外（髄膜）にも発生し，T2W で等～高信号，T1W で等～低信号，造影 T1W である程度均一（ときに不均一）に増強される。孤発性（図 18）のこともあれば，多発性（図 19）のこともある。さらに，形状もさまざまで，卵円形のものから髄膜腫のような broad based なもの，不整形のもの，髄膜に播種性に広がるものや明確な mass 形成を伴わずに浸潤性に広がるものまである。腫瘍周囲性浮腫は組織球性肉腫ほどではないものの，髄膜腫よりはやや広い傾向にある。したがって，これといった典型的な所見がないのがリンパ腫という考えから，筆者は前述した髄膜腫やグリオーマ，脈絡叢腫瘍などが明確でない場合は，とくに猫ではリンパ腫を鑑別診断リストに取り入れるようにしている。また，まれであるが，リンパ腫の場合，CSF 中に腫瘍細胞（リンパ芽球様細胞）が認められることがある。頭蓋内圧亢進所見がそれほど強くない場合は CSF 検査を組み合わせるのがよい。

（3）治療

治療は化学療法，あるいは放射線治療が中心となる。このため，ほかの典型的所見を欠く頭蓋内腫瘍の場合は，定位生検あるいは手術生検による確定診断が推奨される。

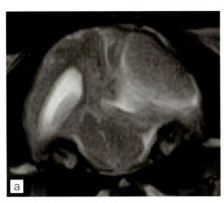
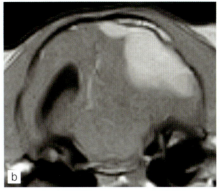

図18 実質外に発生した猫のリンパ腫
5歳，去勢雄，雑種。左頭頂〜後頭部の脳表にT2強調(T2W)で等信号(a)，T1強調(T1W)でやや低信号(図なし)，造影T1Wで一様に増強され(b)，dural tail signを伴う比較的大きなbroad basedなmassを認め，顕著なmass effectと腫瘍周囲性浮腫が認められた。手術によりB細胞型リンパ腫と診断され，その後シタラビンとプレドニゾロンで治療された。
（画像提供：たむら動物病院　田村慎司先生）

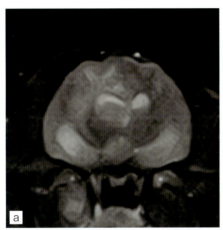
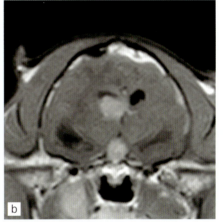

図19 脳実質内に多発性に発生した猫のリンパ腫
13歳，去勢雄，雑種。右視床(側脳室底部)と視床下部下垂体領域に不正円形のmassが各々認められ，T2Wでやや高信号(a)，T1W低信号(図なし)，造影T1Wで増強された(b)。死後剖検によりいずれのmassもB細胞型リンパ腫であった。
（画像提供：Kyoto AR獣医神経病センター　中本裕也先生）

6．末梢神経鞘腫瘍

（1）概要

　脳神経を起源とする末梢神経鞘腫が時折一側の脳幹腹側あるいは小脳橋角部のmassを形成する。犬で最も多い頭蓋内末梢神経鞘腫瘍は三叉神経鞘腫であり，より低頻度に顔面神経鞘腫瘍，内耳神経鞘腫瘍(聴神経鞘腫)が発生する。

（2）画像所見

　画像所見は各脳神経起始部におけるT2Wで等〜高信号，T1Wで等〜低信号，造影T1Wで一様に増強される比較的境界明瞭なmassあるいは神経腫大であり，多くは頭蓋骨内の神経管内あるいは頭蓋外の末梢部に連続する(図20)。またとくに三叉神経鞘腫では同側の側頭筋および咬筋萎縮が顕著である。Massが拡大すると近隣の脳神経を巻き込んだり，髄膜に沿っ

神経疾患

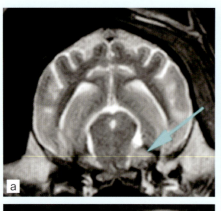
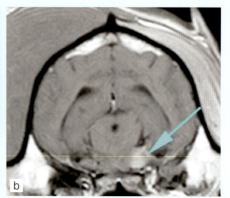
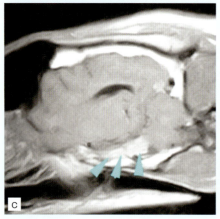

図20　三叉神経鞘腫

10歳，避妊雌，雑種。左三叉神経起始部に神経鞘大性のmass形成を認め，T2強調(T2W)でやや高信号(a)，T1強調(T1W)で等〜やや低信号(図なし)，造影T1Wで対側よりも強い増強効果を示す(b)。T1W傍矢状断では三叉神経の走行に沿ってmassが拡大していることがわかる(c)。a，bで左側頭筋が対側に比べ顕著に萎縮し，高信号化していることにも注目されたい。

て拡大してくることがあるため，とくに脳底部髄膜腫や第四脳室脈絡叢腫瘍と鑑別が難しくなることもある。とはいえ，病態初期の臨床徴候が単一の脳神経障害からはじまっていれば，末梢神経鞘腫の疑いが強い。

（3）治療

頭蓋内末梢神経鞘腫瘍の治療について，これまで効果的なものはなかった。しかし，近年では三叉神経鞘腫やその疑い例に対する定位放射線治療(SRT)による治療効果が報告されるようになった[8,21]。罹患した脳神経の機能は回復しないものの，そのほかの脳幹徴候の軽減やmassの減容積効果＝延命効果は期待できる。

7．転移性脳腫瘍および浸潤性脳腫瘍

さまざまな悪性腫瘍の脳転移が知られているが，なかでも血管肉腫，乳腺癌，甲状腺癌，リンパ腫などの脳転移が多い。通常，脳転移は血行性転移であり，好発転移部位は脳血管が毛細化する皮髄(灰白質-白質)

境界部や髄膜，下垂体などである。大小異なる造影されるmassが複数個見つかることが多い。脳転移している多くの例で肺転移も認められることから，他臓器に悪性腫瘍の既往がある神経徴候を呈した症例では，MRI撮像前や依頼前に胸部レントゲン写真またはCTを撮影する。MRIで転移性脳腫瘍が見つかっても，その後の治療に結びつかない場合など，長時間の麻酔や高額な費用のかかるMRIの撮像をすべきであるのかを考慮する必要がある。

一方，浸潤性脳腫瘍とは頭蓋周囲組織，たとえば頭蓋骨，鼻腔，顔面，耳道などに発生した悪性腫瘍が頭蓋骨を融解・破壊して頭蓋内へ侵入してくるものをさす。骨肉腫，多小葉性骨軟骨腫，鼻腔内腫瘍が一般的である。

8．その他のまれな脳腫瘍

前述の腫瘍のほか，きわめて未分化な脳腫瘍である原始神経外胚葉性腫瘍 primitive neuroectodermal

tumor（PNET*，とくに小脳に発生したものは小脳PNETあるいは髄芽腫medulloblastomaとよばれる），グリオーマで明確なmass形成なく多数の脳葉に浸潤性に広がる大脳膠腫症gliomatosis cerebri，篩板領域に発生し頭蓋内外にまたがることの多い嗅神経芽腫olfactory neuroblastoma，下垂体腫瘍との鑑別が困難な頭蓋咽頭腫craniopharyngiomaなどの発生があるが，きわめてまれであり本稿では割愛する。

＊：人医療では2016年よりPNETという呼称はなくなり，病理所見に基づくより細分化された腫瘍名が冠されるようになった。

動物の家族に伝えるポイント

- 脳腫瘍をはじめとする脳疾患の画像診断には通常MRIが適しているが，全身麻酔が必要であり，麻酔によって徴候の悪化が生じる可能性がある。
- 脳腫瘍にはいくつかの種類があり，その種類がある程度診断できる画像診断は，その後の治療方針にかかわる。
- 画像診断から得られる情報は腫瘍の種類，頭蓋内圧の上昇や脳ヘルニアの有無などである。
- 脳腫瘍の治療には外科手術，放射線治療，化学療法および支持療法があるが，必ずしも治療がうまくいくとは限らない。
- 脳腫瘍の画像診断精度の向上のため，手術適応ならば可能な限り手術を，手術不可能であってもできる限り脳生検に協力いただきたい。

高齢の動物への配慮

- 脳腫瘍患者はおおむね高齢であるため，それが疑われる患者では，年齢，併発疾患，麻酔リスクおよび診断後の治療可否を含め，CTやMRIの検査意義を十分に考慮する必要がある。
- とくに，心疾患や腎疾患，肝疾患などがある場合，麻酔が可能であるかどうかを十分に見極める必要がある。
- 画像診断専門の施設に撮影を依頼する場合，診断後のケアについて，場合によっては至急対応する必要がある可能性も含め，画像診断前から手術可能な病院，放射線治療が可能な病院などある程度計画を立てておく必要がある。
- 高齢動物に限ったことではないが，画像診断のために麻酔をかけた後，検査前にはみられなかった徴候が発症したり，最悪の場合は麻酔から覚醒できないこともある。

VNに指導する時のポイント

- 検査中，検査後に容態が急変する可能性があるため，救急対応できる体制を整えておく。
- 頭蓋内圧を下げるためのベンチレーターや利尿薬などを準備しておく。
- てんかん発作を起こすこともあるのでベンゾジアゼピン（ジアゼパムやミゾラム）を用意しておく。
- 麻酔後，患者が正常な意識で頭部を挙げるまで可能な限り頭部を高くした伏せの姿勢で管理する。

■参考文献

1) Anwer CC, Vernau KM, Higgins RJ, et al. Magnetic resonance imaging features of intracranial granular cell tumors in six dogs. Vet Radiol Ultrasound. 54: 271-277, 2013. doi: 10.1111/vru.12027

2) Bentley RT, Ober CP, Anderson KL, et al. Canine intracranial gliomas: Relationship between magnetic resonance imaging criteria and tumor type and grade. Vet J. 198: 463-471, 2013. doi: 10.1016/j.tvjl.2013.08.015

3) Bittermann S, Lang J, Henke D, et al. Magnetic resonance imaging signs of presumed elevated intracranial pressure in dogs. Vet J. 201: 101-108, 2014. doi: 10.1016/j.tvjl.2014.04.020

4) Butowski N, Chang SM. Endpoints for clinical trials and revised assessment in neuro-oncology. Curr Opin Neurol. 25: 780-785, 2012. doi: 10.1097/WCO.0b013e328359b45e

5) Dickinson PJ. Advances in diagnostic and treatment modalities for intracranial tumors. J Vet Intern Med. 28: 1165-1185, 2014. doi: 10.1111/jvim.12370

6) Dolera M, Malfassi L, Bianchi C, et al. Frameless stereotactic radiotherapy alone and combined with temozolomide for presumed canine gliomas. Vet Comp Oncol. 16: 90-101, 2018. doi: 10.1111/vco.12316

7) Eisenhauer AE, Therasse P, Bogaerts J, et al. New response evaluation criteria in solid tumours: Revised RECIST guideline (version 1.1). Eur J Cancer. 45: 228-247, 2009. doi: 10.1016/j.ejca.2008.10.026

8) Hansen KS, Zwingenberger AL, Théon AP, et al. Treatment of MRI-diagnosed trigeminal peripheral nerve sheath tumors by stereotactic radiotherapy in dogs. J Vet Intern Med. 30: 1112-1120, 2016. doi: 10.1111/jvim.13970

9) Hasegawa D, Uchida K, Kuwabara T, et al. Long-term survival in a dog with anaplastic oligodendroglioma treated with radiation therapy and CCNU. J Vet Med Sci. 74: 1517-1521, 2012.

神経疾患

10) Ishikawa C, Ito D, Kitagawa M, et al. Comparison of conventional magnetic resonance imaging and nonenhanced three dimensional time-of-flight magnetic resonance angiography findings between dogs with meningioma and dogs with intracranial histiocytic sarcoma: 19 cases (2010-2014). *J Am Vet Med Assoc*. 248: 1139-1147, 2016. doi: 10.2460/javma.248.10.1139

11) Kooistra HS, Voorhout G, Mol JA, et al. Correlation between impairment of glucocorticoid feedback and the size of the pituitary gland in dogs with pituitary-dependent hyperadrenocorticism. *J Endocrinol*. 152: 387-394, 1997.

12) Macdonald DR, Cascino TL, Schold SC Jr, et al. Response criteria for phase II studies of supratentorial malignant glioma. *J Clin Oncol*. 8: 1277-1280, 1990.

13) Packer RA, Rossmeisl JH, Kent MS, et al. Consensus recommendations on standardized magnetic resonance imaging protocols for multi-center canine brain tumor clinical trials. *Vet Radiol Ultrasound*. 59: 261-271, 2018. doi.org/10.1111/vru.12608

14) Quant EC, Wen PY. Response assessment in neuro-oncology. *Curr Oncol Rep*. 13: 50-56, 2011. doi: 10.1007/s11912-010-0143-y

15) Rossmeisl JH Jr, Garcia PA, Daniel GB, et al. Invited review—Neuroimaging response assessment criteria for brain tumors in veterinary patients. *Vet Radiol Ultrasound*. 55: 115-132, 2014. doi: 10.1111/vru.12118

16) Rossmeisl JH, Andriani RT, Cecere TE, et al. Frame-based stereotactic biopsy of canine brain masses: Technique and clinical results in 26 cases. *Front Vet Sci*. 2: 20, 2015. doi: 10.3389/fvets.2015.00020

17) Sato A, Teshima T, Ishino H, et al. A magnetic resonance imaging-based classification system for indication of trans-sphenoidal hypophysectomy in canine pituitary-dependent hypercortisolism. *J Small Anim Pract*. 57: 240-246, 2016. doi: 10.1111/jsap.12474

18) Song RB, Vite CH, Bradley CW, et al. Postmortem evaluation of 435 cases of intracranial neoplasia in dogs and relationship of neoplasm with breed, age, and body weight. *J Vet Intern Med*. 27: 1143-1152, 2013. doi: 10.1111/jvim.12136

19) Stadler KL, Ruth JD, Pancotto TE, et al. Computed Tomography and Magnetic Resonance Imaging Are Equivalent in Mensuration and Similarly Inaccurate in Grade and Type Predictability of Canine Intracranial Gliomas. *Front Vet Sci*. 4: 157, 2017. doi: 10.3389/fvets.2017.00157

20) Sturges BK, Dickinson PJ, Bollen AW, et al. Magnetic resonance imaging and histological classification of intracranial meningiomas in 112 dogs. *J Vet Intern Med*. 22: 586-595, 2008. doi: 10.1111/j.1939-1676.2008.00042.x

21) Swift KE, McGrath S, Nolan MW, et al. Clinical and imaging findings, treatments, and outcomes in 27 dogs with imaging diagnosed trigeminal nerve sheath tumors: A multi-center study. *Vet Radiol Ultrasound*. 58: 679-689, 2017. doi: 10.1111/vru.12535

22) Tamura M, Hasegawa D, Uchida K, et al. Feline anaplastic oligodendroglioma: long-term remission through radiation therapy and chemotherapy. *J Feline Med Surg*. 15: 1137-1140, 2013. doi: 10.1177/1098612X13488383

23) Therasse P, Arbuck SG, Eisenhauer EA, et al. New guidelines to evaluate response to treatment in solid tumors: European Organization from Research and Treatment of Cancer, National Cancer Institute of the United States, National Cancer Institute of Canada. *J Natl Cancer Inst*. 92: 205-216, 2000.

24) Troxel MT, Vite CH, Van Winkle TJ, et al. Feline intracranial neoplasia: retrospective review of 160 cases (1985-2001). *J Vet Intern Med*. 17: 850-859, 2003.

25) Wada M, Hasegawa D, Hamamoto Y, et al. Comparisons among MRI signs, apparent diffusion coefficient, and fractional anisotropy in dogs with a solitary intracranial meningioma or histiocytic sarcoma. *Vet Radiol Ultrasound*. 58: 422-432, 2017. doi: 10.1111/vru.12497

26) Wen PY, Macdonald DR, Reardon DA, et al. Updated response assessment criteria for high-grade gliomas: response assessment in neuro-oncology working group. *J Clin Oncol*. 28: 1963-1972, 2010. doi: 10.1200/JCO.2009.26.3541

27) Westworth DR, Dickinson PJ, Vernau W, et al. Choroid plexus tumors in 56 dogs (1985-2007). *J Vet Intern Med*. 22: 1157-1165, 2008. doi: 10.1111/j.1939-1676.2008.0170.x

28) Young BD, Fosgate GT, Holmes SP, et al. Evaluation of standard magnetic resonance characteristics used to differentiate neoplastic, inflammatory, and vascular brain lesions in dogs. *Vet Radiol Ultrasound*. 55: 399-406, 2014. doi: 10.1111/vru.12137

29) Young BD, Levine JM, Porter BF, et al. Magnetic resonance imaging features of intracranial astrocytomas and oligodendrogliomas in dogs. *Vet Radiol Ultrasound*. 52: 132-141, 2011. doi: 10.1111/j.1740-8261.2010.01758.x

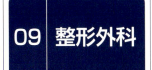

犬と猫の前十字靭帯断裂に関する基礎知識と最新知見

日本大学 獣医外科学研究室
枝村一弥

アドバイス

前十字靭帯は膝関節の中に存在する靭帯で、膝関節の前方への安定、過伸展の防止、脛骨の内旋制御を担っている。したがって、前十字靭帯が断裂すると膝関節の安定性が失われ、脛骨の前方への変位と過度な内旋が生じる。また、前十字靭帯断裂の半数以上の症例で、内側半月板の損傷が併発するため、前十字靭帯断裂を診断する際には半月板損傷の有無も同時に評価することを忘れてはならない。前十字靭帯断裂は、犬で最も多い整形外科疾患のひとつであるが、猫でも診断する機会が増加してきているため、猫の前十字靭帯断裂に関する知識も持っておくべきである。最近では、脛骨骨切りによる機能的安定化術が外科的治療の主役になりつつあるが、手術を行う際には得られる効果や関節包外制動術との違いを十分に把握しておく必要がある。前十字靭帯断裂の病態、診断、治療に関する情報は常に更新されているため、最新の状況を理解しておけば、治療成績が向上するための一助となるであろう。

犬の前十字靭帯断裂

前十字靭帯断裂は、犬の後肢で最も診断する機会の多い整形外科疾患のひとつである。それにもかかわらず、未だ断裂する機序は完全に解明されておらず、治療法も画一化されていない。現在も海外の整形外科に関する学会において最も活発に議論されているのが前十字靭帯断裂であるということが、このことを象徴している。

本稿では、まず犬の前十字靭帯断裂の病態と診断に関する最新知見を紹介する。さらに、脛骨骨切りによる機能的安定化術を中心に外科的治療の最近の流行について概説する。

病態

前十字靭帯は、膝関節の前方への安定、過伸展の防止、脛骨の内旋制御を担っており（図1）、その機能が失われると脛骨の前方への変位と過度な内旋が生じる。前十字靭帯の断裂は、膝関節を過伸展した時や下腿骨を過度に内旋した時に生じるとされている。膝関節を20～50度屈曲した状態で内旋した時に最も断裂しやすいという報告もある[1]。実際には、「フリスビーやボールで遊んでいる時に突然跛行がはじまった」、「床で滑ってから跛行がはじまった」という主訴で来院することが多い。また、中高齢犬においては、きっかけは見当たらないが、突然跛行が認められるようになったという説明を聞くことがよくある。

犬の前十字靭帯断裂には、加齢による靭帯の慢性的な変性や強度の低下が関与しているとされている。前十字靭帯は、加齢とともにコラーゲン線維が硝子化し脆弱化を来たす。体重が15 kg以上で5歳以上の犬では、明らかに靭帯が変性し、強度が低下することが証明されている[37]。大型犬では、若齢でも靭帯の変性が認められることがあり、これが若齢の大型犬における靭帯断裂の根拠のひとつとして説明されている[37]。小型犬は、大型犬に比較して変性の度合いが低いようである。

日本大学動物病院整形外科では、クッシング症候群などの基礎疾患の関与が示唆される症例が増加傾向にある。また、変性性腰仙椎狭窄症や、関節リウマチを含む免疫介在性関節炎が関与していることもある。膝蓋骨脱臼も、前十字靭帯の断裂が生じる要因のひとつとして指摘されている。

加齢による変性や基礎疾患の関与が疑われている症

整形外科

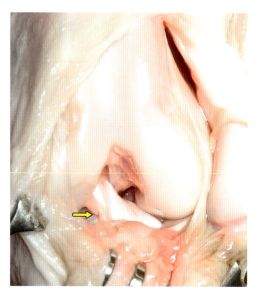

図1　正常犬の前十字靭帯
前十字靭帯（矢印）は前内側帯と後外側帯の2つの靭帯束で構成されており，膝関節の前方への安定，過伸展の防止，脛骨の内旋制御を担っている。

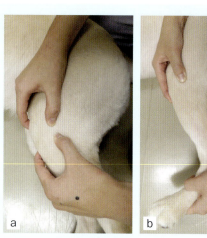

図2　前十字靭帯断裂の徒手診断法
いずれの検査においても脛骨の前方変位が認められたら，前十字靭帯の断裂を示唆する。脛骨圧迫試験のほうが，前十字靭帯断裂時の病態を直接反映し，検査感度も高いため，現在最も信頼されている検査のひとつとなっている。
a：脛骨前方引き出し試験，b：脛骨圧迫試験

例では，やがて対側肢の前十字靭帯も断裂してしまうことがある。片側の前十字靭帯断裂で，診断時のX線検査で対側肢に fat pad sign が認められた症例は，3年以内に85％の症例で断裂が生じたという報告もあるため[16]注意が必要である。このような両側性断裂が生じる割合は12.7～58.6％と報告されており[3,10,18,34]，約半数近い症例において両側肢で断裂が生じるという事実を頭に入れておくべきである。両側性断裂が生じた症例において，対側肢の断裂が生じるまでの期間は平均17カ月と報告されている[14]。そのほかには，脛骨高平部の角度 tibial plateu angle（TPA），肥満，MMP-2，MMP-9，TRAP，Leptin，コラゲナーゼ，緩み，顆間窩の狭さなど多く因子について検討されているが結論は見出されていない。

診断

1．整形外科学的検査

前十字靭帯断裂を診断する際には，系統立てた整形外科学的検査を行うことが推奨されている。後肢の整形外科学的検査のなかで，前十字靭帯断裂の診断に重要な徒手診断法は，脛骨前方引き出し試験 cranial drawer test と脛骨圧迫試験 tibial compression test である。これらの徒手診断法は，膝関節の前方への安定性を評価する目的で行われる。膝関節を屈伸させた時の「クリック音」の聴取は，半月板損傷の有無を推測するのに有用である。これらの検査の最大のポイントは，必ず両側で行い，健常肢と比較しながら進めていくことである。

（1）脛骨前方引き出し試験

脛骨前方引き出し試験は，前十字靭帯断裂を診断するための古典的な検査だが，現在でも最もよく行われている。主に膝関節の前方への安定性を確認することが目的である（図2a）。前十字靭帯は脛骨の前方への変位を制御する唯一の靭帯であるため，脛骨の前方への変位は前十字靭帯の断裂を示唆する。

まずは，片方の手の親指を外側腓腹筋種子骨の上に，人差し指を膝蓋骨の上に置き，もう一方の手の親指を腓骨頭に，人差し指を脛骨粗面の上に置く。次いで，大腿骨に対して脛骨を頭側へと動かし，脛骨の前方への変位の有無を確認する（図2a）。

正常例では，脛骨を前方に変位させようとしても脛

骨の明らかな前方変位は認められない。伸展位と屈曲位のどちらにおいても脛骨の明らかな前方への変位が認められたら，前十字靭帯の完全断裂が示唆される。

本検査は，部分断裂の一部を診断することも可能である。膝関節を伸展させた時には，前十字靭帯の前内側帯と後外側帯のどちらも緊張するため，本検査で部分断裂を検出することは難しい。一方で，膝関節を屈曲させた時には前内側帯は緊張するが，後外側帯は弛緩する。したがって，前内側帯のみが部分断裂している場合には，屈曲位に唯一緊張している前内側帯の緊張が失われるため，触診時に脛骨の前方変位が認められるようになると成書に記載されている[27]。しかし，実際には部分断裂の症例で，触診のみで確定的な所見を得ることは困難な場合が多い。慢性例では，完全断裂であっても前方変位が認められなくなることが多い。

現在，本検査で検出される前方変位は，動物の日常的な活動中には生じておらず，あくまでも人工的な外力による変位であると認識されているため，後述する脛骨圧迫試験のほうが重要視されている。

（2）脛骨圧迫試験

脛骨圧迫試験は，前十字靭帯が断裂している症例が患肢に体重を負重した時に脛骨が前方へ変位するという病態を直接反映し，感度も高いため，現在最も信頼されている検査のひとつとなっている（図2b）。犬や猫では，足根関節を屈曲させると腓腹筋が収縮し，脛骨が前方へと移動する力（前方推進力 cranial tibial trast〔CTT〕）が生じる。前十字靭帯に異常がない場合には，足根関節を屈曲させても前十字靭帯がCTTに対抗するため，脛骨の前方変位は生じない。しかし，前十字靭帯が断裂した症例においては，CTTに対抗できる靭帯が存在しないため，足根関節を屈曲させるだけで脛骨が前方へと変位する。このような状況を触診で確認できるようにしたのが脛骨圧迫試験である。

まずは，片方の手の人差し指を膝蓋骨-膝蓋靭帯-脛骨粗面に沿うように置き，膝関節を伸展気味に保つ。もう片方の手で中足骨の近位を保持し，膝関節が屈曲しないように足根関節のみを屈曲させる（図2b）。足根関節を最大に屈曲させた時に，脛骨の前方への変位が生じるか否かを確認する。足根関節の屈曲時に，脛骨の明らかな前方変位が認められたら，前十字靭帯断裂と判断する。

脛骨圧迫試験は，脛骨前方引き出し試験よりも前十字靭帯断裂を検出しやすい傾向にある。したがって，前十字靭帯断裂を疑った症例においては必ず本検査を行うことを推奨する。また，本検査は治療後の膝関節の安定性の評価にもきわめて有効なので，ぜひとも習得しておきたい検査のひとつである。

（3）半月板損傷の確認：屈伸時のクリック音

犬では，半月板損傷が単独で生じることはほとんどなく，前十字靭帯の断裂または伸張に続発して発生することが多い。前十字靭帯断裂の症例では，約50％の割合で何らかのタイプの内側半月板の損傷が認められる。完全断裂例では，約80％で半月板損傷が生じるという報告もある[37]。このような背景から，前十字靭帯断裂を疑った症例では可能な限り半月板損傷の有無を確認すべきである。比較的信用がおける診断法として，膝関節の屈伸時の「クリック音」の確認がある。前十字靭帯が断裂している症例で，膝関節を屈伸させた時に「パキッ」という感触を手に感じたり，音として聞こえたりすることがあり，これを「クリック音」という。しかし，半月板が損傷している症例で「クリック音」が生じる確率は約10～15％と報告されており[12]，「クリック音」が生じていなくても半月板損傷を否定することはできないということを常に頭に入れておくべきである。

2．画像診断

前述までの検査で前十字靭帯断裂を疑った時には，次いで画像診断を行う。現在，最もよく行われている画像診断はX線検査であり，最近では前十字靭帯断裂を診断するうえで最も感度が高い検査として重要視されている。さらに近年，運動器疾患の診断に超音波検査が導入されはじめ，前十字靭帯断裂と半月板損傷の診断に役立っている。

整形外科

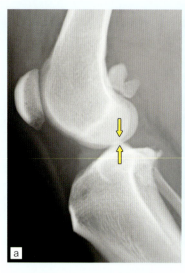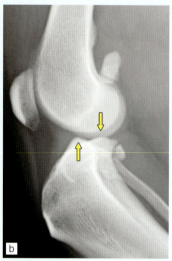

図3 前十字靱帯断裂のX線検査における compression 像の有効性
　a：通常の側方像。Fat pad sign や腓腹筋の後方変位といった関節液の貯留所見を認め，前十字靱帯の断裂を強く疑うが，明らかな脛骨の前方変位は認められない（矢印）。
　b：同症例の compression 像。明らかな脛骨の前方変位が認められる（矢印）。

（1）X線検査

　前十字靱帯断裂を疑った症例においてX線検査を行う際には，前後像と側方像の最低2方向を撮影することが推奨されている。足根関節を屈曲した状態で撮影する側方像（compression 像）は，脛骨の前方変位をより高頻度で検出することができるため，前十字靱帯断裂の診断にきわめて有用である（図3）。脛骨高平部水平化骨切り術 tibial plateau leveling osteotomy（TPLO）を行う時は，膝関節と足根関節を90度にした状態での側方像（TPLO 像）の撮影も行う。

　前十字靱帯を完全に断裂した直後の症例では，側方像にて脛骨の前方変位が認められることがある。しかし，筆者らの検討では，完全断裂例においても通常の側方像にて脛骨の前方変位が認められたのは約30％しかなかった。このように脛骨の前方変位が明確でない時には，compression 像を撮影して比較すると前方変位がより明確となる（図3）。前十字靱帯断裂のほとんどの症例で，側方像にて膝関節内に fat pad sign という関節液の貯留所見が認められる（図4）。腓腹筋の後方への変位も関節液の貯留を示唆する。このような関節液貯留所見が認められる場合には，前十字靱帯が断裂していることが多いので，とくに前述した触診で異常が認められない症例では本所見の確認が診断の決め手となる。

　完全断裂や部分断裂で慢性経過をたどり関節が安定

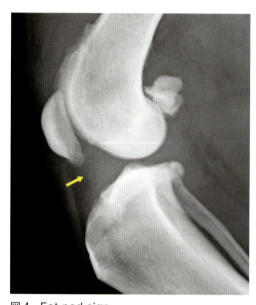

図4 Fat pad sign
大腿骨，脛骨，膝蓋靱帯で囲まれた領域に，X線不透過性の陰影が認められる（矢印）。これを fat pad sign といい，本所見が認められる時には前十字靱帯が断裂していることが多い。

してきた症例では，脛骨の前方変位が認められないことが多い。しかし，前十字靱帯が断裂してから2～3週間以上経過した症例においては，関節液の貯留所見や変形性関節症に伴う多くの変化が明らかとなってくる。そのような症例では，滑車稜の近位，膝蓋骨の周囲，腓腹筋種子骨の遠位端，脛骨の前十字靱帯付着部，大腿骨および脛骨の辺縁，関節包の付着部の周辺

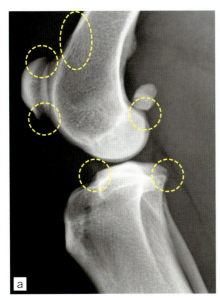
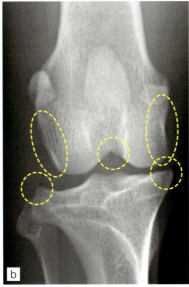

図5 前十字靭帯断裂の症例で生じやすい骨増殖体の位置
a：側方像。滑車稜の近位，膝蓋骨の周囲，腓腹筋種子骨の遠位端，脛骨の前十字靭帯付着部，脛骨の尾側縁で骨増殖体が認められることが多い（破線円）。
b：前後像。大腿骨顆，顆間窩，脛骨の辺縁において骨増殖体が形成されることが多い（破線円）。

において骨増殖体の形成が認められる（図5）。さらに，滑車稜，大腿骨顆，脛骨近位における軟骨下骨の硬化症や関節腔の狭小化も認められる。

（2）超音波検査

近年，人医学領域においては運動器疾患における超音波検査が注目されている。高周波リニアプローブの出現と画像処理技術の飛躍的な向上によって，コンピュータ断層撮影（CT）検査や磁気共鳴画像法（MRI）検査を超える高分解能の画像が容易に得られるようになった。また，筋肉，腱，軟骨の病変だけではなく，関節の動きをリアルタイムに観察できることから，現在では多くの運動器疾患の診断に活用されている。

犬においても，高周波リニアプローブを用いることにより前十字靭帯や半月板の描出が可能である。正常の前十字靭帯は低エコーで帯状に描出される（図6a）。前十字靭帯が断裂している場合は，その連続性の欠如や走行の不整が認められる（図6b）。半月板は異なる方向に走行している膠原線維で構成されているため，内部で反射し高エコー像を示す（図6c）。半月板が損傷している時には，低エコーの亀裂，非薄化，圧潰による外部への突出が認められる（図6d）。超音波検査による半月板損傷の診断感度は80％以上であ

り，触診による診断感度を大きく上回ることから，超音波検査は半月板損傷の診断にきわめて有効な画像診断ツールとなっている。

最近の外科的治療の流行

従来，前十字靭帯断裂の外科的治療として，over the top 法のように関節包の中で膝関節を固定する方法や，関節包の外側で固定糸を用いて膝関節を安定化させる関節包外制動術 lateral suture stabilization（LS）が行われてきた。近年，脛骨を骨切りして TPA を改変させることにより膝関節を機能的に安定化させる TPLO という新たな概念の手術が登場し，日本でも多くの施設で実施されるようになってきている。さらに，膝蓋靭帯にかかるストレスと TPA を直行させることにより膝関節を安定化させるという考えの脛骨粗面前進化術 tibial tuberosity advancement（TTA）も注目を集めている。そのほかにも，多くの脛骨骨切りによる安定化手術が考案されている。このように前十字靭帯断裂の外科的治療には多くの手法が考案されているが，未だ画一化されておらず，一定の術式が存在しないのが現状である。ここでは，TPLO と TTA の

整形外科

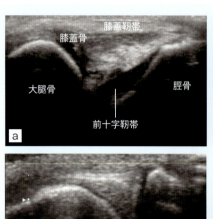
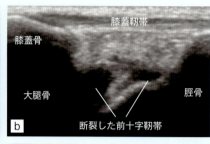
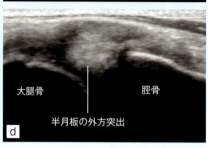

図6 前十字靱帯断裂と半月板損傷の超音波検査所見
a：正常の前十字靱帯。低エコーで帯状の前十字靱帯が認められる。
b：前十字靱帯断裂の症例。低エコーで描出される靱帯が2つに分かれてみえている。
c：正常の半月板。比較的均一で高エコーの三角形の構造物として描出される。
d：半月板損傷の症例。半月板が変形し，外方に突出している様子が確認できる。

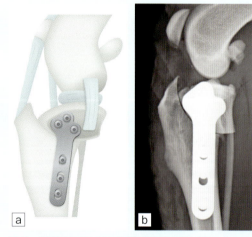

図7 脛骨高平部水平化骨切り術（TPLO）
a：TPLOとは，脛骨の近位を湾曲ブレードを用いて骨切りして，回転させることにより，TPAを5～6.5度に矯正する方法である。
b：術後のX線画像（側方像）

治療成績を中心に最新の情報を紹介する。

1. 脛骨高平部水平化骨切り術（TPLO）

TPLOは，1993年に米国のSlocumによって報告された術式で，現在では多くの施設で実施されている[27]。前十字靱帯が断裂すると，患肢に負重するたびに脛骨の頭側への引き出しtibial thrustが生じることが知られている。Slocumは，この脛骨の頭側への推進力がTPAと関連し，TPAを減少させることにより膝関節の機能的な安定化が得られると提唱した。犬の典型的なTPAは22～30度であり，これを約5～6.5度に矯正すると脛骨の前方推進力が中和され，膝関節の安定化が達成される[12]。TPLOとは，特殊な湾曲ブレードを用いて脛骨の近位を骨切りして回転させることによりTPAを矯正する方法である（図7）。TPLOは，部分断裂の症例でも実施されており，より早期に手術を行うことで，残存する前十字靱帯や半月板を保護できることが知られている。最近では，小型犬においてもTPLOが行われるようになってきている[30]（図8）。

近年は，TPLOの手術成績に関する報告も増え，エビデンスが蓄積されてきている。小型犬から超大型犬までTPLOの手術を受けた394例の報告では，73％がきわめて良好，21％が良好と回答しており，90％以上の満足度が得られている[36]。Force plateを用いて歩行機能を解析した検討では，術後18週目までに術前と同等の負重に回復したと報告されている[2]。

TPLOとLSを比較した報告がいくつかある。術後4カ月に機能を評価した報告では，TPLOのほうがLSよりも早く機能が改善することが示されている[7]。手術1年後に，LS群（n＝40）とTPLO群（n＝40）を比較した検討によると，TPLO群のほうが走行時の患肢へ

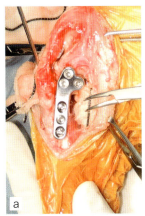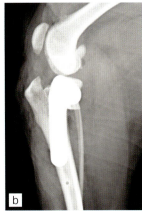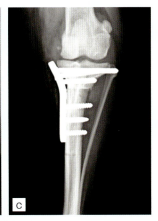

図8 小型犬における脛骨高平部水平化骨切り術(TPLO)
a：トイ・プードルの症例においてTPLOを行っているところ。
b：術後のX線画像(側方像)。
c：術後のX線画像(前後像)。

の負重はよく，家族の満足度も有意に高かったという結果が得られた[17]。体重15kg以下の犬の40膝をLS群(n＝17)とTPLO群(n＝23)に分けて比較した研究においても，TPLO群のほうが機能回復が有意に早く，家族の満足度も高い傾向があった[4]。2014年に，前十字靭帯断裂の治療法に関する33報の論文をまとめた系統的レビューが報告され，TPLOはLSに比べて術後の機能回復が優れていたと結論づけている[5]。このように，TPLOは，LSよりも早期に機能回復が得られ，家族の満足度も高いことから，日本においてもTPLOを実施する施設が増えてきている。近年では，後述するTTAとの比較も行われており，TPLOのほうが優れていたという発表が多い傾向がある。どちらを選択するかは，術者の好みによるところが大きいが，今後さらに検討が進めば明確な回答が得られるのかもしれない。

TPLOの合併症の発生率は，術者の技量によるところが多いが18～28％と報告されている[9,27]。2回目の手術が必要となるほどの合併症の発生率は5～9％である[25]。両側同時に手術を行った場合やTPAが35度以上の症例では，合併症が生じやすくなることが知られている[27]。術中の合併症としては，想定以上の出血やジグ・スクリュー・ピンによる関節内損傷が挙げられる[27]。術後の急性期(0～14日目)に認められる合併症としては，インプラントの破断，脛骨粗面骨折，関節の浮腫，血腫，切開線の感染，包帯による損傷などが報告されている[27,28]。手術14日以降の合併症に

は，膝蓋靭帯の腫脹または炎症，骨髄炎などが挙げられる[28]。Slocum®TPLOプレートを用いた症例では，脛骨の近位の骨肉腫の発生率が高くなる(TPLO群：＞7/1000，正常犬：0.3-1/1000)という報告もある[8]。各社からTPLOプレートが販売されているが，Johnson & Johnson社製のTPLOロッキングプレートは術後の機能がよく，合併症も少ないという研究結果がある。現在では，KYON社やIntrauma社などからさまざまなロッキングプレートが販売され，これらの一部は日本においても購入することができる。一般的に，このようなロッキングプレートを使用することにより，合併症の発生を減らすことができる。

2．脛骨粗面前進化術(TTA)

TTAとは，「膝関節にかかる力は膝蓋靭帯と平行である」と仮定し，脛骨高平部と膝蓋靭帯の角度patellar tendon angle (PTA)を90度に近づけることにより膝関節の安定化を図るというコンセプトの手術である(図9)。これを達成するために，脛骨粗面を骨切りし，頭側に移動させてから内固定をする(図9)。近年では，前十字靭帯断裂の新しい外科的治療のオプションのひとつとして，欧州を中心に行われている。

チューリッヒ大学のDaumurらは，36頭40膝でTTAを行い，術後の歩行機能や合併症に関する詳細を報告している。TTAを行ったところ，PTAは98.4度から91.3度へと矯正された。Force plateを用いてTTA前後の歩行解析を行ったところ，速歩時の垂直

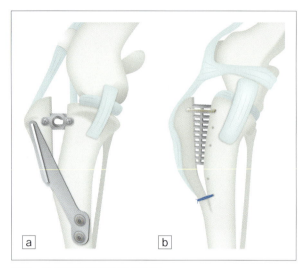

図9 脛骨粗面前進化術(TTA)
　a：TTAは，脛骨粗面を骨切りし，頭側に移動させて，脛骨高平部と膝蓋靱帯の角度(PTA)を90度に近づけるようにして固定することで，膝関節の安定化を図るというコンセプトの手術である。
　b：TTA-2。最近では，脛骨粗面の骨切りを完全に行わない，より合併症の発生を減らしたTTA-2という手法も行われている。

床反力peak vertical force（PVF）が有意に改善した。TTAの術後の合併症としては，40膝中1例で細菌性関節炎，2例でインプラントの破損が認められた。この検討では，矯正角が大きすぎると後十字靱帯が損傷する可能性も指摘されている[11]。

北米では，タフツ大学のBoudrieauらが，63頭74膝でTTAを行い，詳細を報告している[9]。主な手術中の合併症は，理想的な脛骨の前進ができなかったなど，4例すべてが技術的な失宜であった。手術直後の合併症としては，プレートの設置位置が悪かったと思われる骨折が1例，漿液貯留が1例で認められたのみであった。長期に観察したところ，半月板損傷が7例，膝蓋骨内方脱臼が1例，脛骨粗面の前進が足りなかったと思われる膝関節の不安定性が1例で認められた[9]。

いくつかの報告をまとめると，TTAの術後における家族の満足度は90％以上だが，合併症は20〜59％で発生している[27]。術後の腫脹などの軽微な合併症の発生率が19〜21％で，重篤な合併症は12〜38％発生している[27]。さらに，再手術率は11〜14％とTPLOよりも高い傾向がある。このような合併症の発生率は学習曲線に依存しており，手術件数が増加するにつれて合併症の発生が減少する。

TTAは，LSやover the top法に比べて回復が早いとされている[27]。TTAを推奨する獣医師は，TPLOよりも術式が簡便かつ侵襲度が低く，合併症が少なく，術後の回復期間や患肢の体重負重がTPLOより優れており，生体適合性の高い純チタンのインプラントを用いることができるなどといった利点を主張している。一方で，force plateを用いた検討では，TTAはTPLOに比べて患肢への負重が劣っていたという結果が得られている[22]。TTAとTPLOを歩行解析装置で比較したところ，術後90日の時点で両者に差は認められなかったという報告もある[15]。このように，TTAの治療効果に関しては未だ不確定な部分も多く，一定の見解は得られていないため，現在でもTPLOとの比較研究が多くなされている。最近では，KYON社によって脛骨粗面の骨切りを完全に行わないTTA-2が開発され，より安全性の高い手術が行えるようになっている（図9b）。今後，長期成績も含めた大規模な検討が行われることにより，近い将来に結論が出るものと思われる。

3．その他の脛骨骨切りによる安定化術

TPAを矯正する手術には，TPLOのように曲線状に骨切りを行う方法のほかにも多くの手法が考案されている（図10）。脛骨粗面を直線状にかつ楔状に骨切りを行う方法 tibial closing wedge osteotomy（TWO，図10a），脛骨粗面を山型に楔状骨切りする方法 chevron wedge osteomy（CWO，図10b）などがTPAを矯正するための骨切り術として報告されている[23, 24]。また，開放骨切り術と環状外固定を用いた矯正方法 hinged hybrid circular external fixation（HHCEF），開放骨切り術と直線状の創外固定装置を併用する方法 wedge osteotomy linear fixation（WOLF，図10c）も報告されている。TPLO，TWO，CWO，HHCEF，WOLFの5つの手法を実験的に比較した検討では，WOLF法がほかの手法に比べて手術時間が最も短かった[23]。

最近では，骨変形の回転中心に基づいた水平化骨切

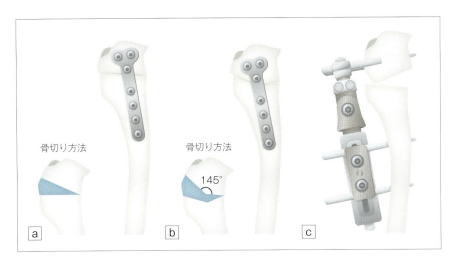

図10 いろいろなタイプの脛骨骨切り術
a：脛骨粗面を直線状にかつ楔状に骨切りを行う方法 tibial closing wedge osteotomy (TWO)。
b：脛骨粗面を山型に楔状骨切りする方法 chevron wedge osteomy (CWO)。
c：開放骨切り術と直線状の創外固定装置を併用する方法 wedge osteotomy linear fixation (WOLF)。

り術 CORA based leveling osteotomy（CBLO）も行われるようになってきている。本手術は，脛骨の近位にある CORA で曲線状に骨切りを行って TPA を矯正する手法であり（図11），Texas A & M 大学の Hulse らが中心に行っている。CBLO を行った70膝について家族にアンケートを行ったところ，完全な機能に回復したという回答が77%で，許容範囲内にまで回復したという回答が19%であった[21]。合併症の発生率は16%で，インプラント関連の合併症はわずか2%であった。このような報告があるにもかかわらず，他施設からの追随論文は少なく，現在においても CBLO は十分に普及するには至っていない。日本でも CBLO 用のプレートを入手することができるため，今後は実施件数が増えていくのかもしれない。

このように，犬の前十字靱帯断裂については多くの研究が行われており，情報が日々更新されている。今後，さらなる病態の解明や新規外科手術法の開発により治療成績が向上するものと思われる。

猫の前十字靱帯断裂

猫においても前十字靱帯断裂の報告はあるが，その発生は犬に比べればかなりまれである。それは，猫の前十字靱帯が後十字靱帯に比べ太いからであると説明されているが[29,32]，その機序は完全には解明されていない[35]。猫の前十字靱帯断裂の症例の多くは，後十字

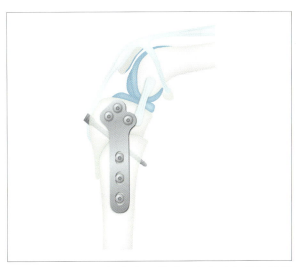

図11 骨変形の回転中心に基づいた水平化骨切り術（CBLO）
CBLO は，脛骨の近位にある CORA で曲線状に骨切りを行って TPA を矯正する手法である。国内でも CBLO のプレートが販売されている

靱帯や側副靱帯も同時に断裂する複合靱帯断裂の結果として生じると成書に記載されている[35]。このような症例では，膝関節が著しく不安定となり，膝関節脱臼が生じる。しかし，近年では猫においても前十字靱帯単独の断裂例が報告されはじめている[19]。

1．病態

猫の前十字靱帯断裂のほとんどは，交通事故や高所からの落下といった外傷によって生じる[29,33,35]。前十字靱帯断裂の78.9%が外傷であったという報告もあ

る[38]。猫では，後肢を滑らせたり，極端にひねったりした時，フェンスを跳び越えようとして後肢が引っかかり吊り下げられたような状態になった時などに，前十字靱帯が断裂する（図12a）。このように，重度な脛骨の内旋や膝関節の過伸展が原因で断裂が生じる点は犬と同様である[35]。

しかし，最近になって，このような外傷のない室内飼育猫においても前十字靱帯断裂が生じることが明らかになり[19,33]，犬の病態との違いが注目されている。前十字靱帯断裂の猫（n = 19）を用いて病理組織学的な検討を行った研究では，犬で生じているような靱帯の線維軟骨化の程度は低く，靱帯の変性と損傷との関係は見出されなかった[38]。今後，この分野の追随研究が行われれば，さらに病態が明らかになるかもしれない。

猫においても，前十字靱帯断裂とTPAの関係について検討した報告がある[33]。その報告では，前十字靱帯の断裂が認められなかった猫におけるTPAは，平均21.6 ± 3.7度であった[33]。一方で，前十字靱帯の断裂が認められた猫のTPAは平均24.7 ± 4.5度であり，正常例に比べて有意に高かった。しかし，猫においては前十字靱帯断裂とTPAの関係は明確になっておらず，TPA測定の臨床的意義は明らかとなっていない。

肥満も前十字靱帯が断裂しやすい要因のひとつとして挙げられている[33,38]。一方で，健康な猫と前十字靱帯を断裂した猫で統計学的解析を行ったところ，その発生に肥満との関連は認められなかったという研究もある[38]。

2．半月板損傷

猫においても犬と同様，内側半月板の損傷が併発することが多いという報告がある[19]。前十字靱帯を断裂した猫の98膝を調査したところ，67％で半月板の損傷が認められており，その90％以上が内側半月板の損傷であった[32]。この論文では，猫種，年齢，体重，跛行期間，膝蓋骨脱臼の存在は，半月板損傷の発生と相関が認められなかった[32]。このように，前十字靱帯断裂の症例の半数以上で内側半月板の損傷が認められ

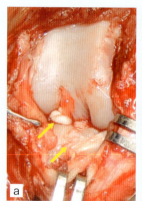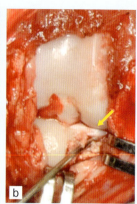

図12　猫の前十字靱帯断裂と半月板損傷
a：前十字靱帯の完全断裂（矢印）。
b：内側半月板のバケツの柄状損傷（矢印）。

ていることから，猫においても半月板損傷の有無を評価することは重要である（図12b）。

3．治療
（1）保存療法

猫ではほとんどの場合，最初に保存療法が選択される[33,35]。保存療法では，非ステロイド系抗炎症薬（NSAIDs）の投与による疼痛管理や，軟骨保護効果または消炎効果のあるサプリメントの服用が行われている。このような治療を行っている時には，同時に運動制限を行うことも忘れてはならない。前十字靱帯断裂が生じる猫の多くは肥満であるため，体重管理も治療を成功させるための重要な鍵を握る。通常は，多くの猫が1カ月前後の保存療法を行うことで臨床徴候が改善する[35]。しかし，歩行異常が改善した猫の約80％は，膝関節の不安定が残存し，X線検査で変形性関節症の所見が認められたという報告もある[32,38]。

（2）外科的治療

保存療法を行っても疼痛や歩行異常が継続する場合には，手術によって膝関節の安定化を図る必要がある[35]。手術に至った猫の94％が完全断裂であったという報告や[26]，半月板が損傷している猫では外科的治療に至ることが多いという報告がある[32]。複数の靱帯

犬と猫の前十字靱帯断裂に関する基礎知識と最新知見

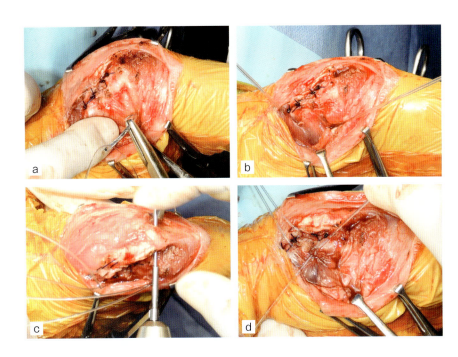

図13 猫の前十字靱帯断裂における関節包外制動術
a：最初に外側腓腹筋種子骨へ固定糸をかける。
b：固定糸をかけ終わったところ。
c：脛骨粗面の適切な位置 isometric point に孔を開ける。
d：その孔に固定糸を通してから，膝蓋靱帯の下を通す。最後に，固定糸を結紮する。

損傷を併発している時には，外科的治療が適応となる。

猫では多くの外科医がLSを採用しており，成績も良好である[19,35]。筆者も，前十字靱帯断裂が単独で損傷している症例についてはLSを行っており（図13），十分な関節の安定化が得られ（図14），治療成績も良好である。本法と似たような手技として，bone anchor や suture anchor を用いた方法も実施されている[13]。

近年は，TPLO[26]やTTA[29]が猫でも実施されている。前十字靱帯が断裂した室外猫（n＝11）でTPLOを実施した際の治療成績を回顧的に検討した報告では，Johnson & Johnson 社の2.0 mmまたは2.4 mmのTPLOロッキングプレートを使用した結果，軽度な合併症が，術中に45％，術後に27％認められたが，重度な合併症は生じず，再手術例もなかった。術後12週までには全例で骨癒合が認められ，家族の満足度も高かった[26]。このように，TPLOは，猫の前十字靱帯断裂の治療の選択肢のひとつとして提案されている。

猫においてもTTAの治療成績を報告した論文はあるが，症例報告が中心である[29]。これらの症例は，保存療法やLSを行っても臨床徴候の改善が認められなかったが，TTAを行ったところ歩行機能が完全に回

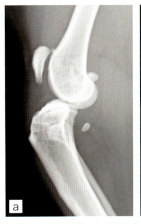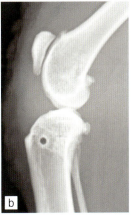

図14 手術前後のX線画像
a：術前（側方像）。b：術後（側方像）。脛骨の位置が正常な位置に戻っている。

復し，家族の満足度もかなり高かった。

しかし，これらの機能的安定化術についての報告は少なく，犬ほど良好な成績が得られないのではないかという主張もある[6,31]。その理由として，猫と犬の脛骨高平部の形状の違いを指摘している研究者もいる[6,31]（図15）。今後は，猫においても大規模な長期予後を検討した報告が望まれる。

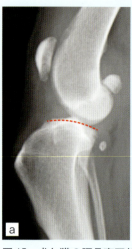
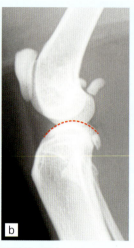

図15 犬と猫の脛骨高平部の形状の違い
　a：犬の脛骨高平部は比較的平らである（破線）。
　b：一方で，猫の脛骨高平部はドーム状である（破線）。そのため，高平部の角度を変えても，犬ほど安定化が得られないのではないかという研究者もいる[6, 31]。

動物の家族に伝えるポイント

- 前十字靭帯断裂は，犬で最も多い後肢の整形外科疾患のひとつである。
- 犬の前十字靭帯断裂は，加齢による変性性変化が要因となっていることが多く，日常生活における軽微な外力によっても断裂が生じる。
- 犬では対側肢の前十字靭帯も断裂する可能性が高いので注意する。
- 犬や猫の前十字靭帯断裂では，半数以上の症例で内側半月板の損傷が生じている。
- 保存療法に反応しない場合や半月板損傷がある場合，手術の適応となる。
- 最近では脛骨骨切りによる機能的安定化術が行われはじめており，犬では他の手法よりもよい成績が得られている。
- 猫においても前十字靭帯が単独で断裂することがあり，報告も増えてきている。
- 猫では，外傷が原因で前十字靭帯断裂が生じることが多い。
- 猫の前十字靭帯断裂は，保存療法で良化することが多い。
- 猫で外科的治療を行う際には，関節包外制動術が奏功する。

高齢の動物への配慮

- 前十字靭帯断裂は中高齢の犬や猫で発生することが多い。とくに，肥満の犬や猫で発生することが多いため，適切な体重管理をすることが重要である。
- 加齢にあわせて膝関節に負担のかかるような過度な運動を控えるようにし，段差や滑りやすい床を解消するなど生活環境の整備も行う。
- 高齢の犬や猫に対し鎮痛薬としてNSAIDsを使用する際には，消化管障害に加え，腎機能障害の有無もモニターする必要がある。
- 手術を行う際は麻酔リスクを十分に考慮し，命を脅かすような疾患が存在する場合にはそれらの治療を優先する。
- 術後は，疼痛管理や機能回復のためのリハビリテーションを行って生活の質（QOL）を保つ。
- 高齢の犬や猫は，若齢の時に比べて治癒が遅いため，合併症が生じないように治癒するまでは定期的な監視を行う。
- 犬では，対側肢の前十字靭帯が断裂しないように，最大限の配慮をして生活する必要がある。

VNに指導する時のポイント

- 患肢の膝関節を触ると痛がることがあるので注意する。
- 診察台から落としたり転倒させたりして，さらなる損傷が生じないように気をつける。
- X線検査を行う際には，無理に膝関節を伸ばさないように心がける。
- 入院管理をする際には，排便や排尿のサポートを行う。
- 術後の機能回復にはリハビリテーションが重要である。
- NSAIDsを投与している場合には，消化管障害や腎機能障害に細心の注意を払って監視する。

犬と猫の前十字靭帯断裂に関する基礎知識と最新知見

■参考文献

1） Arnoczky SP. The cruciate ligaments: The enigma of the canine stifle. *J Small Anim Pract.* 29: 71, 1988. doi: 10.1111/j.1748-5827.1988.tb02267.x

2） Ballagas AJ, Montgomery RD, Henderson RA, et al. Pre- and postoperative force plate analysis of dogs with experimantally transected cranial cruciate ligaments treated using tibial plateau leveling osteotomy. *Vet Surg.* 32: 187-190, 2004.

3） Bennett D, Tennant B, Lewis DG, et al. A reappraisal of anterior cruciate ligament disease in the dog. *J Small Anim Pract.* 29: 275, 1988.

4） Berger B, Knebel J, Steigmeier-aith S, et al. Long-term outcome after surgical treatment of cranial cruciate ligament rupture in small breed dogs. Comparison of tibial plateau leveling osteotomy and extra-articular stifle stabilization. *Tierarztl Prax Ausg K Kleintiere Heimtiere.* 43: 373-380, 2015. doi: 10.15654/TPK-150183

5） Bergh MS, Sullivan C, Ferrell CL, et al. Systematic review of surgical treatments for cranial cruciate ligament disease in dogs. *J Am Anim Hosp Assoc.* 50: 315-321. 2014. doi: 10.5326/JAAHA-MS-6356

6） Bilmont A, Retournard M, Asimus E, et al. Effect of tibial plateau levelling osteotomy on stability of the feline cranial cruciate deficient stifle joint: an in vitro experimental study. *Vet Comp Orthop Traumatol.* [Epub ahead of print], 2018. doi: 10.1055/s-0038-1653960.

7） Böddeker J, Drüen S, Meyer-Lindenberg A, et al. Computer-assisted gait analysis of the dog: comparison of two surgical techniques for the ruptured cranial cruciate ligament. *Vet Comp Orthop Traumatol.* 25: 11-21, 2012. doi: 10.3415/VCOT-10-02-0025

8） Boudrieau RJ. Corrosion of the Slocum TPLO plate. In: 2005 Proceedings of American College of Veterinary Surgeons. 2005, pp324-325.

9） Boudrieau RJ. Tibial plateau leveling osteotomy (TPLO) or tibial tuberosity advancement (TTA): which do you choose? In: 2006 Proceedings of American College of Veterinary Surgeons. 2006, pp485-487.

10） Buote N, Fusco J, Radasch R. Age, tibial plateau angle, sex and weight as risk factors for contralateral rupture of the cranial cruciate ligament in Labradors. *Vet Surg.* 38: 481-489, 2009. doi: 10.1111/j.1532-950X.2009.00532.x

11） Damur DM. Tibial tuberosity advancement: Clinical results. In: 2005 Proceedings of American College of Veterinary Surgeons. 2005, p441.

12） De Camp CE, Johnston SA, Dèjardin LM, et al (eds). The stifle joint. Brinker, Piermattei and Flo's Handbook of small animal orthopedics and fracture repair, 5th ed. Elsevier, St.Louis. 2016, pp597-669.

13） De Sousa R, Sutcliffe M, Rousset N, et al. Treatment of cranial cruciate ligament rupture in the feline stifle. Biomechanical comparison of a standard fabella-tibial suture and lateral sutures placed between quasi-isometric points. *Vet Comp Orthop Traumatol.* 28: 401-408, 2015. doi: 10.3415/VCOT-14-05-0078

14） Doverspike M. Vasseur PB. Harb MF, et al. Contralateral cranial cruciate ligament rupture: Incidence in 114 dogs. *J Am Anim Hosp Assoc.* 29: 167-170, 1993.

15） Ferreira MP, Ferrigno CR, de Souza AN, et al. Short-term comparison of tibial tuberosity advancement and tibial plateau levelling osteotomy in dogs with cranial cruciate ligament disease using kinetic analysis. *Vet Comp Orthop Traumatol.* 29: 209-213, 2016. doi: 10.3415/VCOT-15-01-0009

16） Fuller M, Hayashi K, Bruecker KA, et al. Evaluation of the radiographic infrapatellar fat pad sign of the contralateral sfifle joint as a risk factor for subsequent contlateral cranial cruciate Bligament rupture in dogs with unilateral rupture: 96 cases (2006-2007). *J Am Med Assoc.* 244: 328-338, 2014. doi: 10.2460/javma.244.3.328

17） Gordon-Evans WJ. Griffon DJ, Bubb C, et al. Comparison of lateral fabellar suture and tibial plateau leveling osteotomy techniques for treatment of dogs with cranial cruciate ligament disease. *J Am Vet Med Assoc.* 243: 675-680, 2013. doi: 10.2460/javma.243.5.675

18） Grieson J, Asher L, Grainger K. An investing into risk factors for bilateral cranial cruciate ligament rupture. *Vet Comp Orthop Traumatol.* 24: 192-196, 2011. doi: 10.3415/VCOT-10-03-0030

19） Harasen GL. Feline cranial cruciate rupture: 17 cases and a review of the literature. *Vet Comp Orthop Traumatol.* 18: 254-257, 2005.

20） Hoots EA, Petersen SW. Tibial plateau leveling osteotomy and cranial closing wedge ostectomy in a cat with cranial cruciate ligament rupture. *J Am Anim Hosp Assoc.* 41: 395-399, 2005.

21） Kishi EN, Hulse D. Owner evaluation of a CORA-based leveling osteotomy for treatment of cranial cruciate ligament injury in dogs. *Vet Surg.* 45: 507-514, 2016. doi: 10.1111/vsu.12472

22） Krotscheck U, Nelson SA, Todhunter RJ, et al. Long term functional outcome of tibial tuberosity advancement vs. tibial plateau leveling osteotomy and extracapsular repair in a heterogeneous population of dogs. *Vet Surg.* 45: 261-268, 2016. doi: 10.1111/vsu.12445

23） Marcellin-Little DJ. Tibial cranial crossing osteotomy: outcome assessment. In: 2005 Proceedings of American College of Veterinary Surgeons. 2005, pp320-321.

24） Marcellin-Little DJ. Tibial Wedge Osteotomy. In: 2004 Proceedings of American College of Veterinary Surgeons. 2004, pp388-390.

25） McCarthy RJ. Management of complications associated with tibial plateau leveling osteotomy. In: 2006 Proceedings of American College of Veterinary Surgeons. pp503-504. 2006.

26） Mindner JK, Bielecki MJ, Scharvogel S, et al. Tibial plateau levelling osteotomy in eleven cats with cranial cruciate ligament rupture. *Vet Comp Orthop Traumatol.* 29: 528-535, 2016. doi: 10.3415/VCOT-15-11-0184

27） Muir P. Advances in the Canine Cranial Cruciate Ligament. Willy-Blackwell, Hoboken. 2010.

28） Palmer RH. Postoperative T.P.L.O. complication. In: 2004 Proceedings of American College of Veterinary Surgeons. 2004, pp378-380.

29） Perry K, Fitzpatrick N. Tibial tuberosity advancement in two cats with cranial cruciate ligament deficiency. *Vet Comp Orthop Traumatol.* 23: 196-202, 2010. doi: 10.3415/VCOT-09-02-0014

30） Petersen SW. TPLO in small and toy breeds. In: 2004 Proceedings of American College of Veterinary Surgeons. 2004, p367.

31） Retournard M, Bilmont A, Asimus E, et al. Effect of tibial tuberosity advancement on cranial tibial subluxation in the feline cranial cruciate deficient stifle joint: An ex vivo experimental study. *Res Vet Sci.* 107: 240-245, 2016. doi: 10.1016/j.rvsc.2016.06.005

32） Ruthrauff CM, Glerum LE, Gottfried SD. Incidence of meniscal injury in cats with cranial cruciate ligament ruptures. *Can Vet J.* 52: 1106-1110, 2011.

33） Schnabl E, Reese S, Lorinson K, et al. Measurement of the tibial plateau angle in cats with and without cranial cruciate ligament rupture. *Vet Comp Orthop Traumtol.* 22: 83-86, 2009.

34） Schultz KS. Diseases of the joints. In: Fossum TW, (eds). Small Animal Surgery, 4th ed. Elsevier Mosby, St. Louis. 2003. pp1215-1374.

35） Scott HW, McLaughlin R. 猫の整形外科. 泉澤康晴監訳. チクサン出版社／緑書房. 2011.

36) Slocum B, Slocum TD. Tibial plateau leveling osteotomy for repair of cranial cruciate ligament rupture in the canine. *Vet Clin North Am Small Anim Pract*. 23: 777-795, 1993.

37) Vasseur PB. Stifle joint. In: Slatter D, (ed). Textbook of Small Animal Surgery, 3rd ed. WB Saunders, Phiradelphia. 2003, pp2090-2133.

38) Wessely M, Reese S, Schnabl-Feichter E. Aetiology and pathogenesis of cranial cruciate ligament rupture in cats by histological examination. *J Feline Med Surg*. 19: 631-637, 2017. doi: 10. 1177/1098612X16645142

10	軟部外科 -1-

皮膚形成およびドレナージ法

北里大学 小動物第2外科学研究室
岩井聡美

アドバイス

さまざまな外科手術のなかで外科的に形成や再建をするということは，機能性を維持するうえでも難しい手技のひとつとなる。とくに，皮膚の再建は一見簡単そうであるが，大きな欠損を伴う場合，皮膚の解剖，張力線，血管走行，テンションなど，生物学的あるいは生体力学的特性を理解しておかないと，壊死や裂開が起きやすい。また，皮膚形成をする場合，漿液腫の発生も考慮して，死腔を排除するドレナージ法を組み合わせる必要がある。本稿では，皮膚の再建法において理解しておきたい重要な知識や手技について紹介する。

皮膚の解剖

犬や猫の皮膚は，表皮層と真皮層，付属器からなる[19,28]。真皮の下層には，脂肪組織や疎性結合組織からなる豊富な皮下組織が存在する。真皮には，血管，リンパ管，神経，毛包，腺があり，膠原線維，弾性線維，細網線維，平滑筋線維とそれを取り巻くムコ多糖類からなっている。

外科的に重要な解剖学的特徴は，皮膚への血液供給経路である。犬や猫では，皮膚表面に直行する筋皮血管を持つ人や豚とは異なり，皮膚と平行に走行する皮下組織の血管から皮膚へ血液が供給される（図1）。血液供給は皮筋，皮下組織，皮膚からなるアンギオソム（ある組織への血液供給源となる血管を3Dの血流地図として描いたもの）によって説明することができる。相互に連絡のある3つの層（深層：皮下血管叢，中層：皮膚血管叢，表在層：乳頭下血管叢）に分けられ[2]，そのうちとくに皮膚の生存に重要な血管叢は皮下血管叢である。皮下に筋肉（広頚筋，浅頚括約筋，深頚括約筋，体幹皮筋，包皮筋，乳房状皮筋）が存在する部位では，この筋肉の表層側と深層側に皮下叢があり，これらの筋肉を温存することが皮下叢の血管を温存するためにも重要となる。一方，皮下に筋肉が存在しない四肢では，真皮の深層に皮下叢が存在するため，皮下叢の温存には真皮の下部一層を剥離する必要

がある。

犬の体幹部は，皮下の側副血管がとくに豊富である[2,3]。一方，猫は，犬と比較して皮膚の貫通枝が少なく，より広域に分布する[5]。表皮には血管が存在せず，真皮の毛細血管から栄養を供給される。

皮膚の治癒機転

皮膚の治癒機転は，4つのフェーズがある。

1. 出血・凝固期（受傷直後～数時間）

受傷直後にはじまり，止血と創の閉鎖が行われる。止血のために一過性に血管が収縮し，損傷した血管内皮に血小板が付着することで，止血・凝固が開始する。さらに，血餅が形成されることによって，創が閉鎖される。同時に，多くのサイトカインの放出が起こり，白血球や線維芽細胞の遊走が活性化される。

2. 炎症期（受傷後数時間～数日）

炎症の一環として，血管の拡張や透過性の亢進が起こる。まず好中球などの炎症細胞が遊走してくることでさまざまな酵素が放出され，貪食作用と殺菌作用により細菌や壊死組織，異物が排除される。次に，リンパ球やマクロファージが出現し，貪食作用や免疫応答

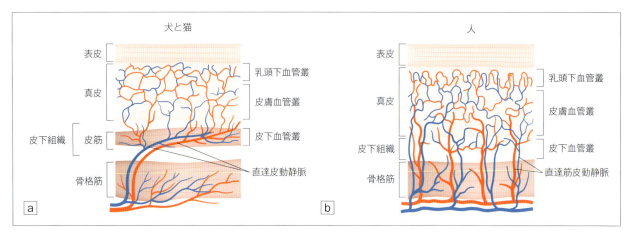

図1 動物種による皮膚の解剖の違い
　a：犬と猫，b：人

がさらに亢進する[5]。これらリンパ球からリンホカインが放出され，線維芽細胞をさらに誘導し，肉芽が形成されはじめる。

3．増殖期（受傷後数日～数週間）

　血管新生，細胞外マトリックスの合成，治癒組織の収縮，上皮形成が行われる。血管が新生されることで，組織が修復するために必要となる酸素やエネルギー，物質が運ばれるようになる。したがって，血管新生は組織治癒において非常に重要であり，血管新生の程度が組織の治癒機転に大きく影響する。損傷部位に集簇した線維芽細胞が合成する，創の裂離・欠損した部位を補う物質が細胞外マトリックスである。細胞外マトリックスには，コラーゲン，エラスチン，ヒアルロン酸，コンドロイチン硫酸が存在する。線維芽細胞とこれらによって肉芽が形成されたのち，肉芽に覆われた欠損部位が収縮する。種々のサイトカインによって，表皮細胞が肉芽組織表面に誘導されて上皮によって覆われる。

4．成熟期（受傷後数週間～数年）

　最終的に，瘢痕化が終了する時期である。新生された血管や線維芽細胞のアポトーシス，細胞外マトリックスの再構成，コラーゲンによる補強が進行する。

皮膚の治癒過程

　皮膚の治癒過程は，一次治癒，二次治癒，遅延一次治癒の3つに分類される（図2）[29]。基本的に，外科的処置によって創を閉鎖する場合，漿液腫や治癒遅延とならないよう，一次治癒を目指した治療方針を立てるべきである。

1．一次治癒

　一次治癒は，創縁が整っており，縫合によって創縁を密着することができる場合の治癒過程である。瘢痕化を伴わずに，きれいに癒合，治癒することが可能である。

2．二次治癒

　汚染や感染があり，皮膚の裂開や欠損，損傷を伴う状態での治癒機転を二次治癒という。損傷が大きい場合が多く，治癒するまでの期間が長くかかり，瘢痕化する範囲が広くなる[22]。

3．遅延一次治癒

　遅延一次治癒とは，二次治癒の治癒期間が短縮された治癒過程のことである。二次治癒によって，ある程度まで創を治癒させたのち，縫合処置を加えることにより創を閉鎖して，治癒過程を短縮する。

皮膚形成およびドレナージ法

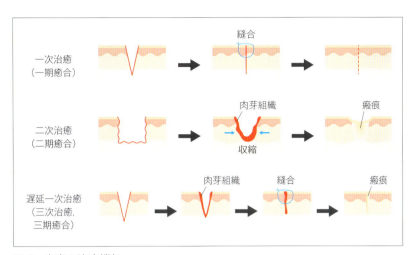

図2　皮膚の治癒機転
(文献33をもとに作成)

皮膚の治癒に必要な条件

1．張力線と皮膚切開

　皮膚は皮筋や線維性組織(皮膚と皮下組織に存在するコラーゲン線維とエラスチン線維)などの存在により張力線が存在する(図3)。動物種や体型，性別によって差があるが，基本的な張力線の方向は互いに平行である[11]。切開をする場合には，この張力線を無視することはできない。張力線に平行に皮膚を切開・切除することで，切開後の皮膚のテンションを軽減し，閉創した後の治癒機転を早め，切開創の見た目もきれいなものとなる[19]。張力線に交差するように切開すると，切開線は対称性を保つことができない(図4)。張力線に沿った切開に比べ，縫合数が増すうえに裂開する可能性が高まる。すでに大きな裂開創が存在する場合は，張力線の長軸に合わせた方向で閉創していくことが，治癒過程を良好にするために重要である。

2．剪断力

　剪断力とは，ひとつの創縁にかかる張力の方向と，並置した創縁にかかる張力の方向が互いに対抗する場合に，創縁にかかる力のことである。剪断力により，閉創した創縁に明らかな張力がかかっていない場合でも，良好な再建部位が裂開する可能性がある。剪断力

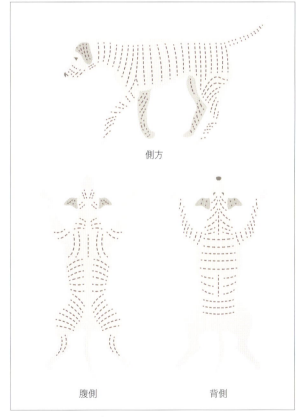

図3　皮膚の張力線
(文献28をもとに作成)

はとくに腋窩，鼠径，関節上，尾根部，肉球，口角あたりに発生しやすい。このような部位を閉創する際には，剪断力に対抗する頑健な外科的再建だけでなく，治癒期間をとおして外固定などを行い，外側からも保護

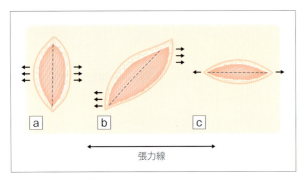

図4　張力線を横切った切開ライン
張力線に対して垂直(a)，斜め(b)，平行に(c)切開した場合の創の展開度合いを示す。
（文献14をもとに作成）

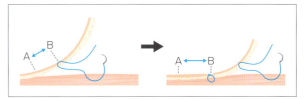

図5　ウォーキングスーチャー
皮膚に過度にかかる張力を分散させながら，少しずつ皮膚を前進させる目的と，死腔を作らないために用いられる。
（文献27をもとに作成）

する必要がある。さらに必要に応じて運動の制限や，肉球の場合は体重負荷をかけないような管理をする。

3．粘弾性

皮膚の粘弾性とは，皮膚本来の柔軟性，変形応力から開放された場合にもとの形状に戻る素質，長時間の力がかかった場合の適応能力のことである。これを利用して，皮膚に一定の伸展負荷を短時間かけることによって，皮膚を徐々に伸張することができる。皮膚を伸展すると，細胞外マトリックスである三重らせんコラーゲン線維は容易にまっすぐに伸び，より平行に再編され，水分子を放出して皮膚の粘性が増す。さらに，繊細な弾性線維は破壊され，皮膚は伸展する。これらは，伸展負荷がおさまるともとの状態へ復元する。この性質を用いて，皮膚の欠損部位を被覆し，再建することに応用できる。

4．強度

5mm幅に切り取った正常な犬の皮膚の張力強度は9.9kgと報告されている[30]。損傷を受けた皮膚の張力強度は，正常な皮膚よりもかなり低い。術後14日目で正常な皮膚の5～10％，術後3～4週目で25％，数カ月後でも70～80％にとどまる[17]。とくに猫では，縫合された皮膚の強度は，術後7日目で犬の約50％にしか及ばない[3]。したがって，猫のほうが犬よりも抜糸後に裂開しやすいとされている。

5．皮膚の血流回復

Bohlingらの報告では，一次治癒を目指した縫合をした場合，猫は術後1週目までの皮膚への血液灌流の回復が遅く，犬と比較して裂開強度も有意に低い[2,3]。猫の血液還流量は2週目で大きく増加し，犬とほぼ差はなくなるが，猫は手術創の裂開が発生しやすい可能性があることから，犬よりは抜糸を遅らせることを考慮しなければならない症例も存在するといわれている[2,3]。また，高齢になると皮膚は薄くなり，血流低下による虚血や圧負荷に弱くなる。

6．組織の並置

皮膚と皮下組織を並置縫合することで，治癒する範囲を最小にすることができる[10]。表皮，真皮，皮下組織を理想的に並置縫合すると，およそ1mm/日の割合で再上皮化が進むといわれている。完璧に並置すると24時間以内に上皮で覆われる[6]。

7．縫合

皮膚にかかる過度な張力を分散させながら，少しずつ皮膚を前進させるため，また死腔を作らないために用いられる縫合法として，ウォーキングスーチャーがある（図5）。伸展させる皮膚に配置した縫合糸を，前進させた位置の筋膜に刺入して，皮膚を段階的に伸張させる。ウォーキングスーチャーの間隔は2～3cmあけ，血液供給を阻害しないようにする。皮膚の張力を分散させながら欠損部を被覆したのち，筆者は組織の並置のために，皮内または皮下埋没縫合を用いている（図6）。皮膚は単純結節縫合，または皮膚に張力がかかるような場所は垂直や水平マットレス縫合などを

皮膚形成およびドレナージ法

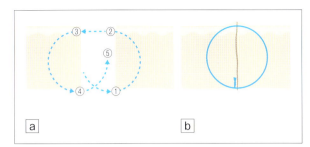

図6　皮内埋没縫合
　a：数字の順番に刺入する。②と③は表皮下に刺入する。
　b：皮膚が並置される。
（文献9をもとに作成）

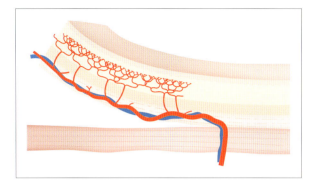

図7　軸状皮弁の血液供給
　皮膚への直達血管系が温存されている。

配置して皮膚が裂開しないように減張させることもある。皮弁だけでなく一般的に、張力線を温存して縫合していくことが、皮膚のゆがみやドッグイヤーの発生を抑え、生物学的虚血状態に陥らせない最良の方法である。張力線を越えて創が存在しそれぞれの創縁に張力がかかる場合でも、過度な張力にならないならば、基本的には長軸にそって創を近接させることがより容易で論理的である。

皮弁

　皮弁法は、腫瘍や外傷、熱傷などによって欠損した皮膚を補うため、また創にかかる張力を軽減するために用いられる。有茎皮弁の利点は、基底部から茎部に向かって血液の供給路が存在することで、二次治癒や治癒遅延、瘢痕形成などを回避できることである。有茎皮弁には皮下叢皮弁、軸状皮弁が存在する。皮下叢皮弁は皮下血管叢からの血液供給を受ける皮弁法で、多くのものがこれに含まれる。軸状皮弁は皮膚への直達血管系、つまり動脈と静脈の両方が温存されている。血流と組織液の排液路を備えており、良好な血液供給が期待できる（図7）[18]。したがって、有茎皮弁より大きな皮弁を作成でき、生存性も向上する。皮弁に使用できる動脈を図8[16]に示す。猫において使用できる血管の報告は限られており、胸背動脈、浅後腹壁動脈、肩甲頚動脈、外側胸動脈である。軸状皮弁のガイドラインを表1に示す。

皮弁作成のポイント

　皮弁法を行う場合の重要なポイントは以下のとおりである。

- 皮膚にテンションがかかりすぎない。
- 血流遮断が起きないような配置をする。
- 皮膚や血管が過度にねじれない。

　これらのことを十分考慮して、皮膚を切開、転移する。慎重な計画を立てることと、切開前に皮膚に切開線を描いて、イメージすることが大切である。猫と犬のアンギオソムは基本的には似ているが、猫の皮膚はきわめて柔軟であり伸展するため、やや遠方まで皮弁を伸ばすことが可能である。閉創によって発生する張力を評価するために、創の周囲の皮膚をさまざまな方向へ動かし、創縁を近接させてみる。これらを試みることで、皮膚の生理学的張力の限界範囲を超えていないかどうかを推測する。

外科的処置を行う前の準備

　皮弁の適応を制限する要因として、患者の全身状態、転移する先の局所の状態、基礎疾患などが挙げられる。たとえば、糖尿病、副腎皮質機能亢進症、甲状腺機能異常、免疫介在性疾患、循環器疾患、低蛋白血

軟部外科

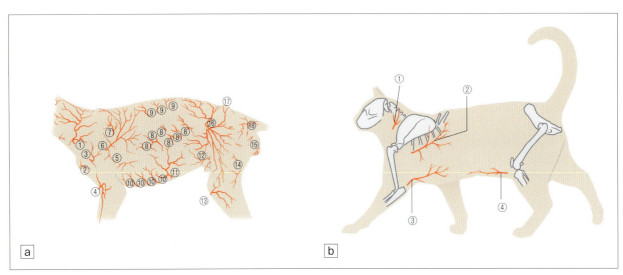

図8 皮弁に使用できる直達血管
　a：犬の場合。①浅頚動脈の上行枝，②前上腕回旋動脈，③後上腕回旋動脈，④近位橈側側副動脈，⑤外側胸動脈，⑥胸背動脈の皮枝，⑦肩甲下動脈の皮枝，⑧肋間動脈の遠位外側皮枝，⑨肋間動脈の近位外側皮枝，⑩内胸動脈の腹側皮枝，⑪浅前腹壁動脈，⑫浅後腹壁動脈，⑬内側膝動脈，⑭大腿後動脈の皮枝，⑮背側会陰動脈，⑯深腸骨回旋動脈，⑰寛結節，⑱浅外側尾動脈の皮枝
　（文献34をもとに作成）
　b：猫の場合。①肩甲頚動脈，②胸背動脈，③外側胸動脈，④浅後腹壁動脈
　（文献32より転載）

表1 主な軸状皮弁の概要

動脈	体位	動脈の派生部位	皮弁の幅の決定	皮弁の先端	用途
後耳介動脈	側臥位	環椎翼と水平耳道のあいだのくぼみ	環椎翼を中心にし，犬では頚部側面の中心部1/3，猫では頚部腹側正中線	皮弁の長さは肩甲棘まで	頚部，顔，耳，下顎部
肩甲頚動脈分枝	側臥位	肩峰から頭背側へ	尾側の切皮ラインは肩甲棘上	正中または正中をまたいで対側にL字状	胸部，肩周囲，前肢，腋窩
			肩甲棘と肩甲骨頭側端の距離を測定したのち，肩甲骨頭側端からこの距離と等距離の位置に尾側切皮ラインと平行に頭側の切皮ラインを設置		
胸背動脈	側臥位	肩峰から尾背側へ	尾側の切皮ラインは肩甲棘上	正中または正中をまたいで対側にL字状	胸部，肩周囲，前肢，腋窩，体幹
			甲棘と肩甲骨尾側縁の距離を計測し，肩甲骨尾側縁を中心に前後に等距離の部位に，肩甲棘と平行に切皮ラインを配置		
浅後腹壁動脈	仰臥位	鼠径輪	正中	第2乳腺	尾側腹壁，体幹，鼠径部，会陰，膝関節，肢端
			正中から乳頭の距離を計測し，この距離と等距離を乳頭から外側におき，正中と平行に切皮ラインを設置		
深腸骨動脈背側または腹側枝	側臥位	腸骨翼の腹側	腸骨翼を描出し，腸骨翼の前縁と大転子の中間に尾側の切皮ラインを背腹方向に設置	正中または正中をまたいで対側にL字状	外側腹部，腰部，骨盤付近，大腿，鼠径部
			腸骨翼前縁とこの尾側切皮ラインとの距離と等距離で，腸骨翼前縁から頭側の位置に頭側の切皮ラインを配置		
伏在動脈分枝	側臥位	膝関節周囲	膝蓋骨より1cm近位で，脛骨粗面から1.5cm遠位にポイントを設置し，大腿骨に平行に切皮ラインを設置	弁頚部より細めに設定し，長さは大転子まで	下腿の内側，外側，最大で脛骨足根関節まで

（文献29をもとに作成）

症などは，皮弁の外科的治療を適確に行ったとしても
うまく生着しない可能性が高まるため，先にこれら疾
患を安定化させる必要がある。

　皮弁を転移する先の移植床も健全でなければならな
い。重度の感染，異物，壊死組織，悪性肉芽，腫瘍組
織の存在もまた，皮弁の生着を妨げる原因となる。皮
膚を転移する前に，薬剤感受性試験などによる感染の
徹底的な管理，異物や壊死組織の除去を行う。皮下叢
皮弁の場合，移植床となる肉芽組織は血管や血流が良
好でなければならないため，成熟しきった不良な結合
組織はデブリードマンし，良好な移植床を作成するこ
とが重要となる。

　一方，軸状皮弁では，血流良好な肉芽組織の形成は
必ずしも必要とされず，感染の制御を適確に行う程度
でよい。ただし，移植床が経過の長い開放創の場合，
辺縁は薄く脆い上皮か不健全な皮膚である。したがっ
て，両皮弁ともに一次治癒を目指すために移植床とな
る部位の皮膚縁を健康な皮膚といえる部位まで辺縁切
除する。この場合，創縁は皮膚に対して垂直にきわめ
て鋭性に切開し，血流の有無を評価するために出血を
確認することは重要である。これによって，癒合を促
進し，外見上もきれいな治癒が期待できる。

皮弁の種類

1．皮下叢皮弁

　切開をする前に，必ず周囲組織を操作して，最も移
動しやすい部位，張力がかかりにくい方向を確認す
る。たとえば，皮弁が皮膚欠損部よりも小さい場合，
結果的に創縁や皮弁，周囲の皮膚に張力がかかり，組
織壊死や裂開をもたらす可能性がある。皮弁の大きさ
が許すならば，皮膚欠損部よりも若干長め（約1.5倍）
で，過度なねじれなどが起きないような皮弁を作成す
る。また，狭すぎる皮弁や，茎部よりも先端が広い皮
弁を作成してはならない。これらは血流不足を招来し
やすく，生着を妨げることとなる。したがって，茎部
は先端よりやや太く，長さは欠損部を被覆でき，血流
が温存できる程度に制限する[21]。皮弁を作成する場所

や個体によって血液供給が変わるため，特定の長さが
推奨されるものではなない。皮下叢皮弁を成功に導く
ためには，何度も述べているように皮下血管叢を温存
することが重要であるため，皮筋を含めること，皮下
組織を損傷させないことが肝要である。

　皮下叢皮弁には前進皮弁，回転皮弁，転移皮弁，
ポーチ（ポケット）皮弁，蝶番皮弁などがある。場合に
よってはこれらを組み合わせる。

（1）前進皮弁

　前進皮弁には，単茎皮弁，双茎皮弁，H形成術が
含まれる。単茎皮弁（図9a）は，欠損部の辺縁から2
本の平行な線を描き，その線で切皮して皮膚を欠損部
へ移動させる。この際，欠損部に伸展した皮弁に張力
が最もかからない部位を選択して切離する。弁の長さ
は，基本的に弁基部の太さの2倍以上になってはなら
ない。H形成術（図9b）は，欠損部の両側に皮弁を形
成し，それぞれの皮弁の長さを短くすることで，先端
への血流を維持することができる。移植部に張力が残
る場合は二次治癒になる可能性があるため，できる限
りそのような状態に陥らないよう，計画の時点で何度
もシミュレーションしてみることが大切である。

（2）回転皮弁

　回転皮弁は三角形の欠損部に隣接した皮膚の回転軸
から，対側に近い部位より湾曲した切開を加え，皮下
叢まで含めて剥離し，回転させながら欠損部へ皮弁を
移動する。たとえば，腋窩や鼠径部の皮膚のたるみを
用いることもできる（図10）。

（3）転移皮弁

　転移皮弁は，長方形の皮弁であり，回転軸から皮弁
先端の距離と欠損部の最も遠い点までの距離を等しく
し，欠損部と皮弁の大きさを合致させる。回転角度が
90度を超えて大きくなると，ドッグイヤーを生じや
すくなる。

軟部外科

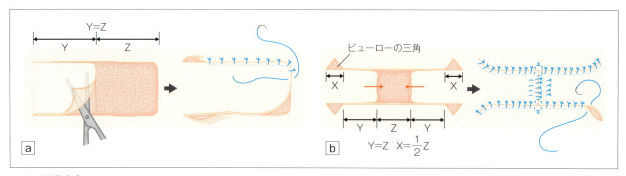

図9　前進皮弁
　　a：双茎皮弁，b：H形成術
　　（文献8をもとに作成）

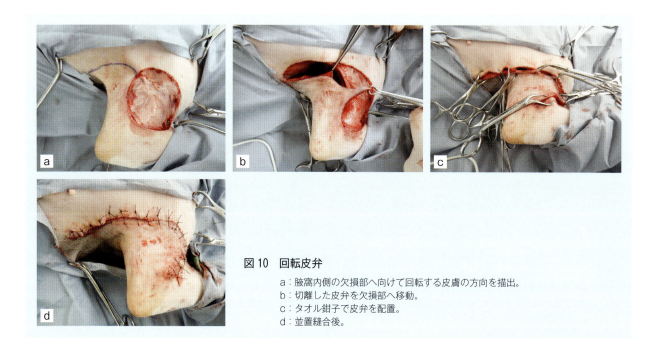

図10　回転皮弁
　　a：腋窩内側の欠損部へ向けて回転する皮膚の方向を描出。
　　b：切離した皮弁を欠損部へ移動。
　　c：タオル鉗子で皮弁を配置。
　　d：並置縫合後。

（4）蝶番皮弁およびポーチ皮弁

　四肢における欠損には単茎の蝶番皮弁や双茎のポーチ皮弁などが用いられる[13]。全層性の皮膚で欠損部を補填することができるため，全周性に皮膚が欠損した四肢などではとても有効性の高い手技である。ただし，前述の皮弁とは違い，段階的な作業が必要となるため，皮弁の生着が完全に終了するまでには多少の時間を要する。流れとして以下の3つの段階を経る必要がある。

①デブリードマンと良好な肉芽組織の形成

②皮弁形成と生着

③皮弁の分離と形成

　①では，移植床の肉芽を良好なものにするためのデブリードマンを行う（図11a，b）。皮下に四肢を埋め込む前にこの作業を行い，数日ウェットドレッシングをして良性肉芽組織が増生するかを確認する（図11c）。次に②では，患肢を埋没させる腹部や胸部の皮膚に，欠損部の長さを計測してその先端と末端にあたる部分に平行な2本の切開線を入れる（図11d）。体幹皮筋の下で皮下を剥離し，肢端を滅菌グローブな

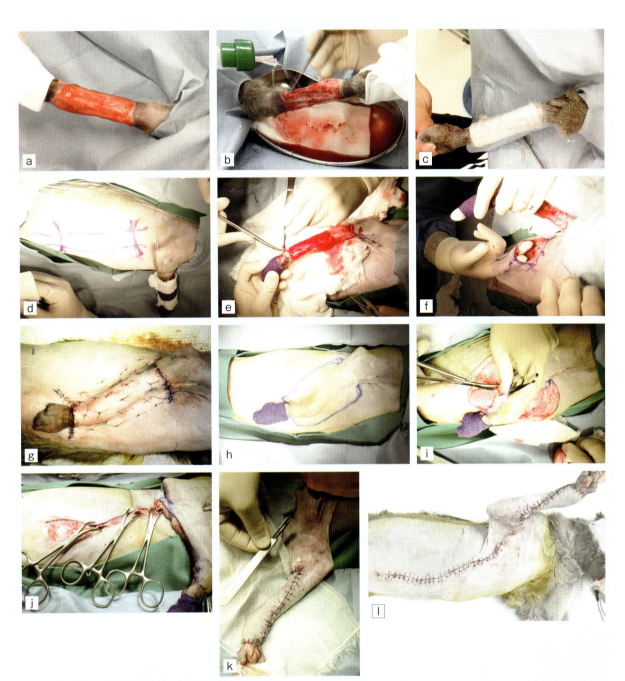
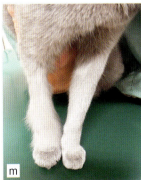

図11 ポーチ皮弁

a：悪性肉芽の状態。
b：鋭匙で掻爬した肉芽組織。
c：ウェットドレッシングにて管理する。
d：皮膚を定着させる長さと同じ長さで切開ラインを描く。
e：患肢の皮膚の辺縁を切除する。
f：皮下に患肢を通す。
g：体幹の皮膚と患肢の皮膚を単純結節縫合し，そのあいだに皮膚と体幹と患肢に減張縫合を加える。
h：患肢と体幹の皮膚が定着した状態。この症例は皮膚の欠損範囲が広く皮弁が大きくなるため，少し長めの6週間の経過をおいた。
i：患肢に平行に切開する。
j：切離した皮膚を患肢に配置する。
k：単純結節縫合にて並置縫合する。
l：体壁の欠損した部位も閉創する。
m：患肢の毛は体幹の毛であるため，正常な左前肢よりも毛足が長い。

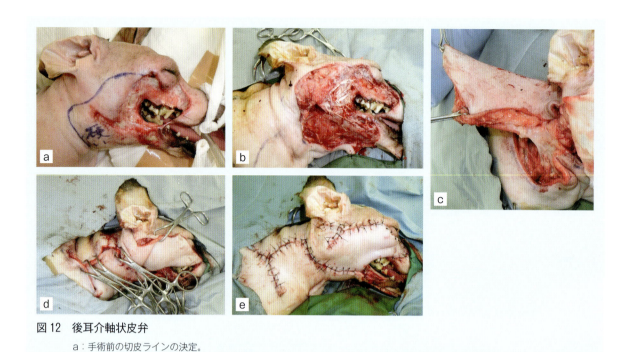

図12 後耳介軸状皮弁
a：手術前の切皮ラインの決定。
b：汚染部位のデブリードマン後。
c：後耳介軸状皮弁の切開。
d：タオル鉗子による皮弁の配置と皮弁切離部位の再建。
e：閉創後。

どで覆った後，皮下を通す（図11e, f）。皮膚同士を並置縫合し，皮下に死腔ができないように数糸加える（図11g）。患肢をバンテージなどで虚血しない程度に固定する。2週間〜1カ月ほどかけて，移植床に皮膚が生着するのを待つ。患肢の体側壁を覆えるくらい皮膚をつけて患肢と平行に体壁から切離し（図11h, i），患肢を覆って縫合する（図11j, k）。体壁の皮膚を閉創する（図11l）。皮弁の部分は体毛の走行や毛質が従来と異なる（図11m）。

2．軸状皮弁

（1）後耳介軸状皮弁

後耳介軸状皮弁は，垂直耳道軟骨基底部と環椎翼の真ん中に位置する陥凹に存在する後耳介動脈の分布する皮膚を，頭部や対側の頸部の欠損部に用いる。頭頸部は水平になるように，前肢は体幹に垂直になるように，リラックスした状態の側臥位とする。皮弁の幅は，環椎翼を中心にし，犬では頸部側面の中心部1/3，猫では頸部腹側正中線まで使用可能である（図12）。基本的には，垂直耳道基部と環椎翼までの距離を測定し，この距離と等しい距離を環椎翼から背側と腹側にマーキングし，切皮の開始位置として尾側へ切皮ラインを引く。尾側は必要な皮弁の長さを考えて，肩甲棘に平行に切皮する。広頸筋より下層で剥離し，後耳介動脈からの胸鎖乳突筋分枝を確認する。皮弁を欠損部に配置し，並置縫合する。

（2）肩甲頸軸状皮弁および胸背軸状皮弁

肩甲棘を境として，頭側の肩甲頸軸状皮弁と尾側の胸背軸状皮弁は，大きな皮弁を作成でき，胸部，肩周囲，前肢，腋窩の欠損部に用いられる[20]。体位は後耳介動脈皮弁と同様にリラックスした状態に配置し，皮弁を作成する側の前肢は吊り下げて，滅菌状態にする。血液供給源となる肩甲頸動静脈は頸部リンパ節付近から派生して，背側に向かっている。尾側の切皮ラインは肩甲棘上におく。肩甲棘と肩甲骨頭側端の距離を測定し，肩甲骨頭側端からこの距離と等距離の位置に，尾側切皮ラインと平行に頭側の切皮ラインを設置する（図13a）。胸背軸状皮弁は，肩峰の尾側の胸壁から背側へ向かって走行する胸背動静脈を用いる（図

皮膚形成およびドレナージ法

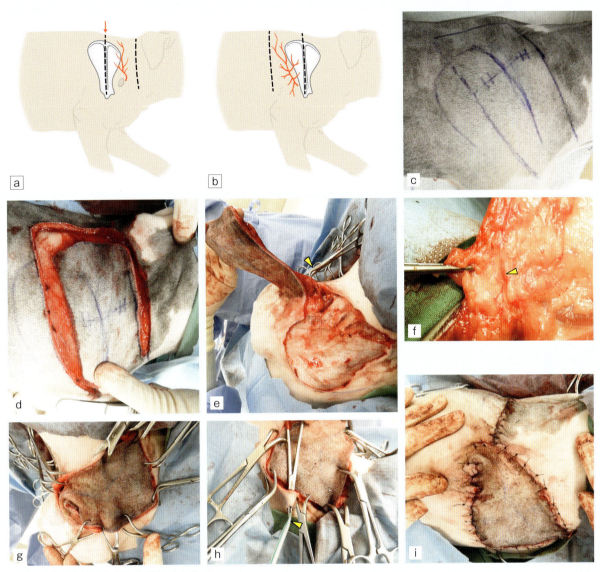

図13　肩甲頚軸状皮弁と胸背軸状皮弁
　　　術野の向きをそろえるため，向かって右側を頭側にしている．
　　　a：肩甲頚軸状皮弁の切皮ライン．
　　　b：胸背軸状皮弁の切皮ライン．
　　　c：肩甲骨頭側縁と肩甲棘の距離と同距離を，肩甲骨頭側縁から測定し，切皮ラインを肩甲棘と平行に設置する．前肢をリラックスした状態に配置し，皮弁の背側縁を決定する．
　　　d：切皮後．e：移植床と皮弁．皮弁を切除した部位をタオル鉗子にて仮に閉鎖している（矢頭）．f：肩甲頚動静脈（矢頭）．g：皮弁の配置．h：ドレーンの設置（矢頭）．i：縫合後．
　　　（a，b：文献29をもとに作成）

13b）。肩甲棘と肩甲骨尾側縁の距離を計測し，肩甲骨尾側縁を中心に，そこから前後に等距離の位置に，肩甲棘と平行に切皮ラインを配置する（図13c〜f）。両皮弁ともに背側の切皮ラインは，正中または正中をまたいで対側にL字状に皮弁を形成することが可能である。

（3）浅後腹壁軸状皮弁

　浅後腹壁軸状皮弁は，鼠径輪から派生する浅後腹壁動静脈からの血流を用いた皮弁である。この皮弁は血管が太く血流を確保できるため，長くて幅の広い確実な皮弁を形成できる。猫や脚の短い犬種では，脚の先端付近まで伸展することが可能である。一般的には，尾側腹壁，体幹，鼠径部，会陰，膝関節の欠損部への

233

軟部外科

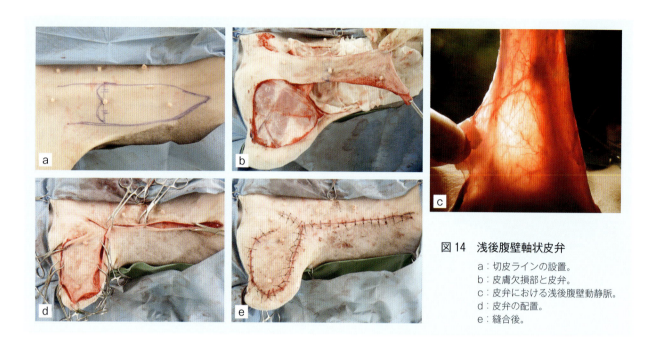

図14　浅後腹壁軸状皮弁
　a：切皮ラインの設置。
　b：皮膚欠損部と皮弁。
　c：皮弁における浅後腹壁動静脈。
　d：皮弁の配置。
　e：縫合後。

皮弁に有用である。基本的に仰臥位とし，欠損部が肢の場合は，吊り下げて滅菌をする。皮弁の大きさは，最後乳腺から最大で第2乳腺までの長さとなる。まず正中に切皮ラインを描出する。次に正中から乳頭の距離を計測し，この距離と等距離を乳頭から外側におき，正中と平行に切皮ラインを設置し，頭側は舟形に両方の切皮ラインを合致させる（図14a）。皮弁は外腹斜筋腱膜の上，乳房上皮筋の下層の深さで剥離する（図14b，c）。皮弁を欠損部へ移動して，並置縫合する（図14d，e）。

（4）背側または腹側深腸骨回旋軸状皮弁

　背側または腹側深腸骨回旋軸状皮弁は，それぞれ深腸骨回旋動静脈の背側枝と腹側枝からの血流で皮弁を作成する。深腸骨回旋動静脈は腸骨翼の腹側から派生する（図15a）。血管支配の関係で，背側のほうが腹側よりやや小さな皮弁となる。外側腹部，腰部，骨盤付近，大腿，鼠径部の欠損に適応する。腸骨翼を描出し，腸骨翼の前縁と大転子の中間に尾側の切皮ラインを背腹方向に引き，腸骨翼前縁とこの尾側切皮ラインとの距離を測定する。腸骨翼前縁からこの距離と等距離の頭側の位置に，尾側切皮ラインと平行に頭側の切皮ラインを配置する（図15b）。背側は正中または正中を越えてL字状に皮弁を作成できる。体幹皮筋の下層まで皮弁を剥離して作成する（図15c，d）。皮弁を配置して，並置縫合する（図15e，f）。

（5）膝軸状皮弁

　膝軸状皮弁は，伏在動脈と内側伏在静脈の分枝から作成される皮弁である（図16）。膝動脈は大腿の外側を背側へ向かう分枝と後膝関節の内側を走行する分枝がある。適応範囲は下腿の内側，外側，最大で脛骨足根関節まで伸展することができる。体位は横臥位で，皮弁を作成する後肢を吊り下げて準備をする。膝蓋骨から近位へ1 cm，脛骨粗面側へ1.5 cmの部位にマーキングする。このポイントから大腿骨と平行にそれぞれ切皮ラインを配置する（図16a）。ただし皮弁の先端付近では，弁茎部よりも少し細くなるように線を描く。皮弁は最大で大転子まで作成可能であるが，伏在動脈分枝は太くないため，必要な長さの皮弁にとどめるほうが壊死などの合併症を回避することができる。

皮膚形成およびドレナージ法

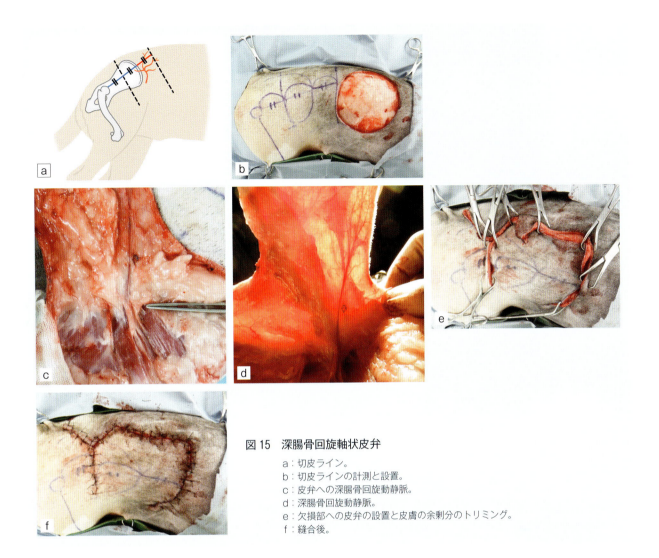

図15　深腸骨回旋軸状皮弁
a：切皮ライン。
b：切皮ラインの計測と設置。
c：皮弁への深腸骨回旋動静脈。
d：深腸骨回旋動静脈。
e：欠損部への皮弁の設置と皮膚の余剰分のトリミング。
f：縫合後。

皮弁の合併症

　一般的な合併症は，皮弁の壊死，漿液腫，浮腫，感染，裂開，皮下出血などである[1, 12, 26]。浅後腹壁軸状皮弁の場合は乳腺が機能しているため，同時に卵巣子宮摘出術を行うことが推奨されている。壊死は最も一般的な合併症で，虚血が一番の原因である。血流障害を悪化させる要因としては，未熟な外科技術，過度な組織損傷，元々存在した外傷の状態，皮弁の過度な回転，張力などである。壊死を惹起するもうひとつの要因として血腫がある。血腫が皮弁の下に存在することで漿液腫同様組織を圧迫して虚血を起こす（漿液腫については後述）。実験的には，術後発生した血腫を12時間以内に除去することで，皮弁の生存率が改善したとの報告がある[15]。

皮弁の管理

　皮弁の壊死を回避するためには，外科技術の習得，皮弁法の基本や，血管走行などの解剖学的特徴の把握，適切な皮弁作成の計画，止血が重要な要素といわれている[7, 18, 25]。皮膚の切開は皮膚に対して垂直に鋭利に行い，皮膚をていねいに操作することで皮膚血管の損傷を最小限にすることができる。また，術前にカラードップラー法で血管走行が確認できると手術計画に役立つ。

軟部外科

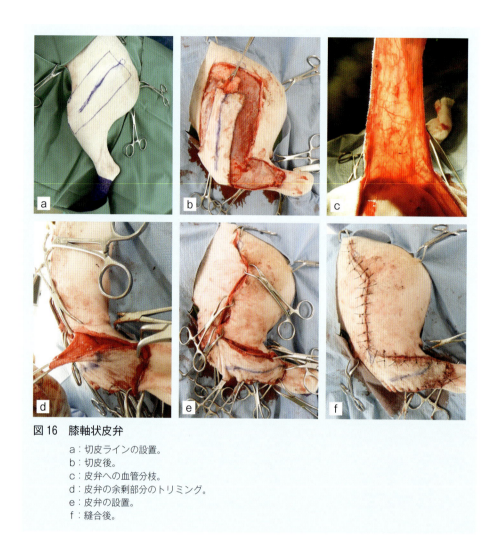

図16　膝軸状皮弁
a：切皮ラインの設置。
b：切皮後。
c：皮弁への血管分枝。
d：皮弁の余剰部分のトリミング。
e：皮弁の設置。
f：縫合後。

　術後の皮弁は，色，温度，出血で評価するが，真の評価が難しいことも多い。動脈と静脈どちらの血流が途絶えているかによって，見た目の色も変わり，動脈血流の欠如では蒼白色に，静脈血流の欠如ではうっ血やチアノーゼのようにみえるといわれている[18]。臨床的には，術後早期の血流を色の変化で評価するのは困難であり，一般的に術後6日頃までに色の変化が認識できるとされている。触覚や皮膚温に関しても，皮弁で切離された部位は神経が切断されている可能性があるため，評価のための指標とならない場合もある。ほかには，細い針を皮膚に刺入し，出血の有無を確認することで，皮膚への血流を評価することができる。

　もし皮弁の色が悪く，過度な張力が原因と考えられるならば，その部位の張力を開放することで血流が改善する。この部位は二次治癒または遅延一次治癒として管理する。内科的に血流を改善させる方法としては，末梢性血管拡張薬，低分子デキストラン，血管拡張薬，カルシウムチャネル拮抗薬，高圧酸素療法，アドレナリン受容体遮断薬などが検討されているが，その効果は明白ではない。感染が考えられる場合は，菌同定や薬剤感受性試験を実施して，的確な抗菌管理をする。

ドレナージ

　一般的にドレーンチューブの設置は，漿液だけでなく血液，膿が局所に貯留しないように排出させる目的が主体である。たとえば，巨大な組織欠損部への皮弁や皮膚移植後の組織接着性の増強はもとより，死腔，

皮膚形成およびドレナージ法

表2　漿液腫を悪化させる要因

全身因子	
栄養	低蛋白，低アルブミン，ビタミン欠乏（A，C，E，K，B群など），微量元素欠乏（Fe，Zn，Cu，Mn，Ca など）
各種疾患	代謝性疾患糖尿病，腎不全，肝硬変，甲状腺機能低下症など 血液疾患：貧血症，血小板減少症，血液凝固異常を引き起こす疾患など 循環系疾患：閉塞性動脈硬化症，心不全，多血症など 炎症性疾患：骨髄炎，血管炎など 悪性腫痕：抗がん剤の使用，消耗による低栄養
薬剤	ステロイド薬，抗がん剤，免疫抑制薬など
その他	高齢，肥満，喫煙，低体温，低酸素など
局所因子	
感染，異物，壊死組織，血煙，局所の血行障害（浮腫や圧迫），外力，刺激，乾燥，冷却，死腔，放射線照射，その他（創部の形態や部位，手術手技，術後処置など）	

漿液腫，裂傷，ヒグローマ，膿瘍，感染を伴う開放創や咬傷などで適応となる。ただし，感染巣や腫瘍組織内，異物や壊死組織が存在するような部位へのドレーンチューブの設置は禁忌である。感染を助長するだけでなく，組織治癒も遅延させる。このような部位は，まずパルス洗浄機や手動での流速を確保した方法での洗浄，デブリードマンを実施し，その後ドレーンチューブを設置する。

漿液腫

1．病態

　漿液腫が発生する原因はさまざまであり，たとえば，異物，壊死組織，血腫，死腔，過剰な炎症，低栄養，薬物，基礎疾患などが挙げられる[22, 24, 29]。これらの要因が炎症反応をさらに惹起し，毛細血管が拡張し血管透過性が亢進することで，組織間隙に漿液が貯留しはじめる。リンパ循環が再構築されていない場合，これらの漿液が毛細血管を局所的に圧迫し微小循環障害を引き起こす。微小循環障害は浮腫を招来し，漿液の貯留は拡大していき，最終的に漿液腫となる。

　一度漿液腫が形成されると自然治癒は難しい場合が多く，漿液を抜去するか，外科的処置を再度実施する必要がある。とくに，外科的に死腔を作ってしまう

と，漿液の貯留する場を提供することにつながる。したがって，大きな欠損を伴う場合や死腔が存在する場合，感染が存在した外傷などを再建する場合には，早期に治癒を促すためにドレナージを適切に実施することが非常に重要となる。漿液腫の予防のために，後述するドレナージ法に加え，死腔を作らなくするためのウォーキングスーチャーや皮下縫合などの適切な縫合，局所の虚血を誘発しない程度のバンテージを併用する。もちろん，前述したように，縫合した皮膚に過度な張力がかかると組織の微小循環を悪化させ，漿液腫や皮膚壊死の原因となるため，適切な減張による並置縫合を行うことはいうまでもない。

　外傷や熱傷などによって，大きな欠損が慢性経過をたどっていると，全身状態の悪化やそれに伴う低アルブミン血症が根底に存在することがある。低アルブミン血症は浮腫により漿液腫発生の一因となる。アルブミンだけでなく，低栄養状態が続くと，コラーゲン合成に必要な微量元素（鉄，亜鉛，銅，マンガン，カルシウムなど）やビタミンも不足し，治癒を遅延させて漿液腫を悪化させる（表2）。

2．漿液腫によって起こる影響

　漿液腫は周囲組織の微小循環を障害する。微小循環は好中球，単球，リンパ球を運搬する役目を担っているため，これらの炎症性細胞が出現しないと，感染予

軟部外科

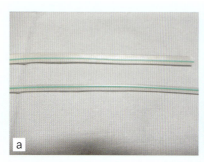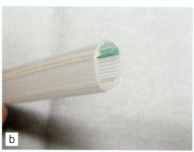

図17 ペンローズドレーン
　a：いくつかの太さが存在するため死腔の大きさによって選択する。
　b：ペンローズドレーンの内腔。

防だけでなく，サイトカインの分泌もされない。一般的に創傷の治癒過程において，炎症期から増殖期は白血球のはたらきにより免疫機能が保たれる。この時期に感染防御能が低下することは，漿液腫が発生した場合に感染を起こしやすくなる原因のひとつとなる。また，サイトカインが分泌されないことによって，線維芽細胞の遊走が低下し，細胞外マトリックスの合成，分泌がされなくなり，組織の再構築や上皮化も遅延する。さらに，組織が再生する際には正常時よりも多くのエネルギーを必要とするが，血流障害は酸素や栄養素の運搬も障害し，組織の再生に悪影響を与える。このように漿液腫が発生すると組織は脆弱で裂開しやすくなり，易感染の状況に陥るため，治癒機転は遷延することとなる。したがって，皮弁を用いて外科的に再建した場合，皮弁自体の血流がすでに制限されていることもあり，漿液腫を発生させないためにドレーンの設置は必須となる。

ドレナージ法

1．ドレーンチューブの種類

現在一般的に用いられているドレーンチューブはシリコン製である。柔軟性があり，組織適合性が高いことから組織への刺激も軽減できることが利点である。一方，柔らかいために組織の圧で変形し，壊死組織片や凝血塊を含んだ滲出液は閉塞を起こしやすいことや，途中で離断する可能性があるという欠点もある。ポリウレタン製やポリ塩化ビニル製のドレーンチューブも存在し，これらは適度な硬さがあるため，断裂や閉塞を起こす可能性は軽減される。

2．方法

ドレナージ法には受動的排液法と能動的排液法がある。

受動的排液法は重力を用いて排液する方法であり，最も一般的に用いられているチューブとしてペンローズドレーンがある（図17）。炎症や組織損傷などが強い部位，死腔など液体が貯留しやすそうな部位にチューブを配置し，一方のチューブ先端を皮膚の穿孔創から皮膚外へ誘導する。この際，効率よく重力を利用して排液するために，穿孔創は液体貯留する可能性のある部位よりも腹側に設置する。この方法はチューブ先端が開放性であるため，逆行性に感染を起こす可能性があり，術後の管理が重要となる（後述する）。

一方，能動的排液法は，陰圧吸引することで排液させる方法である[23]。陰圧吸引する一連のシステムが存在するほか，多量の排液でなければ陰圧の採血管を用いることもできる（図18）。前述のペンローズドレーンとは違い閉鎖式であるため，感染症発生率を低減することが可能である。さらに，皮弁においては，陰圧をかけることで組織の密着性を高めるため，死腔を減らし，漿液腫の発生を予防することができる。

体表にドレーンチューブを設置する際には，必要最小限の太さ，本数とする。また，ドレーンの設置部位として縫合した切開創は絶対に用いてはならない。理由として，縫合した術創が裂開する可能性，感染リスクの上昇が挙げられる。したがって，術創より1 cm

皮膚形成およびドレナージ法

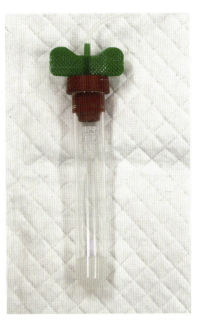

図18　採血管による陰圧吸引ドレナージ

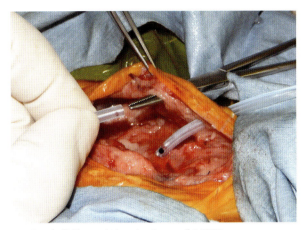

図19　皮膚外へのドレーンチューブの誘導

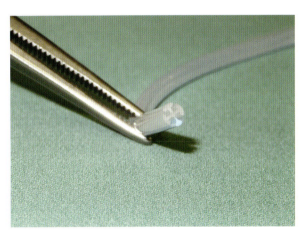

図20　ブレイク型ドレーンチューブ

以上離れた部位に，チューブが通る程度の切開創を作成して，皮膚外へ誘導する（図19）。

　ドレーンチューブを設置した後の管理として，ペンローズドレーンなどの受動的ドレナージ法では，ドレーンと皮膚に糸を刺入して1糸程度固定し，皮膚外に残すチューブの長さを約3〜5 cmとって切断する。そこに滅菌ガーゼや滅菌高透過性フィルムと吸収性パッドなどを多めに重ね，滲出液が滅菌被覆材の外まで浸透しないようにする[4, 22)]。滅菌被覆材の外まで滲出液が浸透すると感染の原因となる。術後に死腔が残存しそうな場合，死腔や漿液腫の予防のために数枚のガーゼなどをあて，術創の虚血が起きない程度に圧迫包帯を施す。術後初期は術創と滲出液の量や性状を確認するために，最低でも1日2回のバンテージ交換を行う。滲出液が多い時期はバンテージ外へ滲出液が漏れないうちにバンテージ交換を頻回に行う。

　陰圧吸引ドレナージ法に用いるドレーンチューブには先端の形状がいくつかある。図20は溝が存在する全面から排液を吸引することが可能であり，凝血塊や線維素で詰まることも少ない。溝がある部分を皮膚外へ出さないように，設置する前に長さを調節して切断する（図21）。溝の部分が皮膚外へ出てしまうと陰圧がかからず，吸引できない。ドレーンチューブの対側がトロッカーになっているため，皮膚をそのまま貫通させる。チューブの長さを調整したら，陰圧をかけて液体を貯留させるサクションリザーバーに接続し（図22），皮膚側をチャイニーズフィンガートラップ法にて固定する。管理しているあいだにチューブやサクションリザーバーが抜けてしまわないよう，工夫して体に固定する。筆者は市販の術後服や，伸縮性の円筒状包帯を用いて，すぐに液体の貯留量などを確認できるようにしている（図23）。貯留した液体が多量で，陰圧が保てなくなった場合は，まず施術者の手指を消毒してから排液を行う。一度チューブをキンクさせて，サクションリザーバーの中の液体を排液し，陰圧をかけた状態にしてキャップを閉める。排液量は毎回記録する。

239

軟部外科

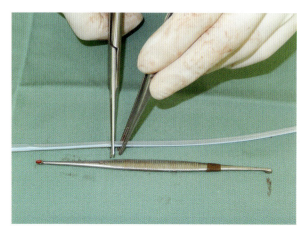

図21 溝が途切れる部位から必要な長さで切離

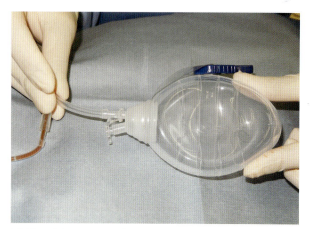

図22 サクションリザーバー

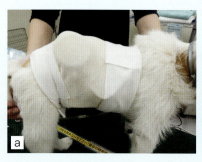
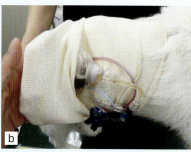

図23 ドレナージシステムのバンテージ法の例
　a：円筒状包帯を2重に重ね，あいだにチューブ類を収納する。
　b：中の様子をすぐに確認できる。

　基本的には設置後2〜5日，排液が減少してきた時点で抜去する。必要以上に長く設置すると，感染の原因となることや，チューブが刺激となって再び滲出液が増える原因となることから，適切な時期を見逃さないことが重要である。

　ドレーンチューブの位置が変位した可能性がある場合は，チューブにはX線造影ラインが埋入されているため，X線検査によって確認する。

ドレナージの合併症

　合併症としては感染が最も多い。感染が疑われた場合，早急にチューブを抜去し，菌同定や薬剤感受性試験を実施して適切な抗菌管理を開始する。また，ドレーンチューブが閉塞した場合，チューブ内をフラッシュアウトはしてはならない。チューブ内の液体，汚染物，感染などを創部に押し戻す可能性があるためである。このように，重度な感染やチューブ内の閉塞が発生した場合は，術創の洗浄やデブリードマン，チューブの再設置を外科的に実施しなければならないこともある。

おわりに

　本稿では皮弁やドレナージ法に関する内容を写真を交えて紹介した。とくに血管走行などの解剖学的特徴，外科手技，組織治癒などの基本概念を理解し，臨床に役立てていただければ幸甚である。

■参考文献

1) Aper R, Smeak D. Complications and outcome after thoracodorsal axial pattern flap reconstruction of forelimb skin defects in 10 dogs, 1989-2001. *Vet Surg*. 32: 378-384, 2003. doi: 10.1053/jvet.2003.50043

2) Bohling MW, Henderson RA, Swaim SF, et al. Comparison of the role of the subcutaneous tissues in cutaneous wound healing in the dog and cat. *Vet Surg*. 35: 3-14, 2006.

3) Bohling MW, Henderson RA, Swaim SF, et al. Cutaneous wound healing in the cat: a macroscopic description and comparison with cutaneous wound healing in the dog. *Vet Surg*. 33: 579-587, 2004.

4) Campbell BG. Dressings, bandages, and splints for wound management in dogs and cats. *Vet Clin North Am Small Anim Pract*. 36: 759-791, 2006. doi: 10.1016/j.cvsm.2006.03.002

5) Diegelmann RF, Cohen IK, Kaplan AM. The role of macrophages in wound repair: a review. *Plast Reconstr Surg*, 68: 107-113, 1981.

6) Doughty DB, Sparks-Defriese B. Wound-healing physiology. In: Bryant RA, Nix DP, (eds). Acute & chronic wounds, 3rd ed. Mosby, St Louis. 2006, p56.

7) Fowler JD, Degner DA, Walshaw R, et al. Microvascular free tissue transfer: results in 57 consecutive cases. *Vet Surg*. 27: 406-412, 1998.

8) Hedlund CS. Surgery of the integumentary system. In: Fossum TW (ed). Small Animal Surgery, 3rd ed. Mosby Elsevier, St.Louis. 2007, p239.

9) Hohenleutner U, Egner N, Hohenleutner S, et al. Intradermal buried vertical mattress suture as sole skin closure: Evaluation of 149 cases. *Acta Derm Venererol*. 80: 344-347, 2000.

10) Hosgood G. Stages of wound healing and their clinical relevance. *Vet Clin North Am Sm Anim Pract*. 36: 667-685, 2006. doi: 10.1016/j.cvsm.2006.02.006

11) Irwin DH. Tension lines in the skin of the dog. *J Small Anim Pract*. 7: 593-598, 1966.

12) Kostolich M, Pavletic MM. Axial pattern flap based on the genicular branch of the saphenous artery in the dog. *Vet Surg*. 16: 217-222, 1987.

13) Lemarié RJ, Hosgood G, Read RA, et al. Distant abdominal and thoracic pedicle skin flaps for treatment of distal limb skin defects. *J Small Anim Pract*. 36: 255-261, 1995.

14) MacPhail CM, Surgery of the integumentary system. In: Fossum TW (ed). Small Animal Surgery, 3rd ed. Mosby Elsevier, St.Louis. 2007, p223.

15) Mulliken JB, Healey NA. Pathogenesis of skin flap necrosis from an underlying hematoma. *Plast Reconstr Surg*. 63: 725, 1979.

16) Nelissen P, White D. Flaps and grafts. In: Langley-Hobbs SJ, Demetriou L, Ladlow JF, (eds). Feline soft tissue and general surgery. Saunders Elsevier, St Louis. 2014, pp195-207.

17) Orgill D, Demling RH. Current concepts and approaches to wound healing. *Crit Care Med*. 16: 899-908, 1988.

18) Pavleic MM. Axial pattern flaps in small animal practice. *Vet Clin North Am Small Anim Pract*. 20: 105-125, 1990.

19) Pavletic MM. Atlas of small animal reconstructive surgery, 2nd ed. Saunders, St Louis, 1999.

20) Pavletic MM. Canine axial pattern flaps, using the omocervical, thoracodorsal, and deep circumflex iliac direct cutaneous arteries. *Am J Vet Res*. 42: 391-406, 1981.

21) Pavletic MM. Vascular supply to the skin of the dog: a review. *Vet Surg*. 9: 77, 1980. doi: org/10.1111/j.1532-950X.1980.tb01658.x

22) Pavletic MM. Wound care products and their technique. In: Atlas of Small Animal Wound Management and Reconstructive, 3rd ed. Wiley-Blackwell, Ames. pp17-50, 2010.

23) Pitt KA, Stanley BJ. Negative pressure wound therapy: experience in 45 dogs. *Vet Surg*. 43: 380-387, 2014. doi: 10.1111/j.1532-950X.2014.12155.x

24) Pope ER. Plastic and reconstructive surgery. In: Lipowitz AJ, Caywood DD, Newton CD, et al, (eds). Complications in Small Animal Surgery. Williams & Wilkins, Baltimore. 1996, pp641-662.

25) Remedios AM, Bauer MS, Bowen CV, et al. Axial pattern skin flaps in cats. *Microsurg*. 12: 125-129, 1991.

26) Remedios AM, Bauer MS, Bowen CV. Thoracodorsal and caudal superficial epigastric axial pattern skin flaps in cats. *Vet Surg*. 18: 380-385, 1989.

27) Stanley BJ. Tension-Relieving techniques. In: Tobias KM, Johnson SA, (eds). Veterinary Surgery Small Animal, 1st ed. Elsevier Saunders, Missouri. 2012, p1232.

28) Swaim SF, Henderson RA Jr. Small animal wound management, 2nd ed. Williams & Wilkins, Baltimore. 1997.

29) Swaim SF, Henderson RA. 小動物の外傷治癒. 多川政弘監訳. チクサン出版社／緑書房. 1994, pp88-89.

30) VanWinkle W Jr, Hastings JC. Considerations in the choice of suture material for various tissues. *Surg Gynecol Obstet*. 135: 113-126, 1972.

31) Wardlaw JL, Lanz OI, Axial pattern and myocutaneous flaps. In: Tobias KM, Johnson SA, (eds). Veterinary Surgery Small Animal, 1st ed. Elsevier Saunders, Missouri. 2012, pp1258-1262.

32) 岩井聡美. 外傷：猫の診療指針 Part2. 石田卓夫監修. 2018, p214.

33) 工藤圭介, 多川政弘. 連載 創傷管理 第2回 創傷治癒の基本概念 (2). Tech Mag *Vet Surg*. 9：56-62, 2005.

34) 中島尚志. 軸状皮弁. *Surgeon*. 18：16, 1999.

10 軟部外科 -2- 犬の喉頭麻痺

麻布大学 外科学第一研究室
高木 哲

アドバイス

犬の喉頭麻痺はまれに遭遇する疾患であり，通常は慢性的な疾患で，偶然見つけることも多い。しかし，呼吸困難で緊急的に来院した場合には，速やかに診断・治療ができる知識を持っていなければならない。本疾患の診断は主観に頼る部分が多く，とくに経験が少ない獣医師にとっては迷いの大きなものである。治療となるとさらに経験できる症例数は限られるため，古くから獣医師を悩ませてきた。また，実際に治療するにあたっては吸引性肺炎という致死的な合併症を完全に回避することはできない。このような背景はあるものの，この疾患に関する情報は，わずかずつではあるが日々，確実にアップデートされている。そこで本稿では，一読すれば基本的知識が整理できるよう，項目ごとに犬の喉頭麻痺に関する知識を解説する。

喉頭麻痺の概要

喉頭麻痺とは，何らかの原因で反回喉頭神経に代表される喉頭の動きを制御する神経に異常が生じ，声帯ひだやそのほかの喉頭の筋肉の動きが障害された状態である。上部気道閉塞のなかでも重篤な徴候を引き起こしやすい疾患であり，運動不耐性や呼吸困難をもたらす[5,9,11,12]。しかし，同様の徴候は類似した呼吸循環器系の疾患において広く認められる。本疾患の診断はある程度主観的に下され，経験的なものにいくらか依存している。海外の報告では，大型犬に認められることが多いとされている[5,9]。一方，日本では，小型犬が多いためか学会報告の多くが小型犬であり，少なくともその発生が大型犬に偏っているとは判断されない。

本疾患の原因は，輪状甲状筋以外の喉頭の筋肉を支配する後喉頭神経(反回神経終末)の機能不全である（図1）。先天性のものと後天性のものが存在し，多くは後天性のものである[5,9]。

先天性喉頭麻痺と判断されるものは，1歳以下のブービエ・デ・フランダース，ダルメシアン，ロットワイラー，シベリアン・ハスキーで報告がある[5,9,11]。日本ではあまりみかけない犬種が多いが，ダルメシアンとハスキーについては国内でも散発的に症例が報告されているので，おそらく血統的な遺伝性

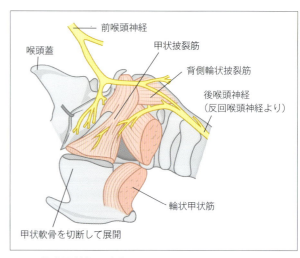

図1 後喉頭神経の走行
輪状甲状筋以外の喉頭の筋肉を支配する後喉頭神経(反回神経終末)を示す。
(文献4をもとに作成)

疾患であると思われる。なお，ブービエ・デ・フランダースでは常染色体性優性遺伝であることが知られており，組織学的な神経変性が報告されている[11,26]。ほかの犬種においても，そのほかの中枢神経障害が発生しやすい。

医原性以外の後天性喉頭麻痺はラブラドール・レトリーバー，アフガン・ハウンド，アイリッシュ・セター，セント・バーナードで8歳以上に多く認められており，過去の報告では雌より雄が3倍多いとされて

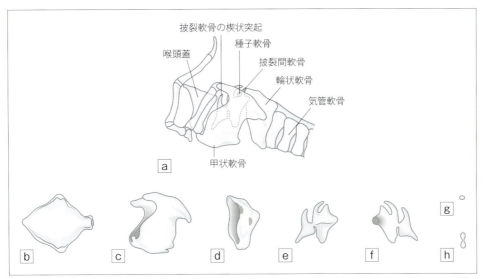

図2　喉頭の解剖
a：全体像，b：喉頭蓋（背側面），c：甲状軟骨（外側面），d：輪状軟骨（外側面），e：披裂軟骨（外側面），
f：披裂軟骨（内側面），g：披裂間軟骨，h：種子軟骨（背側面）
（文献4をもとに作成）

いる[9]。さまざまな原因で生じる多発性神経障害はいずれも喉頭麻痺を引き起こす可能性があるが，甲状腺機能低下症に伴って発生するもの以外は原因の特定が困難な場合が多く，原因不明すなわち特発性喉頭麻痺という診断が下されることがほとんどである[5]。しかし，末梢神経疾患の徴候がなくても腓骨神経の軸索変性が認められることや，診断から2年以内に下位運動ニューロン徴候を呈する症例も多いことから，近年では進行性の全身性末梢神経障害であるとの認識もある[20,23]。喉頭麻痺症例では進行性の重度の食道機能異常が指摘されており，初診時に巨大食道症などの器質的な異常がない症例においても何らかの神経異常が25％で認められる。この比率は初診から6カ月で58％，12カ月で100％と時間が経つにつれて上昇していくとされている[23]。

本疾患に併発・続発する，あるいは鑑別が必要な疾患として，軟口蓋過長，気管気管支軟化症，食道拡張，肺炎，肺水腫，熱中症および播種性血管内凝固症候群（DIC）が知られている。大規模な研究では，甲状腺機能低下症が47.5％の症例で認められ，巨大食道症は術前で2.9％，術後で3.8％認められている[28]。

喉頭の解剖・生理

喉頭麻痺の診断・治療において喉頭の肉眼解剖を熟知していることは非常に重要である。喉頭は，鼻腔からの空気が通過する咽頭とともに消化管と呼吸器が分離される場所であり，流出入する吸呼気を調整している。また，咀嚼，嚥下における誤嚥の防止や発声の制御を行うなど，実にさまざまで重要な役割を果たす頚部器官である。喉頭蓋，甲状軟骨，披裂軟骨，輪状軟骨などの各軟骨構造が喉頭を形作っており（図2），これが骨でないことが喉頭機能の維持において重要である。なかでも披裂軟骨は，吸気時には外転し，食物の通過の際には閉じるという重要な機能を有している。披裂軟骨を背側に牽引してその外転を誘導しているのが背側輪状披裂筋であり，この筋肉の支配神経として反回喉頭神経が存在する[9,11]（図1）。したがって，頚部や前胸部の手術後あるいは圧迫性の腫瘤の存在によっても喉頭麻痺が発症する可能性はあるが，片側だけの障害では顕著な臨床徴候をほとんど示さない[9,11]。

軟部外科

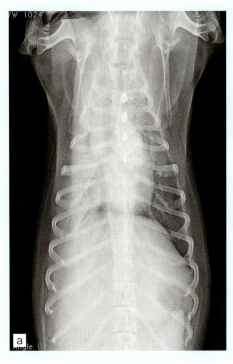
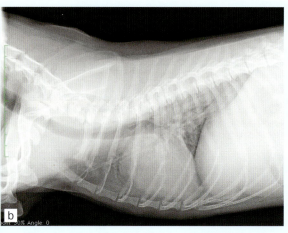

図3　術前に認められた吸引性肺炎
右肺全域にわたってX線不透過性の亢進している領域が認められ，エアーブロンコグラムが確認された。
a：腹背像，b：右横臥位側方像

喉頭麻痺の徴候と診断

1．臨床徴候

　臨床徴候は慢性・急性などさまざまである。後天性の症例の場合は，おそらく慢性的にあった疾患が興奮や急激な気温上昇など何らかの要因で悪化した場合に，急病として来院することがある。本疾患は慢性的に進行している場合が多いようで，発声の変化や発咳などの初期の変化で家族が気付くことにより診断される場合もあるが，徐々に運動不耐性が進行し，それに合わせて安静を保つようにすることで診断が遅れ，疾患がより重篤化することがある。重症例ではチアノーゼ，呼吸困難，失神などが認められることがある[9,11]。逆に安静時には無徴候のことが多く，注意深く問診すれば鑑別の手掛かりとなることがある。若齢の先天性喉頭麻痺症例の場合，嚥下や四肢の神経機能障害も認められることがあるので，症例の呼吸が安定しているようであれば，初診時の身体検査は神経学的なことも含めて注意深く実施する。海外の文献では，後天性の喉頭麻痺症例においても全身性の進行性特発性ポリニューロパチーが認められることが多い[9,11]。

2．血液検査・血液化学検査

　血液検査（CBC）や血液化学検査が診断の役に立つことはあまりないが，甲状腺機能低下症や喉頭機能不全に伴う吸引性肺炎などがある場合には，診断上重要な所見を得られることがある。

3．X線検査

　胸部のX線撮影は食道や肺実質の評価のために重要である。吸引性肺炎や非心原性肺水腫は，この種の上部気道閉塞疾患症例において一般的にみられる所見である（図3）。術前に吸引性肺炎が認められた症例は，片側披裂軟骨側方化術実施後の合併症リスクが吸引性肺炎の認められなかった症例の2.75倍とされている[8]。一方，術前の吸引性肺炎が必ずしも術後の合併症リスクと相関しないとする報告もあり[28]，その重症度も論文によってさまざまであるため（内服治療で改善する場合も含まれるなど），予後判断には注意が必要とは思われるが，いずれにせよ肺炎の場合は肺の病変が改善しないうちは外科的な介入はすべきではな

い。

　巨大食道があると予後が悪い傾向にあることには一定の合意が得られており[23,28]，多発性の神経障害との関連性を示唆する所見と思われる。食道は意識して観察しないと見落としがちなので，術前の胸部X線検査ではとくに注意が必要である。

4．喉頭観察

　喉頭観察は，喉頭麻痺の診断のために最も重要かつ，検査する獣医師の経験が要求される検査である。喉頭の動きの観察には，喉頭鏡や内視鏡，鼻腔内視鏡，超音波検査装置などが用いられる[16,18]。このような手法が試みられているのは，観察のために実施する麻酔によって，あたかも喉頭麻痺のように喉頭の動きがなくなってしまうことがネックとなるためである。これらの方法を記録映像による二重盲検法で比較検討した結果，鼻腔内に挿入する内視鏡（覚醒時ぎりぎりまで入れておくことができる）が直接観察と比較して必ずしも有利であるわけでもなく，意識下で喉頭の動きを観察できる超音波検査はparadoxical motion（正常では筋肉の動きによって吸気の際に開く声門が，呼気によって受動的にわずかに開く動き）によって診断率が低下することが指摘されている[16]（リアルタイムの判断ではもっと改善することが期待されるとあるが）。もちろん，超音波検査は喉頭の腫瘤の観察には非常に役に立つことがある（図4）。しかし，この所見だけで確定するのはやはり困難である。さまざまな手技があるが，喉頭鏡による観察で診断できることが最もコストがかからず理想的である。

　とはいえ，熟練した指導者がついていなければ自信を持って確定診断することはなかなか難しい。麻酔が深すぎるかもしれないし，吸気呼気のタイミングと披裂軟骨の動きが一致していないかもしれない。そんな時は，頸部の透視検査あるいは連続撮影が診断の補助として有効なことがある。喉頭麻痺がある症例では喉頭部に強い陰圧がかかるため，喉頭が尾側に変位する様子が観察される（図5）。これは喉頭より吻側の閉塞を示唆する所見で，必ずしも喉頭麻痺に特徴的なものではないが，喉頭観察で本疾患が疑われる状況で，透

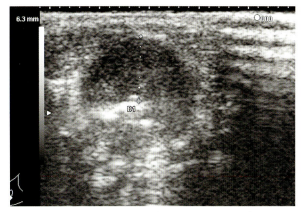

図4　喉頭部（披裂軟骨の尾側）に炎症性ポリープがあると診断された症例の超音波画像
低エコー性の病変が喉頭の腫瘤である。

視検査でもこのような所見がある場合には，ほかの疾患である可能性はきわめて低いと判断できる。

5．診断時の麻酔

　診断時の麻酔法として推奨されるプロトコールは文献によってさまざまであるが，チオペンタールまたはプロポフォール単独，イソフルラン＋アセプロマジン＋ブトルファノールなどの記載がある[7,21]（表）。アセプロマジンは日本ではあまり用いられることはないが，正常な犬においても喉頭の動きを消失させてしまうことが近年の報告で明らかとなったため，現在は推奨されていない。チオペンタールのほうが喉頭の動きを制限しないため有用とする報告もあるが[7]，近年の状況をかんがみるとプロポフォールの単独投与が最も現実的であると思われる[21]。これで判断がつかない症例では，ドキサプラム1 mg/kgを静脈内投与して観察する。ドキサプラムは頸動脈小体にある化学受容器を刺激し，脳幹の呼吸中枢を刺激する。これにより正常な犬では声門裂の面積が57％増加する[10]。しかし，paradoxical motionも増強されるため，若干の注意が必要である[24]。

軟部外科

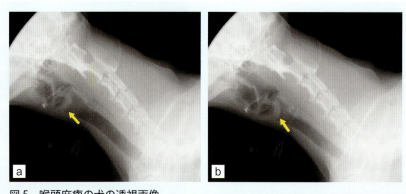

図5　喉頭麻痺の犬の透視画像
吸気によって喉頭蓋(矢印)が尾側に変位している(椎体との位置関係を参照)。
a：呼気時，b：吸気時

表　喉頭麻痺を観察するための麻酔プロトコール

- チオペンタール　12〜16 mg/kg (to effect)，IV
- プロポフォール　4.5〜7 mg/kg (to effect)，緩徐にIV
- イソフルランマスク導入20分前にアセプロマジン(0.2 mg/kg, IM)＋ブトルファノール(0.4 mg/kg, IM)

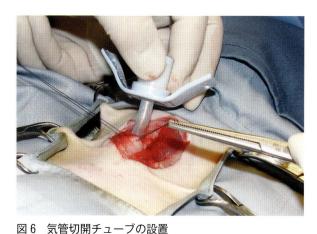

図6　気管切開チューブの設置
気管切開チューブは従来の気管チューブより短く，付属のループタイによって頚部に固定可能である。

安定化

　動物の状況によって，酸素を供給するだけにする場合や鎮静薬を使用する場合，喉頭の浮腫を軽減する目的でステロイド薬を使用する場合があるが，肺水腫の場合は速やかに気管切開チューブの設置などを判断しなければならないことがある(図6)。上気道閉塞が原因の呼吸困難で判断に迷った場合でも，非心原性肺水腫は気管挿管などの処置を速やかに実施しなければ状態が悪化していくのみである。覚醒させられなかった場合のことを考えると躊躇してしまうかもしれないが，筆者の経験上，気管挿管を迷ってなかなか挿管しなかった症例のほうが最終的な抜管が遅くなる。挿管して呼気中の二酸化炭素をモニターすると60 mmHg以上の高炭酸血症となっていることは決して珍しくなく，症例によっては100 mmHgを超えていることも

ある(用手換気によって初めて異常な二酸化炭素の蓄積を確認できることも多いので注意が必要である)。体内の二酸化炭素濃度が正常になるまでに1日以上かかることもある。喉頭麻痺の症例に限ったことではないが，上気道閉塞では換気による熱放散ができないので，体温が40℃を超える症例もしばしば遭遇する。明らかに上部気道閉塞であった場合には，後日，必要な体制を整えたうえで診断のための検査を実施することができるので，動物の安定化を優先するべきである。症例が高体温になっている場合は，アルコールや濡れタオルなどを利用して38.5℃までを目標に体温を下げる。そのほか，保冷剤を首に巻いたり(図7)，診察室自体を低温にすることで対応することもある。肺

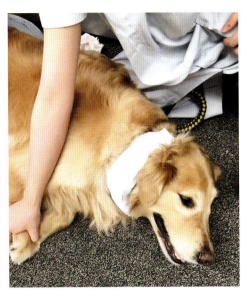

図7 高体温の予防
体温上昇が懸念される動物に対して頚部に氷嚢をあてがっている。

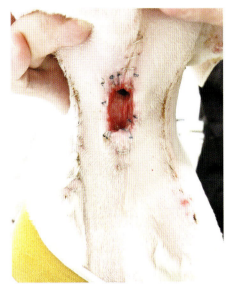

図8 永久気管開口術の外観
症例によってはこちらの術式を選択する場合もある。

水腫が認められる場合には，必要に応じて利尿薬の使用を考慮する。

喉頭麻痺の治療方法と術後成績

　前述の緊急的な管理に加え，甲状腺機能低下症の症例においては成書などに準じて確定診断を行い，適宜，甲状腺ホルモンの補充療法を実施する。甲状腺機能低下症の治療によってどのぐらいの確率で喉頭麻痺が改善するのかについて明確に示したデータはなく，また治療後の評価も主観的なものとなるので，非常にあいまいな判断ではあるが，経験的には呼吸状態の改善を認めた症例がいる。

　しかし，ほとんどの場合，本疾患の治療は外科的に行われる。治療の主なコンセプトは常時閉鎖されている声門裂を何らかの方法で開口させ，食物や液体の誤嚥が生じないようにしつつ空気の通り道を確保することである。ポアズイユの法則では，細い管を単位時間当たりに流れる流体の体積は，管の半径の4乗および管の両端の圧力差に比例するとされており，わずかな開大が得られるだけで，取り入れることができる空気の量は格段に改善する[11]。しかし，もともとそれ以外の問題も有している症例では，合併症を考慮すれば全症例で喉頭を開存させることに固執する必要はないかもしれず，永久気管開口術のほうが短期・長期予後を改善させる可能性もあると個人的には考えている（図8）。短絡的に手術を選択することは今後避けるべきかもしれない。

披裂軟骨側方化術

1．概要

　披裂軟骨側方化術はおそらく最も一般的に実施されている手技であり，術後の成績も一定している。この手術は輪状軟骨に縫合糸を通して披裂軟骨を牽引し，声門裂を開大させるものである（図9，10）。初期の報告では，両側の側方化が実施されていた[17]。しかし，のちの調査によって，両側の側方化を行った場合は半年を超えて生存する症例が存在しないのに対し，片側の側方化のみ行った場合は8割以上の症例が生存していることがわかったため[8]，現在は片側の側方化のみが選択されている。

軟部外科

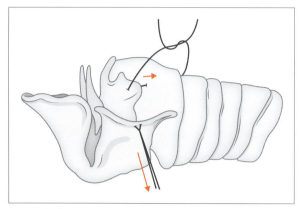

図9　披裂軟骨の側方化を実施する糸の配置
　　甲状軟骨を腹側に牽引している糸は視野を確保するためのものである。
　　（文献25をもとに作成）

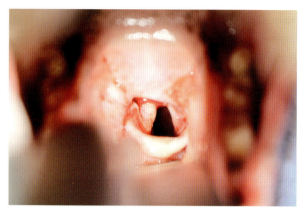

図10　片側披裂軟骨側方化術後の喉頭の様子
　　左側への側方化実施後の喉頭観察の所見。

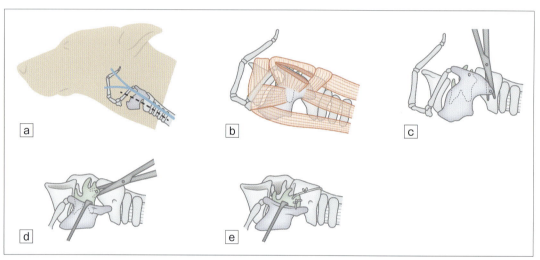

図11　披裂軟骨側方化術の術式
　　a：外頚静脈腹側の切開，b：甲状咽頭筋背側への切開，c：甲状輪状関節の切離（多くは不要），d：甲状軟骨背側の外方への牽引と輪状披裂関節の切離，e：縫合糸による披裂軟骨の牽引。
　　（文献9をもとに作成）

2．術式

　左右どちらを側方化しても支障はないが，右利きの術者が多く，その場合に運針がしやすいという理由から，動物を右横臥位にして左側を手術することが多い。

　この手術では，タオルやクッションマットを用いて，喉頭を手前に持ち上げる。この時，操作しやすい角度に調整することがポイントのひとつである。

　外頚静脈の分岐部付近から血管の下部を切開して喉頭にアプローチをするのが一般的である（図11）。ただし，喉頭の角度などによっては，この切開部位が必ずしも理想的な位置にならないので，触診で喉頭を確認して甲状軟骨付近で長軸方向に皮膚を切開する。

　皮下組織と広頚筋を切開した後に，甲状咽頭筋の深部に触知できる甲状軟骨の背側縁を確認する（図12）。ここで，通常は甲状咽頭筋を甲状軟骨背側において筋線維に垂直に切開し，甲状軟骨を縫合糸や牽引鉤を用いて外側に展開するが，von Pfeilらは合併症を減らすために，甲状咽頭筋を筋線維方向に切開し，背側輪状披裂筋を温存することを提案している[27]（図13）。この論文では15 kg以上の犬を対象としている

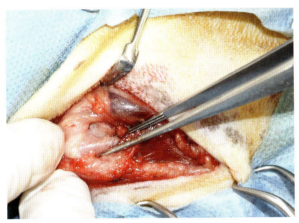

図12　甲状咽頭筋ごしに甲状軟骨背側を鑷子で把持しているところ

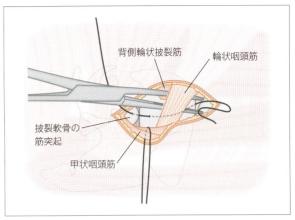

図13　披裂軟骨側方化術の変法
筋肉をなるべく切断せず，筋線維方向に分離することによって側方化を達成することができる。
（文献27をもとに作成）

が，日本で多い10kg以下の小型犬でも同様に，この手技による合併症の軽減が考察されている[13]。

披裂軟骨の筋突起を確認し，萎縮した背側輪状披裂筋の走行を確認して，筋突起付近で切断する（図14）。輪状披裂関節をメスやメッツェンバウム剪刀にて分離する。注意深く観察すると関節面を判別できるため，これに付着する関節包はしっかりと分離する。ここで披裂軟骨背側にある種子軟骨靭帯を切断すると喉頭蓋の変形を生じるため，温存する[11]。なお，実験的に輪状披裂関節を切開せず温存したまま側方化を実施し，目的とする開口が得られたとする報告もあるが，臨床的に長期的に有用であるかについてはまだ結論が出ていない[2]。

輪状軟骨の尾側から背側輪状披裂筋の筋線維の走行に向かって，披裂軟骨の筋突起を貫通させた糸を牽引する（図9）。そのために輪状軟骨の適切な位置に縫合針を貫通させる必要がある（通常は輪状軟骨全長の頭側25％ぐらいの位置に出す）が，おそらく視野と針を挿入できる角度にはもともと制限があり，ほとんどの症例で自ずと理想的な位置を縫合針が通過することになるはずである。2-0の非吸収糸を1本設置する場合と2本設置する場合が報告されている[11]。筆者の場合，小型犬であれば3-0のモノフィラメントポリプロピレン糸を2カ所設置することが多いが，骨折リスクもあるので推奨しないとする記載もある[11]。縫合法は単純結節縫合やマットレス縫合が報告されており[11]，

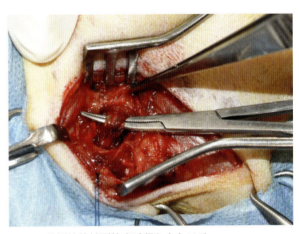

図14　背側輪状披裂筋を確保したところ

より確実な側方化を実現するために甲状軟骨の背側と披裂軟骨を縫合する方法も報告されている[3]。確かに側方に牽引したほうが声門裂の開口面積は拡大するが，どちらの方法でも臨床徴候の改善には十分な開大が得られる[9,11,12]。縫合糸を結紮する強さの影響について，遺体を用いた実験的検討がなされている。この検討では，軟骨を牽引している手ごたえを感じる段階まで締めるにとどめる「弱め」の結紮と，全力で締める「強め」の結紮を比較しており，後者は声門裂開口部の大きさに対して喉頭蓋による保護が不十分であるため推奨されないとしている[1]。縫合糸を通過させる際，硬化した披裂軟骨は脆弱で組織が破綻しやすくなっていることがあるため，そのような場合は適切な

太さの注射針などでプレドリリングする。

3．予後

本手術による合併症の発生率は，術者の経験と技量にも大きく依存すると思われるが，10～29％（吸引性肺炎8～33％，発咳16％，徴候の再発4～8％，胃拡張・胃捻転症候群，呼吸困難，突然死など）である。232例を分析した大規模な回顧的研究では，術後の1年生存率が93.6％，2年生存率が89.1％，3年生存率が84.4％，7年生存率が75.2％であった。9.1％が吸引性肺炎などの呼吸器の問題で死亡し，28.4％が進行性の神経疾患によって安楽死されている[28]。小型犬では約半数で徴候が再発するなど成績が悪いとする報告もあるが[22]，これは15年ほど前の論文であり，数多くはないものの国内の発表や筆者の経験からはそこまで治療成績が悪いという印象はない。

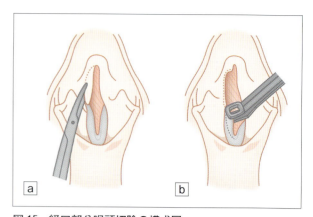

図15　経口部分喉頭切除の模式図
a：小角突起の切除，b：声帯ひだの切除。
（文献9をもとに作成）

経口で両側の声帯ひだを切除した報告では83％の症例で術後に臨床徴候の改善が認められたが，重篤な合併症として8％の症例で瘢痕収縮が認められ，再手術が必要であった[6]。

経口部分喉頭切除

本手技は非常に単純で，全身麻酔下で気管挿管後に伏臥位とし，喉頭を観察しながら披裂軟骨の小角状突起と楔状突起の基部，声帯ひだなどを切除する方法である（図15）。経口内視鏡下で半導体レーザーを使用し，左側披裂軟骨部分切除した報告では，手術中の大きな合併症はなく，出血もレーザーにより制御可能であった[14]。レーザー以外にはカップ型の生検用鉗子やメッツェンバウム剪刀，長めの鑷子などが用いられる[11]。

全例で1ヵ月後には運動不耐性が改善したが，1割の症例は12ヵ月後の胸部X線検査で吸引性肺炎が認められた[14]。この手技による合併症の発生率は報告によって差があり，50％近くの症例が致死的な吸引性肺炎を発症するとのデータもあるが[15]，術者の技量により成績が異なるとする記載もある[15]。いずれにせよ大規模なデータが不足しており，これについてはどのような意味で情報が少ないのかを今のところ判断する材料がない。本手技は喉頭虚脱がある症例では適応とならない。

腹側アプローチによる部分喉頭切除

腹側アプローチを利用した手術法として，腹側正中から喉頭切開を行い，両側の声帯ひだを切除するとともに，両側の披裂軟骨を折り畳むように縫合する方法が報告されている[19]（図16）。この手術を実施した症例の55％は合併症もなく改善し，33％は軽度の術後合併症が生じたものの臨床徴候の改善を認めている。手術で改善が認められなかった残り12％の症例では，軟口蓋切除などの追加手術を実施しており，最終的にそのうち約半数は永久気管開口術を実施していた[19]。死亡例はなく，誤嚥性肺炎の発生率は6％と低くなっている。ただし，この報告では1人の外科医がすべての手術を実施しており，披裂軟骨側方化術より手術が複雑なため，術者の熟練度が成績に影響している可能性は否めない。

2012年には腹側正中喉頭切開から両側の声帯ひだのみの切除を行う術式が報告されている[29]。2週間の短期的評価では88例中85例で満足のいく結果が得ら

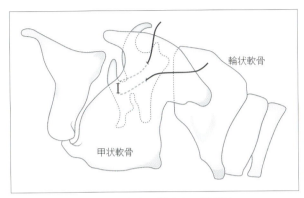

図 16　披裂軟骨形成のための縫合糸の設置法
披裂軟骨にこのような水平マットレス縫合を施すことにより，背側に軟骨を折り畳むような形となる。
（文献 19 をもとに作成）

れ，長期経過を観察できた 42 例中 39 例で良好な結果が得られている。短期的には術後に吸引性肺炎が認められたのは 3 例（3.4％）のみであり，この合併症に限れば披裂軟骨側方化術よりも少なくなりそうな印象である。しかし，すべての症例の長期経過が追えていないため，この成果については不明な点も多く，現時点で積極的にこの術式を推奨するデータとはなり難い。

術後管理

オピオイドについては，一部の文献で吸引性肺炎を発生させるリスク要因であることが指摘されている[28]。成書にはあまり引用されていないが，本疾患について数多く報告している施設からの論文であり，信憑性は高いと考えられる。メトクロプラミドは制吐作用による吸引性肺炎の予防効果が期待されていたが，残念ながらその効果は明らかにされていない。今後これ以外の制吐薬についてのデータの蓄積が期待される。

術後 24 時間は飲食を控え，過度に興奮させたりすることは避ける。術者によっては肺炎予防を目的としたネブライジングや抗菌薬投与，喉頭浮腫を軽減させるためのステロイド薬投与などを行うことがあるものと思われるが，効果については不明である。手術部位の浮腫や炎症に対する有効性が期待できるため，一連の非ステロイド系抗炎症薬（NSAIDs）は使用してもよ

いかもしれない。

吸引性肺炎については程度がさまざまで，偶発的に見つかるものや経口治療で改善するものもあるため，学術的な見地からは，徴候がなくても定期的に胸部 X 線検査を実施したほうがよいかもしれない。

高齢の動物への配慮

- 披裂軟骨側方化術をはじめとする外科的な処置は本疾患の一般的な治療法であり，比較的良好な結果をもたらすが，吸引性肺炎については注意が必要である。
- 重篤な基礎疾患を有する動物では内科的管理を優先させることも考慮する。
- 重症例では速やかに気管挿管を実施するほうが安全である。

動物の家族に伝えるポイント

- 先天性疾患の場合には予後が厳しいことが多く，外科的な処置を実施する場合には慎重な判断が必要である。
- 後天性の場合，本疾患は慢性的に進行する疾患であり，現在末梢神経障害が認められなくても今後嚥下や四肢にほかの神経学的異常が認められる可能性もある。

VN に指導する時のポイント

- 喉頭麻痺の症例に限らず，呼吸促迫の症例においては速やかに酸素吸入をする準備を行うとともに，体温上昇が認められないかを確認する必要がある。

■参考文献

1) Bureau S, Monnet E. Effects of suture tension and surgical approach during unilateral arytenoid lateralization on the rima glottidis in the canine larynx. *Vet Surg.* 31: 589-595, 2002. doi: 10.1053/jvet.2002.34671

2) Davis E, Salinardi B, Spina J, et al. Effect of cricoarytenoid joint preservation and suture tension on arytenoid lateralization. *J Am Anim Hosp Assoc.* 53: 252-257, 2017. doi: 10.5326/JAAHA-MS-6460

3) Demetriou JL, Kirby BM. The effect of two modifications of unilateral arytenoid lateralization on rima glottidis area in dogs. *Vet Surg.* 32: 62-68, 2003. doi: 10.1053/jvet.2003.320010062

4) Evans H, Lahunta A. Miller's Anatomy of the Dog, 4th ed. Elsevier Saunders. 2012.

5) Griffin JF, Krahwinkel DJ. Laryngeal paralysis: pathophysiology, diagnosis, and surgical repair. *Compend Contin Educ Vet.* 27: 857-869, 2005.

6) Holt D, Harvey CE. Idiopathic laryngeal paralysis: results of treatment by bilateral vocal fold resection in 40 dogs. *J Am Anim Hosp Assoc.* 30: 389-395, 1994.

7) Jackson AM, Tobias K, Long C, et al. Effects of various anesthetic agents on laryngeal motion during laryngoscopy in normal dogs. *Vet Surg.* 33: 102-106, 2004. doi: 10.1111/j.1532-950x.2004.04016.x

8) MacPhail CM, Monnet E. Outcome of and postoperative complications in dogs undergoing surgical treatment of laryngeal paralysis: 140 cases (1985-1998). *J Am Vet Med Assoc.* 218: 1949-1956, 2001.

9) MacPhail CM. Surgery of the upper respiratory system. In: Fossum TW, (ed). Small Animal Surgery, 4th ed. Elsevier Mosby, St. Louis. 2013, pp906-057.

10) Miller CJ, McKiernan BC, Pace J, et al. The effects of doxapram hydrochloride (dopram-V) on laryngeal function in healthy dogs. *J Vet Intern Med.* 16: 524-528, 2002.

11) Monnet E. Laryngeal paralysis. In: Monnet E, (ed). Small Animal Soft Tissue Surgery. Wiley-Blackwell, Hoboken. 2013, pp184-195.

12) Monnet E. Surgical treatment of laryngeal paralysis. *Vet Clin North Am Small Anim Pract.* 46: 709-717, 2016. doi: 10.1016/j.cvsm.2016.02.003

13) Nelissen P, White RA. Arytenoid lateralization for management of combined laryngeal paralysis and laryngeal collapse in small dogs. *Vet Surg.* 41: 261-265, 2012. doi: 10.1111/j.1532-950X.2011.00917.x

14) Olivieri M, Voghera SG, Fossum TW. Video-assisted left partial arytenoidectomy by diode laser photoablation for treatment of canine laryngeal paralysis. *Vet Surg.* 38: 439-444, 2009. doi: 10.1111/j.1532-950X.2009.00546.x

15) Petersen SW, Rosin E, Bjorling DE. Surgical options for laryngeal paralysis in dogs: a consideration of partial laryngectomy. *Compend Contin Educ Vet.* 13: 1531-1540, 1991.

16) Radlinsky MG, Williams J, Frank PM, et al. Comparison of three clinical techniques for the diagnosis of laryngeal paralysis in dogs. *Vet Surg.* 38: 434-438, 2009. doi: 10.1111/j.1532-950X.2009.00506.x

17) Rosin E, Greenwood K. Bilateral arytenoid cartilage lateralization for laryngeal paralysis in the dog. *J Am Vet Med Assoc.* 80: 515-518, 1982.

18) Rudorf H, Barr FJ, Lane JG. The role of ultrasound in the assessment of laryngeal paralysis in the dog. *Vet Radiol Ultrasound.* 42: 338-343, 2001. doi: 10.1111/j.1740-8261.2001.tb00949.x

19) Schofield DM, Norris J, Sadanaga KK. Bilateral thyroarytenoid cartilage lateralization and vocal fold excision with mucosoplasty for treatment of idiopathic laryngeal paralysis: 67 dogs (1998-2005). *Vet Surg.* 36: 519-525, 2007. doi: 10.1111/j.1532-950X.2007.00302.x

20) Shelton GD. Acquired laryngeal paralysis in dogs: evidence accumulating for a generalized neuromuscular disease. *Vet Surg.* 39: 137-138, 2010. doi: 10.1111/j.1532-950X.2009.00646.x

21) Smalle TM, Hartman MJ, Bester L, et al. Effects of thiopentone, propofol and alfaxalone on laryngeal motion during oral laryngoscopy in healthy dogs. *Vet Anaesth Analg.* 44: 427-434, 2017. doi: 10.1016/j.vaa.2016.05.013

22) Snelling SR, Edwards GA. A retrospective study of unilateral arytenoid lateralisation in the treatment of laryngeal paralysis in 100 dogs (1992-2000). *Aust Vet J.* 81: 464-468, 2003. doi: 10.1111/j.1751-0813.2003.tb13361.x

23) Stanley BJ, Hauptman JG, Fritz MC, et al. Esophageal dysfunction in dogs with idiopathic laryngeal paralysis: a controlled cohort study. *Vet Surg.* 39: 139-149, 2010.

24) Tobias KM, Jackson AM, Harvey RC. Effects of doxapram HCl on laryngeal function of normal dogs and dogs with naturally occurring laryngeal paralysis. *Vet Anaesth Analg.* 31: 258-263, 2004. doi: 10.1111/j.1467-2995.2004.00168.x

25) Tobias KM, Johnston AS. Veterinary Surgery: Small Animal. Elsevier Saunders, St. Louis. 2011

26) Venker-van Haagen AJ, Boow J, Hartman W. Hereditary transmission of laryngeal paralysis in Bouviers. *J Am Anim Hosp Assoc.* 17: 75-76, 1981.

27) von Pfeil DJ, Edwards MR, Déjardin LM. Less invasive unilateral arytenoid lateralization: a modified technique for treatment of idiopathic laryngeal paralysis in dogs: technique description and outcome. *Vet Surg.* 43: 704-711, 2014. doi: 10.1111/j.1532-950X.2014.12151.x

28) Wilson D, Monnet E. Risk factors for the development of aspiration pneumonia after unilateral arytenoid lateralization in dogs with laryngeal paralysis: 232 cases (1987-2012). *J Am Vet Med Assoc.* 248: 188-194, 2016. doi: 10.2460/javma.248.2.188

29) Zikes C, McCarthy T. Bilateral ventriculocordectomy via ventral laryngotomy for idiopathic laryngeal paralysis in 88 dogs. *J Am Anim Hosp Assoc.* 48: 234-244, 2012. doi: 10.5326/JAAHA-MS-5751

10	軟部外科 -3-

直腸粘膜プルスルー法

1）三重動物医療センター・なるかわ動物病院，2）名古屋どうぶつ病院
田代 淳[1]・生川幹洋[1,2]

アドバイス

　直腸粘膜プルスルー法 rectal mucosa pull-through method は，経肛門的アプローチにより結腸から直腸にかけての粘膜に限定した病変を，粘膜全周にわたって引き抜く術式である。多発性病変を一括切除できることや近傍粘膜における今後の発生を予防できること，臨床徴候が術後早期に改善すること，内・外肛門括約筋を損傷しないので肛門機能を維持できること，直腸全層プルスルー法と比較して長い病変を引き抜けることが特徴である[7]。
　適応となる疾患には結腸・直腸粘膜に限局した腫瘍，多発性炎症性ポリープなどがある。また，直腸粘膜プルスルー法に漿膜・筋層の単純結節縫合を組み合わせることで，直腸穿孔に対しても応用可能である。
　本稿では，多発性炎症性ポリープ，直腸粘膜に発生した腫瘍および直腸穿孔の症例を例に，各手術のポイントと外科的治療を確実に行うためのテクニックを解説する。

直腸粘膜プルスルー法の適応

　直腸粘膜プルスルー法は結腸・直腸粘膜に発生した腫瘍，多発性炎症性ポリープ，直腸穿孔などで以下の条件を満たしている場合に適応となる。

1．結腸・直腸粘膜に発生した腫瘍，多発性炎症性ポリープ

- 病変が粘膜に限局し，平滑筋層や漿膜へと浸潤していないこと。
- 病変が引き抜ける範囲にあること。

　粘膜を肛門-吻側方向へどの程度切除できるかといった明確なエビデンスはないが，経験的に結腸・直腸全長の1/4〜1/3までは切除可能である。引き抜く粘膜が長いほど術後合併症のリスクが高くなる。
　所属リンパ節や遠隔臓器への転移所見がないことが理想だが，所属リンパ節は切除可能であるため，生活の質（QOL）を上げるための対症的手術の場合はこれらの所見があっても実施可能である。

2．直腸穿孔

- 病変が引き抜ける範囲にあること。

　本来は直腸全層プルスルー法や腹側アプローチによる直腸縫合術が適応となる。しかし，直腸粘膜プルスルー法に漿膜・筋層の単純結節縫合を組み合わせた術式も，前述の術式と比較して手術侵襲と術後合併症発生率が低いことから治療プランのひとつに挙がる。
　穿孔部位や範囲，周囲組織の汚染状況によっては開腹下での結腸・直腸切除のほうがよい場合がある。術後アクティブドレーンを設置するかなども含めて，総合的に術式を選択する。

結腸・直腸の外科的解剖（図1）

　大腸は盲腸，結腸（上行，横行，下行），直腸からなる。大腸は回結腸動脈，前腸間膜動脈および後腸間膜動脈から血液供給を受ける。前腸間膜動脈から分枝する回結腸動脈は，回腸，盲腸，上行および横行結腸へと血液を供給する。後腸間膜動脈から分枝する左結腸動脈は下行結腸へ，前直腸動脈は遠位結腸および直腸

10

軟部外科

253

前部に血液を供給する。

また，大腸は短い結腸間膜および腸間膜によって腰下領域に固定されており，可動性が低い。そのため，大腸は小腸より操作性が低い。

多発性炎症性ポリープ

1．概要
(1) 疫学
ミニチュア・ダックスフンド，ジャック・ラッセル・テリアに好発し，中年齢の雄に多く認められる。発生機序については未だ解明されていないが，炎症性疾患と同様に腸内細菌叢と粘膜免疫との過剰な反応が関連していると考えられている。パターン認識受容体の遺伝子多型が本疾患の発生と関連することもわかっている[6]。

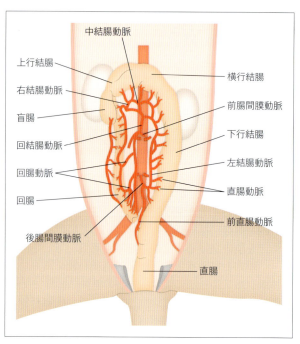

図1　大腸の解剖図
（文献2，9をもとに作成）

(2) 臨床徴候
鮮血便，粘血便，細い便や扁平な便，しぶり，ときに脱肛などが認められる。経過は長く，徐々に悪化する傾向にある。一般状態は良好なことが多い。

(3) 診断
①身体検査
直腸検査にて直腸結腸移行部領域を中心に単発性または多発性のポリープが触知される。病変が粘膜に限局しているため，触診上可動性がある。下行結腸のみに発生する場合もあるため，直腸検査で触知できなかったとしても除外することはできない。ポリープの主な発生部位は下行結腸が10％，結腸・直腸が57％，直腸が33％と報告されている[10]。下腹リンパ節や内腸骨リンパ節なども評価する。

②血液検査
特異的な変化はみられないが，白血球の上昇やC反応性蛋白（CRP）の上昇を認める症例もある。麻酔前検査として，全身状態の把握のために行う。

③X線検査
宿便の溜まり具合より結腸・直腸の狭窄の程度を確認したり，直腸造影検査（陽性造影，二重造影）で病変の範囲を確認したりする。

④超音波検査
大型のポリープの場合は描出可能であるが，結腸・直腸の背側の場合は描出できないことも多い。腫瘤が粘膜に限局しているかを評価する。所属リンパ節の腫大もしくは変形，エコー原性の異常などが認められた場合は細胞診検査を行う。腹水の有無も評価する。

⑤内視鏡検査
下部消化管内視鏡検査にてポリープを評価する。腫瘤の位置，範囲，発生形態，出血の有無，拡張性，可動性などを確認する。送気し拡張すると粘膜病変であることがわかる。病変の狭窄度合いや拡張性に関しては触診可能であれば直腸検査にて最終的な判断を行う。

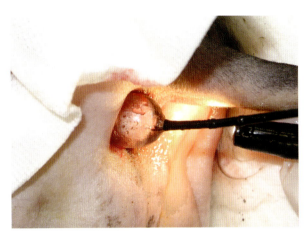

図2　バルーン拡張術の様子

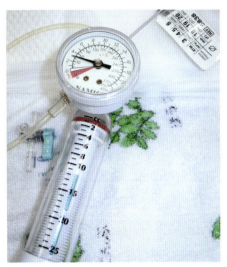

図3　バルーンダイレーター
バルーンダイレーターは安全で正確な拡張術をサポートする。

⑥病理組織検査

　確定診断には必ず病理組織検査を行う。病変の発生部位が肛門に近い場合は直腸粘膜プルスルー法で，肛門から離れている場合はポリペクトミーなどで可能な限り大きく採取することが望ましい。内視鏡下の生検鉗子で採取する場合はできるだけ多数の生検を行う。内視鏡下生検の場合，可能であれば最低でも3～5カ所は採取する。

(4) 治療戦略

　治療の中心はプレドニゾロンやシクロスポリン，レフルノミドなどの免疫抑制薬である[6,8]。

　人では長期にわたる結腸・直腸の炎症性腸疾患(IBD)患者において，COX-2の発現が結腸・直腸癌発生の重要な因子とされCOX-2阻害薬の投与が行われている。犬においても，腺腫，腺腫様ポリープおよび腺癌では，COX-2の発現が有意に認められたとの報告があることから，本疾患に対してCOX-2阻害薬が有効となる可能性が示唆されている[3,4,6]。

　内科的治療への反応が不十分な場合は，直腸粘膜プルスルー法，内視鏡下ポリペクトミーや内視鏡的粘膜切除術 endoscopic mucosal resection (EMR) による病変の切除，アルゴンプラズマ凝固装置による治療が報告されている[6,8]。病変が大きい場合は，免疫抑制療法を行う前に直腸粘膜プルスルー法や内視鏡下ポリペクトミーなどで減容積したほうが，治療が奏効する可能性が高い。

(5) 術後合併症

　しぶり，狭窄，疼痛，出血，離開，便失禁，便秘，脱腸などがある。

> **point**
> 直腸狭窄はその程度はさまざまだが一般的な術後合併症のひとつである。術後は定期的に直腸検査を行い，狭窄の程度を評価する。縫合部狭窄は時間経過とともに緩和していくことも多いが，狭窄による生活の質(QOL)の低下が重度な場合は，全身麻酔下にてバルーン拡張術(図2，図3)もしくは指による線維輪のカットを行っている。どちらも無理して1回で行わず，数回に分けることが重要である。

(6) 予後

　多発性炎症性ポリープが直接的に生命にかかわることは少ない。

　血便，下痢，しぶりなどによるQOLの低下が長期に継続したり，生涯にわたる免疫抑制薬の投与が必要になったりすることもある。再発を繰り返すなかで腫瘍化する場合があるため，再発時には必ず病理組織検査を行う必要がある。

軟部外科

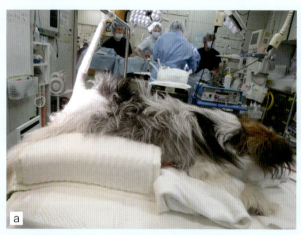

図4　直腸粘膜プルスルー法①
手術は手術台の端で伏臥位にし，股のあいだにタオルなどを挿入したジャックナイフ位にて行う。術野に関連する部位の毛刈りを行い消毒する。
a：ジャックナイフ位，側方観，b：尾側観

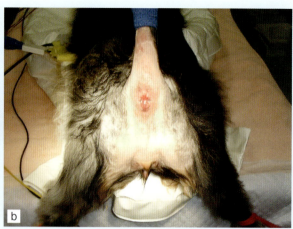

2．症例

症例1

種類：ミニチュア・ダックスフンド

年齢：9歳

性別：避妊雌

主訴：軟便

検査：直腸検査にて直腸腹側と背側に腫瘤性病変が認められた。その後，全身麻酔下にて内視鏡下生検を行った。

病理組織検査：過形成性ポリープ

治療経過：内科的治療として，COX-2阻害薬（アンピロキシカム）を処方した。約3カ月間ポリープの縮小と良好なQOLを維持したが，3カ月後にしぶりが重度になり排便後に脱腸を認めるようになったため，直腸粘膜プルスルー法を行った。

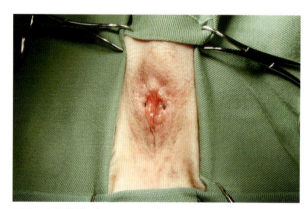

図5　直腸粘膜プルスルー法②
ドレーピングした状態。

（1）手術前の準備

手術までは低残渣食を処方し，手術前24時間は絶食とする。全身麻酔下で浣腸した後，直腸内の水分を除去し肛門嚢を絞り，術野の準備をする。電解質異常や低血糖症などが認められる場合は，術前の静脈点滴で内科的治療を行う。

（2）術式

図4～19に示す。

（3）術後管理

入院管理下にて安静にし，縫合部に伸展ストレスがかかることをしない。

便が固くならないように，可溶性繊維が多いフードを選択する。術後は疼痛を示すことが多く，疼痛管理をしないとしぶりが出やすい。術前より適切な鎮痛薬を使用する。

直腸粘膜プルスルー法

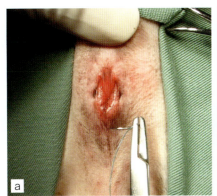
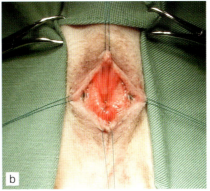

図6　直腸粘膜プルスルー法③
　4-0ポリジオキサノンで，皮帯部の0，3，6，9時方向に支持糸をかける。

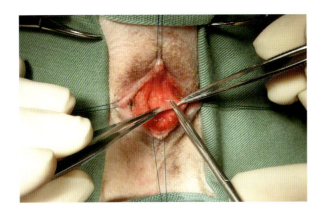

図7　直腸粘膜プルスルー法④
　第1刀目は鑷子で牽引して確実に粘膜層だけを切開する。メスよりもアイリス剪刀や眼科剪刀を用いたほうが正確にきれいに切開できる。

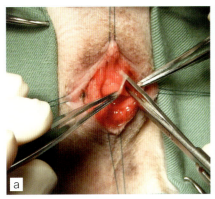
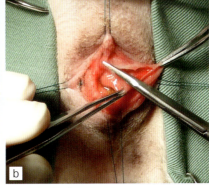

図8　直腸粘膜プルスルー法⑤
　切開部からアイリス剪刀もしくは眼科剪刀を粘膜層と筋層のあいだに滑り込ませ剥離した後(a)，慎重に切開を加えていく(b)。

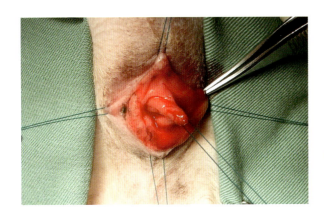

図9　直腸粘膜プルスルー法⑥
　粘膜層が遊離するたびに4-0ポリジオキサノンで0，3，6，9時方向に支持糸をかけていく。

軟部外科

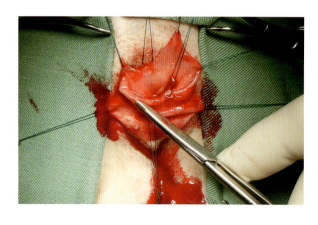

図10 直腸粘膜プルスルー法⑦
全周の粘膜を離断する。

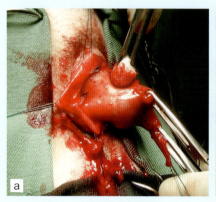 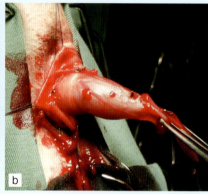

図11 直腸粘膜プルスルー法⑧
a：粘膜層を牽引し，筋層を確認しながら綿棒やツッペルなどを用いて鈍性剥離する。
b：粘膜層と筋層の結合力は症例によりさまざまである。慎重に確実に粘膜部を剥離することが重要である。

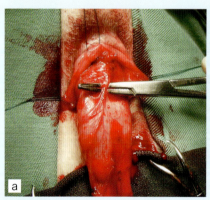 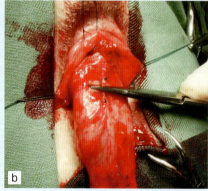

図12 直腸粘膜プルスルー法⑨
背側部の血管は4-0〜5-0ポリジオキサノンを用いて結紮離断する(a，b)。細い血管はバイポーラにてシーリング処理する。

（4）術後合併症

しぶり，狭窄，疼痛，出血，離開，便失禁，便秘，脱腸などがある。

（5）まとめ

本症例は内科的治療に対して一過性の反応を示したが，3カ月後にポリープが増大し脱腸が認められたため外科的治療を行った。多発性病変を一括切除できることや近傍の粘膜で新たなポリープの発生を予防できること，臨床徴候が術後早期に改善すること，内・外肛門括約筋を損傷しないので肛門機能を維持できること，長い病変を引き抜けることなどを理由に直腸粘膜プルスルー法を選択した。

直腸粘膜を約11cm引き抜くことで，肉眼上確認される病変をすべて摘出することができた。縫合部の癒合が確認された後，プレドニゾロンを数カ月間投与

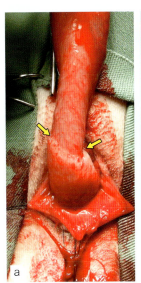 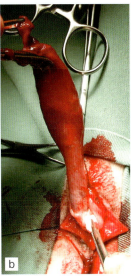 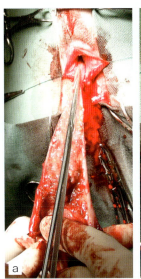 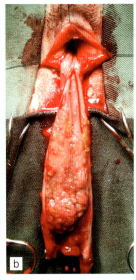

図13　直腸粘膜プルスルー法⑩
　a：粘膜層と筋層のあいだ(矢印)を確認し，慎重に引き抜いていく。
　b：術前に内視鏡検査やほかの検査にて想定していた長さまで引き抜く。腫瘍周囲は脆くなっている場合があるので注意する。

図14　直腸粘膜プルスルー法⑪
　病変の範囲が漿膜側からでははっきりと確認できない場合は，0時の位置で切開して正確にマージンを確認する。マージンは肉眼，触診で正常部位から約1cmとしている。
　a：切開しているところ。b：切開後。

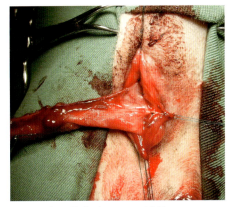

図15　直腸粘膜プルスルー法⑫
　3-0～4-0ポリジオキサノンを用いて0，3，6，9時方向において粘膜層と筋層に支持縫合をしてから粘膜層を切開する。支持縫合をすることで，粘膜層の縫合部にテンションがかからないようにする。

した。術後合併症は認めず，術後7年間無治療で再発は認められなかった。

直腸腫瘍

1．概要
(1) 疫学

犬の消化管腫瘍の好発年齢は9～12歳とやや高齢で，雌よりも雄のほうが多いとされている。コリーとジャーマン・シェパード・ドッグが腺癌の好発犬種であるという報告もある[6]。

部位別でみると，直腸領域には腺癌やリンパ腫が多く，盲腸や結腸領域では平滑筋腫やgastro-intestinal stromal tumor (GIST) などの間葉系腫瘍の発生が多いとされている[14]。

大腸腫瘍で最も多いのは腺癌であり，消化管全体の腺癌では，腹腔内播種(86%)，リンパ節転移(74%)，肝臓転移(22%)が認められ，中央生存期間10カ月，平均2年生存率は33.1%と報告されている[14]。転移が認められる症例は予後が悪く，中央生存期間は3カ月とされている[14]。

リンパ腫に関しては高グレードなものから低グレー

軟部外科

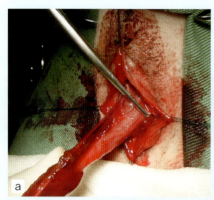
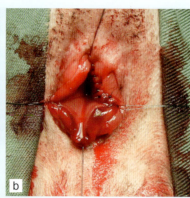

図16 直腸粘膜プルスルー法⑬
a：0, 3時まで切開したら4-0〜5-0ポリジオキサノンを用いて0時と3時の粘膜断端と肛門粘膜を単純結節縫合し支持糸にする。
b：支持糸を張って均等に間の粘膜を単純結節縫合する。同様に全周の1/4ずつ単純結節縫合していく。

point モノフィラメント性合成吸収糸であれば問題なく使用できるが，太さを確認して使用されたい。

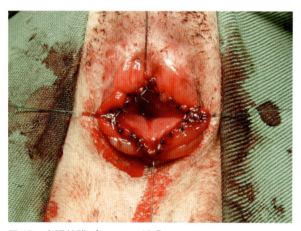

図17 直腸粘膜プルスルー法⑭
粘膜層全周縫合した様子。

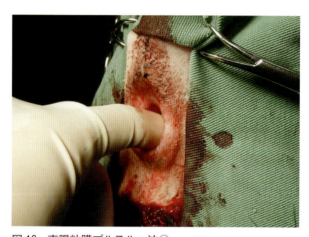

図18 直腸粘膜プルスルー法⑮
縫合部を内部に戻した後，粘膜層と筋層・漿膜間での引きつれやたるみを指でなじませる。

point 指にキシロカインゼリーを多めにつけて優しくていねいに行う。

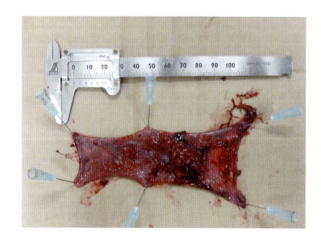

図19 直腸粘膜プルスルー法⑯
引き抜いた直腸粘膜。病理組織検査結果は，過形成性ポリープ，初期の直腸腺腫であった。マージンはクリアで病変部からマージンまでは1cm弱であった。

ドなもの，粘膜上皮間に腫瘍細胞が浸潤するものとしないもの，腫瘤を形成するものとしないものなどさまざまである。多様な病型，病態があるリンパ腫の特徴は，消化管に発生したリンパ腫にもあてはまると考えられる。

（2）臨床徴候

鮮血便，粘血便，細い便や扁平な便，しぶり，元気食欲の低下，ときに脱肛などが認められる。経過は短く，急に悪化することもある。一般状態は悪いことが多い。

（3）診断

①身体検査

直腸検査にて，病変の数，大きさ，位置，可動性などを確認する。下腹リンパ節や内腸骨リンパ節なども評価する。

②血液検査・X線検査

前述の「多発性炎症性ポリープ」と同様である。

③超音波検査

腫瘍の大きさや腸壁との関係性を調べる。直腸の壁構造をみることで筋層への浸潤を評価できることがある。所属リンパ節の大きさ，形，エコー原性を評価する。所属リンパ節に異常を認める場合は超音波ガイド下細胞診検査を行う。

④内視鏡検査

病巣の大きさ，形，数，発生部位，可動性などを評価する。プルスルー法を行う場合には肛門からの距離を測定しておく。

⑤直腸検査

腫瘤の位置，範囲，発生形態，直腸の可動性，拡張性などを確認する。直腸粘膜プルスルー法が適応になるか判断するための重要な検査であると考えている。

⑥病理組織検査

確定診断のためには必ず病理組織検査を行う。肛門から近い場合は全身麻酔下で肛門から引き出し，肉眼下で生検することができる。肛門から遠い場合は内視鏡下で生検鉗子を用いてできるだけ複数カ所生検する。

（4）治療戦略

結腸・直腸の腫瘍は，リンパ腫を除いてほとんどのケースで外科的治療が適応となる。結腸・直腸の腫瘍へのアプローチは腹部からのアプローチ，会陰背側からのアプローチ，肛門からのアプローチの3つである。各アプローチの利点と欠点を理解し，最も有効性が高く術後合併症発生率の低いプランを検討する。

①腹側アプローチ

利点としては肉眼的に病変部，腹腔内を確認できること，結腸間膜および腸間膜を処理することで大腸の操作性が上がりマージンの確保がしやすいこと，前・後直腸動脈を目視し可能な限り温存できるため血液循環が確保された腸管吻合が可能なこと，筋層に浸潤した腫瘍にも対応可能なことなどが挙げられる。欠点は恥骨結合切開もしくは骨切り術が必要なため，侵襲が大きいことである。

②会陰部背側からのアプローチ

肛門と尾のあいだを切開し，直腸中央にアプローチする方法である。利点は直腸中央の腫瘍に対して恥骨結合切開もしくは骨切り術をせずにアプローチ可能なことである。欠点は対象となる部位に限りがあることである。

③肛門からのアプローチ

肛門管で全層切開し肛門括約筋から分離した直腸を引き抜く方法（直腸全層プルスルー法）と粘膜のみ切開し引き抜く方法（直腸粘膜プルスルー法）とがある[1]。

直腸全層プルスルー法の利点は，筋層に浸潤した腫瘍にも対応可能なこと，腹側アプローチより侵襲性が低いことなどである。欠点は切除範囲に制限ができること，術後合併症発生率が高いことなどである。術後

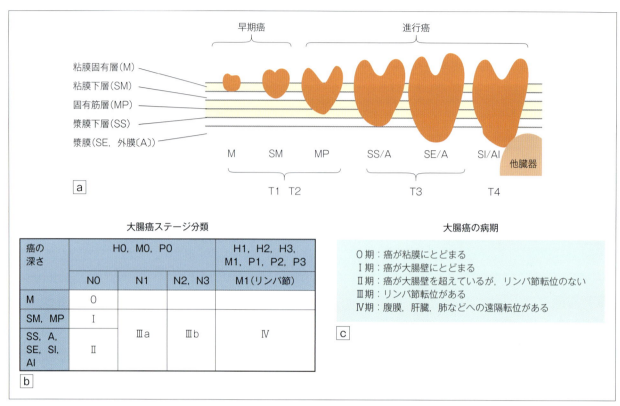

図20 人における大腸癌のステージ分類
SI：隣接臓器に浸潤，AI：A を越えて隣接臓器・組織に浸潤，H0：肝転移を認めない，H1：肝転移巣 4 個以下かつ最大径 5 cm 以下，H2：H1・H3 以外，H3：肝転移巣 4 個以上かつ最大径 5 cm を超える，M0：遠隔転移を認めない，M1：遠隔転移を認める，P0：腹膜転移を認めない，P1：近接腹膜にのみ播種性転移を認める，P2：遠隔腹膜に少数の播種性転移を認める，P3：遠隔腹膜に多数の播種性転移を認める．
a：大腸癌の浸潤度，b：大腸癌のステージ分類，c：大腸癌の病期．
（文献 11，13 をもとに作成）

合併症発生率は78.4％であり，便失禁56.8％（そのうち永久的な便失禁になった例54.8％），下痢43.2％，しぶり31％，狭窄21.6％，出血10.8％，便秘9.4％，離開8.1％，再発13.5％とする報告がある[5]。

直腸粘膜プルスルー法の利点は，多発性病変を一括切除できることや近傍の粘膜での新たなポリープの発生を予防できること，臨床徴候が術後早期に改善すること，内・外肛門括約筋を損傷しないので肛門機能を維持できること，長い病変を引き抜けること，侵襲性が低く，術後合併症発生率は比較的低いことなどが挙げられる。術後合併症発生率は23％であり，そのうち持続的な術後合併症が認められた例は7％である[12]。欠点は筋層に浸潤した腫瘍には対応できないことである。

人においてステージ 0 期の大腸癌は，粘膜内癌および粘膜下層（SM）への軽度浸潤癌（SM 浸潤距離が1,000 μm 以内），最大径 2 cm 未満の腫瘍という条件を満たせばポリペクトミー，内視鏡的粘膜切除術（EMR 法），もしくは内視鏡的粘膜下層剥離 endoscopic submucosal dissection 法（ESD 法）が適応になる（図20）。犬における直腸粘膜プルスルー法は横方向の切除範囲に制限があまりないので腫瘍の大きさに関係なく粘膜に限局した腫瘍であれば適応になると考えている。

（5）術後合併症

しぶり，狭窄，疼痛，出血，離開，便失禁，便秘，脱腸などがある。

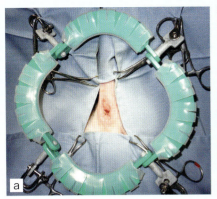 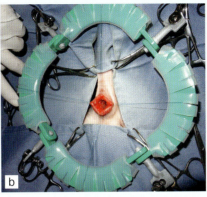

図21 直腸粘膜プルスルー法①
a：支持糸をLone Star Self-Retaining Retractors（Cooper Surgical社）にかけると展開の方向と強さを調整しやすい。
b：4-0ポリジオキサノンで、皮帯部の0、3、6、9時方向に支持糸をかける。

（6）予後

大腸癌のステージによりさまざまであるが、2014年にDanielらが、大腸腫瘍の犬に対して直腸全層プルスルー法を行った74例において、すべての症例の中央生存期間は1,150日、悪性腫瘍の症例の中央生存期間は726日だったと報告している[5]。また、粘膜に限局した直腸腺癌を直腸粘膜プルスルー法にてマージンクリーンで摘出した場合に、長期的に再発・転移を認めないとの報告もある[6,8]。

2．症例

症例2

種類：ミニチュア・ダックスフンド
年齢：11歳
性別：避妊雌
主訴：1年前から血便。1カ月半前から血便が悪化してきた。
検査：直腸検査にて0～3時方向に腫瘤性病変が認められた。かかりつけ動物病院で行った内視鏡下生検にて良性腫瘍と診断された。
治療経過：かかりつけ動物病院にて直腸腫瘍と診断され、外科的治療を目的として当院（三重動物医療センター）を紹介受診した。直腸粘膜に限局する腫瘍であり、所属リンパ節への転移、遠隔転移を認めなかったため直腸粘膜プルスルー法を行った。

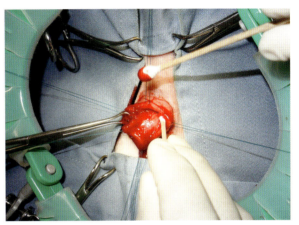

図22 直腸粘膜プルスルー法②
本症例は腫瘍が肛門近くには認められなかったため、多発性炎症性ポリープの時と同様に粘膜層のみを切開していく。アイリス剪刀もしくは眼科剪刀を用いて、粘膜層のみ全周切開する。写真は、粘膜層を牽引し筋層を目視しながら綿棒で鈍性剥離しているところである。

（1）手術前の準備

手術までは低残渣食を処方し、手術の24時間前から絶食させ当日を迎える。全身麻酔下にて浣腸し直腸内の水分を除去した後、術野の準備をする。電解質異常や低血糖症などが認められる場合は、術前の静脈点滴で内科的治療を行う。

（2）術式

図21～27に示す。多発性炎症性ポリープの術式と重複する部分は割愛する。

（3）術後管理

前述の「多発性炎症性ポリープ」と同様である。

軟部外科

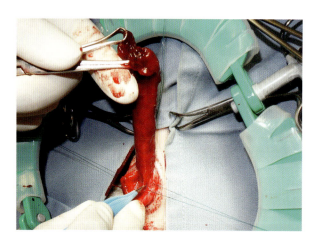

図23 直腸粘膜プルスルー法③
病変部は組織が脆くなっている可能性があるため，慎重に鈍性剥離する。内視鏡検査にて想定していた長さまで引き抜く。

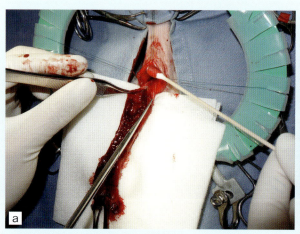 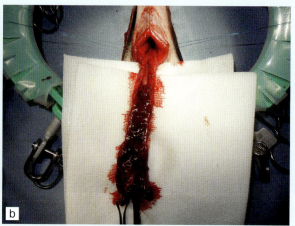

図24 直腸粘膜プルスルー法④
マージンを肉眼で正確に取るために生体側をガーゼで保護し，0時位置で切開して目視でマージンを最低1cmは確保する。
a：切開しているところ。b：切開後。

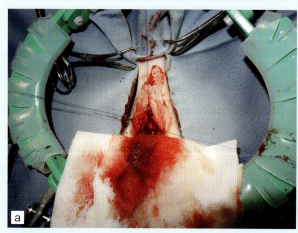 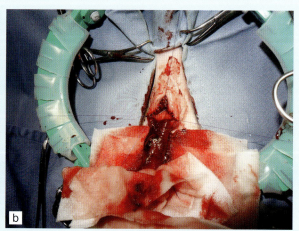

図25 直腸粘膜プルスルー法⑤
a：0時〜3時を切開したら4-0〜5-0ポリジオキサノンを用いて0時と3時の粘膜断端と肛門粘膜を単純結節縫合し支持糸にする。その支持糸を張って均等にあいだの粘膜を縫合する。
b：同様の縫合を全周行う。

直腸粘膜プルスルー法

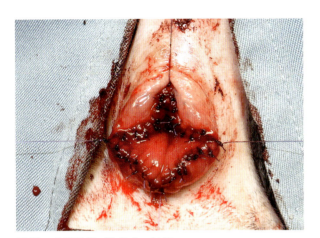

図26 直腸粘膜プルスルー法⑥
全周縫合した様子。

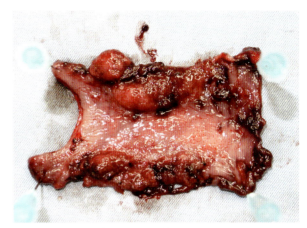

図27 直腸粘膜プルスルー法⑦
引き抜いた直腸粘膜と腫瘍。病理組織検査は低悪性度の直腸腺癌であった。腫瘍細胞の異形性は中程度であり，粘膜下組織への浸潤性増殖の所見は認められなかった。肛門側，結腸側いずれに関してもマージンクリーンであり，マージンまでの距離は約1cmであった。脈管内浸潤も認められていない。

（4）術後合併症

しぶり，狭窄，疼痛，出血，離開，便失禁，便秘，脱腸などがある。

（5）まとめ

本症例は，かかりつけ動物病院で皮膚病の治療としてプレドニゾロンを使用されていた。慢性的な血便に対してコンピュータ断層撮影（CT）検査，内視鏡検査，内視鏡下生検を行い，直腸の良性腫瘍と診断された。常備薬のプレドニゾロンにも反応を示さない直腸の良性腫瘍に対して外科的治療（直腸粘膜プルスルー法）を目的として当院を紹介受診した。

直腸粘膜プルスルー法による術後合併症は認められなかった。病理検査結果は術前とは違い低悪性度の直腸腺癌であった。腫瘍の粘膜下組織への浸潤性増殖は認められず，肛門側，結腸側いずれの部位においてもマージンまでの距離は約1cmでマージンクリーンであった。

術後，皮膚病の治療を目的として免疫抑制薬（プレドニゾロン）を投与したが，直腸腺癌の再発は認められず根治できたと考えている。

直腸穿孔

1．概要

我々は体温測定，浣腸，便の掻き出し，下部内視鏡検査および内視鏡下生検，肛門周囲の外科的治療など医原性に直腸穿孔を起こしてしまう可能性のある行為を日常的に行っている。また医原性に限らず，咬傷，会陰ヘルニアによる血流障害などによっても直腸の壊死や穿孔は起こりうる。

直腸穿孔が起きた場合は，便が直腸周囲，後腹膜腔もしくは腹腔内へ漏出するため，緊急手術の適応となる。

経肛門的アプローチによる穿孔部の単純結節縫合では離開する可能性が高いため，直腸全層プルスルー法や腹側アプローチによる直腸縫合術，直腸粘膜プルスルー法に漿膜・筋層の単純結節縫合を組み合わせた術式を行う必要がある。

2．症例

症例3

低アルブミン血症の診断目的で，下部内視鏡検査を行う前に浣腸を行っていたところ直腸穿孔を起こした。本症例は，直腸粘膜プルスルー法，腹腔・後腹膜

軟部外科

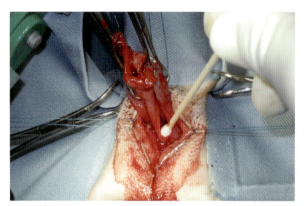

図28　直腸粘膜プルスルー法①
本症例は，浣腸時に直腸穿孔が起きたため直腸粘膜プルスルー法を行った。写真で綿棒が指す部分が穿孔部である。本来は粘膜を引き抜きつつ，漿膜・筋層の単純結節縫合行うべきだが，本症例では行うことができなかった。しかし，術後合併症を認めず良好なQOLを維持することが可能であった。

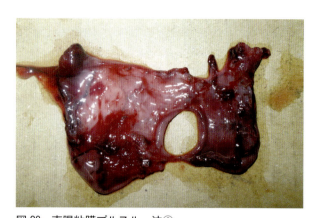

図29　直腸粘膜プルスルー法②
引き抜いた直腸粘膜の外観。上が肛門側，下が結腸側である。

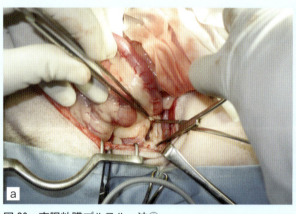
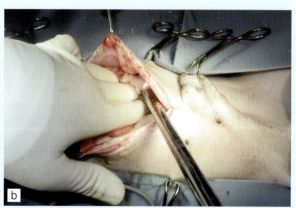

図30　直腸粘膜プルスルー法③
後腹膜腔を汚染していたため，後腹膜腔を開けて徹底洗浄した。
a：後腹膜腔を開けている。b：腹腔を徹底洗浄する。

腔洗浄およびアクティブドレーンの設置にて対応した。

（1）術式

図28～31に示す。

（2）まとめ

猫の巨大結腸症や犬の会陰ヘルニアにおける便の掻き出しや下部内視鏡検査および生検，肛門周囲腫瘍の手術時など，我々が行う処置や治療には直腸穿孔のリスクが高い行為が多々ある。日頃，それらのリスクを理解し慎重に行っていても，直腸穿孔を起こしてしま

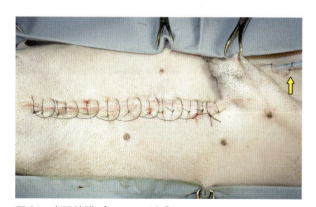

図31　直腸粘膜プルスルー法④
アクティブドレーン（J-Vac®ドレーン：ジョンソン・エンド・ジョンソン㈱，矢印）を設置して常法どおりに閉腹した。

う可能性をなくすことはできない。

消化管穿孔を起こしてしまった時は，その時点で緊急手術が必要になるため，それに対応するすべを用意しておく必要があると考えられる。

おわりに

直腸の外科はその解剖学的特徴から重篤な術後合併症が起こる可能性が高く，インフォームド・コンセントがとても重要である。また，綿密な手術計画をたて，ていねいな手術をすることで術後合併症の発生率を低くする。手術目的を達成するために大切であると考えているポイントを，実際の3症例で手術写真とともにご紹介させていただいた。

本稿が，今後直腸粘膜プルスルー法を行う先生方のお力になれば幸いである。

高齢の動物への配慮

- 高齢というだけでリスクが高くなることを家族に伝える。
- 治療が長期に及んだ時に，全身的負担が高くなることが予想されるため，治療開始前に併発疾患，とくに循環器疾患，泌尿器疾患，内分泌疾患などの評価を念入りに行う。
- 外科的治療後の疼痛管理や栄養管理を徹底し，体力の回復を最大限サポートする。
- 家族と離れるなど環境の変化に対してい強いストレスを感じる患者の場合は，入院期間を最低限にしたり，面会時に家族から食事を与えてもらったりといった配慮をする。

動物の家族に伝えるポイント

- 手術，麻酔のリスク，術後合併症の内容を説明する。
- 術後合併症には生命を脅かす重大なものも含まれることを伝える。
- 術後に縫合部の狭窄が起こる可能性があり，狭窄が重度な場合は全身麻酔下にてバルーン拡張術もしくは指による線維輪のカットを行う必要があることを伝える。
- 退院後の食事，内服，生活，抱き方などを指導し，食欲や排便の状態などに異常があればすぐに連絡するよう伝える。

VNに指導する時のポイント

- 病態を把握して看護する。
- 患者を移動する時は，腹部を圧迫したり体を過剰に伸展屈曲させたり，縫合部へ負担をかけることがないように注意する。
- 入院管理中に状態の悪化があれば，すぐに獣医師に報告する。

■参考文献

1) Anson LW, Betts CW, Stone EA. A retrospective evaluation of the rectal pull-through technique. Vet Surg. 17: 141-146, 1988.

2) Done SH, Goody PC, Evans SA, et al. ベテリナリー・アナトミー～犬と猫の解剖カラーアトラス～. 浅利昌男 監訳. インターズー. 2010. p6, 48.

3) Fujino H, Takuma D, Tonokura M, et al. Four cases of rectal inflammatory polyps in Miniature Dachshunds. J Anim Clin Med. 23: 25-29, 2014. doi: 10.11252/dobutsurinshoigaku.23.25

4) McEntee MF, Cates JM, Nelisen N, et al. Cyclooxygenase-2 expression in spontaneous intestinal neoplasia of domestic dogs. Vet Pathol. 39: 428-436, 2012. doi: 10.1354/vp.39-4-428

5) Nucci DJ, Liptak JM, Selmic LE, et al. Complications and out comes following rectal pull-through surgery in dogs with rectal messes: 74 cases (2000-2013). J Am Vet Med Assoc. 245: 684-695, 2014. doi: 10.2460/javma.245.6.684

6) Ohmi A, Tsukamoto A, Ohno K, et al. A retrospective study of inflammatory colorectal polyps in miniature dachshunds. J Vet Med Sci. 74: 59-64, 2012. doi: 10.1292/jvms.11-0352

7) Shida T, Maruo T, Suga K, et al. Rectal mucosal pull-through surgical technique for canine rectal multiple tumor. Jpn J Vet Anesth Surg. 39: 11-16, 2008. doi: 10.2327/jvas.39.11

8) Tsukamoto A, Ohno K, Irie M, et al. A case of canine multiple inflammatory colorectal polyps treated by endoscopic polypectomy and argon plasma coagulation. *J Vet Med Sci*. 74: 503-506, 2012. doi: 10.1292/jvms.11-0404

9) Williams JM, Niles JD. 犬と猫の腹部外科マニュアル. 西村亮平監訳. 学窓社. 2008.

10) 五十嵐寛. ミニチュア・ダックスフンドの炎症性結直腸ポリープ. *SA medicine*. 112：30-33, 2017.

11) 金原出版編集部編. 癌取扱い規約抜粋〜消化器癌・乳癌〜. 金原出版. 2006. p90.

12) 信田卓男. 大腸腫瘍の診断と治療：腺腫様ポリープ. *Joncol*. 7：27-31, 2009.

13) 大腸癌研究会編. 大腸癌治療ガイドラインの解説2009年版〜大腸癌について知りたい人のために大腸癌の治療を受ける人のために〜. 金原出版. 2009. p13.

14) 山上哲史. 大腸腫瘍の疫学と病理. *Joncol*. 7：8-12, 2009.

11 眼科疾患 犬のぶどう膜炎の診断と治療

アニマルアイケア東京・安部動物病院
望月一飛，安部勝裕

アドバイス

犬のぶどう膜炎は，痛みによって患者の生活の質（QOL）が著しく低下するだけでなく，合併症（緑内障や白内障）により視機能の低下が引き起こされる重篤な疾患である。ぶどう膜炎の原因は，外傷や白内障などの眼局所の疾患だけでなく，背後にリンパ腫や子宮蓄膿症などの生命予後に関係する全身疾患が隠れていることもある。とくに元気・食欲低下などの臨床徴候を伴う場合や両眼性のぶどう膜炎は，全身疾患の一徴候として発生している可能性が高く，徹底した精査が必要となる。ぶどう膜炎の治療は，「原因疾患に対する治療」「炎症による眼組織の破壊を抑えるための消炎治療」「視力障害につながる合併症の予防および治療」に分けられ，どれも重要な要素である。

本稿では，ぶどう膜炎の診断において重要な特異的所見について説明し，一般的に行われる治療法だけでなく特殊な疾患に対する治療法と予後についても紹介する。

病態と診断

1．発症部位による分類

ぶどう膜炎 uveitis とは，ぶどう膜組織（図1）に炎症が波及した状態である。発症部位によって名称が異なり，虹彩と毛様体の炎症を前部ぶどう膜炎 anterior uveitis，脈絡膜の炎症を後部ぶどう膜炎 posterior uveitis とよぶ。脈絡膜は網膜と接しているため，後部ぶどう膜炎を発症している時は網膜にも炎症が波及し，脈絡網膜炎 chorioretinitis となっていることが多い。通常，前部ぶどう膜炎と後部ぶどう膜炎はそれぞれ独立して発症するが，重度の炎症性疾患では虹彩・毛様体・脈絡膜のすべてに炎症が波及することがある（汎ぶどう膜炎 panuveitis）。また，ぶどう膜だけでなく強膜を含む眼球全体に炎症が波及した状態を全眼球炎 panophthalmitis とよぶ。

2．病態生理

眼球には血液眼関門（血液房水関門〔BAB〕と血液網膜関門〔BRB〕）とよばれるバリア機構が存在する。これは眼内組織にとって有害あるいは不必要なものが眼内に流入することを防ぎ，眼内の恒常性を守るものである。ぶどう膜炎で認められる徴候の多くは，炎症

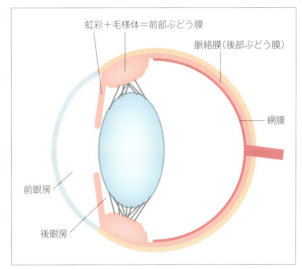

図1　眼の模式図におけるぶどう膜

によって血液眼関門が障害されることで引き起こされる。

前部ぶどう膜に炎症が生じると，BABの破綻と炎症性メディエーター（プロスタグランジン〔PG〕，ロイコトリエンなど）の放出が引き起こされる。BABが障害されると前房内に血液成分（蛋白質，炎症細胞，赤血球）が漏出する。PGは虹彩に直接作用して縮瞳させるだけでなく，毛様体筋の痙攣によって痛みを引き起こす。

脈絡網膜炎では，BRBが破綻することで網膜浮腫

眼科疾患

や網膜出血が生じる。網膜浮腫がタペタム領域で起きるとタペタムの反射低下として観察される。また，炎症によって脈絡膜血管の透過性が亢進すると，網膜下に漿液が貯留し，漿液性網膜剝離を発症する。これらの病変が広範囲に生じると視覚は有意に低下する。

3．診断

ぶどう膜炎は，詳細な問診と眼科検査（細隙灯顕微鏡検査，フルオレセイン染色検査，眼圧測定，眼底検査）で特異的な所見を認めることで診断される。

4．臨床徴候

前部ぶどう膜炎の臨床所見は炎症でどの程度BABが破壊されるかによって異なり，とくに房水フレアの強さは炎症の重症度と比例する。軽度ぶどう膜炎では，わずかに房水フレアや結膜充血，羞明が認められるくらいである。逆に前房内にフィブリンや角膜後面沈着物がみられる場合は，重度の炎症と考えられる。また，慢性的なぶどう膜炎では虹彩後癒着や周辺部虹彩前癒着を発症し，それに続発して緑内障や白内障が認められることもある。

後部ぶどう膜炎の臨床所見は，重症度とステージによって異なる。炎症が活動期の時はタペタム領域の反射低下像が認められるが，逆に炎症の沈静化後は反射亢進像が観察される。また両眼性に発症した場合，ときに左右で異なるステージが観察されることもある。

前部ぶどう膜炎の臨床所見の発生頻度は，房水フレアが86％，角膜浮腫が65％，前房出血が27％，角膜後面沈着物が13％と報告されている[14]。また汎ぶどう膜炎においては，前眼部所見として羞明および結膜充血が100％，房水フレアが98％，角膜浮腫が42％，角膜血管新生が25％，前房出血ならびに虹彩後癒着が18％で認められ，後眼部所見として網膜剝離が95％，網膜出血が22％，硝子体炎が16％で認められたと報告されている[2]。

以下にぶどう膜炎で認められる主徴候について解説する。

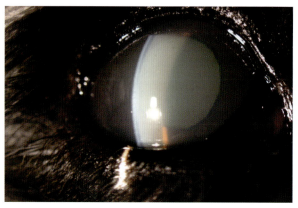

図2　房水フレア
細隙灯顕微鏡検査で前房水の混濁が認められる。房水フレアの影響で，虹彩の形状や瞳孔縁が不明瞭となっている。

（1）前部ぶどう膜炎の主徴候

①毛様充血
輪部周囲に存在する前毛様体血管の充血が生じる。

②角膜血管新生
炎症が慢性化すると角膜血管新生が生じる。

③房水フレア（図2）
BABの破壊によって房水内の蛋白質濃度が上昇することで生じる。暗室で前房内を細い明るい光で照射すると，房水中の蛋白質が光を乱反射し（チンダル現象），光の筋として観察される。

④フィブリン（図3）
重度のぶどう膜炎では，房水中の蛋白質濃度の上昇に伴ってフィブリンが析出する。少量の場合は白色の線状物として観察され，析出量が増加すると蜘蛛の巣状になったりフィブリン塊を形成したりすることがある。炎症が落ち着いた後もしばらくは残る。

⑤前房蓄膿
炎症細胞が前房内で沈殿した状態である。感染症でなくても生じる。ぶどう膜炎ではしばしば疼痛による羞明や瞬膜突出が認められるため，眼球下方に存在する前房蓄膿を観察しにくい。

犬のぶどう膜炎の診断と治療

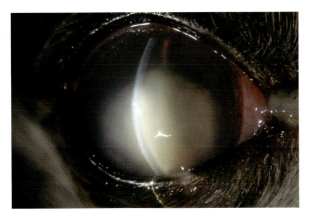

図3　フィブリン
角膜潰瘍による反射性ぶどう膜炎が原因で，前房内に巨大なフィブリン塊が形成された。また結膜充血と角膜浮腫も認められる。角膜潰瘍の治癒とともに2週間かけてフィブリン塊は消失した。

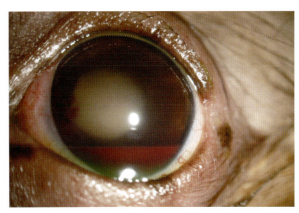

図4　前房出血
前房内の腹側に血液が沈殿している。発症初期は，血液が前房内全体に広がっているが，時間とともに沈殿する。再出血がなければ，数週間から数カ月かけて徐々に吸収される。

⑥前房出血（図4）

ぶどう膜または網膜からの出血が前房内に貯留した状態である。前房出血はぶどう膜炎以外でも外傷，網膜剥離，腫瘍，血液凝固障害，高血圧，先天性疾患によって発症する。とくに網膜剥離の有無は予後を予測するうえで重要である。前房出血を呈した症例の24％で網膜剥離が認められ，網膜剥離が認められると視覚的予後が悪く，最終的に緑内障を発症する可能性が高いと報告されている[9]。そのため，前房内の混濁によって後眼部が観察できない時は超音波検査で必ず網膜の状態を確認する。

⑦角膜後面沈着物（豚脂様沈着物）（図5）

房水中の炎症細胞・フィブリン・色素細胞が角膜内皮に接着した状態である。重力の影響で角膜の下方に存在することが多い。重度ぶどう膜炎で観察されることが多い。

⑧縮瞳

PG（とくにPGF2α）が直接虹彩括約筋に作用して縮瞳する。

⑨虹彩の形状・色調の変化

前房内に炎症細胞，フィブリンが存在すると，虹彩と水晶体の癒着が引き起こされる（虹彩後癒着）。とく

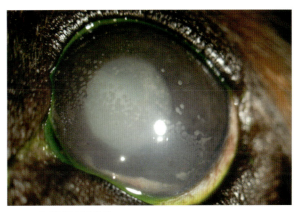

図5　角膜後面沈着物
特発性の重度ぶどう膜炎の症例で，続発緑内障を発症していた。角膜後面に大型の豚脂様沈着物と，腹側に豚脂様沈着物の塊が認められる。

に縮瞳傾向の時に引き起こされやすい。虹彩後癒着が広範囲に生じると後房に房水が滞り，虹彩が膨隆する（膨隆虹彩，図6）。また虹彩根部と角膜が癒着すると（周辺部虹彩前癒着），前房水の排出が阻害されることもある。慢性ぶどう膜炎ではび漫性に虹彩色素が増強する。

⑩低眼圧

正常眼と比べて5mmHgの眼圧低下はぶどう膜炎の初期徴候の可能性がある。眼圧は炎症の消失とともに正常化するため，治療モニタリングの指標としても重要である。

眼科疾患

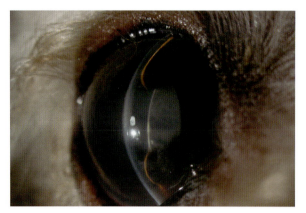

図6　膨隆虹彩
水晶体起因性ぶどう膜炎が原因で虹彩全周が後癒着し，それに伴い膨隆虹彩が形成されている。

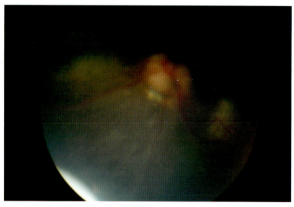

図7　網膜浮腫
視神経炎とその周囲の脈絡網膜炎が発症した症例。ノンタペタム領域の血管周囲の白濁（網膜浮腫）と視神経乳頭の充血が認められる。

⑪角膜浮腫

　角膜浮腫はぶどう膜炎以外に，角膜潰瘍，角膜内皮ジストロフィー，緑内障，水晶体脱臼などによっても発症するため，鑑別が必要である。

（2）前部ぶどう膜炎の続発症
①白内障

　慢性ぶどう膜炎では，水晶体前囊下の白内障が比較的よく認められる。

②水晶体脱臼

　炎症産物によるチン小帯の変性が原因で水晶体が脱臼する。

③緑内障

　詳細は後述する。

（3）後部ぶどう膜炎の活動期の所見
①タペタム領域の反射低下およびノンタペタム領域の白色～灰色化（図7）

　炎症によって網膜血管の透過性が亢進すると，血管周囲に細胞浸潤や網膜浮腫が生じる。

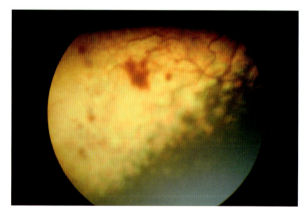

図8　網膜の点状出血
両眼の視覚低下を主訴に来院し，網膜に多数の点状出血が認められた。全身疾患の関与が考えられる。

②網膜出血（図8）

　重度の炎症の際に認められる。網膜出血は糖尿病，多発性骨髄腫，高血圧症などの全身性疾患や，網膜剥離，網膜異形成などの網膜疾患によっても発症する[25]。とくに両眼に発症した場合は，全身性疾患の有無をしっかり鑑別する。

③漿液性網膜剥離

　視細胞と網膜色素上皮細胞のあいだに滲出液が貯留した状態である。眼底検査では，浮き上がった網膜が境界明瞭な灰色の構造物として観察される。

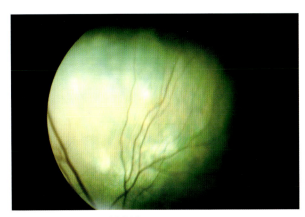

図9 タペタムの反射亢進
両眼の視覚低下を主訴に来院し，網膜のタペタム領域に不規則な形をした多数の反射亢進像が認められた。

④肉芽腫性病変

真菌疾患の時に観察される。

（4）後部ぶどう膜炎の非活動期の所見

①タペタム領域の反射亢進，色素の増生（図9）

炎症後，網膜が萎縮するとタペタム領域の反射が亢進する。病変は境界明瞭でイレギュラーな形を呈する。網膜色素上皮細胞まで障害されている場合は，中心部分に色素の増生が認められる。

②ノンタペタム領域の脱色素

脱色素部位は境界明瞭で，脈絡膜血管を観察できるようになる。

5．原因

ぶどう膜炎の原因は多岐にわたり，眼外傷や眼局所の疾患によって発症することもあるが，感染症やリンパ腫などの生命にかかわるような全身性疾患によって発症することもある（表1）。したがって，治療方針の決定ならびに予後評価のために原因の精査が必要である。

前部ぶどう膜炎の102例の調査では，47％の症例が特発性，25％が腫瘍性（リンパ腫が最も多い），18％が感染症，10％がぶどう膜皮膚症候群もしくはワクチン反応性であった[14]。この報告では，水晶体起因性ぶどう膜炎（LIU）や外傷性ぶどう膜炎は対象となっていな

表1 ぶどう膜炎の原因

特発性
感染症
- ウイルス：アデノウイルス（ワクチン後のブルーアイを含む），ヘルペスウイルス
- 細菌：*Brucella canis, Borrelia burgdorferi, Leptospira* sp.
- リケッチア：*Ehrlichia canis* または *E. platys, Rickettsia rickettsii*
- 原虫：*Leishmania infantum, Toxoplasma gondii, Neospora caninum, Trypanosoma evansi*
- 真菌：*Aspergillus fumigatus, Blastomyces dermatitidis, Candida albicans, Coccidioides immitis, Cryptococcus neoformans, Histoplasma capsulatum*
- 寄生虫：*Dirofilaria immitis*
- 藻類：*Prototheca* sp.

免疫介在性
- 水晶体起因性ぶどう膜炎（LIU）
- ぶどう膜皮膚症候群（UDS）

代謝性
- 糖尿病（LIUによる）
- 高脂血症
- 高血圧
- 血液凝固不全

腫瘍性
- メラノーマ
- 毛様体腺腫・腺癌
- リンパ腫
- 過粘稠症候群

その他
- 外傷
- 反射性ぶどう膜炎（角膜潰瘍，強膜炎）
- 薬剤（ピロカルピン，プロスタグランジン〔PG〕誘導体）
- ゴールデン・レトリーバーの色素性ぶどう膜炎
- エンドトキシン（子宮蓄膿症など）
- 放射線

（文献6をもとに作成）

いが，LIUの発症頻度は比較的高いように思われる。ほかの報告では，汎ぶどう膜炎の55例のうち62％が特発性で，25％が感染症，9％がぶどう膜皮膚症候群，4％がリンパ腫であった[2]。原因に応じた病態については後述する。

6．検査

　全身の検査としてすべての症例で身体検査を行う。血液検査，胸部X線検査，腹部超音波検査，尿検査などできる限り各種検査を実施する。とくに，両眼発症で眼以外の臨床徴候を呈する場合は，感染症や腫瘍など全身性疾患の可能性が高い。

　前房水の細菌培養検査や眼内リンパ腫の診断を目的に，前房穿刺が実施されることがある。近年，眼内リンパ腫に対する前房水の細胞診やポリメラーゼ連鎖反応（PCR）法の有用性がいくつか報告されている[13,15]。Linn-Pearlらの報告では，眼内リンパ腫の9例中6例を前房水の細胞診で診断できたとされる[13]。しかし，前房穿刺を行うには鎮静もしくは全身麻酔が必要で，処置後にぶどう膜炎が悪化するリスクや，角膜内皮・虹彩・水晶体を障害するリスクがあるため，積極的に実施されることは少ない。前房穿刺は，全身精査ですべての疾患を除外し，ステロイド治療に対して反応の悪い難治性ぶどう膜炎でリンパ腫が疑われる場合に行うのが妥当と思われる。

最新の治療

　ぶどう膜炎は，原因疾患に合わせて治療法を選択することが理想である。むやみにステロイド薬を使用すると，徴候が悪化したり，診断が遅れたりする可能性がある。しかし，炎症による疼痛や視覚低下を早期に改善するため，また炎症による眼組織の破壊をできる限り抑えるため，なるべく早期から消炎治療が必要になる。原因ごとの治療については後述する。

1．消炎治療

　原因・炎症部位・重症度によって，使用する薬剤を選択し，投与経路を決定する。ただし，大原則として角膜潰瘍の存在下ではステロイド薬の点眼は禁忌で，非ステロイド系抗炎症薬（NSAIDs）の点眼も控えたほうがよい。ステロイド薬の全身投与は，感染症が除外されるまで行うべきではない。

　軽度の前部ぶどう膜炎に対しては，ステロイド薬も

しくはNSAIDsの点眼を1日2～4回，中等度のぶどう膜炎に対しては点眼治療に加えてステロイド薬もしくはNSAIDsの全身投与を行う。重度のぶどう膜炎に対しては，ステロイド薬の結膜下注射を追加し，状況によってはステロイド薬とNSAIDsの点眼を併用する。点眼薬は後眼部への薬剤到達濃度が低いため，後部ぶどう膜炎に対しては，ステロイド薬もしくはNSAIDsの内服を使用する。

　免疫抑制薬は，ぶどう膜皮膚症候群（UDS）などの長期間治療が必要な免疫介在性疾患に対して使用することがある。点眼治療は眼内への浸透性が悪いため，全身投与で行う。UDSに対してはアザチオプリンの使用報告が多い[6]。アザチオプリンは副作用として骨髄抑制や肝障害が生じるため，投薬後は定期的に血液検査（CBC）と血液化学検査をモニターする。

2．散瞳薬

　虹彩後癒着の防止，毛様体筋痙攣からくる痛みの緩和，BABの安定化を目的として，アトロピンもしくはトロピカミドを使用できる。トロピカミドはアトロピンと比較して毛様体筋痙攣の軽減作用が弱く，作用時間が短い（健常な犬における散瞳持続時間は，アトロピンが96～120時間，トロピカミドが12時間である[7]）。

　アトロピンは涙液量を低下させる副作用があり，とくにステロイド点眼の使用中には角膜潰瘍に注意する。また鼻涙管を通って口腔内に達すると，強い苦味から流涎を呈する場合がある。

　散瞳薬は眼圧を上昇させるリスクがあるため，使用前後で必ず眼圧測定を行う。

ぶどう膜炎の原因別分類

1．特発性ぶどう膜炎

　すべての検査を行っても基礎疾患が見つからなかった場合に特発性ぶどう膜炎と診断される。犬のぶどう膜炎の原因としては最も多く，前部ぶどう膜炎の症例の47％，汎ぶどう膜炎の症例の62％が特発性と診断

されている[2,14]。片眼性であることが多く，全身徴候を伴わないことが多い。炎症の重症度に合わせて薬剤を選択する。治療に対する反応が悪い場合は，原因について再検討する。

2．外傷性ぶどう膜炎

鈍的外傷と鋭的外傷は異なる臨床徴候と経過を示す。

（1）鈍的外傷

鈍的外傷の原因として，交通事故・犬同士の喧嘩・ゴルフボールの被弾などがあるが，明確な原因がわからないこともある。

徴候は眼球に加わる力の強度によってさまざまで，前房フレア，フィブリン，前房出血，角膜浮腫，虹彩離断，網膜剥離，強膜破裂，眼球脱出などが認められる。治療方針や予後評価において網膜剥離や強膜破裂の有無は重要である。犬の強膜破裂はほとんどが眼球後方で発症し，前房出血や結膜下出血を伴うことが多い[18]。診断には超音波検査が必要である。検査所見として強膜構造が不明瞭となり，眼球組織と球後組織が一体となって観察される。

軽度な急性ぶどう膜炎や前房出血に対しては，ぶどう膜炎に対する一般的な治療を行う。網膜剥離，強膜破裂が認められる場合は，視覚的予後が厳しいだけでなく，将来的に続発緑内障や眼球癆に至る可能性がある。状況によっては眼球摘出術が適応となる。

（2）鋭的外傷

鋭的外傷は猫の爪，植物，ガラス片などによって生じる。

角膜の小さな穿刺創は自然に塞がるため，外科的処置が必要になることは少ない。抗菌薬の点眼および全身投与と NSAIDs の点眼もしくは全身投与を行う。角膜および強膜の裂傷が広範囲で，虹彩の脱出や眼内出血が認められる場合，視覚的予後は厳しい。治療しない場合はたいてい数日から数週間で眼球癆に至る。しかし，眼内組織の障害が少ない場合は，外科的に裂傷部を縫合することで眼球や視覚を保持できることもある。

鋭的外傷が水晶体まで及んだ場合，裂傷が小さければ水晶体上皮の線維化や虹彩後癒着によって自然に塞がるが，裂傷が大きいと水晶体破壊性ぶどう膜炎（後述）を発症し，難治性の重度ぶどう膜炎となる。水晶体嚢の裂傷の範囲が 1.5 mm を超える場合は，抗菌薬の全身投与と早期の外科的処置（水晶体摘出術）が推奨されている[4]。超音波乳化吸引術（±眼内レンズ挿入術）による視覚保持率は 85.2％と，良好な結果が得られている[3]。

外傷（とくに猫の爪）によって水晶体に細菌が侵入すると，数週間から数カ月かけて水晶体内に膿瘍が形成されることがある。これを septic implantation syndrome（SIS）とよぶ[1,5]。SIS は水晶体周囲を中心とした化膿性炎症を特徴とし，所見としてフィブリンの析出や局所的な白内障の形成がみられ，最終的には難治性のぶどう膜炎と続発緑内障に至る。この場合は眼球摘出術が適応となる。

3．水晶体起因性ぶどう膜炎（図 10）

水晶体起因性ぶどう膜炎 lens induced uveitis（LIU）とは水晶体蛋白に対するぶどう膜の炎症反応である。犬の LIU は，水晶体融解性ぶどう膜炎 phacolytic uveitis と水晶体破壊性ぶどう膜炎 phacoclastic uveitis の 2 つのタイプに分類される[24]。

（1）水晶体融解性ぶどう膜炎

水晶体融解性ぶどう膜炎は，白内障に伴って水晶体蛋白質が無傷の水晶体嚢から漏れ出ることで発症する。白内障のすべてのステージで炎症が生じるといわれているが，急激に進行した成熟白内障や過熟白内障では重度の LIU を発症しやすい。徴候としては羞明，結膜充血，縮瞳（水晶体の状態を観察しにくい時は散瞳薬を使用する），虹彩辺縁の外反，房水フレアが認められる。膨化した白内障はしばしば Y 字縫合線が明瞭化し，浅前房となる。虹彩前癒着・後癒着や水晶体前嚢の色素沈着が観察される場合は，慢性経過が示唆される。合併症として，網膜剥離，緑内障，水晶体脱臼が認められることもある。診断は白内障の確認と，ぶどう膜炎の原因となるほかの眼疾患や全身性

眼科疾患

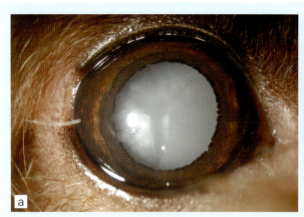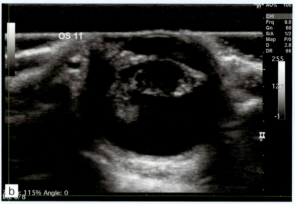

図10　水晶体起因性ぶどう膜炎（LIU）
a：白内障が急激に進行したため，Y字縫合線が明瞭化している。またLIUによる虹彩辺縁の外反も認められる。ステロイドの点眼およびNSAIDsの全身投与を行い，7日後に白内障手術を実施した。
b：眼科超音波検査所見。水晶体後嚢の連続性の消失と硝子体腔への高エコー性物質の脱出を認める（水晶体破嚢）。初診時は重度LIUが認められたため，ステロイドの点眼および全身投与を行い，5日後に白内障手術を実施した。

疾患の除外によって行われる。治療は炎症の重症度に応じて選択する。家族が白内障手術を希望する場合は，早期の手術がよい。もし手術を希望しない場合でも白内障が存在する限り炎症は持続するため，消炎治療は継続する。

（2）水晶体破壊性ぶどう膜炎

水晶体破壊性ぶどう膜炎は水晶体嚢の破裂に伴って，水晶体蛋白が大量に眼内に流入することで発症する。そのため水晶体融解性ぶどう膜炎に比べて，急性で重度のぶどう膜炎が生じる。原因としては，外傷（猫の爪，植物，ガラスの破片）と自然発症（白内障による水晶体の急激な膨化）があり，この2つは病態的に区別される。白内障による破嚢は，水晶体の赤道部から後嚢にかけて発症することが多い（とくに赤道部に多い）[26]。細隙灯顕微鏡検査では，重度ぶどう膜炎に関する所見と，水晶体核の変位が認められることもある。超音波検査では水晶体後嚢の連続性の消失と硝子体腔への高エコー性物質の脱出が観察される。赤道部付近は若干描出しにくいため，さまざまな角度から水晶体を観察して見落としを減らす。治療は積極的な消炎治療と早期の白内障手術の実施が勧められる。白内障手術後の成績は比較的良好で[26]，逆に内科的治療のみでは高率に網膜剥離を発症する[27]。

（3）糖尿病性白内障に伴う水晶体起因性ぶどう膜炎

糖尿病犬における白内障の発症率は高く，糖尿病と診断後170日，370日，470日でそれぞれ50％，75％，80％が白内障を発症する[4]。糖尿病性白内障は，両眼性で進行が早く，重度のLIUを発症しやすい。また，水晶体嚢の破裂を伴うこともある。軽度のLIUの場合は，NSAIDsの点眼および内服薬で治療を行う。重度のLIUでは，ステロイド薬の点眼（±結膜下注射）およびNSAIDsの全身投与が必要になる。ステロイド薬の点眼は，少量ではあるが全身循環に入り，副腎機能や肝臓への影響を与える[19]。糖尿病の犬においてステロイド薬の点眼がどの程度血糖コントロールに影響するかわかっていないが，使用する際は全身への影響を必ずモニタリングするべきである。

4．反射性ぶどう膜炎

反射性ぶどう膜炎は角膜潰瘍に続発して生じる前部ぶどう膜炎である。詳細な病態はわかっていないが，角膜に存在する三叉神経（知覚神経）の刺激が逆行性に伝搬し，ぶどう膜にサブスタンスPが放出されることで発症すると推測されている。徴候は縮瞳，軽度フレアから，フィブリンの析出までさまざまで，基本的には角膜潰瘍の治癒とともに炎症が消失する。そのため角膜潰瘍の治療が最優先で，ぶどう膜炎に対しては

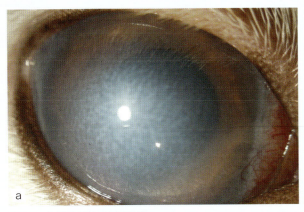
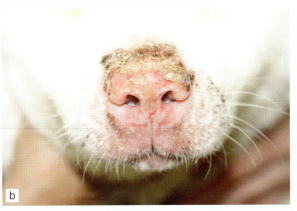

図11　ぶどう膜皮膚症候群
　a：1歳10カ月の秋田犬の右眼。両眼とも続発緑内障によって視覚が消失していた。また眼球拡大，角膜浮腫，結膜充血が認められる。眼圧と痛みのコントロールのために，強膜内シリコン球挿入術を実施した。
　b：手術1カ月後，眼瞼の脱毛および鼻の潰瘍化・痂皮を認めた。

NSAIDsの内服薬を使用する。

5．ぶどう膜皮膚症候群（VKH様症候群）（図11）

　ぶどう膜皮膚症候群 uveodermatologic symdrome（UDS）は，メラノサイトに対する免疫介在性疾患と考えられており，とくにメラノサイトが豊富なぶどう膜組織や皮膚に対して炎症反応が起きる。人のフォークト-小柳-原田（VKH）症候群と類似するが，人と異なり犬では神経徴候はまれである。若齢での発症が多く，好発犬種として秋田犬，サモエド，シベリアン・ハスキー，シェットランド・シープドッグが知られている。眼の徴候として，前ぶどう膜炎，汎ぶどう膜炎，虹彩または脈絡膜の脱色素，胞状網膜剥離が認められる。通常眼病変は両眼対称性に発症するが，虹彩異色症の症例で片眼性に発症した報告もある[21]。乾性角結膜炎（KCS）が併発することもある[10]。ほとんどの症例で再発を繰り返し，膨隆虹彩や炎症産物の隅角への蓄積によって続発緑内障を発症し，視覚消失に至る。
　皮膚病変としては，顔面の皮膚粘膜移行部，鼻平面，陰嚢および肉球の白斑，白毛，脱毛である。通常，眼病変が皮膚病変よりも先行する。ほかの全身徴候はみられない。現在のところUDSの明確な診断基準は確立しておらず，犬種，臨床徴候，皮膚の組織生検の結果から総合的に診断する。

　治療はステロイド薬の点眼および免疫抑制量の全身投与が基本となる。ぶどう膜炎の徴候が軽減してきたらステロイド薬の量を漸減するが，再発しやすい。また免疫調節薬の使用も有効である[17]。とくにステロイド薬の副作用が強い場合や，ステロイド薬の漸減によって早期に再発が認められる場合は考慮する。アザチオプリンは2 mg/kg, sidから開始し，その後1 mg/kg, sidに減量し，維持量として0.5 mg/kg, sidで継続する[6]。今のところシクロスポリンの有効性は証明されていない。続発緑内障に対しては抗緑内障薬（チモロール，ドルゾラミド，ブリンゾラミド）を使用する。内科的治療では眼圧と痛みのコントロールが難しい場合，外科的処置（眼球摘出術もしくは強膜内シリコン球挿入術）が必要となる。

6．色素性ぶどう膜炎

　色素性ぶどう膜炎 pigmentary uveitis（PU）とはゴールデン・レトリーバーで認められる色素沈着に関連したぶどう膜炎で，多くの例で緑内障を併発し（pigmentary cystic glaucoma〔PCG〕），最終的に視覚消失に至る。詳細な病態はわかっていないが，虹彩毛様体上皮シスト（ぶどう膜嚢胞）がぶどう膜炎と緑内障の発症にかかわっていると考えられている。ぶどう膜炎は，シストから漏出した細胞成分や蛋白質が引き金となって発症する。続発緑内障の発症メカニズムは複

眼科疾患

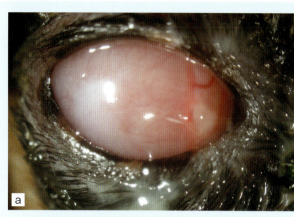
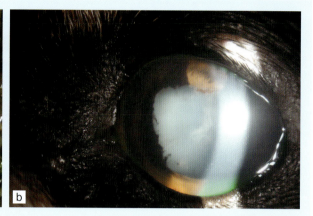

図12　Canine asymmetric uveitis（CAU）
　a：右眼。全眼球炎による羞明が強く，眼瞼周囲に大量の眼脂が認められる。また角膜浮腫，角膜血管新生が認められ，眼科超音波検査で眼内構造の不明瞭化と眼球拡大が生じていた。痛みのコントロールを目的に眼球摘出術を実施した。
　b：左眼。右眼を眼球摘出してから約1年後，左眼も同様にぶどう膜炎を発症した。消炎治療に一度は反応したが，最終的に続発緑内障を発症し，眼球摘出術を実施した。病理組織検査でCAUが疑われた。

雑で，シストによる機械的な隅角の閉塞，炎症細胞や色素の線維柱帯への沈着，瞳孔ブロックなどによって発症する。本疾患は遺伝性疾患と考えられており，遺伝様式は浸透率が不完全な常染色体優性形質と推測されている[8]。原因遺伝子は特定されていない。

　初期のPUの特徴的所見は，水晶体前嚢の放射状もしくは多巣性色素沈着である。シストは虹彩の裏（とくに鼻側）に隠れていることも多いため[10]，散瞳処置を行った後に注意して観察する。ほかの所見として，虹彩後癒着（50％），蜘蛛の巣状のフィブリン形成（36.6％）が認められ，続発症として緑内障（46.4％），白内障（36.6％）が発症する[20]。通常これらの所見は両眼性に発症するが，対称性に認められるわけではない。

　PUは前眼部所見にて水晶体前嚢への色素沈着を認めることで診断される[8]。シストのみが認められる場合はPUではない。ただし，シストが認められたゴールデン・レトリーバーの56.5％が最終的にPUもしくはPCGを発症していることから，シストはPU/PCGのリスクファクターであると考えられる[8]。

　現在PUに対する有効な治療法は確立していない。内科的にはステロイド薬の点眼を基本として，炎症が強い場合は，ステロイド薬の結膜下注射やステロイド薬もしくはアザチオプリンの全身投与を行う[20]。フィブリンが過剰に認められる場合は，組織プラスミノーゲン活性化因子（tPA）製剤の前房内投与が行われることもある[20]。しかし，消炎治療を継続しても続発緑内障の発症を有意に減らしたという報告はない。おそらく一般的なぶどう膜炎による続発緑内障とは異なる機序で発症しているためと思われる。続発緑内障に対しては，内科的には抗緑内障薬（チモロール，ドルゾラミド，ブリンゾラミド）を使用し，眼圧や痛みのコントロールが難しい場合は強膜内シリコン球挿入術や眼球摘出術が選択される。

7．Canine asymmetric uveitis（図12）

　Canine asymmetric uveitis（CAU）とは両眼に発症するぶどう膜炎で，片眼が発症してからもう片眼が発症するまで時間差があり，その差はほぼ同時から4年とばらつきがある[5]。雌での発症が多く，好発犬種はプードルである。徴候は前部ぶどう膜炎〜全眼球炎で，炎症は重度である。また痛みによる元気・食欲低下や，CRPの上昇が認められることもある。積極的な消炎治療を行うことで，一時的に反応がみられるが，最終的には内科的にコントロールできなくなり，眼球摘出術が必要となる。現在，診断方法は病理組織検査のみで，片眼がすでに診断されている場合を除き，摘出後初めて診断されるケースが多い。組織所見としては，ぶどう膜や網膜内層に化膿性肉芽腫性の炎

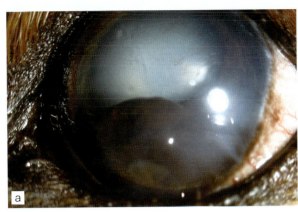
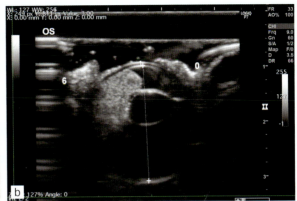

図13 ぶどう膜の腫瘍
　a：4〜8時の方角の虹彩が膨隆し，黒色の腫瘤を形成している。眼球摘出後の病理組織検査の結果，前ぶどう膜黒色細胞腫と診断された。
　b：眼科超音波検査所見。眼内に大きな腫瘤を認める。腫瘤がどこまで浸潤しているかを確認するために，超音波検査は有用である。

症細胞が膜様構造物を形成することと，網膜内の炎症および部分的な壊死を特徴とする。病理組織検査で片眼をCAUと診断できた場合，もう片眼も発症する可能性が高い。したがって，病理組織検査が診断および予後評価(片眼の発症リスク)において重要である。

8．感染症に伴うぶどう膜炎

眼球周囲の膿瘍形成(歯根膿瘍・眼窩膿瘍)が原因となってぶどう膜炎が発症することがある。この場合，重度の全眼球炎と眼球周囲の炎症が生じ，しばしば眼球周囲組織の腫脹による閉瞼不全と露出性角膜炎を併発する。治療は抗菌薬とNSAIDsの全身投与，状況によって外科的な排膿処置を行う。また，子宮蓄膿症などの重度感染症が原因でぶどう膜炎を発症することがある。羞明や結膜充血などの眼の徴候を主訴に来院して子宮蓄膿症が発見されることもある。

海外では Ehrlichia canis, Blastomyces dermatitidis, Borrelia burgdorferi などの全身性感染症が風土病として問題となっている。海外渡航歴があり，これらの感染症が疑われる場合は，血清学的検査を実施する。

9．眼内腫瘍(図13)

眼内腫瘍は原発性と続発性に分かれる。原発性眼内腫瘍で最も多いのはぶどう膜メラノサイトーマ(良性腫瘍)で，2番目は虹彩毛様体腺腫である(表2)[11]。

表2　眼内と視神経の腫瘍

腫瘍の種類	割合(%)
ぶどう膜メラノサイトーマ	41.5
虹彩毛様体腺腫	21.1
ぶどう膜悪性メラノーマ	13.1
リンパ腫	6.3
転移性腫瘍(リンパ腫と組織球性肉腫は除く)	5.9
虹彩毛様体腺癌	4.4
視神経髄膜腫	2.8
組織球性肉腫	2.6
Schwannoma of blue-eyed dogs/peripheral nerve sheath tumor	1.4
星状細胞腫	0.7
髄様上皮腫	0.7

(文献11をもとに作成)

眼内のメラノサイト系腫瘍のほとんどが前部ぶどう膜から発生する。臨床所見は発生部位によってさまざまで，虹彩表層の黒色腫瘤形成，瞳孔の変形，水晶体脱臼，前房出血などが認められる。ほかにも腫瘍による隅角の圧迫や隅角への腫瘍細胞の蓄積によって続発緑内障を発症したり，毛様体に腫瘍が浸潤してBABが破壊されることでぶどう膜炎が発症することもある。これらの合併症のため視覚的予後は不良である。前眼部に明らかな腫瘤形成が認められる場合は診断に

迷わないが，瞳孔の変形や緑内障のみが認められる場合は，超音波検査が有用である。基本的に，診断および治療を目的とした眼球摘出術が勧められる。良性腫瘍の場合は眼球摘出後良好な経過となるが，悪性黒色腫の場合は25％で転移が認められるため，摘出後も注意が必要である[6]。

続発性（転移性）眼内腫瘍で最も多いのはリンパ腫である。リンパ腫の37％は眼徴候を示すとされ，その多くは両眼に発症する[6]。徴候は虹彩の肥厚や色調の変化を伴う前部ぶどう膜炎が一般的で，全眼球炎に至ることもあるが，後部ぶどう膜炎単独で発症することはまれである。ほかの徴候として前房蓄膿，前房出血，角膜炎，網膜下出血，緑内障が認められる。眼原発性腫瘍と比較して明らかな腫瘤の形成は多くない。リンパ腫で眼徴候が認められる場合はステージ5に分類され，眼徴候がない症例に比べて生命予後が悪いとされる。

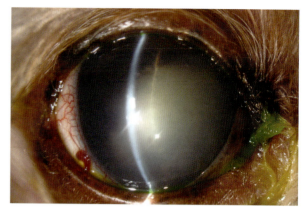

図14　続発緑内障
ぶどう膜炎に続発して緑内障を発症し，視覚が消失していた。結膜充血，角膜浮腫が認められ，虹彩後癒着が広範囲に形成されている。

続発緑内障[16]（図14）

ぶどう膜炎に罹患した犬の17％が5年以内に続発緑内障を発症する。とくに重度のぶどう膜炎では続発緑内障を発症することが多い。発症のメカニズムは，周辺部虹彩前癒着による隅角の閉塞，炎症産物の隅角への蓄積，膨隆虹彩による隅角の圧迫が挙げられる。

通常，ぶどう膜炎では眼圧が低くなる。そのため，ぶどう膜炎存在下で，眼圧が20 mmHg前後である場合や，反対の正常眼よりも眼圧が高い場合は，続発緑内障の可能性を考慮する。続発緑内障における瞳孔径は，前部ぶどう膜炎の影響が強い場合は縮瞳傾向となり，緑内障の影響のほうが強い場合は散瞳傾向となる。

早期から積極的な治療を行うことで視覚を温存できる可能性もあるが，末期の状態で来院した場合の視覚的予後は厳しい。治療はステロイド薬もしくはNSAIDsの局所投与と全身投与を行い，同時に抗緑内障薬（ドルゾラミド，ブリンゾラミド）を使用する。ラタノプロストなどのPG製剤は，縮瞳作用によって虹彩前癒着を助長するため勧められない。瞳孔ブロックを剥がす目的で散瞳薬を使用する場合は，眼圧上昇の危険があるため，入院下で慎重に使用するべきである。続発緑内障に対する外科的処置は，原発緑内障よりもリスクが高い。毛様体レーザー凝固術は眼内でさらなる炎症を引き起こすため推奨されない。緑内障バルブインプラントは術後の炎症のリスクや，それに伴うチューブの閉塞などのリスクがあるが，状況によっては適応となる。最終的に視覚消失に至った場合は，痛みのケアを目的に眼球摘出術や強膜内シリコン球挿入術が勧められる（強膜や眼球周囲まで炎症が波及している場合は，眼球摘出術が望ましい）。

薬の処方例

表3に示す。

高齢の動物への配慮

- 高齢動物では，角膜変性症やマイボーム腺機能不全が認められることが多い。角膜表層の状態を確認せずにステロイド薬やNSAIDsの点眼を使用すると，角膜潰瘍を引き起こす可能性があるため注意が必要である。

犬のぶどう膜炎の診断と治療

表3 薬の処方例

薬剤の種類	投与経路	薬剤名	投与量	参考文献
ステロイド薬	点眼	リン酸ベタメタゾン（リンデロン®点眼・点耳・点鼻液0.1%）	bid〜qid	
		デキサメタゾン（サンテゾーン®点眼液0.1%）		
		ジフルプレドナード（ステロップ®）		
	全身投与	プレドニゾロン（プレドニン®錠5mg）	1〜2mg/kg, sid〜bid	6)
	結膜下注射	トリアムシノロン（ケナコルト-A®）	4〜12mg	19)
		リン酸ベタメタゾン（リンデロン®注0.4%）	1〜3mg	
NSAIDs	点眼	ジクロフェナク（ジクロード®点眼液0.1%）	bid〜qid	23)
		ブロムフェナク（ブロナック®点眼液0.1%）		
		プラノプロフェン（ニフラン®点眼液0.1%）		
	全身投与	ロベナコキシブ（オンシオール®），カルプロフェン（リマダイル®）など	それぞれの規定量	
免疫調節薬	全身投与	アザチオプチン（イムラン®錠50mg）	2mg/kg, sid, 3〜5日間，その後1mg/kg, sid, 10日間，必要に応じて0.5mg/kg, sidで維持	6)
		シクロスポリン（アトピカ®）	5〜10mg/kg, sid	
散瞳薬	点眼	硫酸アトロピン（日点アトロピン点眼液1%）	sid〜bid	12)
		トロピカミド／フェニレフリン（ミドリン®P点眼液）		

動物の家族に伝えるポイント

- ぶどう膜炎が全身疾患の一徴候として発症していることがあり，状況によっては全身の精査が必要になる。
- ぶどう膜皮膚症候群や色素性ぶどう膜炎では長期的な治療が必要になることを説明する。

VNに指導する時のポイント

- 結膜充血や羞明などの徴候を呈する病気として，結膜炎・角膜炎・緑内障・ぶどう膜炎などたくさんの病気があり，なかには視覚にかかわる病気やエマージェンシーも含まれることを覚えておく。
- 薬剤の副作用を理解し，家族に説明できるようにする。

■参考文献

1) Bell CM, Pot SA, Dubielzig RR. Septic implantation syndrome in dogs and cats: a distinct pattern of endophthalmitis with lenticular abscess. *Vet Ophthalmol*. 16: 180-185, 2013. doi: 10.1111/j.1463-5224.2012.01046

2) Bergstrom BE, Stiles J, Townsend WM. Canine panuveitis: a retrospective evaluation of 55 cases (2000-2015). *Vet Ophthalmol*. 20: 390-397, 2017. doi: 10.1111/vop.12437

3) Braus BK, Tichy A, Featherstone HJ, et al. Outcome of phacoemulsification following corneal and lens laceration in cats and dogs (2000-2010). *Vet Ophthalmol*. 20: 4-10, 2017. doi: 10.1111/vop.12335

4) Davidson MG, Nelms SR. Diseases of the Lens and Cataract Formation. In: Gelatt KN, Gilger BC, Kern TJ, (eds). Veterinary Ophthalmology, 5th ed. Willey-Blackwell, Iowa. 2013, pp1199-1233.

5) Dubielzig RR, Ketring K, McLellan GJ, et al. The uvea. In: Veterinary Ocular Pathology. Saunders, Philadelphia. 2010, pp245-322.

6) Hendrix DVH. Diseases and Surgery of the Canine Anterior Uvea. In: Gelatt KN, Gilger BC, Kern TJ, (eds). Veterinary Ophthalmology, 5th ed. Willey-Blackwell, Iowa. 2013, pp1146-1198.

7) Herring IP. Mydriatics/Cycloplegics, Anesthetics, and Tear Substitutes and Stimulators. In: Gelatt KN, Gilger BC, Kern TJ, (eds). Veterinary Ophthalmology, 5th ed. Willey-Blackwell, Iowa. 2013, pp423-434.

8) Holly VL, Sandmeyer LS, Bauer BS, et al. Golden retriever cystic uveal disease: a longitudinal study of iridociliary cysts, pigmentary uveitis, and pigmentary/cystic glaucoma over a decade in western Canada. *Vet Ophthalmol*. 19: 237-244, 2016. doi: 10.1111/vop.12293

9) Jinks MR, Olea-Popelka F, Freeman KS. Causes and outcomes of dogs presenting with hyphema to a referral hospital in Colorado: a retrospective analysis of 99 cases. *Vet Ophthalmol*. 21: 160-166, 2018. doi: 10.1111/vop.12491

10) Kang MH, Lim CY, Park HM. Uveodermatologic syndrome concurrent with keratoconjunctivitis sicca in a miniature poodle dog. *Can Vet J*. 55: 585-588, 2014.

11) Labelle AL, Labelle P. Canine ocular neoplasia: a review. *Vet Ophthalmol*. 16 Suppl 1: 3-14, 2013. doi: 10.1111/vop.12062

12) Ledbetter EC, Gilger BC. Diseases and Surgery of the Canine Cornea and Sclera. In: Gelatt KN, Gilger BC, Kern TJ, (eds). Veterinary Ophthalmology, 5th ed. Willey-Blackwell, Iowa. 2013, pp976-1049.

13) Linn-Pearl RN, Powell RM, Newman HA, et al. Validity of aqueocentesis as a component of anterior uveitis investigation in dogs and cats. *Vet Ophthalmol*. 18: 326-334, 2015. doi: 10.1111/vop.12245

14) Massa KL, Gilger BC, Miller TL, et al. Causes of uveitis in dogs: 102 cases (1989-2000). *Vet Ophthalmol*. 5: 93-98, 2002.

15) Pate DO, Gilger BC, Suter SE, et al. Diagnosis of intraocular lymphosarcoma in a dog by use of a polymerase chain reaction assay for antigen receptor rearrangement. *J Am Vet Med Assoc*. 238: 625-630, 2011. doi: 10.2460/javma.238.5.625

16) Pumphrey S. Canine Secondary Glaucoma. In: Pizzirani S, (ed). Glaucoma, An Issue of Veterinary Clinics of North America: Small Animal Practice. Elsevier, Pennsylvania. 2015, pp1335-1364.

17) Pye CC. Uveodermatologic syndrome in an Akita. *Can Vet J*. 50: 861-864, 2009.

18) Rampazzo A, Eule C, Speier S, et al. Scleral rupture in dogs, cats, and horses. *Vet Ophthalmol*. 9: 149-155, 2006. doi: 10.1111/j.1463-5224.2006.00455.x

19) Rankln A. Anti-Inflammatory and Immunosuppressant Drugs. In: Gelatt KN, Gilger BC, Kern TJ, (eds). Veterinary Ophthalmology, 5th ed. Willey-Blackwell, Iowa. 2013, pp407-422.

20) Sapienza JS, Simó FJ, Prades-Sapienza A. Golden Retriever uveitis: 75 cases (1994-1999). *Vet Ophthalmol*. 3: 241-246, 2000.

21) Sigle KJ, McLellan GJ, Haynes JS, et al. Unilateral uveitis in a dog with uveodermatologic syndrome. *J Am Vet Med Assoc*. 228: 543-548, 2006. doi: 10.2460/javma.228.4.543

22) Townsend WM, Gornik KR. Prevalence of uveal cysts and pigmentary uveitis in Golden Retrievers in three Midwestern states. *J Am Vet Med Assoc*. 243: 1298-1301, 2013. doi: 10.2460/javma.243.9.1298.

23) Townsend WM. Canine and Feline Uveitis. In: Williams DL, (ed). Ophthalmic Immunology and Immune-Mediated Disease, An Issue of Veterinary Clinics: Small Animal Practice. Elsevier. Pennsylvania. 2008, pp323-346.

24) Van Der Woerdt A. Lens-induced uveitis. *Vet Ophthalmol*. 3: 227-234, 2000.

25) Violette NP, Ledbetter EC. Punctate retinal hemorrhage and its relation to ocular and systemic disease in dogs: 83 cases. *Vet Ophthalmol*. 21: 233-239, 2018. doi: 10.1111/vop.12496

26) Wilkie DA, Gemensky-Metzler AJ, Colitz CM, et al. Canine cataracts, diabetes mellitus and spontaneous lens capsule rupture: a retrospective study of 18 dogs. *Vet Ophthalmol*. 9: 328-334, 2006. doil: 10.1111/j.1463-5224.2006.00490.x

27) 福島　潮，福島美鈴，金澤崇史ほか．水晶体破嚢を伴う犬の白内障の5症例．比較眼科研究．32：43-47, 2013．doi: org/10.11254/jscvo.32.43

12 歯科疾患

猫の歯科
～猫の歯牙吸収～

とだ動物病院　小動物歯科
戸田　功

アドバイス

近年，猫の飼育頭数が増えている。歯牙吸収 tooth resorption(TR)は，非常に多くの成猫にみられる代表的な歯科疾患であるにもかかわらず，多くの家族がその存在を認知していない特殊な疾患である。
TR の原因について詳細は未だ明らかになっていないため，予防法も確立しておらず治療も難しい。本稿では猫の TR について概要を解説する。

名称について

以前は人の虫歯(う蝕)と臨床的および X 線所見が似通っていたため「猫の虫歯」とよばれていたが，TR は臨床的および組織学的に人の虫歯とは異なるものである。人の虫歯は，歯の表面上で炭水化物を発酵させるう蝕原性細菌によって引き起こされる。

また，以前は TR 以外に歯頚部病変，歯頚部吸収病巣，ネックリージョン，猫の破歯細胞性吸収病巣 feline odontoclastic resorptive lesion (FORL)や猫の吸収病巣 resorptive lesion ともよばれていた。猫だけでなく人や犬にも認められることから「猫の」という言葉が割愛され，近年では単純に吸収病巣 resorptive lesion (RL)とよばれるようになっている。

現在のところ日本では tooth resorption の訳として「吸収病巣」が通用しているが，筆者は直訳である「歯牙吸収」のほうが適切と考えているため，本稿では「歯牙吸収」と記載する。

発生状況

猫の TR は 1920 年代に最初に報告された。1960 年以前は発生が少なかったようである。その後徐々に発生率は増加し，現在では成熟した猫の 20 ～ 75％にみられるようになった[5]。猫ではよくみられる歯科疾患のひとつであり，当院(とだ動物病院)でも歯科処置を

する猫のおよそ半数に認められる。しかしながら TR に気付く，もしくは TR 自体を知っている家族はおよそ 1 ～ 2 割程度と少ない。猫での発生率は非常に高いが，犬や人では低い。

1 本でも TR が存在するとほかの歯にも TR がみられる傾向にあり，年齢とともに発生率，罹患する歯の数は増加する傾向にある。

1. 好発品種と年齢

TR は品種を問わず発症がみられるが，純血種はより早い時期に罹患している傾向があるとされている[6]。永久歯を持つ猫であれば罹患する可能性がある。しかし，2 歳未満の猫ではほとんど診断されず，多くの場合 4 ～ 6 歳で病変が発生する。発生率は 10 歳以上で 69％と，加齢に伴い増加するとされている[5]。

また，柔らかい食事，生の肝臓を含む食事，低カルシウムの療法食を与えられている猫や，室内飼育の猫に多くみられるとされている[6]。

2. 好発部位

正常な歯と左下顎の歯科 X 線像を図 1 ～ 3 に示す。歯の数と形状，さらに歯根膜に注目してもらいたい。

TR は文字通り歯質(歯の硬組織であるエナメル質と象牙質)が吸収される疾患である。すなわち，歯に限局して発生する疾患であり，本来は歯以外の組織に病態が及ぶことは少ない(図4，5)。ただし歯周病が併発することも多く，その場合は複雑な病態となる。

歯科疾患

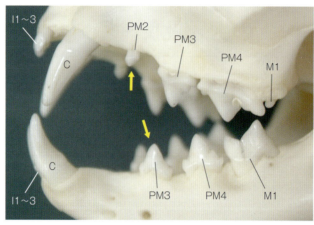

図1 正常な猫の永久歯歯列
　　上顎PM2と下顎PM3（矢印）は，はじめにTRに罹患しやすい。
　　I：切歯，C：犬歯，PM：前臼歯，M：後臼歯

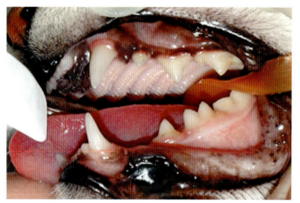

図2 正常な猫の歯列

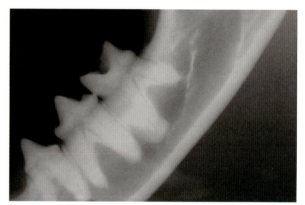

図3 正常な猫の左下顎臼歯X線画像
　　歯根膜，歯，歯根を明確に判別できる。

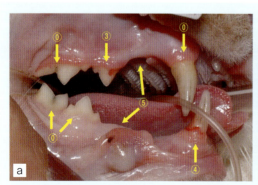
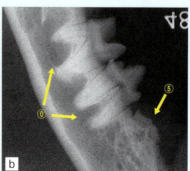
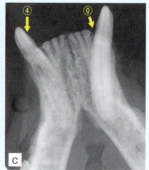

図4 TRの歯と正常な歯
　　a：右側の肉眼像，b：右下顎のX線画像，c：下顎先端のX線画像。
　　⓪：正常な歯，③：ステージ3，④：ステージ4，⑤：ステージ5

猫の歯科

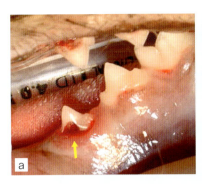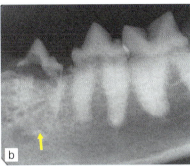

図5 ステージ4のTR
左下顎第3前臼歯(矢印)の歯頚部に窩洞を認める。歯根は吸収され、骨様組織に置換されている。
a：肉眼像
b：X線画像

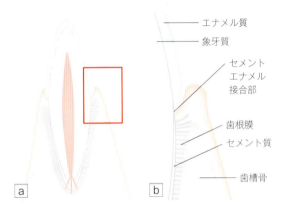

図6 セメントエナメル接合部の模式図
a：全体像。
b：a囲み部分の拡大図。
(文献1をもとに作成)

通常、過形成性の歯肉で埋められたような所見を呈し、歯頚部(セメントエナメル接合部、図6)付近の唇側または頬側表面でみられる。

一般的に、TRに罹患しやすい歯は下顎の第3前臼歯および第1後臼歯、上顎の第3前臼歯および第4前臼歯の頬側表面と考えられている[1,5](図1、5)が、そのほかのいずれの歯にも起こりうる。犬歯では歯頚部のセメントエナメル接合部の頂端部(歯根の一番歯冠側の部分)に発生する場合が多い。これは肉眼では確認しにくい位置であり、しばしば臨床的に明らかな所見が認められない場合がある(図4、5)。また、TRは歯頚部から発生する場合が多いが、歯根部や歯冠の途中から発生する場合もある(図5、10)。吸収は歯頚部から歯冠に向けて起こることが多く、通常、歯冠の頂上付近から発生することはない。

TRと歯周病は同時にみられることも多い(後述)が基本的には別の疾患であり、単独でも発生する。歯周病は隣接している歯にも影響が及ぶことが多いが、TRは罹患した歯のみに発生し、基本的に隣接歯に影響は及ばない(図4、5)。

臨床徴候

TRに罹患した多くの猫ではさまざまな臨床徴候を呈し、特有の臨床的徴候を示すことは少ない。

前述のようにTRの認知度は低いため、猫が口腔内の不快感を示すことに気付いても、その原因がTRによるものだと認識できる家族は少ない。動物病院での身体検査でも発見が難しい病気であるために見過ごされ、詳細な口腔内検査やX線検査で初めてその存在が認識されることも多い。

TRに罹患した一部の猫では、歯の痛覚過敏、頭部や顎の震え、食欲不振、口内出血、採食困難、食べ方の変化などの徴候を示す場合もある。口腔内の疼痛に関連した徴候を示すことがあるため、問診、意識下での口腔内検査、身体検査で詳細に確認するように心がけたい。たとえば、TRのステージ3(後述)などでは採食時に疼痛がみられることがある。その場合、問診で「ドライフードを嫌がるようになった」「前肢で口を掻く仕草をする」「歯ぎしりをするようになった」「顎をカクカクと細かく上下にふるわせる」「食欲が不安定」などの徴候を訴えることがあるため、聞き逃さないようにしたい。

歯科疾患

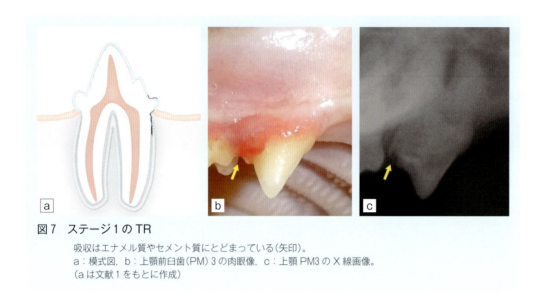

図7　ステージ1のTR
吸収はエナメル質やセメント質にとどまっている（矢印）。
a：模式図，b：上顎前臼歯（PM）3の肉眼像，c：上顎PM3のX線画像。
（aは文献1をもとに作成）

X線検査での特徴と歯牙吸収の分類

TRとは歯が吸収され，骨様組織（骨またはセメント質様の組織）に置換される病気である。歯根部分では歯質が再吸収されて骨に置換されていくことが多く，X線所見では歯根の陰影から骨の所見に移行していく。一方，歯冠部分では吸収されたままで骨に置換されることは少なく，X線所見では歯冠は欠損してみえることがほとんどである（図5）。

1．ステージ分類

TRのステージ分類は，歯の欠損の程度によって区分される。

（1）ステージ1（TR1，図7）

歯の硬組織の欠損は軽度である。セメント質のみ，またはセメント質とエナメル質までの喪失が起こっている段階である。肉眼では歯頚部などに変色やわずかな窪みなどとして認められることがあるが，認識しにくい場合もある。

X線像では，エナメル質やセメント質などのごくわずかな欠損像として認められる。エキスプローラーでは歯面の引っかかりとして認知できる。

（2）ステージ2（TR2，図8）

歯の硬組織の喪失は中程度である。ステージ1の喪失に加え，歯髄腔までは及ばない象牙質の喪失が起こっている段階である。肉眼では歯頚部に歯肉の隆起がみられることが多く，歯肉内部で歯質が欠損している。歯根にのみ吸収が起こっている場合には肉眼で認識することは難しい。

X線像およびエキスプローラーでの検査では，吸収は歯髄に及んでいない。

（3）ステージ3（TR3，図9）

歯の硬組織は深部まで喪失している。ステージ2の喪失に加え，歯髄腔に及ぶ喪失が認められる。歯の大部分の形状は保持している。ステージ2と同様，肉眼では歯冠の外観はほとんど保たれていることが認められ，歯頚部に歯肉の隆起がみられることがある。

X線像では吸収は歯髄に及び，さらに歯冠や歯根の広範囲で吸収が進んでいる状態として認められる。

意識下での診察時やエキスプローラーでの検診時に疼痛を示すことがある。歯頚や歯冠に吸収がみられる場合には，エキスプローラーでの検診時に歯髄に及ぶ深い窩洞を確認できることがある。

猫の歯科

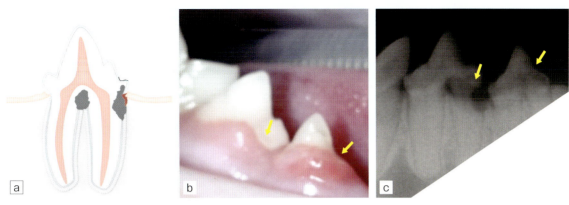

図8　ステージ2のTR
　吸収は象牙質に及んでいるが歯髄には達していない（矢印）。
　a：模式図，b：右下顎前臼歯（PM）3，4の肉眼像，c：右下顎PM3，4のX線画像。
　（aは文献1をもとに作成）

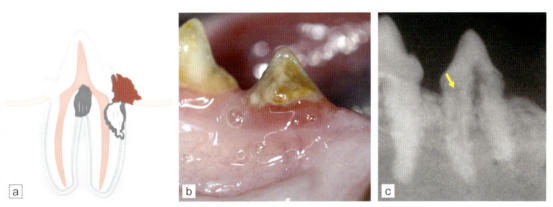

図9　ステージ3のTR
　吸収は歯髄の一部に及び，象牙質や歯髄腔のX線透過度が不明瞭。歯冠や歯根の形態は損なわれていない（矢印）。
　a：模式図，b：右下顎前臼歯（PM）3の肉眼像，c：右下顎PM3のX線画像。
　（aは文献1をもとに作成）

（4）ステージ 4（TR4，図10）

　歯の硬組織の欠損は広範囲に及ぶ。ステージ3の喪失に加え，象牙質の喪失が歯髄腔に及ぶ。歯の多くが骨様組織に置換され，歯の完全性を失っている。肉眼では，多くの場合で歯冠の一部が残り，歯頸部の多くが歯肉で覆われてみえる。

　X線像ではX線透過領域は歯冠象牙質全体に及び，歯髄腔や歯根膜は不明瞭で連続性に欠け，骨性癒着がみられる。さらに，吸収の程度により次のように分類される。

- 4a：歯冠と歯根は等しく喪失がみられる。
- 4b：歯冠は歯根よりも深刻な喪失がみられる。
- 4c：歯根は歯冠よりも深刻な喪失がみられる。

（5）ステージ 5（TR5，図11）

　歯の硬組織の構造はほとんど喪失し，歯肉の被覆が完了している。歯根が骨様組織に置換されている。肉眼では，歯肉の隆起としてみえる。

　X線像では，歯根のあった部分に不規則な放射線不透過性の領域がみられる。

歯科疾患

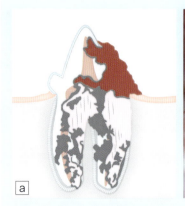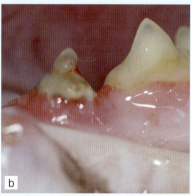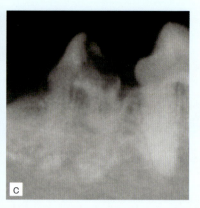

図10　ステージ4のTR
　　　歯質の破壊は歯頸部から歯冠や歯根の大部分に及び，歯髄腔や歯根膜は不明瞭で連続性に欠け，骨性癒着がみられる。
　　　a：模式図，b：左下顎前臼歯（PM）3の肉眼像，c：左下顎PM3のX線画像。
　　　（aは文献1をもとに作成）

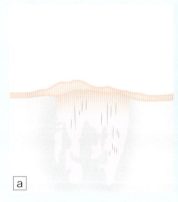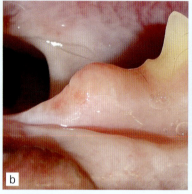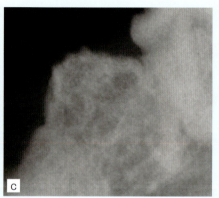

図11　ステージ5のTR
　　　臨床的に歯冠はみられず，歯肉の膨隆部としてみられる。X線では歯根を認める場合もあるが，歯槽骨と同様の透過性にみられる。
　　　a：模式図，b：左下顎前臼歯（PM）3の肉眼像，c：左下顎PM3のX線画像。
　　　（aは文献1をもとに作成）

2．X線所見による分類

　TRはX線像の所見から3つのタイプに分類される。
　一般的にタイプ1とタイプ2では原因が異なると考えられており（後述），この区分は治療を行ううえで役立つとされている。しかし，その原因については多くの仮説があり，明確にされていない。タイプ1とタイプ2の移行中のX線像がみられることもあり，病変が軽微な場合などでは判別が困難な場合もある。

（1）タイプ1（図12）

　初期に歯頸部付近のセメント質とエナメル質に欠損が発生し，歯冠や歯根に吸収が進む。X線では歯根膜腔や歯根を確認することができ，歯根の形状は保たれている。欠損部は骨様組織に置換されていない。

（2）タイプ2（図13）

　破歯細胞により吸収された部位が骨様組織に置換される病態である。X線像では歯根や歯根膜腔の形状は保たれていない。

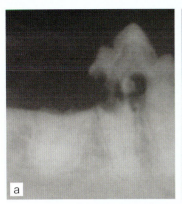
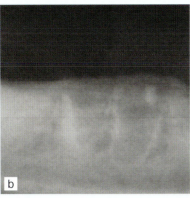

図12 タイプ1，ステージ3のTR
a：右下顎第4前臼歯，吸収は歯冠に向かい，歯根膜が残る。
b：抜歯後。

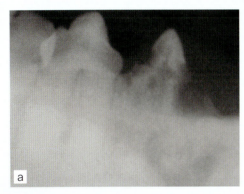
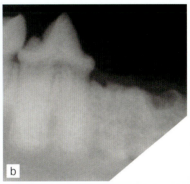

図13 タイプ2，ステージ4のTR
a：右下顎第3前臼歯，歯根膜が消失。
b：歯冠切除。

（3）タイプ3（図14e, f）

タイプ1とタイプ2の両方の特徴を示す。

発生機序と原因

1．発生機序

TRは一般的に次のように進行すると考えられている。

セメントエナメル接合部の近くではじまるTR（ステージ1～2）は，口腔環境にさらされることで汚染，炎症が起こり，吸収過程の次の段階へと移行する。これらの病態は，プラークの蓄積，炎症，サイトカインおよびリポ多糖類の放出によって引き起こされ，破歯細胞のエナメル接合部への移動を刺激すると考えられている[4]。そして破歯細胞により歯が吸収され（後述），そのすぐ近くで骨芽細胞が骨様組織に置換することでTRが進行する。最終的に，歯冠が吸収されて歯が喪失したり，歯質の脆弱化により歯冠が折れたりすることで肉眼的に歯冠が喪失し，肉芽様の隆起となる（ステージ5，図11）。

2．原因

TRは，基本的には破歯細胞という細胞が歯質を貪食することで，歯質の欠損が発生する。骨吸収細胞を破骨細胞とよぶように，歯の無機質を吸収する細胞を破歯細胞とよぶ。破歯細胞のすぐそばで骨芽細胞が欠損部に骨様組織を作り，補填していくことで，歯が骨様組織に置換される。TRは進行性疾患と考えられている[1,4,5]。現在のところ，TRをもたらす破歯細胞の活性化の原因は明らかになっていない。

病理組織学的な所見としてはステージ分類とタイプ分類で状態が異なるが，タイプ1と2は厳密に区別できない場合も多い。タイプ1の典型的な所見として

歯科疾患

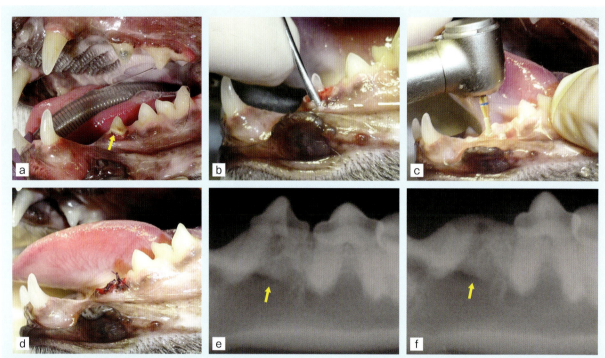

図14　ステージ2の歯冠切除
a：ステージ2の下顎第3前臼歯(矢印)の肉眼像。
b：チゼル(骨膜剥離子，骨膜起子)で歯肉縁を剥離する。
c：太めのダイヤモンドのシリンダーバーで歯冠を切除する。
d：4-0角針モノクリルで縫合する。
e：ステージ2の下顎第3前臼歯(矢印)のX線画像。
f：eの歯冠切除後(矢印)。

は，骨様組織に置換されず，歯質の欠損部に肉芽様組織が占拠する形態を示す(図7)。タイプ2の典型的な所見では，歯質の欠損部は骨様組織に置換されている。

典型的な歯の吸収は，前述のように歯頚部(セメントエナメル接合部)もしくは歯根表面のセメント質からはじまり，歯根もしくは歯根と歯冠に進行する。歯冠に向かって進行するTRにおいて，歯肉隆起(肥厚)の近くの象牙質およびエナメル質の損失には，口腔内環境の悪化が関係してるとされている[5]。すなわち，歯周囲の組織の炎症が起こることで，TRが起こりやすくなる。

(1) 歯周病の関与

猫のTRの原因として歯周病の関与があるとされているが，詳細は未だ不明である。逆にTRが歯冠の外部に発生した場合は，歯の粗くなった表面への歯垢の沈着による二次的な歯周病の誘発が考えられる。

歯冠外側に発生したTRへの歯周病の併発は非常に多くみられるが，この状態は歯周病自体が原因であるか，二次的に発生したものかの鑑別が難しい。

(2) タイプ別の原因
①タイプ1

一般的に，歯質の吸収はタイプ2よりも早く進み，骨芽細胞による骨様組織の置換がされにくい。吸収が進行する際に歯根膜が感染を起こすと，硬組織の損失に対する置換が抑制され，歯の欠損が持続し，歯周病の原因となる場合もある。逆に，タイプ1の原因として歯周病，歯内疾患，歯肉口内炎などが関与しているとも考えられている[4]。一般的に年齢に関係なく発生する。

②タイプ 2

主に歯根に起こり，ゆっくり置換されていく。歯根や歯根膜は骨様組織に置換されることが多い。一般的に，タイプ 2 は鈍性外傷などが関与していると考えられている[1,4]。人では過剰な咬合力がかかったことに反応して歯質の吸収が起こることがわかっており，猫でも側方から咬合圧がかかることで吸収が起こると考えられている。一般的に，加齢に伴い発生率が増加する。

（3）その他の原因

歯の吸収に関連する有病率および危険因子に関する報告で，食物のマグネシウム含量によって歯の再吸収の程度が変化することが判明した[3,5]。

猫の食事療法は，原因解明に役立つ可能性がある。野生の猫は家猫と比較して罹患率がはるかに低いことから，TR には食事からの過剰なビタミン D の摂取が関与している可能性がある。TR を伴う猫は，対照群と比較して統計的に血清 25-ヒドロキシビタミン D の濃度が有意に増加していることが判明した[1,4]。食事中のビタミン D の推奨量は 250 IU/kg 乾燥重量であるが，試験した缶詰食品の 73％で 1,500 IU/kg 乾燥重量以上の含有量を示し，31％が米国飼養管理協会の最大許容量とする 10,000 IU/kg 乾燥重量を超えていた。さらに，実験動物（犬，豚，ラット）に過剰量のビタミン D を投与すると，猫の TR タイプ 2 で観察されたものと同様，歯および歯周組織の変化が生じたという報告もある[1]。

診断

1．意識下での口腔内検査

身体検査時に，しばしば歯の欠損部もしくは歯肉様の組織に覆われた領域（歯頸部の歯肉の盛り上がり）として認められることがある。しかしながら，軽度の TR が内側（舌側，口蓋側）や歯根に発生した場合には，肉眼で診断することは難しい。また，ステージ 5 の TR は歯冠がないため見過ごされている場合も多

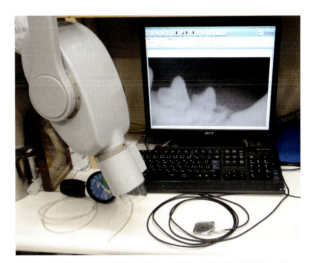

図 15　歯科用 X 線発生装置とデジタル歯科 X 線センサー

く，X 線検査なしにその診断を下すことは難しい。ひとつでも TR に罹患した歯がある猫では，複数の歯に TR が発生する可能性があるため，歯の数に注目すべきである。前述のとおり上下前臼歯に発生することが多いため，前臼歯の数が足りない場合は臨床徴候および触診で徴候が認められなくとも TR が存在している可能性が高い。

身体検査の次は，綿棒などを用いて歯を診断する。歯頸部に発生することが多いため，歯と歯肉との境目を確認する。歯に肉芽様の病変などがある場合，触れることにより疼痛を示すことがある。

2．全身麻酔下での歯科検査

意識下では口腔内の詳細な検査は難しいため，確定診断には全身麻酔下での口腔内検査と歯科用 X 線検査（図 15）を行う必要がある。

（1）歯科用エキスプローラー

まずは歯周プローブを用いて，歯周病の検査などを行う。

次に，すべての歯のすべての表面を歯科用エキスプローラー（探針，図 16）を用いて検査する。エキスプローラーを歯面に沿って動かし，引っかかる部位を探索する。とくに TR は歯頸部（セメントエナメル接合部および歯肉付着部）に発生しやすいため，歯肉縁下

歯科疾患

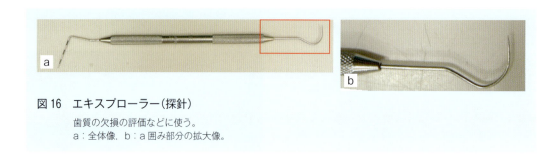

図16　エキスプローラー（探針）
歯質の欠損の評価などに使う。
a：全体像，b：a囲み部分の拡大像。

もエキスプローラーでの検査を行う。肉芽様の盛り上がりにも挿入し，歯質の欠損の有無を検査する（図17）。

X線像では歯の横側（頭側および尾側）に発生した病変は認識しやすいが，内側（舌側，口蓋側），外側（唇側，頬側）に発生した病変は認識しにくい場合がある。TRは唇側に発生する場合も多いため，X線検査前にエキスプローラーでの検査を行う。

また，下顎第1後臼歯は，その歯根分岐部の露出がしばしばTRとして誤診されやすいため，正常な解剖学的構造を把握しておく必要がある。

（2）歯科用X線検査

次にX線検査を行う。歯科用X線検査は，TRを分類し，診断および治療するための重要な検査法である。

歯科用のX線検査は個々の歯を詳細に診断することができるため，TRの診断に適している。全身用のX線（装置とフィルム）による検査は角度がついた画像となり，歯がほかの骨などに重なること，画像の感度も低いことから，個々の歯の詳細な診断が難しくTRの診断には適さない。とくにステージ1～2では診断が難しい。

TRを持つ猫では複数の歯にTRを認めることが多いため，3歳以上の猫では全歯に歯科用X線検査を行うことが推奨される。ステージ1の病変は非常に軽微であることも多く，詳細な読影が必須となる。

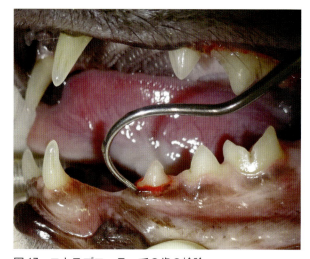

図17　エキスプローラーでの歯の検診
歯冠や歯頸部の表面を滑らすように歯の窩洞などを検査する。

治療

治療法は未だ確立されていない。現在行われている治療の主な目的は，痛みや不快感などを和らげることである。TRは治療に反応しない，進行性の病変であると考えられている。

ステージ1～3では，いわゆる知覚過敏のように痛みが生じる可能性がある。ステージ4および5では歯髄がすでに置換されており，痛みを感じる可能性は低い。

TRに罹患した歯の治療計画は重要である。獣医師は先を見越して，その猫にとって最適な治療を家族とともに検討するべきである。具体的には①抜歯，②意図的な歯冠切除（歯根の保持），③保存修復，④慎重なモニタリング（処置はしない），⑤歯科の二次施設への紹介などの選択を考慮するべきである。

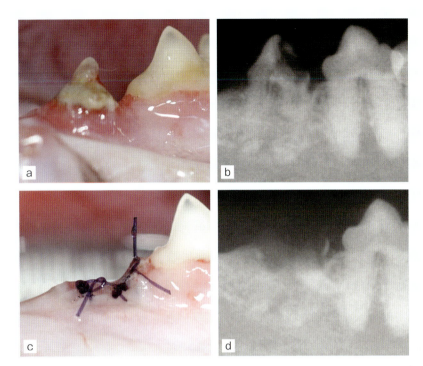

図18 タイプ2, ステージ4のTR
左下顎第3前臼歯. 歯根膜が消失しており(a, b), 歯冠切除した(c, d)。

治療法は, ステージとタイプによって異なる。

- タイプ1：基本的に歯根まで抜歯する(図12)。
- タイプ2：歯根膜がなく歯根を抜去することが難しいため, 歯冠切除を行う(図13, 14, 18)。ただし, 歯周病や歯の周囲の感染がみられる場合, 歯冠切除は不適である。

- ステージ1：経過観察
- ステージ2～4：抜歯か歯冠切除
- ステージ5：無治療

1. 抜歯

ステージ2～4の治療は抜歯が基本となる(図12)。また, タイプ1のように歯根膜を有する場合は, 歯根ごとの抜歯が最もよい。歯質の吸収がみられ, 歯根と歯根膜腔の正常なX線像を有する場合は, 完全に抜歯することが最良の治療となる。病変は一般的に歯頸部から吸収がはじまり, 歯根や歯冠に拡大していく。これらの歯を抜歯することは, 継続する炎症や将来の痛みを防ぐのに役立つ。

2. 歯冠切除

タイプ2のTRのように歯根がすでに置換された場合には, 歯根を除去することが困難である。歯周病などを伴っていない場合には, 障害を起こしている歯冠のみを削り取るという選択もある(図13, 14, 18)。

歯周病を併発している場合は, 歯周病の治療も同時に行い, 感染している歯根があれば極力歯根を除去すべきである。ただし, タイプ2では歯根膜が消失しているため, 抜歯も難しい。その場合, 歯根があった部分のハイスピードハンドピースとダイヤモンドバーによる除去は推奨されない。鼻腔, 下顎, 眼窩下腔への穿孔や, 舌下の軟組織の外傷および皮下の気腫を含む, 医原性の悪影響を伴う可能性があるためである。そのため, できるだけていねいな抜歯を試みる。

(1) 歯冠切除に必要な器材

歯冠切除に必要な器材を表ならびに図19～21に示す。

歯科疾患

表　歯冠切除に必要な器材

- チゼル（骨膜剥離子，骨膜起子，先端が3mmと5mmの幅で丸いもの）
- 虹彩鋏もしくは歯肉鋏
- 把針器（10～13cmの先端が細くなっているもの）
- アドソン型通常攝子
- 角針付4-0，5-0モノフィラメント吸収性縫合糸（モノクリル®：ジョンソン・エンド・ジョンソン㈱）
- 歯科ユニットもしくはハイスピードハンドピース
- ダイヤモンドバー（ラウンドバー，シリンダーバーなど）

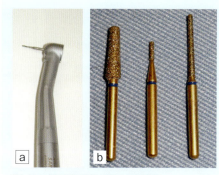

図19　歯冠切削に用いる器材
a：歯科ユニットのエアタービン（ハイスピードハンドピース）
b：ダイヤモンドバーの太めのシリンダーバー

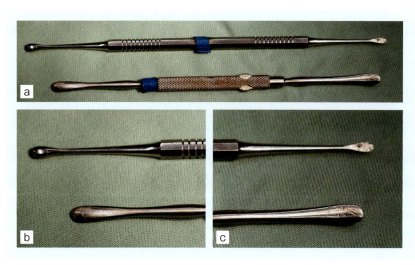

図20　チゼル（骨膜剥離子，骨膜起子）
先端は丸いもの，3mm，5mm程度のものが使いやすい。
a：全体像
b，c：両端の拡大像

（2）歯冠切除の方法

① 歯肉縁をチゼル（骨膜剥離子，骨膜起子，図20）を用いて歯槽骨から剥離し，歯頸部周囲の歯槽骨を露出させる（図14a，b）。

② 後で縫合することを考え，この時点で抜歯した部分を覆える程度に歯の外側と内側（唇側と頬側）の歯肉粘膜を剥離し，フラップを作成する。このフラップをエンベロープフラップという。

③ ハイスピードハンドピースにダイヤモンドバー（太めのシリンダーバーなど）を用いて，歯冠と歯槽骨の縁を切削し，さらに歯冠側の歯根を1～2mm切削する。歯肉縁を縫合した際に，内部に収まる程度に切削する。その際，周囲の歯槽骨と同じレベルになるように平坦に切削し，指でなぞっても引っかからない程度まで滑らかにすることが重要なポイントである（図14c）。

④ 切削後に歯科用X線で確認する（図14e，f）。

⑤ エンベロープフラップを4-0もしくは5-0吸収性縫合糸で縫合する（図14d）。

3．保存修復

保存修復は，歯髄が露出していない場合に歯科材料（コンポジットレジンやグラスアイオノマーセメントなど）を用いて行う治療である。TRの歯を保存し，

元通りに治すことが可能であれば一番よい。以前はステージ1〜2のTRに対し，保存修復などによる治療が行われた。しかし，長期予後が悪く，治療を行っても予後が変わらないことが判明したため，現在は保存修復は推奨されていない。

同様に，局所的な薬剤投与，レーザーによる表面病変の焼灼は吸収の進行を止められず，歯の吸収による痛みを治療するのに有効でもない。

4．手術せずモニタリングを行う

ステージ1〜2のTRの歯などは置換された組織に覆われ，口腔環境にさらされることなく無徴候であることも多い。そのため，抜歯などの治療を望まず，経過観察を希望する家族もいる。TRは進行性であるため，少なくとも6カ月ごとに臨床的およびX線での検査を行い，このような歯を注意深く監視できるようであれば，その場では抜歯をせず保留することを選択できる。その後の定期検査で病変が進行するようであれば，必要に応じて抜歯を行う。

なお，無徴候の場合でも，今後TRによる痛みや不快感を示す可能性があることを家族に理解してもらう必要がある。すでに臨床徴候がある場合には抜歯か歯冠切除が必要である。

予防方法と維持管理

現在のところ効果的な予防方法はない。タイプ1では歯周病が関与していると考えられているため，定期的な歯科予防処置とていねいなホームケアによる歯周病予防を行うことは意味があると筆者は考える。TR自体を治療することはできないにしても，定期的に口腔内の検査と歯科処置を行うことで，軽症にとどめることも可能になると考えられる。

また，当院では歯肉の炎症を抑え徴候を和らげるために，ラクトフェリン含有のジェルを歯頚部に塗布することを家族に勧めている。

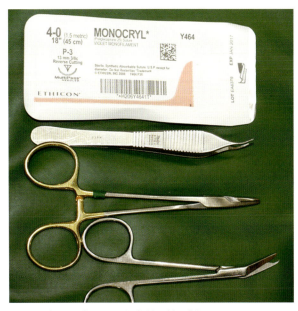

図21　歯冠切除に必要な歯科器材の例
上から角針付4-0モノフィラメント吸収性縫合糸。通常鑷子。把針器(ヘッドが小さく，10 cm程度)。抜糸鋏。

 高齢の動物への配慮
- 高齢になるとTRの発生率は高くなるため，定期検診では口腔の観察をていねいに行う必要がある。

 動物の家族に伝えるポイント
- TR自体の認識率が低いため，日頃からTRとその対処法を説明し，定期検診と予防歯科処置の必要性を伝えることは重要である。

VNに指導する時のポイント
- TRを含め口腔疾患とその対処法を教育する。
- TRについてわかりやすいパンフレットなどをVNに用意してもらい，家族に対する教育を推進する。

歯科疾患

■参考文献

1) Bellows, J. Feline dentistry : oral assessment, treatment, and preventative care. Wiley-Blackwell, Iowa. 2010.

2) DuPont GA, DeBowes LJ. Comparison of periodontitis and root replacement in cat teeth with resorptive lesions. *J Vet Dent*. 19: 71-75, 2002. doi: 10.1177/089875640201900202

3) DuPont GA. Radiographic evaluation and treatment of feline dental resorptive lesions. *Vet Clin North Am Small Anim Pract*. 35: 943-962, 2005. doi: 10.1016/j.cvsm.2005.03.008

4) DuPont GA. 歯牙硬組織の疾患：小動物の実践歯科学〜歯，口腔，上顎顔面部の治療〜. Niemiec BA，橋本善春監訳. 緑書房. 2013, pp127-156.

5) Girard N, Servet E, Biourge V, et al. Feline tooth resorption in a colony of 109 cats. *J Vet Dent*. 25: 166-174, 2008. doi: 10.1177/089875640802500302

6) Reiter AM, Lewis JR, Okuda A. Update on the etiology of tooth resorption in domestic cats. *Vet Clin North Am Small Anim Pract*. 35: 913-942, 2005. doi: 10.1016/j.cvsm.2005.03.006

7) Reiter AM, Lyon KF, Nachreiner RF, et al. Evaluation of calciotropic hormones in cats with odontoclastic resorptive lesions. *Am J Vet Res*. 66: 1446-1452, 2005.

8) Reiter AM. Feline "odontolysis" in the 1920's: the forgotten histopathological study of feline odontoclastic resorptive lesions (FORL). *J Vet Dent*. 15: 35-41, 1998. doi: 10.1177/089875649801500106

9) Schneck GW, Osborn JW. Neck lesions in the teeth of cats. *Vet Rec*. 99: 100, 1976.

13 皮膚疾患 -1-

食物アレルギーに関する最新知見
～食物アレルゲンの経皮曝露による皮膚徴候の発症～

スペクトラム ラボ ジャパン㈱ テクニカルディレクター
荒井延明

アドバイス

　食物アレルギーは，感作アレルゲンを知ったうえで，経皮曝露に注意を払いながら食べて治す時代が到来しつつある。2008 年，英国の Lack によって「経皮的に食物アレルゲンに曝露されると感作が成立し，適切な量とタイミングで経口摂取された食物は，むしろ免疫寛容を誘導する」という二重アレルゲン曝露仮説が提唱された[11]。その流れを受けて治療法に変化が生まれている。この数年，筆者が臨床現場で舌下免疫療法を実践していて経験的に感じていたことでもある。人ではここ１～２年で過去の常識を覆す報告が次々と発表されている。経口投与による免疫寛容の誘導は食物アレルギーの治療にも応用可能なのでは，との発想を裏付ける報告がある[14,15]。経皮曝露は食物アレルゲンの含まれた湯気や蒸気によっても起こるため，アレルギー体質の伴侶動物は台所で食事をすることも避けなくてはならない。現段階では獣医療での報告は乏しいが，本稿では One Health の観点から人や実験動物における検証に基づき，論説と臨床例を紹介する。

食物アレルギーの現在の考え方

　人医療において以前は，乳児期には食物アレルギーの原因になりやすい食物を避けるべきだと考えられてきた。しかし，世界各国で経口免疫療法（原因物質を経口摂取することで耐性獲得を目指す治療法）の研究がはじまった 10 年ほど前から，方針が転換された。現在は，食物アレルギーの原因になりやすい食物の摂取時期を遅らせても食物アレルギーの発症予防にはつながらないことが世界的にも共通認識となっている。むしろ，英国や米国などで実施された大規模な疫学調査や比較試験の結果から，アレルギーの原因になりやすい食物は乳児期早期から食べはじめたほうがアレルギーの発症予防につながる，という説が有力視されている。ピーナッツや卵のアレルギー予防においてはその説を実証した研究結果も報告されている。

　本稿では，食物アレルギーと食物アレルゲンの経皮曝露による皮膚症状との混同を避けるため，従来の定義に従って，皮膚のバリア機能に障害があってアレルゲンが経皮吸収されて起こる皮膚のアレルギー症状は広義の「アトピー性皮膚炎」，消化管上皮のバリアの破綻により過剰な免疫反応が起こるものは「食物アレ

ルギー」として分別することにした。本論説は食事の変更で皮膚症状が改善しただけで診断が下される傾向にあった「食物アレルギー」に疑義を唱えるものとなる。その診断に再考を促す契機になれば幸いである。

人における食物摂取と食物アレルギー

1.「予防のための食物制限」の無駄

　これまで世界各国で，食物アレルギーを予防するためのさまざまな食物除去の試みが行われてきたが，そのほとんどは懐疑的な評価となっている。妊娠後期の母親の食事制限や，出産直後から母親に食事制限を課したうえでの授乳でも，乳幼児の食物アレルギーを予防する効果は認められていない。離乳食の開始を遅らせることでアトピー性疾患の発症を予防する試みも，否定的な結果におわっている。

　米国小児科学会は 2000 年に，アレルゲンとなりやすい食品である牛乳・卵・魚・ピーナッツを乳児に与える時期を遅らせるよう提言した。しかし 2008 年にこれを全面撤回し「離乳食の開始を遅らせてもアトピー性疾患の発症を予防する根拠はない」と改めている。

2．「過剰な」食物制限のリスクと教訓

　湿疹の悪化と関係なく摂取できていた牛乳を，抗原特異的IgE抗体検査の結果が陽性であったことを理由として厳格に除去したところ，逆に牛乳に対する強い即時型反応が誘導され，最終的に牛乳に対するアナフィラキシーで死亡した女児の事例が報告されている[1]。この症例からは「臨床徴候がなく摂取できている食物を，血液検査の結果だけを判断材料として厳格に除去することには慎重になるべき」という教訓が得られた。

　厳格な除去は，食べることにより食物アレルゲンを寛解治癒させる方向性を妨害する可能性がある，という新しい認識を身に着けておくことが必要になった。

3．早期の食物経口摂取と免疫寛容

　イスラエルで行われた疫学調査で，離乳期からピーナッツ製品を普通に摂取している小児は，英国に移住してその期間ほとんどピーナッツを摂取しなかったイスラエル出身の小児と比較してピーナッツアレルギーの頻度が1/10であったことが報告されている[2]。

　同じグループが行った，乳児期の牛乳摂取開始時期と牛乳アレルギーの発生に関する調査では，生後2週間以内に摂取を開始した群での牛乳アレルギーの発生率はわずか0.05％であったのに対して，105〜194日のあいだに開始した群では1.75％であったことも報告されている[10]。

4．食べさせることによるアレルギーの抑制効果

　国立成育医療研究センター・アレルギー科の研究グループは，生後6カ月から卵を少量ずつ摂取させることで，卵アレルギーの発症を8割抑制できることを報告した[17]。以下にその一部を引用する。

　食物アレルギーの発症率が高い，生後4カ月齢までにアトピー性皮膚炎を発症した乳児147人を対象に，卵を食べる群と食べない群に分類，生後6〜12カ月齢までの6カ月間，卵アレルギー発症状態を調査している。

　卵を食べる群は，1日に加熱卵粉末50ミリグラム（固ゆで卵0.2グラム相当）から開始し，生後9カ月齢からは250ミリグラム（固ゆで卵1.1グラム相当）を摂取。食べない群は同量のかぼちゃ粉末に置き換えられた。

　その結果，卵を食べた群では卵アレルギー発症率が8％だったのに対し，食べなかった群では38％となり，早期摂取の群で有意に発症が抑制された。

　この研究結果は，早期摂取の有効性を示しているが，食物アレルギーの発症予防効果を確認するためのものであり，すでに卵アレルギーと診断されている乳児への卵の摂取は推奨していない。

　また，卵の加熱が不十分だと抗原性が高くなり危険性が増す可能性があること，適切な摂取量，期間を個人で調整することは困難であることから，研究グループは「摂取にあたっては必ずアレルギー専門医に相談してほしい」とコメントしている。

経皮曝露と食物アレルギー

1．加水分解コムギの経皮曝露による小麦アレルギー集団発生

　日本では，2010年前後から「茶のしずく石鹸」を使用している人の小麦アレルギーが急増した。製品に含まれていた加水分解コムギ末（グルパール19S）が経皮・経粘膜的に吸収され，小麦アレルギーのなかった人にグルパール19Sに対する特異IgE抗体が産生された結果，小麦に曝露された際に顔面や眼瞼の腫脹や全身蕁麻疹，重篤な場合には運動誘発アナフィラキシーなどのアレルギー反応が引き起こされることとなった。日本アレルギー学会の化粧品中の蛋白加水分解物の安全性に関する特別委員会は診断書などから症例を集め，該当する小麦アレルギーとして確実例とされた症例は2,111例（2014年10月最終集計）であり，患者のほとんどが基礎疾患としてアトピー性皮膚炎などの皮膚バリア機能障害を有していなかった，と報告

食物アレルギーに関する最新知見

している。発症した症例の大半は成人女性だったが，1歳男児の報告もあり，小児科領域においてもこうしたアレルギーの発症に注意が必要とされている。

2．アトピー性皮膚炎と食物アレルギーの関連性

アトピー性皮膚炎などの湿疹は，その後の食物アレルギーの発症と強い相関があることが明らかになっている。人では食物アレルギーの乳児のほとんどに，アトピー性湿疹がみられると報告されている。逆に，アトピー性湿疹のある乳児の20～80％で食物アレルギーを発症するといわれている。これは，乳児の皮膚が成人より薄く，バリア機能が低いためとされる。

表皮角質層が人の1/5しかない犬ではどうであろうか。未だ明確な検証はなされていないが，臨床経験上，犬でもバリア機能が障害された皮膚を介して食物アレルゲンに感作（経皮感作）されると食物アレルギーの発症や悪化につながると考えられる。よってスキンケアの治療は欠かせない。

アトピー素因を持つ個体が，どのように食物アレルギーを発症するのかについては，詳細が解明されているわけではない。繰り返しになるが，従来は経口摂取によって，食物アレルゲンに感作され，発症すると考えられてきた（クラス1食物アレルギー）。例外として，シラカバやコナラ，ブナなどの花粉に感作され，交差反応性のあるリンゴなど，バラ科の果物による口腔アレルギー症候群が発症するクラス2食物アレルギーがあるとされてきた。しかし，これらは明確に区別されないまま，食物アレルゲンに対する感作は，経口曝露ではなく経皮曝露によって起こると考えられるようになったのである。そこで重要な位置づけとなるのは，Lackの二重アレルゲン曝露仮説[11]として知られる以下の見解である。

> 皮膚バリアが破壊された皮膚を通して食物アレルゲンに感作し，アレルギーは進行する。一方，経口摂取された食物アレルゲンは免疫寛容・耐性を誘導する。

欧米では新生児の入浴後に皮膚にオイルを塗る習慣がある。それと関連して，ピーナッツオイルを配合したスキンケア製品を使用すると乳児期のピーナッツアレルギーの発症数が約8倍になると報告されている。つまり，乳児湿疹やアトピー性皮膚炎に伴う皮膚のバリア傷害もアレルゲンの感作を促進すると考えられる。このように，経皮的な曝露が，アレルゲンの感作とそれに続く食物アレルギーの発症の引き金であるというのが最近の考え方である。

食物アレルギーの新しい考え方

前述のとおり，食物アレルギー発症の感作経路は経口だけではなく，経皮が重要だというのが最新の知見である。さらに，経口摂取に続いて起こる免疫反応が感作ではなく免疫寛容・耐性であるとすれば，食物アレルギー発症の危険因子は従来考えられていたものとかなり異なることになる。

これは舌下（経口）免疫療法の作用メカニズムとも一致している。舌下免疫療法で用いる抗原液を経口的に摂取しても，徴候の改善と免疫寛容が誘導されるだけなのに，その抗原液を皮膚に付着させてしまうとかゆみや皮膚炎といった臨床徴候を発症することが多く経験されている。食物アレルゲンの経皮感作によるアレルギーの発症機序は不明な点が多く，根本的な発症予防法は確立していなかったが，最新の情報を理解することで治療への応用が可能となってきた。

診断および臨床徴候

1．診断

食物アレルギー（有害反応）を診断できる検査系は，残念ながら存在しない。診断はあくまでも2カ月間の除去食試験で，最終的な確定診断は食物負荷試験で行われるべきとされている[18]。

13

皮膚疾患

299

皮膚疾患

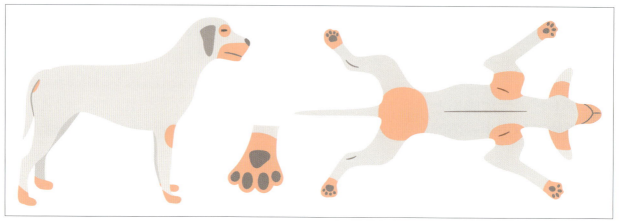

図1　食物アレルギーと犬アトピー性皮膚炎（CAD）の皮膚病変好発部位[4]
　　食物アレルギーとCADの好発部位はほぼ同部位であり，好発部位から両者を区別することは難しい。しかしながら，食物アレルギーでは口吻部と肛門周囲に病変が集中する傾向にあり，注目に値する。

2．臨床徴候

　犬で食物単独でアレルギー徴候を示す症例は10％以下であることは国際的に広く認識されている。食物有害反応を示す犬は，犬アトピー性皮膚炎 canine atopic dermatitis（CAD）と同様の臨床徴候を呈し，複数の環境アレルゲンや食物アレルゲンに対するアレルギーを併発していることが知られている[19]。食物中の蛋白質が消化管内で未消化のままアレルゲンとなり皮膚徴候を誘発するメカニズムは，未解明である。犬でも，人と同様，食物による皮膚有害反応が，CAD以外の症候群の臨床徴候（たとえば，蕁麻疹など）として現れることがある。この背景には食物中のヒスタミンレベルが高くなっていることがあると考えられる。

3．皮膚病変好発部位との関連

　CADと食物アレルギーを併発している犬の多くは耳介と口吻部〜眼周囲に徴候を呈し，半数以上は肛門周囲のかゆみを呈するとの報告[13]が注目に値する（図1）。口吻部の徴候は，採食時の食物アレルゲンの経皮曝露によって発症すると想定される。肛門周囲の徴候は，食物残渣中の未消化蛋白質が糞便中に含まれており，肛門周囲に付着するという経皮曝露によって発症することが想定される。食物アレルギーによるかゆみや皮膚徴候が，採食，排便の際に曝露のリスクの少ない背側には発症しないという点も考察の根拠となる。

4．人の食生活との関連

　犬の食物アレルギーにおいて，欧米で最も一般的な食物アレルゲンは，牛肉，乳製品，鶏肉，小麦である[16]。この検証で，食事履歴は調査対象になっていない。一方，日本や韓国[8]では牛肉より鶏肉が，小麦よりも米が代表的な食物アレルゲンとなっている。この違いは，犬の食生活よりも人の食生活に用いられる食材の傾向を反映している可能性を考慮する必要がある。食物有害反応を発症している犬の多くが室内犬なので，人と同じ家屋で生活していることに起因して人の食材への経皮曝露が起こっているのではないかと考えられる。

5．不確かな論説

　"犬の食物アレルギーの80％がリンパ球に反応するIV型のアレルギーである"と標榜する研究者が日本には存在するが，根拠となる論文[7]では11症例しか扱っていないため，科学的現象を定義化するレベルではなく，国際的にも検証されていない。そのためこの論説ではあえて考察の対象外とする。さらに，高齢の食物アレルギーでは背側の皮疹が特徴的で低脂肪食が効果的との風説もあるが，これも論外である。甲状腺機能低下症や脂質代謝異常による背側の皮脂腺トラブルを除外診断の対象にしておらず，低脂肪食に反応するアレルギーが存在することの根拠を欠くからである。

最新の治療

1. 重要な因子

最新の情報を理解して治療に応用するためには，以下の2点が重要である。

（1）皮膚のバリア機能

アトピー性皮膚炎のように皮膚のバリア機能が高度に障害された状態が存在し，早期にセラミドの補充などの十分な対処がなされず，皮疹の改善を遅らせてしまうと，そのあいだに食物アレルゲンの感作が経皮的に進行する。最新の報告では，アトピー性皮膚炎の人と同様に，ADの犬の皮膚における表皮内神経線維（IENF）の分布密度が高いことも確認され，皮膚の知覚が敏感となっていることも立証されている[12]。

（2）不必要な食物除去と経皮曝露に対する無防備さ

不必要で厳格な食物除去は，軽症の食物アレルギーの動物における経口免疫寛容の成立の機会を奪ってしまう危険な行為である可能性がある。逆に，食事の際の経皮曝露に対して無防備な状態を放置すると，食物アレルゲンの感作を進行させてしまう。

Barbiらはアトピー性皮膚炎に対して不必要な食物除去が無制限に広く行われるようになったことが食物アレルギー・アナフィラキシーを増加させている原因だと主張している[1]。

安易な自己判断による食物除去や，血液検査の結果のみを根拠とした食べても問題ないものまでの厳格な食事制限[20]は，慎まなければならない。

2. 食物アレルギーの診断と治療で大切なこと

（1）正しい診断

食物アレルゲンに対する血液検査の陽性反応だけでは診断根拠にならない。診断には「食物アレルゲンを摂取して1時間以内に即時型反応を起こす」または「摂取後2～3日以内に皮疹が悪化する」ということが，繰り返し起こることが必要である。食物除去試験や食物負荷試験も非常に大切となる。

近年，犬の食物有害反応におけるアレルゲンの確認方法として食材の経皮曝露によるパッチテストが感度，特異度ともに優れた結果を示したことが報告されている[8]。臨床応用については今後の課題であるが，食物アレルゲンの経皮曝露を診断に用いるうえで興味深い。

（2）最小限の食事制限

食物アレルギーでは除去食が基本だが，正しい診断に基づき，その制限は可能な限り最小限に抑える必要がある。

（3）スキンケアの徹底（図2）

最も大切なことは，「皮膚バリア機能を改善するスキンケアを徹底して行うことにより，新たな経皮感作を起こさなくすること」である。皮膚は表皮（表層）と真皮（深層）の2層に分かれ，それぞれに必要な栄養成分がある。表皮のスキンケアにはセラミドが，真皮のスキンケアにはコラーゲンがそれぞれ必要である。どちらも動物用のサプリメントが開発されており，応用が可能である。

①セラミド系ローション

複合脂質のローション（ダームワン®：㈱ビルバックジャパン）の塗布により，セラミド，コレステロール，脂肪酸エステルで構成される表皮間脂質が改善することが電子顕微鏡で確認されている。

②コラーゲン合成促進サプリメント

経口給与によってコラーゲン合成を促進させることを目的とした動物用サプリメント（ドッグパートナー®：味の素㈱）が発売されている。コラーゲンペプチドにBCAAなどのアミノ酸を配合することにより，コラーゲンの基質供給，合成を促進することが可能である。筆者はCAD症例におけるグルココルチコイド誘発性皮膚萎縮の皮疹改善を経験している。

皮膚疾患

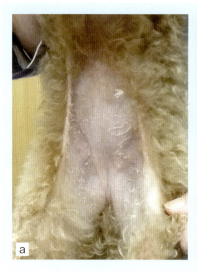
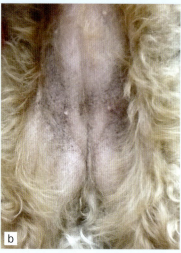

図2 皮膚バリア改善治療による皮疹改善例
皮膚バリアの改善を目的として，セラミドローションと超低分子コラーゲンサプリメントの併用により，2カ月間でかゆみと皮疹が劇的に改善した。
a：腹側の表皮が薄く，剥離がみられる。
b：炎症のあった部位に色素沈着が残るが，皮膚は厚くなり正常化した。

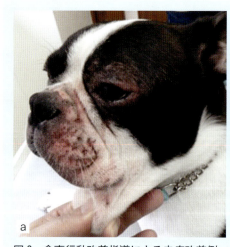
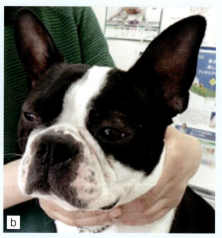

図3 食事行動改善指導による皮疹改善例
2歳4カ月，ボストンテリア，去勢雄。食事の摂取方法におちょぼ口作戦を導入した結果，3週間で口吻部，眼周囲のアレルギー性皮膚炎の徴候に改善が得られた。
a：ドッグフードを盛った器に顔をうずめて食べていた。b：おちょぼ口作戦導入から3週間後。

（4）環境整備

極端な例では，食物アレルゲンを含む湯気でも経皮曝露は起こりうる[22]。食物アレルゲンと湯気の多い台所への出入りや，そこでの食事を避けることは大切である。また食事の際に，口吻部付近に食物残渣が付着しないよう配慮すべきである。少量ずつハンドフィーディングで頻回給与したり，食器を小さくして少量ずつ与えたり（おちょぼ口作戦），早食い防止用食器を用いて与えたりするとよい。食後の口吻部の清拭も役立つ。同様に排便後の肛門周囲の清拭も徹底するとよい。

これらの配慮によって，3週間ほどで口吻部の炎症とかゆみが解消されたケースを多数経験している（図3，4）。いずれも食事自体は変更していない。

（5）その他

ほかに注意すべき事例として，ペットショップやそのほかの小売チャネルから得られた「非処方」ペットフード（限定された成分を含有と標榜している製品を

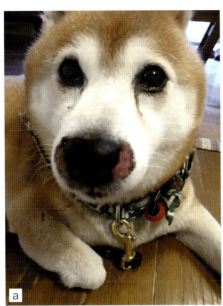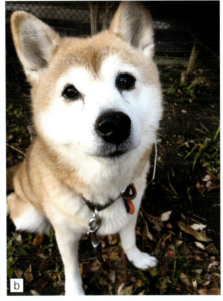

図4　食物アレルゲンの経皮曝露回避による皮疹改善例

13歳，柴，避妊雌。豆腐を与えた翌日から鼻鏡両側の皮膚にかゆみとびらんがみられた症例。局所ステロイド塗布3日で改善した。主食の変更はせずに大豆を含む食品の給与を禁止しただけで，3週間で再発はみられなくなった。
a：経皮曝露翌日，b：経皮曝露回避から3週間後。

含む）には，ラベルに記載されていない成分が頻繁に含まれていることが，複数の研究によって実証されている[21]。このような"異物混入"が，食物アレルゲンの経皮曝露による悪化を誘導するかどうかについては不明であるが，臨床診断上の留意点としておく。

3．食事内容の見直し

最初の食事の変更への反応が疑わしい下記の場合には，食事内容の見直しが必要となる。

- 病歴から最初の食事試験に不適切な食事が選択されていたことが示唆される場合（たとえば，新奇性に欠ける食事成分や，獣医師の処方のために設計されたものとは対極的な，一般食にありがちな組成の食事）。
- 犬の現在の臨床徴候が，肛門周囲のかゆみや，胃腸に関連した徴候（嘔吐・下痢・血便・糞便回数の増加）の場合。
- 以前に十分コントロールされた犬であるにもかかわらず，その時に役立った食事でコントロールすることができないほど悪化している場合。
- 口吻部や肛門周囲に食物残渣が付着しないように工夫しているにもかかわらず，徴候が進行している場合。

4．貯蔵ダニ（ストレージマイト）への配慮

ハウスダストマイトとストレージマイトやそれらの糞が，市販の乾燥ドッグフードでまれに検出されている。保存されたドッグフードの袋に隣接した床の上のダニアレルゲン濃度は，そのフード中の濃度よりもはるかに高い。紙袋でのフードの保管は，とりわけ適度な温度と高湿度の環境条件では，ケナガコナダニ *Tyrophagus storagemite* の数を増加させるという報告がある[3, 5]。

これらのエビデンスに基づき次のような配慮が必要である。

- ドライフード中のストレージマイトとハウスダストマイトにアレルゲン交差反応性がある。こ

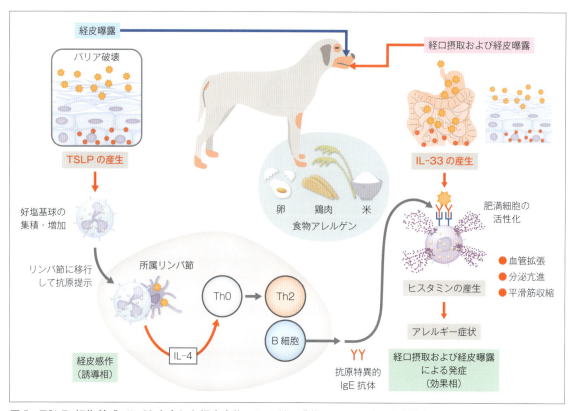

図5 TSLP-好塩基球-IL-33を介した経皮食物アレルゲン感作のアレルギー発症機序のモデル図
食物アレルゲンの経皮感作(誘導相)にはTSLPと好塩基球が，発症にはインターロイキン(IL)-33がそれぞれ関与している。
Th：ヘルパーT細胞

れらにしばしば過敏性反応を示すCADの犬にとっては再発の原因となる可能性があることを考慮する(ただし，市販のドライフードの回避が，ストレージマイトおよびハウスダストマイトに過敏である犬において有益であることを示唆するエビデンスは今のところ皆無であり，推測的である)。

- ドライフードを冷凍保存してみる。ストレージマイトによる汚染を減少させるかもしれない。ただし，ダニ過敏性の犬の臨床徴候に対するフード凍結の影響は未知数である。
- 過剰なストレージマイト汚染を減少させるために，ドライフードの保管場所は高温多湿を避け，清潔な密閉容器内での保存を奨励する。

おわりに：将来の展望

兵庫医科大学のマウスの動物実験モデルを用いた研究により，『経皮曝露された食物アレルゲンの感作(誘導相)には皮膚上皮細胞から産生されるTSLPと好塩基球が，発症(効果相)には上皮細胞から産生されるインターロイキン(IL)-33が重要な因子・細胞として関与している』ことが明らかになっている[6]（図5）。今後の展望として，下記がそれぞれ食物アレルギーの発症を予防する新しい治療法となる可能性がある。

- TSLP-好塩基球を標的とした阻害薬：
  アトピー性皮膚炎などアレルゲンに感作されやすい動物に対して
- IL-33を標的とした阻害薬：
  感作が成立した動物に対して

すでに，獣医療分野ではCADのかゆみを誘発するサイトカインであるIL-31と受容体の結合を阻害することで，IL-31の作用を抑えて効果を示すオクラシチニブ製剤（アポキル®：ゾエティス・ジャパン㈱）が発売され活用されている。さらに米国では，このかゆみに対する治療を一歩先に進めた抗IL-31モノクローナル抗体医薬品であるLokivetmab（Cytopoint：Zoetis）が実用化されており，月1回の皮下注射でCADのかゆみがコントロールできるようになっている。

今後，食物アレルゲンの経皮曝露によるアレルギーを管理する薬剤として，抗IL-33製剤の開発や経口免疫療法の確立，普及が期待される。

 動物の家族に伝えるポイント

- 食物アレルギーの治療は家族の理解と協力なしでは成り立たない。治療に先立ち以下の2点をできるだけ簡略に伝え，十分な理解と協力を得ることが重要である。
- IgE検査によって食物アレルギーの診断はできないが，食べられない，もしくは経皮曝露のリスクのある食材の絞り込みができるなど，環境や食事の管理に有用な情報を入手でき，その治療オプションを選択することができる。
- 徴候別により効果的な食事の見直し，給与方法，給与・保管場所の見直し，シャンプー，日常の手入れ，投薬による治療などで改善が可能であるが，推奨される治療を選択中であってもその併用が必要である。

 高齢の動物への配慮

- 一般に犬の食物アレルギーやCADは若齢で発症することが多い。
- 病変部は顔面や肛門周囲および，体幹では背側ではなく主に腹側に集中する。高齢で発症した背側正中線の皮膚にかゆみや膿皮症があるケースでは，脂質代謝異常があり，人の胆汁うっ滞性肝障害に併発する皮膚のかゆみと同じ病態が関与するのでは，と考えられるような症例が多い。獣医学領域ではこの分野の研究者はみあたらず，多くの臨床医がその存在に気付いていないのが現状である。
- 高齢で背側に発症した皮膚疾患をCADと誤診をして，グルココルチコイドの全身投与に頼ったアレルギー治療に終始したり，推奨される適切な治療に至るまでの高額な検査や労力の無駄を投じたりすることを避けるためにも，これらを念頭に，臨床徴候による国際的な診断基準に沿った臨床診断を遵守し，除外診断に努めることが推奨される。

VNに指導する時のポイント

- VNは受付や待合室などで，直接家族と話す機会が多い。食事指導とスキンケアを中心に以下の要点を押さえて家族に伝えられるよう，シャンプーや療法食，サプリメントなどの製品知識や情報を身に付ける必要がある。ただし，医薬品や動物用医薬品などの取扱いに関しては十分注意を払い，獣医師の代わりに処方するようなことがあってはならない。
- 食物アレルギーおよびCADを併発した犬の多くは，皮膚のバリアに問題があるため，アレルゲンやほかの刺激物質が体内に入り込みやすくなっていることを前提として，スキンケアの重要性や食事の時の経皮曝露を避けるなど，家族の理解を得ることが重要である。
- 台所での食事を回避する，おちょぼ口作戦，早食い防止食器の応用などの指導が具体的で役に立つ。

■参考文献

1) Barbi E, Gerarduzzi T, Longo G, et al. Fatal allergy as a possible consequence of long-term elimination diet *Allergy*. 59: 668-669, 2004.

2) Du Toit G, Katz Y, Saseini P, et al. Early consumption of peanuts in infancy is associated with a low prevalence of peanut allergy. *J Allergy Clin Immunol*. 122: 984-991, 2008. doi: 10.1016/j.jaci.2008.08.039

3) Gill C, McEwan N, McGarry J, et al. House dust and storage mite contamination of dry dog food stored in open bags and sealed boxes in 10 domestic households. *Vet Dermatol*. 222: 162-172, 2011. doi: 10.1111/j.1365-3164.2010.00931.x

4) Hensel P, Santoro D, Favrot C, et al. Canine atopic dermatitis: detailed guidelines for diagnosis and allergen identification. *BMC Vet Res*. 11: 196-209, 2015. doi: 10.1186/s12917-015-0515-5

5) Hibberson CE, Vogelnest LJ. Storage mite contamination of commercial dry dog food in south-eastern Australia. *Aust Vet J*. 92: 219-224, 2014. doi: 10.1111/avj.12185

6) Imai Y, Yasuda K, Sakaguchi Y, et al. Skin-specific expression of IL-33 activates group 2 innate lymphoid cells and elicits atopic dermatitis-like inflammation in mice. *Proc Natl Acad Sci U S A*. 110: 13921-13926, 2013. doi: 10.1073/pnas.1307321110

7) Ishida R, Masuda K, Kurata K, et al. Lymphocyte blastogenic responses to inciting food allergens in dogs with food hypersensitivity. *J Vet Intern Med*. 18: 25-30, 2004.

8) Johansen C, Mariani C, Mueller RS. Evaluation of canine adverse food reactions by patch testing with single proteins, single carbohydrates and commercial foods. *Vet Dermatol*. 28: 473-e109, 2017. doi: 10.1111/vde.12455

9) Kang MH, Kim HJ, Jang HJ, et al. Sensitization rates of causative allergens for dogs with atopic dermatitis: detection of canine allergen-specific IgE. *J Vet Sci*. 15: 545-550, 2014.

10) Katz Y, Rajuan N, Goldberg MR, et al. Early exposure to caw's milk protein is protective againt IgE-mediated cow's milk allergy. *J Allergy Clin Immunol*. 126: 77-82, 2010. doi: 10.1016/j.jaci.2010.04.020

11) Lack G. Epidemiologic risks for food allergy. *J Allergy Immunol*. 121: 1331-1336, 2008. doi: 10.1016/j.jaci.2008.04.032

12) Laprais A, Dunston SM, Torres SMF, et al. Evaluation of intraepidermal nerve fibres in the skin of normal and atopic dogs. *Vet Dermatol*. 28: 355-380, 2017. doi: 10.1111/vde.12420

13) Maina E, Galzerano M, Noli C. Perianal pruritus in dogs with skin disease. *Vet Dermatol*. 25: 204-209, 2014. doi: 10.1111/vde.12127

14) Maina E, Cox E. A double blind, randomized, placebo controlled trial of the efficacy, quality of life and safety of food allergen-specific sublingual immunotherapy in client owned dogs with adverse food reactions: a small pilot study. *Vet Dermatol*. 27: 361-391, 2016. doi: 10.1111/vde.12358

15) Maina E, Pelst M, Hesta M, et al. Food-specific sublingual immunotherapy is well tolerated and safe in healthy dogs: a blind, randomized, placebo-controlled study. *BMC Vet Res*. 13, 25-35, 2017. doi: 10.1186/s12917-017-0947-1

16) Mueller RS, Olivry T, Prélaud P. Critically appraised topic on adverse food reactions of companion animals (2): common food allergen sources in dogs and cats. *BMC Vet Res*. 12: 9-12, 2016. doi: 10.1186/s12917-016-0633-8

17) Natsume O, Kabashima S, Nakazato J, et al. Two-step egg introduction for prevention of egg allergy in high-risk infantswith eczema (PETIT): a randomised, double-blind, placebo-controlled trial. *Lancet*. 389: 276-286, 2017. doi: 10.1016/S0140-6736(16)31418-0

18) Olivry T, Mueller RS, Prélaud P. Critically appraised topic on adverse food reactions of companion animals (1): duration of elimination diets. *BMC Vet Res*. 11: 225-227. 2015. doi: 10.1186/s12917-015-0541-3.

19) Olivry T, Mueller RS. Critically appraised topic on adverse food reactions of companion animals (3): prevalence of cutaneous adverse food reactions in dogs and cats. *BMC Vet Res*. 13: 51-54, 2017. doi: 10.1186/s12917-017-0973-z

20) Olivry T, Bexley J, Mougeot I. Extensive protein hydrolyzation is indispensable to prevent IgE-mediated poultry allergen recognition in dogs and cats. *BMC Vet Res*. 13: 251-259, 2017. doi: 10.1186/s12917-017-1183-4

21) Ricci R, Granato A, Vascellari M, et al. Identification of undeclared sources of animal origin in canine dry foods used in dietary elimination trials. *J Anim Physiol Anim Nutr*. 97, 32-38, 2013. doi: 10.1111/jpn.12045

22) 林 大輔，市川邦男．小麦湯気喘息を呈した小麦アレルギーにおける経口免疫療法の効果．アレルギー．61：527，2012．

| 13 | 皮膚疾患 -2- | # 皮膚疾患におけるスキンケア
~シャンプーと保湿療法~ |

本郷どうぶつ病院
山岸建太郎

アドバイス

　本来，皮膚病の治療では，薬剤を病変部に直接高濃度で作用させることができ，かつほかの臓器に影響がない外用療法が好ましいといえる。実際，人医療の皮膚科治療は外用療法が中心である。しかし，動物においては被毛の存在や，塗布後舐めてしまうといった問題から，病変部位や範囲によっては外用療法の適用が難しい場合があるため，内服などを用いた全身療法が中心になりがちである。そのような状況のなかで，犬に対するシャンプー療法は比較的多く用いられている局所療法である。猫は水を用いて洗浄されるという行為を嫌うことと，シャンプー療法が適用となる皮膚疾患が少ないことから，実施する機会は少ない。シャンプーは治療の一環として行うため，獣医師は皮膚の状態に応じ，最適なシャンプーの種類や方法を選択しなければならない。また，シャンプーによる洗浄のみでは皮膚疾患の治療としては不十分であり，保湿剤などを用いて皮膚のトータルケアを実施すべきである。皮膚病においては「シャンプー」ではなく「スキンケア」をするという意識を獣医師と家族とで共有することが重要である。

シャンプーの目的と成分

1．シャンプーの目的

　シャンプーの最大の目的は洗浄であり，被毛や皮膚表面など体表に付着した汚れ，皮脂を除去することである。表在性膿皮症やマラセチア皮膚炎といった皮膚表層の感染症に対しては，洗浄により病原体を物理的に減数し，病原体が好む環境（過剰な皮脂など）を改善することがきわめて有効である。犬アトピー性皮膚炎に対しては補助的治療として，体表に付着したアレルゲン，炎症により過剰となった皮脂・汗・鱗屑，皮膚バリア機能の低下により増殖した細菌などを洗い流すことが有効である。脂漏性皮膚炎や脂腺炎などでも，過剰な皮脂や鱗屑を除去することが治療に役立つ。

2．シャンプーの成分

　シャンプーに含まれている界面活性剤が洗浄作用を発揮する。界面活性剤の種類により，洗浄効果や皮膚への影響が異なる。界面活性剤にはアニオン界面活性剤，カチオン界面活性剤，両性界面活性剤，非イオン性界面活性剤がある[10]（表1）。これらのなかで，洗浄力を有し皮膚への毒性が少ないものがシャンプーに用いられる。

（1）アニオン界面活性剤

　アニオン界面活性剤は，シャンプーに広く利用されている最も一般的な界面活性剤であり，気泡力，浸透力，分散力に優れている。アニオン界面活性剤は石鹸系，高級アルコール系，アミノ酸系に分類される。

①石鹸系界面活性剤

　石鹸は高級脂肪酸の塩の総称である。牛脂，ヤシ油，パーム油などの天然油脂とアルカリから作られる。原料となる油脂により性質が異なり，ヤシ油から作られたラウリン酸は水に溶けやすく，洗浄力・起泡性に優れている。皮膚への刺激性は強くない。また，黄色ブドウ球菌などのグラム陽性菌に対する殺菌性も示す[8]。石鹸は，低温で洗浄力が低下する，硬水で石鹸カスが生じるなどの欠点がある。また，アルカリ性であるため被毛の表面（毛小皮）が開き，毛髪や被毛がパサつく。したがって，シャンプーに石鹸が配合されることは少ない。

皮膚疾患

表1　界面活性剤の種類

種類			機能	皮膚への刺激	欠点
イオン性界面活性剤	アニオン界面活性剤	石鹸系	洗浄力が高い	強くない	アルカリ性のため毛がぱさつく 石鹸カスが出る
		高級アルコール系	洗浄力がきわめて高い	強い	
		アミノ酸系	洗浄力が低い	弱い	
	カチオン界面活性剤		コンディショナーとして使用	弱い	
	両性界面活性剤		補助剤として使用	弱い	
非イオン性界面活性剤			洗浄力が低い	弱い	

②高級アルコール系界面活性剤

　高級アルコール系界面活性剤は，前述のラウリン酸などの脂肪酸や石油を原料として精製される。安価で洗浄力や起泡性も非常に高いため，シャンプーでは最も利用されている界面活性剤である。「高級アルコール」とは分子中の炭素の数が6個以上のアルコールをさす化学的用語であり，薬品の価格や品質とは無関係である。シャンプーには，ラウレス硫酸ナトリウム，ラウリル硫酸ナトリウム，ラウリル硫酸トリエタノールアミンなどが多く用いられている。洗浄力は高いが，皮膚への刺激性が比較的強いという欠点がある。

③アミノ酸系界面活性剤

　アミノ酸系界面活性剤は，洗浄力が石鹸や高級アルコール系界面活性剤より劣るものの，皮膚の刺激は少ない。よって，トラブルを有した皮膚の洗浄成分としては優れている。ココイルグルタミン酸トリエタノールアミン，ラウロイルアスパラギン酸ナトリウムなどが用いられている。高級アルコール系界面活性剤よりも価格は高い。

（2）カチオン界面活性剤

　カチオン界面活性剤は逆性石鹸ともよばれる。水中で解離した時アニオン界面活性剤は陰イオンとなるのに対し，カチオン界面活性剤は陽イオンとなる。石鹸などでパサついた繊維や毛髪を柔軟にする効果があるため，柔軟剤やヘアーコンディショナーなどに用いられる。また，殺菌作用があり，塩化ベンザルコニウム，塩化ベンゼトニウム，塩化セチルピリジニウムなどが殺菌剤として用いられる。スキンケア製品としてはポリクオタニウム-51（リピジュア®：日油㈱）が人用の保湿剤として用いられている。ポリクオタニウムはアニオン界面活性剤と混合しても効果を阻害しないため，被毛保護や保湿を目的にこれが配合された動物用シャンプー製品がある。

（3）両性界面活性剤

　両性界面活性剤は一分子にアニオン基とカチオン基の両方を含むもので，アニオン界面活性剤と組み合わせることで起泡力が高まるとともに，皮膚への刺激が低下する。また抗菌性も示す。動物用シャンプーではヤシ油脂肪酸アミドなどが用いられている。

（4）非イオン性界面活性剤

　非イオン性界面活性剤は，アニオン界面活性剤よりも皮膚への刺激が少ないため，洗浄力の補助や起泡力・泡の安定性を目的に補助剤として用いられる。動物用シャンプーではアルキルポリグルコシド，ラウリル酸ジエタノールアミド，ポリオキシエチレンラウリルエーテル，デシルグルコシドなどが用いられている。また，後述するクレンジングオイルの乳化剤としても利用される。

3．シャンプーの使い分け

　皮膚の状態に応じて界面活性剤，つまりシャンプーの種類を使い分ける必要がある。

たとえば，犬アトピー性皮膚炎や表在性膿皮症のように皮膚のバリア機能の低下が病態に悪影響を与える疾患では，主剤として低刺激のアミノ酸系界面活性剤を用いたシャンプーが好ましい。マラセチア皮膚炎のように皮脂を取り除きたい場合には，洗浄力の強いシャンプーを用い，病態が落ち着いたら低刺激に切り替えていくといった計画を立てる。また，どの界面活性剤を用いても，程度の差はあるが皮脂が減少し，皮膚の保湿能が低下するため，保湿剤の使用は必須である。

4．過剰な角化物や皮脂の除去

過剰な角化物や皮脂が分泌され堆積する皮膚疾患では，強力な洗浄効果を持つシャンプーを選択しなければならない。アミノ酸系界面活性剤のような洗浄力の低いものでは十分な効果が得られない可能性があるため，脱脂作用の強い成分を利用し，より強力な洗浄効果を有するシャンプーを選択する。

過酸化ベンゾイルは強力な脱脂，角質溶解，殺菌作用を有する。とくに脱脂作用が強いが刺激性も強いため，皮膚の弱い犬には避ける。毛包洗浄効果もあるといわれているため，細菌性毛包炎やニキビダニ症の補助的治療に利用することがある。漂白作用により被毛が変色する可能性がある。二硫化セレンも角質溶解，脱脂，乾燥作用があるが，過酸化ベンゾイルよりは弱い。硫黄とサリチル酸はともに角質溶解作用を有するが，皮脂を落とす作用はあまりない。

硫黄は殺菌作用，サリチル酸は静菌作用をそれぞれ有する。硫黄とサリチル酸は併用することにより角質溶解と殺菌作用が相乗する。

べたつきのある皮膚を洗浄する場合，クレンジングオイルを用いることもある。油脂成分と乳化剤として非イオン性界面活性剤を含んだクレンジングオイルを用いて，皮表の油脂成分を馴染ませ，その後，通常のシャンプーで洗い流す方法である。オイルクレンジングは人のメイク落としで用いられているが，動物用の製品も販売されている。油脂成分としてはホホバオイルが，乳化剤の非イオン性界面活性剤としてはテトラオレイン酸ソルベス，オレイン酸ポリグリセリル，パ

ルミチン酸エチルヘキシルが用いられている。

これらのシャンプーを使用した後は，健常な皮膚を維持するのに必要な皮脂も除去されている可能性が高いため，必ず保湿剤を使用する。

5．病原微生物の殺滅

表在性膿皮症，マラセチア皮膚炎では病原微生物を殺滅する成分を有するシャンプーが有効である。近年は抗菌薬に対する薬剤耐性菌の増加が社会的問題となっており，表在性膿皮症などの皮膚表層の細菌性皮膚疾患では，抗菌薬を使わずにシャンプーや外用薬を用いて治療を行うことも推奨されている[1]。マラセチア皮膚炎においても，局所の治療でコントロール可能な場合が多く，抗真菌薬の全身療法の副作用を考慮すると，シャンプー療法を選択する機会は多く効果も高い。

（1）表在性膿皮症

表在性膿皮症はブドウ球菌（主に *Staphylococcus pseudintermedius*）が起因菌であるが，これらに対する消毒薬としてクロルヘキシジン酢酸塩やポビドンヨードを含んだ犬用シャンプー剤が動物用医薬部外品として販売されている。有機物の存在下では消毒効果がかなり減弱するため，ブラッシングや下洗いをした後に，これらのシャンプー剤で洗浄する必要がある。

前述した過酸化ベンゾイル，硫黄は殺菌作用，サリチル酸は静菌作用を有するが，過剰な脱脂作用による皮膚バリア機能の低下には十分注意する。

（2）マラセチア皮膚炎

マラセチア皮膚炎では抗真菌薬が含まれるシャンプー剤を利用する。ミコナゾール硝酸塩またはピロクトンオラミンを含むシャンプー剤が，動物用医薬品として販売されている。マラセチア皮膚炎のスキンケアでは，マラセチアの殺滅とともに過剰な皮脂のコントロールも重要である。

これらの消毒成分が殺菌作用を発揮するには，10〜15分の接触時間が必要であるため，家族に対してシャンプーの方法を適切に指導する必要がある。

皮膚疾患

6．そのほかの機能

　犬アトピー性皮膚炎などで用いるシャンプーは低刺激性に分類されるものを用いる。これらは，皮膚に影響の少ない界面活性剤を使用しているもののほか，保湿成分を含むものが多い。保湿成分を含むことにより，シャンプー後の皮膚からの水分喪失を減らすことができる[11]。ただし，シャンプーはあくまで洗浄したのちに洗い流す必要があるため，シャンプーに含まれる保湿成分が皮膚に多く残留することは期待できない。よって，保湿を目的にスキンケアをする場合には，後述する保湿剤の使用が必要である。

　近年，「抗菌ペプチド」を含むシャンプーや保湿剤が登場している。抗菌ペプチドとは，皮膚では角化細胞から分泌されるペプチドで，殺菌的な抗菌作用，免疫調整作用，皮膚バリア機能亢進作用などが確認されている。これらの機能により，皮膚の常在微生物のバランスを保ち，健康な皮膚を維持する[2]。犬アトピー性皮膚炎では抗菌ペプチドの発現に変化が起きている[4]。表在性膿皮症の場合でも，漫然と抗菌薬を使用するのではなく，適切な治療を行った後に抗菌ペプチドによりスキンケアを実施することにより，皮膚の細菌叢を正常化し再発防止を目指すことができる(図1)。

7．泡を用いた洗浄

　どの成分のシャンプーも，原液をそのまま皮膚につけるのではなく，あらかじめ泡を作ってから使用する。泡を用いることには，物理的にいくつかの利点がある[9](図2)。

　泡にはクッション効果があり，洗浄する際に指などの摩擦から皮膚を保護する。泡が皮膚に付着し動くことで表面の汚れを引っ張り剥がす力が加わり(付着作用)，泡が水平方向に動くことで，皮表の汚れをそぎ落とすような力が加わる(剪断作用)。また，泡が皮膚ではじけることによる物理的な力で，皮膚表面の汚れが浮きやすくなる(気・液界面の衝突)。

　泡は細かいほうが優れているという報告がある。しっかりと立てた細かい泡では，全体の表面積が増大することで空気と泡の境界部に界面活性剤が大量に移動し，泡と泡のあいだの界面活性剤が減少する。結果

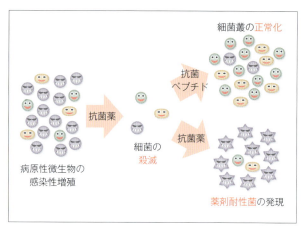

図1　表在性膿皮症の再発防止のためのコンセプト
　　病原性微生物が感染性増殖を起こした場合，抗菌薬により治療すると，常在菌も含めて殺滅される。ここで，抗菌薬だけを使い続けた場合や再発が繰り返されると，薬剤耐性菌の増殖を招きやすい環境を作ってしまう。抗菌ペプチドを用いた場合は，細菌叢が正常化することで病原性微生物の増殖を抑制し，感染の再発を防ぐことができる。

として皮膚に浸透する界面活性剤の量は，泡が大きければ多く，細かい泡であるほど少なかったと報告されている[6]。また，細かい泡は，皮脂などの液体油に接触すると泡を形成したまま中に積極的に取り込む[7]。これらのことから，低刺激だが洗浄力の低い洗浄剤であっても，泡にすることで低刺激のまま洗浄力を高めることができるといえる。シャンプー製剤のボトルには，泡が出るタイプのものもあり手軽に利用できるが，細かい泡を作ることはできない。筆者は，シャンプーを水で5倍希釈し，料理用のハンドミキサーや洗顔用泡立て器などを用いて泡を作ってから皮膚につけるようにしている(図3～6)。

　なお，マイクロバブルも泡の洗浄力を利用したものである。マイクロバブルは約50μm以下の微細な泡で，マイナスに帯電している。これらの特性から，界面活性剤が含まれていなくても，強力な洗浄作用が期待できる。界面活性剤による皮膚刺激はないが，強力な洗浄作用により界面活性剤を用いた時と同様，皮脂が減少し乾燥することがあるため，マイクロバブルを用いた場合でも保湿は必要である。

皮膚疾患におけるスキンケア

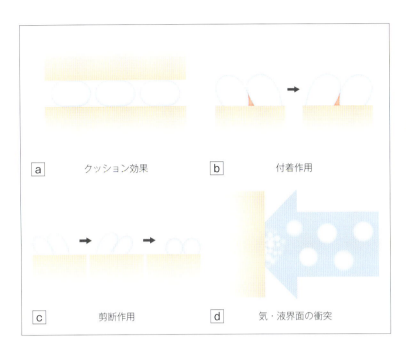

図2 泡の物理的作用
　a：泡がクッションの役割を果たし，シャンプー時の摩擦や圧迫による皮膚の障害を軽減する。
　b：泡と泡のあいだの液だまり（赤い部分）には負の圧力があるため，吸盤が吸い付いたように泡が物体に付着する。これを揺り動かすことで，物体の表面についた汚れが浮きやすくなる。
　c：bと同様，負の圧力で物体に付着した泡を水平方向に移動させると，せん断作用が生じ物体の表面についた汚れがはがれやすくなる。
　d：泡が物体表面に衝突し破裂すると，大きな衝撃力が生じる。この衝撃力が洗浄力を高める。

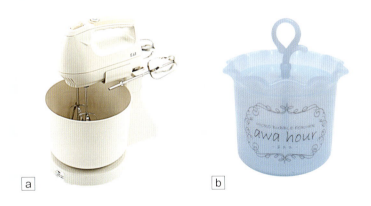

図3 泡立て器
　a：料理用のハンドミキサー
　b：洗顔用の泡立て器

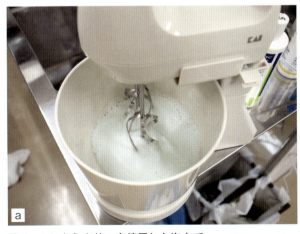
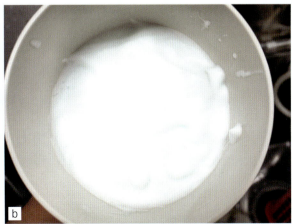

図4 ハンドミキサーを使用した泡立て
　a：泡を立てている。
　b：きめが細かく，持続する泡ができる。

皮膚疾患

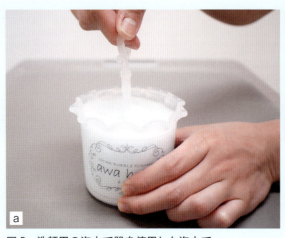
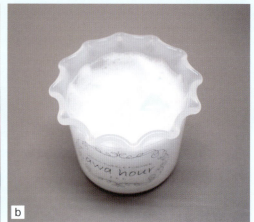

図5　洗顔用の泡立て器を使用した泡立て
　　a：泡を立てている。
　　b：できた泡。

保湿剤の目的と成分

1. 保湿剤の目的

　どの製品を用いても，シャンプーを行った後は皮脂が減少するため，皮膚が乾燥しやすい。皮膚の乾燥はバリア機能の低下を招き，皮膚疾患を悪化させる可能性が高い。したがって，シャンプーを行った後は必ず保湿剤を使用し，皮膚を保護する。保湿剤は製品により，希釈して全体にかけるもの，直接塗布するもの，スポットオンにより拡散させるものなどがある。

2. 保湿剤の成分

　保湿成分の代表はグリセリンである。水分を吸着し保湿をするが，セラミドやヒアルロン酸などに比べると保湿力は劣る。カプリリルグリコールもグリセリンと同等の保湿力を有する。セラミドは表皮の角質層に存在する細胞間脂質で，水分を挟み込んで保湿するとともに，細胞間を埋めてバリア機能を高める役割がある。犬アトピー性皮膚炎の皮膚ではセラミドが減少しており[3]，セラミドを補うことは有効と考えられている。ヒアルロン酸はムコ多糖類の一種で，真皮に存在し，コラーゲンやエラスチンなどのあいだを埋める。一般にヒアルロン酸は分子量が大きく角質まで浸透し

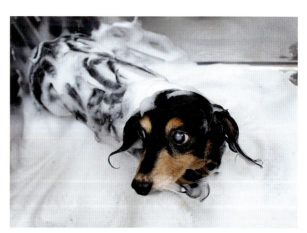

図6　泡を用いた洗浄
　　十分に泡立ててから，泡を皮膚の下に潜り込ませるようにやさしく体全体に広げていく。シャンプーに必要な接触時間が終わるまでは，泡で包まれた状態で優しくマッサージして泡を動かす。

ない。ただし，水分を抱え込んで保湿する機能があるため，皮表の水分蒸散を抑える効果がある。
　ポリクオタニウム-51は前述のとおりカチオン界面活性剤で，動物用の保湿剤に含まれているものもある。保湿力がヒアルロン酸の2倍あるとされ，水洗しても皮膚に残留し保湿性が維持される。もともとは人工血管に使用するために開発された高分子素材であり，皮膚の刺激やアレルギー発現のリスクは低く，安全性も高いとされている。

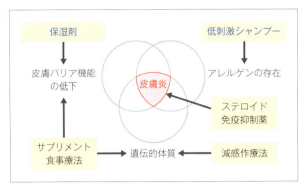

図7 犬アトピー性皮膚炎の治療コンセプト
犬アトピー性皮膚炎は多因子疾患であり，発症にはとくに遺伝的体質，皮膚バリア機能の低下，アレルゲンの存在が必須である。スキンケアは皮膚バリア機能やアレルゲンに直接アプローチすることができる。

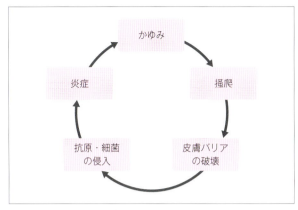

図8 Itch Scratch Cycle
かゆみを伴う皮膚疾患では，図で示す悪循環が伴う。スキンケアは皮膚バリア機能にアプローチすることができる。

尿素は保湿剤として使用される場合があるが，角質を溶かし皮膚のターンオーバーを速めるため，皮膚の状態によってはより乾燥してしまう可能性がある。プロピレングリコールも保湿剤や溶剤として利用されることがあるが，皮膚に浸透しやすいため経皮水分蒸発量が増えたり，皮膚の細胞密度が減少したという報告もあり，近年は安全性の高いジプロピレングリコールに置き換わっている。

そのほかの成分としてエッセンシャルオイルを配合したものなどもある。多くの保湿剤は複数の保湿成分を併用している。

スキンケアの適応と実践

スキンケアが適応となる皮膚疾患として，細菌性皮膚疾患，真菌性皮膚疾患，アレルギー性皮膚疾患，角化異常症が挙げられる。ニキビダニ症が基礎疾患となり二次的に細菌感染が起こっている場合，内分泌疾患により二次的に脂漏症がみられる場合なども有効である。一方，免疫介在性疾患などでは，スキンケアによる効果が期待できないばかりか，シャンプーなどに含まれる成分との有害反応のリスクもあるため，一般に適応とならない。

1．犬アトピー性皮膚炎
（1）アプローチ

犬アトピー性皮膚炎は多因子疾患であるため，さまざまなアプローチにより治療方針を組み立てていかなければならない（図7）。遺伝的なアトピー体質および皮膚に起きた炎症に関しては，主に内科的治療によりアプローチする必要がある。ただし，犬アトピー性皮膚炎の発症にはアレルゲンの存在が必須であるため，アレルゲンを減数する意義は大きい。よって低刺激シャンプーによるアレルゲンの除去は有効である。また，炎症の結果過剰となったアポクリン腺由来の汗や皮脂などをシャンプーにより除去することで二次感染を防止する。さらに，犬アトピー性皮膚炎では皮膚バリア機能が低下しており，皮膚の水分蒸散量が増加し乾燥肌となっているため[5]，保湿剤を使用し皮膚バリア機能の改善を図る。

徴候の悪化要因として「Itch Scratch Cycle」という概念がある（図8）。かゆみがあることで皮膚を傷つけ，皮膚バリア機能が破壊され，そこから抗原や細菌が侵入し炎症が起こり，さらにかゆみが増すという悪循環をさす。このことからも皮膚バリア機能を回復することは，徴候の軽減につながるといえる。

皮膚疾患

表2　犬アトピー性皮膚炎におけるスキンケア計画の例

日	月	火	水	木	金	土
低刺激シャンプー 保湿剤	保湿剤	保湿剤	低刺激シャンプー 保湿剤	保湿剤	保湿剤	保湿剤

（2）実践例

　犬アトピー性皮膚炎におけるスキンケア計画の例を表2に示す。この例では週2回の洗浄と毎日の保湿を実施している。シャンプーによる洗浄は，皮膚の状態により適宜減らしてもよいであろう。保湿剤はできるだけ頻繁に使用する。外用薬を使用する場合には「午前は外用薬，午後は保湿剤」といったように使い分けてもよい。保湿効果が持続する保湿剤を使用する場合には，皮膚の状態により保湿剤の使用頻度を調整してもよい。

　洗浄する際のスキンケアの手順の例を図9aに示す。最初に下準備として，ブラッシングにより余分な被毛や鱗屑をあらかじめ除去する（図9b）。次に5分程度かけて全体を濡らす（図9c）。この時，水温は25～35℃程度にする。体温に近い水温（38～40℃）で濡らすと，皮膚の血流が亢進し，掻痒が増す場合があるためである。浴槽につけてもよい。体全体が十分に濡れたら，あらかじめ泡立てたシャンプーを皮膚につけていく（図9d）。一般に有効成分が皮膚に作用するには時間がかかるため，10分程度はシャンプーが接触した状態を維持する。とくに徴候が顕著な部位からはじめて，健常な部位は短時間の接触でも構わない。その後，洗浄成分が皮膚に残留しないよう，5分程度かけてよくすすぐ（図9e）。この際の水温も25～35℃程度にする。希釈して全体にかけるタイプの保湿剤であれば，ここで保湿剤をかける。最後に乾燥を行う。乾燥は，まず全体をタオルで吸水する。この時，タオルを擦るようにするのではなく，押し当てて水分を吸収させる。ある程度タオルドライが終わったら，タオルを新しいものに変えて皮膚にあてて水分を吸収し，その上からドライヤーの風を当てるようにする（図9f）。タオルに吸収させた水分をドライヤーで乾かし，さらにタオルが体表の水分を吸収するという原

理である。温風・冷風にかかわらず，皮膚に直接ドライヤーの風を当てることは好ましくない。乾燥ののちにブラッシングで被毛を整える。塗布タイプの保湿剤は，最後の段階で使用してもよい。

2．細菌性皮膚疾患・真菌性皮膚疾患（図10）

（1）アプローチ

　感染性皮膚疾患では，皮膚バリア機能が低下することにより病原性微生物が異常に増殖し，皮膚炎が発生する。したがって，微生物の異常増殖に対しては外用療法の一環として，抗菌性シャンプーを使用する。消毒薬の外用薬を使用する際にも，ほとんどの消毒薬は有機物の存在下では消毒作用がきわめて減弱するため，シャンプーにより皮脂，鱗屑，痂皮を除去することが有効である。一方で，治療には病原性微生物が増殖しない皮膚の環境を整えることも必要であるため，保湿剤を使用する。

（2）実践例

　表在性膿皮症の際のスキンケア計画の例を表3に示す。シャンプーの際の手順はほぼ同様であるが，殺菌性シャンプーの効果を発揮させるためには皮表の有機物を減らす必要がある。よって，先に低刺激シャンプーで下洗いをしたのちに，殺菌性シャンプーで洗浄する。週2回洗浄を行い，ほかの日は外用薬で治療をする。

3．脂漏症（図11）

（1）アプローチ

　本稿では，皮脂が過剰に存在する皮膚疾患を総称して脂漏症とし，角質溶解や皮脂の除去作用を有するものを抗脂漏シャンプーとよぶ。脂漏症も多因子により

皮膚疾患におけるスキンケア

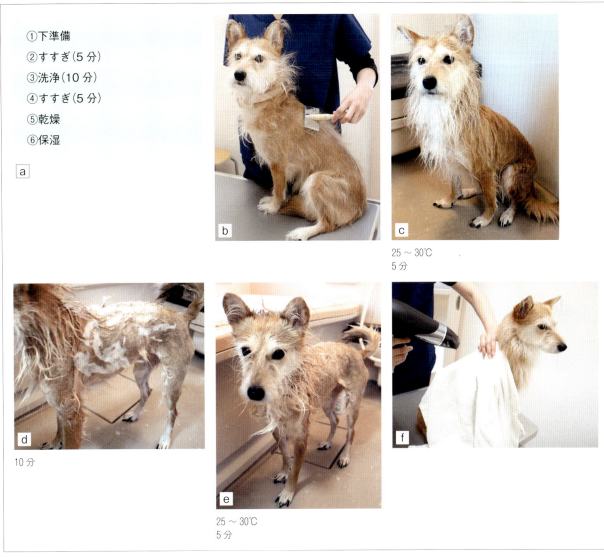

図9　犬アトピー性皮膚炎におけるスキンケアの手順
　a：スキンケアの手順。
　b：下準備。ブラッシングにより，余分な被毛や鱗屑をあらかじめ除去しておく。
　c：十分に全体を濡らす。
　d：泡を体につけていく。
　e：よくすすぐ。
　f：乾燥。タオルの上からドライヤーの風をあてる。

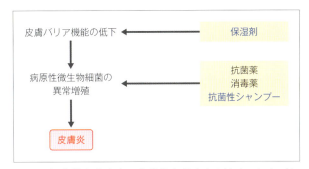

図10　細菌性皮膚疾患・真菌性皮膚疾患の治療コンセプト
　　　病原性微生物の過剰増殖には，皮膚バリア機能の低下が大きくかかわる。スキンケアはこの両者に直接アプローチすることができるため，きわめて有効である。

表3 表在性膿皮症におけるスキンケア計画の例

日	月	火	水	木	金	土
低刺激シャンプー 殺菌性シャンプー 保湿剤	外用	外用	低刺激シャンプー 殺菌性シャンプー 保湿剤	外用	外用	外用

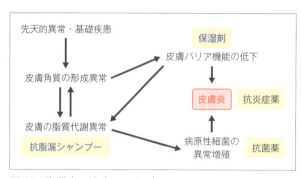

図11 脂漏症の治療コンセプト
脂漏症自体は，体質や基礎疾患などにより発症し悪化するが，その悪化因子や徴候をコントロールするためにスキンケアを用いる。

表4 脂漏症におけるスキンケア計画の例

日	月	火	水	木	金	土
抗脂漏シャンプー 保湿剤	保湿剤	保湿剤	保湿剤	保湿剤	保湿剤	保湿剤

発生するため，さまざまなアプローチが必要である。

先天的異常や基礎疾患により皮膚角質の形成異常や代謝異常が起こり，皮脂の分泌が亢進する。また，正常な皮膚が形成されないと皮膚バリア機能が低下するため，さらに皮脂が産生されるとともに，病原性微生物が増加して炎症が悪化する。皮脂のコントロールは重要であるが，皮脂の除去に伴いバリア機能が低下する可能性があるため，シャンプーとともに保湿剤を積極的に使用する(表4)。洗浄の方法はこれまでと同様であるが，洗浄やすすぎの際の水温は少し高めのほうが，皮脂は落ちやすい。ただし体温より高い温度は避けるべきである。

(2) 実践例

クレンジングオイルを用いた方法の例を図12に示す。オイルクレンジングを使用する際は，最初に体を

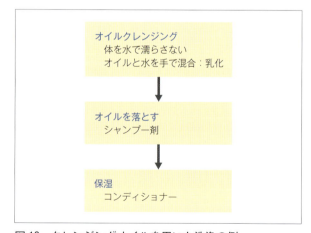

図12 クレンジングオイルを用いた洗浄の例

濡らしてはいけない。自身の手も水で濡らさずにクレンジングオイルを患部に塗布する。この時に強く擦ったり，時間をかけたりする必要はない。塗布が終わったら，少量の水を手に取り，手のひらに付着したオイ

皮膚疾患におけるスキンケア

ルとなじませて乳化させ濁らせる。乳化したオイルを
さらに患部全体にやさしくなじませる。乳化によりオ
イルは洗い流しやすくなる。最後に低刺激シャンプー
でオイルを洗浄する。この時も，細かい泡を用いると
クレンジングオイルを洗い流しやすい。終了後は前述
のとおり，乾燥と保湿を行う。

高齢の動物への配慮

- 心疾患などによりシャンプー自体が大きな負担と
  なる場合は，できるだけ回数を減らし，代わりに
  塗布するタイプの保湿剤を積極的に使用する。
- 体表の汚れを落とす目的だけあれば，フォーム剤
  やふき取るシートタイプなどを用い，負担を軽減
  する方法を提案する。

動物の家族に伝えるポイント

- 手順書を作成し，スキンケア用品を渡す際に順を
  追って説明する。とくに，有効成分の接触時間と
  保湿を強調する。
- ドライヤーを使用する際，顔に熱風を当てないよ
  うに注意してもらう。眼に長時間あたると角膜傷
  害のリスクがある。
- 短毛種では，ドライヤーは使わずにタオルドライ
  のみでもよい。
- 乾燥を目的に，直射日光下に放置しない。

VN に指導する時のポイント

- 手順と必要な時間などを記載した手順書を作成
  し，手順書を示しながら説明するとよい。
- それぞれの手順の意義を十分に理解してもらう。
- 診察時には，家族にスキンケアを行った際の問題
  点を聴取し，一緒に解決策を検討する。
- 実際にスキンケアを実施するのは，家族にとって
  は大変な作業である。皮膚の状態が改善していれ
  ば，家族の頑張りをねぎらい，ほめることも重要
  である。

■参考文献

1) Hillier A, Lloyd DH, Weese JS, et al. Guidelines for the diagnosis and antimicrobial therapy of canine superficial bacterial folliculitis (Antimicrobial Guidelines Working Group of the International Society for Companion Animal Infectious Diseases). *Vet Dermatol.* 25: 163-e43, 2014. doi: 10.1111/vde.12118

2) Gallo RL, Nakatsuji T. Microbial symbiosis with the innate immune defense system of the skin. *J Invest Dermatol.* 131: 1974-1980, 2011. doi: 10.1038/jid.2011.182

3) Reiter LV, Torres SM, Wertz PW. Characterization and quantification of ceramides in the nonlesional skin of canine patients with atopic dermatitis compared with controls. *Vet Dermatol.* 20: 260-266, 2009. doi: 10.1111/j.1365-3164.2009.00759.x

4) Santoro D, Bunick D, Graves TK. Evaluation of canine antimicrobial peptides in infected and noninfected chronic atopic skin. *Vet Dermatol.* 24: 39-47, 2013. doi: 10.1111/j.1365-3164.2012.01091.x

5) Shimada K, Yoon JS, Yoshihara T, et al. Increased transepidermal water loss and decreased ceramide content in lesional and non-lesional skin of dogs with atopic dermatitis. *Vet Dermatol.* 20: 541-546, 2009. doi: 10.1111/j.1365-3164.2009.00847.x

6) Sonoda J, Sakai T, Inoue Y, et al. Skin Penetration of Fatty Acids from Soap Surfactants in Cleansers Dependent on Foam Bubble Size. *J Surfactant Detergent.* 17: 59-65, 2014.

7) Sonoda J, Sakai T, Inomata Y. Liquid oil that flows in spaces of aqueous foam without defoaming. *J Phys Chem B.* 118: 9438-9444, 2014. doi: 10.1021/jp501599v

8) Yamamoto Y, Kawamura Y, Yamazaki Y, et al. Palmitoleic Acid Calcium Salt: A Lubricant and Bactericidal Powder from Natural Lipids. *J Oleo Sci.* 64: 283-288, 2015. doi: 10.5650/jos.ess14176

9) 大矢 勝. 洗浄装置：図解入門 よくわかる最新洗浄・洗剤の基本と仕組み. 秀和システム. 2011, pp160-165.

10) 野々村美宗. 化粧品に使用される界面活性剤：化粧品 医薬部外品 医薬品のための界面化学. フレグランスジャーナル. 2015, pp42-66.

11) 尹 智善，石下進平，町田裕之ほか. 犬猫用シャンプー ヒノケアによる犬の皮膚バリア機能への影響. 第15回日本獣医皮膚科学会学術大会・総会抄録. 44, 2012.

14 免疫疾患

全身性エリテマトーデスと免疫介在性疾患の治療法

山口大学 獣医分子診断治療学研究室
水野拓也

アドバイス

　全身性エリテマトーデス systemic lupus erythematosus（SLE）は，全身における免疫介在性疾患であり，複合的な疾患である。その病態は複雑ではあるものの，生じる免疫介在性疾患ひとつひとつは我々が普段目にする疾患であり，特別なものではない。したがって，それぞれの疾患を見逃さないように診断することが重要である。治療も SLE だからといって特別なことはなく，ひとつひとつの免疫介在性疾患をモニターしながら治療していくことになる。本稿では，SLE について概説するとともに，免疫介在性疾患全般に対する免疫抑制薬の使い方について論文報告および筆者の経験と考え方に基づいて解説を加え，現在でのスタンダードな治療法を確認する。

病態と診断

1. 病態

　SLE は，全身における免疫介在性疾患であり，Coombs と Gell の分類のⅢ型アレルギー（免疫複合体による組織傷害）が中心となって起こり，さらにⅡ型アレルギー（自己抗体による組織傷害），Ⅳ型アレルギー（リンパ球による組織傷害）も伴うことがある疾患である。はっきりとした原因は不明であるが，もともと自己免疫反応を起こしやすい遺伝的要因を持つ個体において，紫外線の曝露，薬剤，炎症，感染，腫瘍などさまざまなきっかけにより，免疫反応が過剰にはたらくことが原因と考えられる。前述のような状況において，体の細胞が破壊され，それによって生じた核の成分に対して過剰な免疫反応が起こる（自己免疫反応）ことでSLEを発症する（図1）。

　一般的に，犬では中年齢に生じることが多く，猫では 1 〜 11 歳で診断される。SLE においては，その病態に関連してさまざまな免疫介在性疾患が認められる可能性があり（表1），それぞれの疾患に応じた徴候が認められるため注意が必要である（図2）。たとえば，免疫介在性多発性関節炎 immune mediated polyarthritis（IMPA）や糸球体腎炎はⅢ型アレルギーによる免疫複合体の沈着によって起こり，免疫介在性血球減

少症（免疫介在性溶血性貧血〔IMHA〕，免疫介在性好中球減少症，免疫介在性血小板減少症〔IMT〕）はⅡ型アレルギーの結果として生じる。したがって，それぞれの状況によって臨床徴候は異なり，SLE 必発の徴候というものはない。

2. 診断
（1）診断基準

　SLE の診断基準としてはさまざまなものが知られており，統一された見解はないが，本稿では2種の基準を示す（表2，3）。これらによると，複数の免疫介在性疾患が存在すること，抗核抗体 anti-nuclear antibody（ANA）が陽性であることなどが大まかな条件となっている。しかし，この2種の診断基準をみてもわかるように，ANA が陽性であることは必須ではなく，ANA が陽性であることだけで SLE といいきれるわけでもないため，あくまでも総合的に診断することが重要である。また，表1に示すように，IMPA は SLE において高い頻度で認められる疾患であるため，IMPA が認められる場合は，とくに SLE である可能性，すなわちほかの免疫介在性疾患が同時に存在している可能性について，慎重に検査を進めるべきである。

318

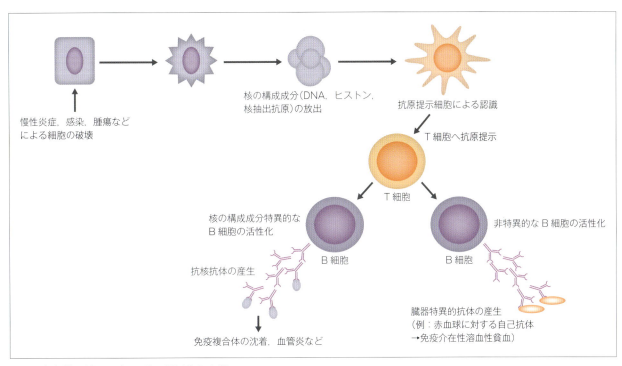

図1 全身性エリテマトーデス（SLE）の病態
　SLEの原因のひとつは遺伝的な背景にあるが，それに加えて炎症，感染，腫瘍などによって体内で細胞が破壊され，そこから生じた核の成分に対して自己抗体が産生されることが引き金となる．通常，核の成分に対して産生された抗体とその抗原の免疫複合体はⅢ型アレルギーとして沈着もしくは血管炎などを起こすが，一方で，同時にⅡ型アレルギーなどが生じると免疫介在性血球減少症などほかの免疫介在性疾患も生じる．

表1 全身性エリテマトーデス（SLE）で認められる疾患の発生率

	SLEにおける発生率(%)	
	Fournel C, et al[20]	Day MJ[18]
発熱	100	―
多発性関節炎	90.6	75
腎疾患	65.3	48
皮膚徴候	60	49
溶血性貧血	13.3	32
血小板減少症	4	32
白血球減少症	20	
筋炎	8	―
胸膜心膜炎	8	5.7
中枢神経疾患	1.6	4.9
多発性神経炎	1.6	―

（文献18，20をもとに作成）

（2）抗核抗体検査

　SLE特異的な免疫学的検査としてANA検査が知られている．ANAは，壊れた細胞の核の成分に対して産生された自己抗体であり，SLEの病態の中心である．獣医学領域において，SLEに関連する免疫学的検査として一般的に利用されているのはANA検査のみ

免疫疾患

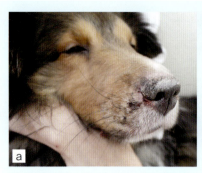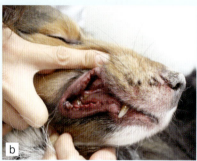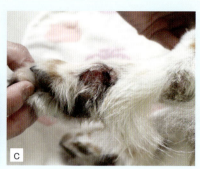

図2 全身性エリテマトーデス（SLE）において認められる特徴的な皮膚徴候
鼻周囲(a)，口腔粘膜移行部(b)，四肢端(c)に認められた紅斑，びらん，潰瘍．一部鱗屑や痂皮を伴う．

表2 全身性エリテマトーデス（SLE）の診断基準①

主徴候	副徴候
多発性関節炎	不明熱
SLEに一致する皮膚徴候	中枢神経系の徴候
糸球体腎炎	口腔内潰瘍
多発性筋炎	リンパ節腫大
溶血性貧血	心膜炎
免疫介在性血小板減少症	胸膜炎
免疫介在性好中球減少症	

SLEの確定診断
　2つの主徴候＋抗核抗体（ANA）またはLE試験が陽性
　1つの主徴候＋2つの副徴候＋ANAまたはLE試験が陽性
SLEの可能性が高い
　1つの主徴候または2つの副徴候＋ANAまたはLE試験が陽性
　2つの主徴候＋ANAが陰性

（文献34をもとに作成）

表3 全身性エリテマトーデス（SLE）の診断基準②

カテゴリー	徴候
紅斑	皮膚が薄い部位や被毛に被われていない部分（とくに顔面）の紅斑
円柱状紅斑	色素脱，紅斑，びらん，潰瘍，痂皮，角化した鱗屑が顔面に認められる（鼻鏡，前肢，口唇，眼の周囲など）
光線過敏症	日光に対する反応から生じる過敏症
口腔内潰瘍	口腔や鼻咽頭の潰瘍，通常痛みはない
関節炎	複数の部位における非びらん性関節炎，移動のあいだに痛みがある，腫脹はそれほど認められないことが多い
漿膜炎	心膜炎や胸膜炎により非化膿性炎症性の胸水が認められる
腎障害	持続的な蛋白尿や細胞円柱
神経障害	原因薬物や代謝性疾患（尿毒症，ケトアシドーシス，電解質異常など）がないのに発作や神経異常を示す
血液学的異常	溶血性貧血，白血球減少症，血小板減少症
免疫学的異常	抗ヒストン抗体，抗Sm抗体や抗type-1抗体，$CD4^+T$細胞／$CD8^+T$細胞比の増加
抗核抗体（ANA）	ANA陽性を起こすような薬剤の投与歴がなく，ANA陽性である

SLEの確定診断
　11のカテゴリーのうち4つ以上があてはまる（時期は同時でなくてもよい）
SLEの可能性が高い
　11のカテゴリーのうち3つ満たす，またはANA陽性で多発性関節炎がある

（文献14をもとに作成）

である。対象動物から採取した血清を用いて外注により検査可能である。検査会社では，哺乳動物の細胞の核をターゲットとした免疫蛍光染色（図3）を行うことで，対象動物の血清において核（成分）に対する抗体（すなわち自己抗体）が存在するかを検査する[26]。結果は，抗体価（血清の希釈率）に基づき陰性か陽性かで判断される。人医療においては，ANA は SLE のスクリーニング検査のひとつであり，核の染色パターンによりさらに核のどの成分に対する抗体が産生されているかを予測することができるとともに，病態をある程度予測できることが明らかとなっている[50]。同様の試みが獣医療においても行われているが，核の染色パターンと病態との関連についてはあまり明らかとなっていない[27]。

ANA 検査の解釈で重要なのは，感度と特異度である。SLE であったとしても約 10% の犬が陰性を示すと報告されている[45]。しかし，免疫介在性疾患がひとつ以上存在するうえで ANA が陽性である場合，SLE が存在する可能性は非常に高いといえる。一方，ほかの疾患，とくに感染症や慢性炎症，腫瘍性疾患などが存在する場合，SLE の存在とは関係なく ANA は非特異的に陽性となることがあるため，こうした場合には注意が必要である。

（3）その他の検査

SLE は複合的な疾患であるため，ANA の検査結果にかかわらず個々の免疫介在性疾患をひとつひとつ診断もしくは除外していく必要がある。したがって，動物を診察する時，最初に SLE を疑うというよりは，免疫介在性疾患の診断の途中で SLE を疑いはじめる，という形になる。個々の免疫介在性疾患の診断についてはここでは詳細を述べないが，血液検査（CBC）において血球減少症がないこと，尿検査において蛋白尿がないこと，関節穿刺により関節炎がないこと，免疫介在性を思わせるような皮膚疾患がないことなどを一通り調べることが望ましい。

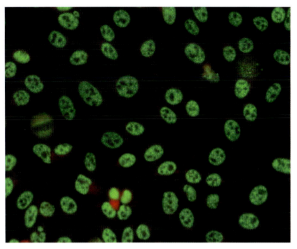

図3　抗核抗体（ANA）検査で陽性反応を示している哺乳動物の核

ANA 検査では，スライドガラス上に固定した哺乳動物の核に対して罹患動物の血清を作用させ，それを蛍光抗体で検出する。希釈血清で核が緑色に染まれば陽性と判断する。

最新の治療

1．免疫抑制療法について考えるべきこと

SLE は複数の免疫介在性疾患が生じた状態を表しているので，SLE だからといって特別な治療を考えるわけではなく，個々の免疫介在性疾患に対する治療を行っていくことになる。しかし，複数の免疫介在性疾患が生じているがゆえ，ひとつの疾患が寛解してもほかの疾患の徴候が継続している可能性があり，それぞれの疾患のモニターをしっかりと行っていくことが重要である。ここでは，SLE においてよく認められる免疫介在性疾患の治療について，最新の知見を交えながら解説する。

免疫介在性疾患の治療は，大きく寛解導入期と維持期に分けて考える（図4）。寛解導入期には，強力な免疫抑制が必要となるが，そのなかでも緊急性を要する場合とそうでない場合に分けるとわかりやすい（図5）。SLE で認められる疾患で緊急性を有するのは，主に重度の IMHA や IMT のような疾患であり，それ以外については緊急性を有するものは少ない。

免疫疾患

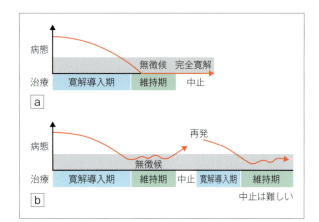

図4　免疫介在性疾患の病勢と治療経過
　a：寛解導入期には，臨床徴候がなくなるように強力な免疫抑制を行う。臨床徴候の消失とともに免疫抑制薬を漸減するが，その過程で疾患が完全に抑えられ，完全寛解になった場合，継続的な治療は必要なくなる場合がある。
　b：寛解導入期に強力な免疫抑制によって臨床徴候がなくなったとしても，免疫反応が完全に抑制できていない場合，免疫抑制薬の漸減（または中止）とともに臨床徴候は再発してしまう。その場合，改めて寛解導入を行うが，別の免疫抑制薬を併用することにより再度完全寛解を目指すか，もしくは投薬を完全に中止することをあきらめ，薬による副作用も臨床徴候も出ない最低限の投与量を探すことになる可能性もある。

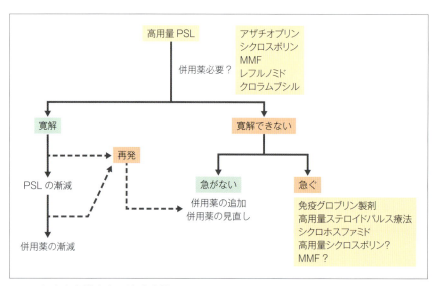

図5　免疫介在性疾患の治療方針
　免疫抑制療法は高用量のプレドニゾロン(PSL)からスタートする。比較的軽症であれば単独使用でもよいが，軽症ではない場合や再発時などは免疫抑制薬を併用する必要がある。併用薬は，アザチオプリン，シクロスポリン，ミコフェノール酸モフェチル(MMF)，レフルノミド，クロラムブシルなどから選択する。臨床徴候の改善が認められたら，まずPSLを，ついで免疫抑制薬を漸減していく。臨床徴候の改善を認めない場合，治療を急ぐかどうかで考える。急ぐ場合は，免疫グロブリン製剤，ステロイドパルス療法，シクロホスファミドなど即効性のある薬剤を選択する。高用量シクロスポリンとMMFは即効性が期待できる可能性があるものの，完全には証明されていない。急がない場合は，併用薬剤のなかから，新たに追加もしくは変更することで臨床徴候の改善を試みる。

2．即効性があると考えられる免疫抑制薬
(1) プレドニゾロン

　寛解導入のための治療法は，ある程度の即効性と強さが望める必要がある。その第1選択は，プレドニゾロン(図6a, b)である。投与量は，犬では2〜4mg/kg/day，猫ではその倍量ほどを1回または2分割投与する。通常，初期治療としては，徴候の改善が認められる，もしくは改善傾向に至るまで，2〜3週間程度継続する必要がある。その後は，2〜4週間おきに1/4ずつ減量していくとよい(図6e, f)。比較的反応がよければ，プレドニゾロンのみでも十分対応可能である。プレドニゾロンの利点は，免疫介在性疾患の発症のもとになる過剰な免疫の抑制作用だけではなく，過敏症によって生じた炎症反応に対する抗炎症作用も同時に期待できることである。よって，対象動物の生活の質(QOL)の改善も同時にはかることができる。

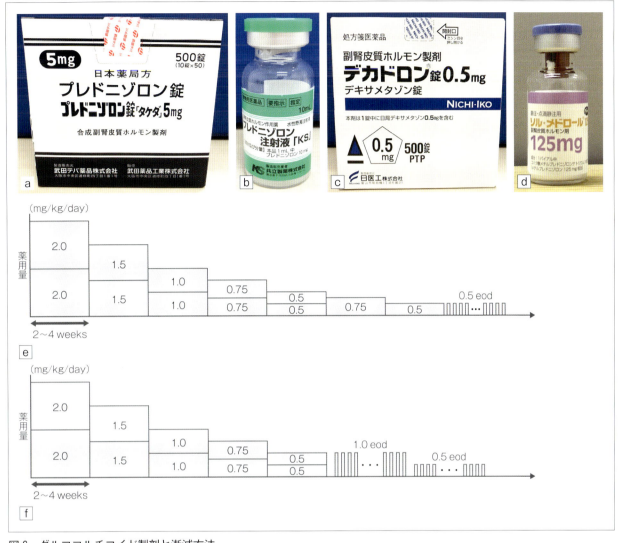

図6 グルココルチコイド製剤と漸減方法
　通常の高用量ステロイド療法にはプレドニゾロン(a, b)を用い、デキサメサゾン(c)を用いる必要はない。両者を用いた治療効果の比較試験のデータはなく、デキサメサゾンのほうが、作用時間が長い分より副作用が出やすいと考えられるからである。ステロイドパルス療法には通常メチルプレドニゾロン注射薬(d)を用いる。プレドニゾロンの漸減方法はさまざまであるが、通常2～4週間は同じ投与量を続け、減薬時は1/4量程度ずつ減量し焦らないことが重要である。0.5 mg/kg, bidのあとの減量については(e, f)どちらでも構わないが、早く1日おきの投与にしたほうが、副腎不全を防ぎやすいのかもしれない。

　以上のようなことから、プレドニゾロンは第一選択薬となる。
　プレドニゾロンのみでうまく寛解導入できない場合は、ほかの免疫抑制薬を追加するもしくは変更することを考える(図5)。緊急を要する場合は、即効性のある薬剤ということで、免疫グロブリン製剤、シクロホスファミド、ステロイドパルス療法などを考慮する。緊急を要さない場合は、アザチオプリン、シクロスポリン、ミコフェノール酸モフェチル、レフルノミド、クロラムブシル、メトトレキサートなどの免疫抑制薬の併用を考える。速効性のある薬剤を使用し寛解が得られた場合でも、寛解状態を維持できるかどうかは別の話であるので、ほかの免疫抑制薬を併用しておくほうがよい。

(2) 免疫グロブリン製剤

　免疫グロブリン製剤(ガンマガード®：シャイアー・ジャパン㈱、図7)を用いた症例報告はこれまでに多数あり(表4)、大きく血液疾患と皮膚疾患に対する報告に分けられる。しかし、その大部分はケースシリー

免疫疾患

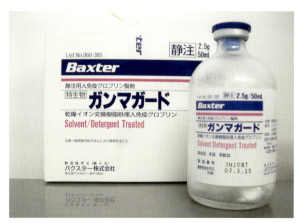

図7　免疫グロブリン製剤

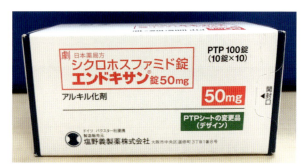

図8　シクロホスファミド製剤
　　経口投与できない場合，注射薬も使用することができる。

表4　免疫グロブリン製剤の使用報告

疾患	動物種	症例数(例)	参考文献
免疫介在性溶血性貧血	犬	13	32)
免疫介在性血小板減少症	犬	5	10)
		18	8)
		10	5)
エバンス症候群	犬	1	9)
骨髄線維症	犬	5	43)
天疱瘡	犬	1	39)
SJ症候群	犬	1	36)
多形紅斑	猫	1	13)
薬物有害皮膚反応	犬	2	49)
表皮水疱症	犬	1	28)
SARDS	犬	11	24)
多発性神経根炎	犬	1	29)

SJ症候群：スティーブンス・ジョンソン症候群，SARDS：突発性後天性膜変性症候群

ズであり，ある程度の症例数を用いた比較研究は，IMTについての2報[5,8)]のみである。いずれもIMTの犬に対して行った前向き研究であり，ひとつはプレドニゾロン単独とプレドニゾロン＋免疫グロブリン製剤の比較[5)]，もうひとつは，プレドニゾロン＋免疫グロブリン製剤とプレドニゾロン＋ビンクリスチンの比較[8)]である。いずれも致死率や生存期間について有意差はなかった。しかし，プレドニゾロン単独と比較すると免疫グロブリン製剤を併用したほうが，初期反応までの期間，入院期間は短いとされている。一方，ビンクリスチンとの併用では，治療費用が異なる以外は大きな差はないとされている。したがって，現状では費用の問題，複数回用いることをなるべく避けるという観点から，IMTに対する免疫グロブリンの投与はレスキュー療法の位置付けと考えたほうがよい。

0.5～1.5 g/kgを6～12時間かけて1回投与もしくは2日に分けて投与するのが標準であり，投与前にアレルギー反応の予防のためにジフェンヒドラミンを投与する。副作用としては，血液凝固亢進[49)]や血栓塞栓症などが知られている。投与中および投与後の容量負荷にも気をつけるべきである。反応がみられる場合は数日以内に認められる。猫への投与は，表4に示すように多形紅斑に対する治療としてのみ存在する。伴侶動物における免疫グロブリン製剤の使用についての詳細は，秀逸な総説もあるので参考にされたい[46)]。

（3）シクロホスファミド

シクロホスファミド（エンドキサン®：塩野義製薬㈱，図8）は，ある程度の即効性もあり，安価であることからかつてはよく用いられた免疫抑制薬である。しかし，さまざまな種類の免疫抑制薬が使用可能となった昨今，用いられる機会はあまりない。とはいえ，ほかの治療法で効果が認められない場合，とくに速効性を期待する場合には試してみる価値がある。50 mg/m^{2}で4日連続投与することが多い。

（4）ステロイドパルス療法

ステロイドパルス療法も，かつてはよく用いられた方法である。本治療法は，大量のステロイド薬を短期間で投与することにより副作用を少なく，かつ強力な作用を得る目的で実施される。メチルプレドニゾロン（ソル・メドロール®：ファイザー㈱，図6d）を10〜30 mg/kgで3日程度投与するのが一般的である。本治療法は，ほかの治療法で寛解できない場合でも寛解導入できることがあるのは確かであるが，実際にはほかの薬剤と比較して優れていることを示した臨床試験はほとんどない。2015年に発表された天疱瘡の犬を用いた後ろ向き研究では，通常のプレドニゾロンによる治療法より完全寛解できる率が高いと報告されているが[11]，スタディデザイン，症例数の問題から前向き研究による追試が必要である。

3．併用薬としての免疫抑制薬

併用する免疫抑制薬の選択肢は，以前と比較して非常に増えてきた。その選択ポイントは，即効性（効果発現までの時間），価格などである。

（1）アザチオプリン

アザチオプリン（イムラン®：アスペンジャパン㈱，図9）は非常に古い免疫抑制薬で，安価であるため使用しやすい。しかし，作用発現までに2週間以上かかるため即効性は期待できない。使用するのであれば，免疫抑制療法の寛解導入期から併用しておくべきである。

投与量は2 mg/kg（大型犬は50 mg/m²）である。猫では強い骨髄抑制の副作用が認められる可能性があるため用いてはならない。犬での副作用で問題になるのは，主に肝障害と骨髄抑制である。2015年に発表されたアザチオプリンの副作用に関する報告[52]では，肝毒性が約15％に，骨髄抑制が8％に認められたとされている。肝毒性は投与後の中央値2週間（13〜22日）で，骨髄抑制は肝毒性より遅発の中央値53日（45〜196日）で認められ，同一犬において毒性はどちらかしか生じない，とされている。海外の報告であるため犬種などが日本とは異なり，必ずしも同じことがあて

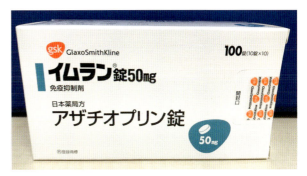

図9　アザチオプリン製剤

はまらないかもしれないことは考慮すべきである。しかし，いずれにしてもある程度の頻度で認められる副作用であるため，投与開始2，4週目で必ず肝酵素（とくにアラニンアミノ基転移酵素〔ALT〕とアルカリホスファターゼ〔ALP〕）とCBCのチェックをするとともに，そのあとは最低，月に1回は血液検査を実施する必要がある。白血球減少傾向が認められたら，すぐに投与を中止するか，1日おきに切り替える。

（2）シクロスポリン

シクロスポリン（アトピカ®：エランコジャパン㈱，図10）は，免疫抑制薬のなかで唯一，動物薬として販売されている薬剤である（免疫抑制薬としての使用は適応外）。

犬アトピー性皮膚炎や猫のアレルギー性皮膚炎に対する使用報告は多数あるが，免疫抑制薬として古くより使用されているにもかかわらず，免疫抑制薬として使用された論文報告は意外に少ない。しかし，さまざまな免疫介在性疾患に適応可能である。最近になって，IMPAの犬でのランダム化比較試験で，プレドニゾロンと効果が同等であることが報告されている[40]。

猫でも，アレルギー性皮膚炎以外に赤芽球癆[51]と天疱瘡[30]に対する効果についての後ろ向き研究があるが，いずれもほかの薬との併用もあり，有効性を結論づけることはできない。しかし，猫では古くより腎移植後の免疫抑制の標準的治療薬として使用されていることもあり，免疫抑制薬としての使用については十分なデータがある。

投与量については，アレルギー性皮膚疾患に対する

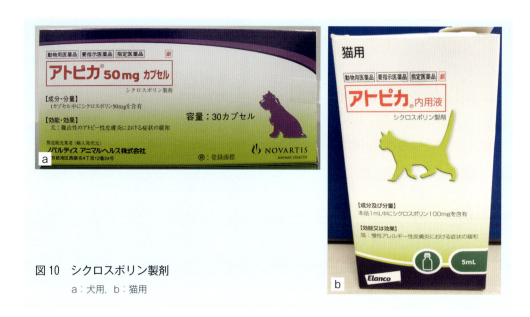

図10 シクロスポリン製剤
a：犬用，b：猫用

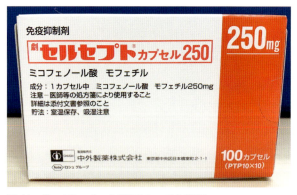

図11 ミコフェノール酸モフェチル製剤
ここに示すセルセプト®以外に、液体や後発品も発売されている。

量では免疫抑制には十分でないと考えられ[4]，犬に対しては比較的高用量である10 mg/kg，sid～bidで投与する。もともと血中濃度の安定にはある程度の時間がかかると考えられていたが，この高用量で与えると，少なくとも1週間以内に血中濃度は上がるようである[4]。猫での正確な投与量は不明であるが，犬と同様の量で用いられることが多い。副作用は，アレルギー性皮膚疾患に対して使用した多くの報告からさまざまなものが知られている。犬においても猫においても頻度が高いものとして，嘔吐や下痢などの消化器徴候が20～30%に認められる（アレルギー性皮膚疾患に対する投与量で用いた場合）[37,41]。近年，シクロスポ

リンは，ほかの免疫抑制薬と比較して，犬に真菌による日和見感染症を起こしやすいという報告もされているため注意が必要である[35]。

（3）ミコフェノール酸モフェチル

ミコフェノール酸モフェチル（セルセプト®：中外製薬㈱，図11）は，比較的新しい免疫抑制薬であり，T細胞にもB細胞にも作用する。炎症反応の抑制なども報告されており，免疫抑制薬としては，比較的幅広く作用することが期待される。犬においては，10年ほど前から使用頻度が急に高くなっている。副作用の少なさ，価格などから非常に使いやすい。副作用としては消化器徴候や骨髄抑制などが知られているが，それほど高い頻度では認められない。

投与量は10～20 mg/kg，bid～tidであり，用量依存性の効果を期待できる。血中濃度が早期に上がりやすく，一部の報告[1,33,59]から類推すると，ある程度の即効性も期待できる。筆者の経験的には，さまざまな免疫抑制介在性疾患の治療に使用可能であるが，これまでの報告例としては，表5に示すように血液疾患に対するものが圧倒的に多い。Cummingsらが発表した免疫介在性血小板減少症の回顧的研究[16]では，プレドニゾロンとミコフェノール酸モフェチルの組み合わせとプレドニゾロンとシクロスポリンの組み合わせ

表5 ミコフェノール酸モフェチル製剤の使用報告

疾患	動物種	症例数(例)	参考文献
再生不良性貧血	犬	1	60)
免疫介在性溶血性貧血	犬	30	53)
		5	54)
	猫	2	6)
免疫介在性血小板減少症	犬	55	16)
		5	59)
巨大食道症	犬	15	19)
天疱瘡	犬	1	22)
免疫介在性皮膚疾患	犬	14	2)
原因不明の髄膜脳脊髄炎	犬	20	7)
原因不明の髄膜脳脊髄炎	犬	25	59)

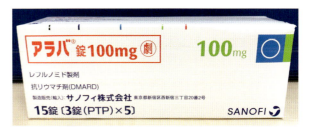

図12 レフルノミド製剤
100 mg錠と10 mg錠が存在するため, 体重に合わせて選択可能である。

表6 レフルノミド製剤の使用報告

疾患	動物種	症例数(例)	参考文献
ステロイド抵抗性または副作用のため使用不可な症患(免疫介在性溶血性貧血, 免疫介在性血小板減少症, 非化膿性髄膜脳炎, 組織球症)	犬	16	23)
反応性組織球症	犬	2	3)
エバンス症候群	犬	1	9)
関節リウマチ	猫	12	25)

を比較した場合, 入院期間, 30日生存率, 60日生存率に有意差は認められないが, 副作用は少なく, 費用も安いとされており, 今後の報告も期待される薬剤である。猫に対する効果についての報告はほとんどないが, 健常な猫を用いた安全性については報告[44]があり, 10～15 mg/kg, bid～tidで用いることができる。

（4）レフルノミド

レフルノミド（アラバ®：サノフィ㈱, 図12）は, ミコフェノール酸モフェチルと同様, 比較的新しく, かつT細胞にもB細胞にも作用する。もともと人の関節リウマチの治療薬として開発されたが, 1998年に複数の難治性の犬の免疫介在性疾患の治療に用いたという症例報告があって以来, さまざまな疾患に使用されてきた。投与量は, 2～4 mg/kg, sidとされ, 価格はミコフェノール酸モフェチルより高い。

回顧的研究ではあるが, 近年, 副作用についての大規模な報告がなされた[42]。この研究では下痢(3.3％), 元気消失(2.2％), 出血(3.3％), 血小板減少症(6.5％), 肝酵素の上昇(6.3％)などが認められ, 副作用が認められた症例では, 投与量が比較的多かったことが統計学的に明らかとなっている。したがって初期投与量は4 mg/kgよりも2 mg/kgでスタートすることが推奨されている。効果についての論文報告は多くはない（表6）。IMPAの犬に対する回顧的研究では, 15例中8例が完全に反応を示したと報告されている[15]。また, ミニチュア・ダックスフンドの炎症性結直腸ポリープに対する回顧的研究では, ステロイド薬およびシクロスポリンの治療に抵抗性の症例でも93.3％に反応が認められたと報告されている[21]。猫についても, 10 mg/kg, sidで関節リウマチに用いたという報告があるが[25], 後ろ向き研究で, かつほかの薬剤を同時に使用していることから, 正確な効果については不明である。

（5）クロラムブシル

クロラムブシルは, 低悪性度リンパ腫の治療などに用いられる抗がん剤で, 免疫抑制作用を期待して用いられることもある。とくに, アザチオプリンを使用しにくい猫については, アザチオプリンの代替薬として用いられた多くの報告があるが[12,31,38,47,56,57], 比較試験は全くない。投与量は文献によってさまざまであ

る。犬では，免疫抑制作用を期待して用いられることは多くはないが，蛋白漏出性慢性腸症の治療においてプレドニゾロンの併用薬として用いた回顧的研究によると，アザチオプリンと比較して，生存期間とアルブミンの回復の程度がよかったという報告もある[17]。

（7）その他

SLE の治療方法として報告されている治療薬にプレドニゾロンとレバミゾールの併用がある[14, 20]。筆者は使用経験がないため，効果については不明である。

薬の処方例

1．軽症の場合

- 高用量プレドニゾロン
  犬：2〜4 mg/kg/day を 1 回または 2 分割投与
  猫：4〜8 mg/kg/day を 1 回または 2 分割投与

2．高用量プレドニゾロンに反応しないにもかかわらず即効性が必要な場合

- 免疫グロブリン製剤　0.5〜1.5 g/kg，6〜12 時間かけて 1 回投与または 2 日に分けて投与
- メチルプレドニゾロン
  10〜30 mg/kg，3 日程度
  ※ステロイドパルス療法として
- シクロホスファミド　50 mg/m²，4 日連続

いずれかを投与するとともに，「3．再発やプレドニゾロンを減量できない可能性が考えられる場合」の免疫抑制薬を併用する。

場合によっては，高用量シクロスポリンやミコフェノール酸モフェチルも即効性が期待できるかもしれない（現状は明らかではない）。

3．再発やプレドニゾロンを減量できない可能性が考えられる場合

- アザチオプリン
  犬：2 mg/kg（大型犬は 50 mg/m²）
  猫：使用しない
- シクロスポリン　10 mg/kg，sid 〜 bid
- ミコフェノール酸モフェチル
  10 〜 20 mg/kg，bid 〜 tid
- レフルノミド　2 〜 4 mg/kg，sid
- クロラムブシル　投与量はさまざま

など

高用量プレドニゾロンに併用する。

高齢の動物への配慮

- SLE は中年齢で発症することが多いことから，高齢の動物で遭遇する機会は多くないかもしれないが，どの年齢であっても過度な免疫抑制薬の使用による易感染性などの副作用には気をつける必要がある。

動物の家族に伝えるポイント

- SLE は複合的な免疫介在性疾患であることから，単一の免疫介在性疾患を治療するよりも苦労することが多く，また，ひとつの免疫介在性疾患が解決したとしても時間が経ってから別の免疫介在性疾患が生じる，というように，必ずしも同時に生じないことがありうることを伝えておく。
- ステロイド薬を含む免疫抑制薬の投与を中止できるかどうかには個々の疾患の重症度がかかわっており，ときには中止することが難しいことを伝える。また，目標は副作用を出さず病気の再発を起こさない最小限の投与方法および投与量を探していくことであると伝える。

全身性エリテマトーデスと免疫介在性疾患の治療法

> ### to VN VN に指導する時のポイント
>
> ● SLE はさまざまな疾患が複合しているため，ひとつの病気ではないという意識で取り組む必要がある。
> ● 免疫抑制薬の調剤などをする場合は，抗がん剤に準ずる薬剤なども多く含まれるため，個々の薬剤についての取り扱い，家族への注意喚起なども重要となる。

■参考文献

1) Abelson AL, Shelton GD, Whelan MF, et al. Use of mycophenolate mofetil as a rescue agent in the treatment of severe generalized myasthenia gravis in three dogs. *J Vet Emerg Crit Care (San Antonio)*. 19: 369-374, 2009. doi: 10.1111/j.1476-4431.2009.00433.x

2) Ackermann AL, May ER, Frank LA. Use of mycophenolate mofetil to treat immune-mediated skin disease in 14 dogs - a retrospective evaluation. *Vet Dermatol*. 28: 195-e44. 2017. doi: 10.1111/vde.12400

3) Affolter VK, Moore PF. Canine cutaneous and systemic histiocytosis: reactive histiocytosis of dermal dendritic cells. *Am J Dermatopathol*. 22: 40-48, 2000.

4) Archer TM, Fellman CL, Stokes JV, et al. Pharmacodynamic monitoring of canine T-cell cytokine responses to oral cyclosporine. *J Vet Intern Med*. 25: 1391-1397, 2011. doi: 10.1111/j.1939-1676.2011.00797.x

5) Balog K, Huang AA, Sum SO, et al. A prospective randomized clinical trial of vincristine versus human intravenous immunoglobulin for acute adjunctive management of presumptive primary immune-mediated thrombocytopenia in dogs. *J Vet Intern Med*. 27: 536-541, 2013. doi: 10.1111/jvim.12066

6) Bacek LM, Macintire DK. Treatment of primary immune-mediated hemolytic anemia with mycophenolate mofetil in two cats. *J Vet Emerg Crit Care (San Antonio)*. 21: 45-49, 2011. doi: 10.1111/j.1476-4431.2010.00606.x

7) Barnoon I, Shamir MH, Aroch I, et al. Retrospective evaluation of combined mycophenolate mofetil and prednisone treatment for meningoencephalomyelitis of unknown etiology in dogs: 25 cases (2005-2011). *J Vet Emerg Crit Care (San Antonio)*. 26: 116-124, 2016. doi: 10.1111/vec.12399

8) Bianco D, Armstrong PJ, Washabau RJ. Treatment of severe immune-mediated thrombocytopenia with human IV immunoglobulin in 5 dogs. *J Vet Intern Med*. 21: 694-699, 2007.

9) Bianco D, Hardy RM. Treatment of Evans' syndrome with human intravenous immunoglobulin and leflunomide in a diabetic dog. *J Am Anim Hosp Assoc*. 45: 147-150, 2009.

10) Bianco D, Armstrong PJ, Washabau RJ. A prospective, randomized, double-blinded, placebo-controlled study of human intravenous immunoglobulin for the acute management of presumptive primary immune-mediated thrombocytopenia in dogs. *J Vet Intern Med*. 23: 1071-1078, 2009. doi: 10.1111/j.1939-1676.2009.0358.x

11) Bizikova P, Olivry T. Oral glucocorticoid pulse therapy for induction of treatment of canine pemphigus foliaceus - a comparative study. *Vet Dermatol*. 26: 354-358, 2015. doi: 10.1111/vde.12241

12) Black V, Adamantos S, Barfield D, et al. Feline_non-regenerative immune-mediated anaemia: features and outcome in 15 cases. *J Feline Med Surg*. 18: 597-602, 2016. doi: 10.1177/1098612X15588800

13) Byrne KP, Giger U. Use of human immunoglobulin for treatment of severe erythema multiforme in a cat. *J Am Vet Med Assoc*. 220: 197-201, 2002.

14) Chabanne L, Fournel C, Rigal D, et al. Canine systemic lupus erythematosus. Part II. Diagnosis and treatment. *Comp Cont Educ*. 21: 402-410, 1999.

15) Colopy SA, Baker TA, Muir P. Efficacy of leflunomide for treatment of immune-mediated polyarthritis in dogs: 14 cases (2006-2008). *J Am Vet Med Assoc*. 236: 312-318, 2010. doi: 10.2460/javma.236.3.312

16) Cummings FO, Rizzo SA. Treatment of presumptive primary immune-mediated thrombocytopenia with mycophenolate mofetil versus cyclosporine in dogs. *J Small Anim Pract*. 58: 96-102, 2017. doi: 10.1111/jsap.12621

17) Dandrieux JR, Noble PJ, Scase TJ, et al. Comparison of a chlorambucil-prednisolone combination with an azathioprine-prednisolone combination for treatment of chronic enteropathy with concurrent protein-losing enteropathy in dogs: 27 cases (2007-2010). *J Am Vet Med Assoc*. 242: 1705-1714, 2013. doi: 10.2460/javma.242.12.1705

18) Day MJ. Multisystem and intercurrent immune-mediated disease. In: Day MJ. Clinical immunology of the Dog & Cat, 2nd ed.CRC Press, Boca Raton. 2011, p360.

19) Dewey CW, Cerda-Gonzalez S, Fletcher DJ, et al. Mycophenolate mofetil treatment in dogs with serologically diagnosed acquired myasthenia gravis: 27 cases (1999-2008). *J Am Vet Med Assoc*. 236: 664-668, 2010. doi: 10.2460/javma.236.6.664

20) Fournel C, Chabanne L, Caux C, et al. Canine systemic lupus erythematosus. I: A study of 75 cases. *Lupus*. 1: 133-139, 1992.

21) Fukushima K, Eguchi N, Ohno K, et al. Efficacy of leflunomide for treatment of refractory inflammatory colorectal polyps in 15 Miniature Dachshunds. *J Vet Med Sci*. 78: 265-269, 2016. doi: 10.1292/jvms.15-0129

22) Ginel PJ, Blanco B, Lucena R, et al. Steroid-sparing effect of mycophenolate mofetil in the treatment of a subepidermal blistering autoimmune disease in a dog. *J S Afr Vet Assoc*. 81: 253-257, 2010.

23) Gregory CR, Stewart A, Sturges B, et al. Leflunomide effectively treats naturally occurring immune-mediated and inflammatory diseases of dogs that are unresponsive to conventional therapy. *Transplant Proc*. 30: 4143-4148, 1998.

24) Grozdanic SD, Harper MM, Kecova H. Antibody-mediated retinopathies in canine patients: mechanism, diagnosis, and treatment modalities. *Vet Clin North Am Small Anim Pract*. 38: 361-387, 2008. doi: 10.1016/j.cvsm.2007.12.003

25) Hanna FY. Disease modifying treatment for feline rheumatoid arthritis. *Vet Comp Orthop Traumatol*. 18: 94-99, 2005.

26) Hansson H, Trowald-Wigh G, Karisson-Parra A. Detection of antinuclear antibodies by indirect immunofluorescence in dog sera: comparison of rat liver tissue and humane epithelial-2 cells as antigenic substrate. *J Vet Intern Med*. 10: 199-203, 1996.

27) Hansson-Hamlin H, Lilliehöök I, Trowald-Wigh G. Subgroups of canine antinuclear antibodies in relation to laboratory and clinical findings in immune-mediated disease. *Vet Clin Pathol*. 35: 397-404, 2006.

28) Hill PB, Boyer P, Lau P, et al. Epidermolysis bullosa acquisita in a Great Dane. *J Small Anim Pract*. 49: 89-94, 2008.

14

免疫疾患

29) Hirschvogel K, Jurina K, Steinberg TA, et al. Clinical course of acute canine polyradiculoneuritis following treatment with human IV immunoglobulin. *J Am Anim Hosp Assoc*. 48: 299-309, 2012. doi: 10.5326/JAAHA-MS-5651

30) Irwin KE, Beale KM, Fadok VA. Use of modified ciclosporin in the management of feline pemphigus foliaceus: a retrospective analysis. *Vet Dermatol*. 23: 403-e76, 2012. doi: 10.1111/j.1365-3164.2012.01069.x

31) Jergens AE. Feline idiopathic inflammatory bowel disease: what we know and what remains to be unraveled. *J Feline Med Surg*. 14: 445-458, 2012. doi: 10.1177/1098612X12451548

32) Kellerman DL, Bruyette DS. Intravenous human immunoglobulin for the treatment of immune-mediated hemolytic anemia in 13 dogs. *J Vet Intern Med*. 11: 327-332, 1997.

33) Langman LJ, Shapiro AM, Lakey JR, et al. Pharmacodynamic assessment of mycophenolic acid in a canine model. *Transplant Proc*. 28: 934-936, 1996.

34) Marks SL, Henry CJ. Diagnosis and treatment of systemic lupus erythematosus. In: Bonagura JD. Kirk's Current Veterinary Therapy XIII : Small Animal Practice, 13th ed. Saunders, St.Louis. 1999, p514.

35) McAtee BB, Cummings KJ, Cook AK, et al. Opportunistic Invasive Cutaneous Fungal Infections Associated with Administration of Cyclosporineto Dogs with Immune-mediated Disease. *J Vet Intern Med*. 31: 1724-1729, 2017. doi: 10.1111/jvim.14824

36) Nuttall TJ, Malham T. Successful intravenous human immunoglobulin treatment of drug-induced Stevens-Johnson syndrome in a dog. *J Small Anim Pract*. 45: 357-361, 2004.

37) Olivry T, DeBoer DJ, Favrot C, et al. Treatment of canine atopic dermatitis: 2010 clinical practice guidelines from the International Task Force on Canine Atopic Dermatitis. *Vet Dermatol*. 21: 233-248, 2010. doi: 10.1111/j.1365-3164.2010.00889.x

38) Preziosi DE, Goldschmidt MH, Greek JS, et al. Feline pemphigus foliaceus: a retrospective analysis of 57 cases. *Vet Dermatol*. 14: 313-321, 2003.

39) Rahilly LJ, Keating JH, O'Toole TE. The use of intravenous human immunoglobulin in treatment of severe pemphigus foliaceus in a dog. *J Vet Intern Med*. 20: 1483-1486, 2006.

40) Rhoades AC, Vernau W, Kass PH, et al. Comparison of the efficacy of prednisone and cyclosporine for treatment of dogs with primary immune-mediated polyarthritis. *J Am Vet Med Assoc*. 248: 395-404, 2016. doi: 10.2460/javma.248.4.395

41) Roberts ES, Speranza C, Friberg C, et al. Confirmatory field study for the evaluation of ciclosporin at a target dose of 7.0 mg/kg (3.2 mg/lb) in the control of feline hypersensitivity dermatitis. *J Feline Med Surg*. 18: 889-897, 2016. doi: 10.1177/1098612X16636660

42) Sato M, Veir JK, Legare M, et al. A Retrospective study on the safety and efficacy of leflunomide in dogs. *J Vet Intern Med*. 31: 1502-1507, 2017. doi: 10.1111/jvim.14810

43) Scott-Moncrieff JC, Reagan WJ. Human intravenous immunoglobulin therapy. *Semin Vet Med Surg (Small Anim)*. 12: 178-185, 1997.

44) Slovak JE, Villarino NF. Safety of oral and intravenous mycophenolate mofetil in healthy cats. *J Feline Med Surg*. 20: 184-188, 2018. doi: 10.1177/1098612X17693521

45) Smee NM, Harkin KR, Wilkerson MJ. Measurement of serum antinuclear antibody titer in dogs with and without systemic lupus erythematosus: 120 cases (1997-2005). *J Am Vet Med Assoc*. 230: 1180-1183, 2007.

46) Spurlock NK, Prittie JE. A review of current indications, adverse effects, and administration recommendations for intravenous immunoglobulin. *J Vet Emerg Crit Care (San Antonio)*. 21: 471-483, 2011. doi: 10.1111/j.1476-4431.2011.00676.x

47) Trepanier L. Idiopathic inflammatory bowel disease in cats. Rational treatment selection. *J Feline Med Surg*. 11: 32-38, 2009. doi: 10.1016/j.jfms.2008.11.011

48) Trotman TK, Phillips H, Fordyce H, et al. Treatment of severe adverse cutaneous drug reactions with human intravenous immunoglobulin in two dogs. *J Am Anim Hosp Assoc*. 42: 312-320, 2006.

49) Tsuchiya R, Akutsu Y, Ikegami A, et al. Prothrombotic and inflammatory effects of intravenous administration of human immunoglobulin G in dogs. *J Vet Intern Med*. 23: 1164-1169, 2009. doi: 10.1111/j.1939-1676.2009.0402.x

50) Vermeersch P, Bossuyt X. Prevalence and clinical significance of rare antinuclear antibody patterns. *Autoimmun Rev*. 12: 998-1003, 2013. doi: 10.1016/j.autrev.2013.03.014

51) Viviano KR, Webb JL. Clinical use of cyclosporine as an adjunctive therapy in the management of feline idiopathic pure red cell aplasia. *J Feline Med Surg*. 13: 885-895, 2011. doi: 10.1016/j.jfms.2011.07.007

52) Wallisch K, Trepanier LA. Incidence, timing, and risk factors of azathioprine hepatotoxicosis in dogs. *J Vet Intern Med*. 29: 513-518, 2015. doi: 10.1111/jvim.12543

53) Wang A, Smith JR, Creevy KE. Treatment of canine idiopathic immune-mediated haemolytic anaemia with mycophenolate mofetil and glucocorticoids: 30 cases (2007 to 2011). *J Small Anim Pract*. 54: 399-404, 2013. doi: 10.1111/jsap.12107

54) West LD, Hart JR. Treatment of idiopathic immune-mediated hemolytic anemia with mycophenolate mofetil in five dogs. *J Vet Emerg Crit Care (San Antonio)*. 24: 226-231, 2014. doi: 10.1111/vec.12121

55) Whelan MF, O'Toole TE, Chan DL, et al. Use of human immunoglobulin in addition to glucocorticoids for the initial treatment of dogs with immune-mediated hemolytic anemia. *J Vet Emerg Crit Care (San Antonio)*. 19: 158-164, 2009. doi: 10.1111/j.1476-4431.2009.00403.x

56) Willard MD. Feline inflammatory bowel disease: a review. *J Feline Med Surg*. 1: 155-164, 1999.

57) Wondratschek C, Weingart C, Kohn B. Primary immune-mediated thrombocytopenia in cats. *J Am Anim Hosp Assoc*. 46: 12-19, 2010.

58) Woolcock AD, Wang A, Haley A, et al. Treatment of canine meningoencephalomyelitis of unknown aetiology with mycophenolate mofetil and corticosteroids: 25 cases (2007-2012). *Vet Med Sci*. 2: 125-135, 2016. doi: 10.1002/vms3.22

59) Yau VK, Bianco D. Treatment of five haemodynamically stable dogs with immune-mediated thrombocytopenia using mycophenolate mofetil as single agent. *J Small Anim Pract*. 55: 330-333, 2014. doi: 10.1111/jsap.12203

60) Yuki M, Sugimoto N, Otsuka H, et al. Recovery of a dog from aplastic anaemia after treatment with mycophenolate mofetil. *Aust Vet J*. 85: 495-497, 2007. doi: 10.1111/j.1751-0813.2007.00201.x

| 15 | 疼痛管理 |

犬と猫のオピオイドによる鎮痛

東京大学 獣医外科学研究室
西村亮平

アドバイス

　周術期や脊椎・関節疾患，がんなど，犬や猫で痛みのコントロールが重要となる状況・疾患は少なくない。これらのなかで周術期とがんの痛みの緩和に最も有用な薬剤がオピオイドである。オピオイドは，オピオイド受容体に作用するモルヒネ様作用を持つ薬剤や内因性リガンドの総称であり，とくに麻薬系オピオイドは非常に強力な鎮痛作用を示す。これらの薬剤はさまざまな副作用も持つが，痛みのある動物に適正に使用すれば臨床的に問題となることは少ない。その作用の特性をよく理解して，痛みの強い動物には積極的な使用が求められる。ただし薬剤の保管，使用，記録などについてはルールを厳格に守る必要がある。オピオイドには麻薬指定されていないものもあり，麻薬指定されているものに比べて使用しやすいが，鎮痛作用には限界がある。痛みの程度に応じた使い分けが必要である。

オピオイドとは

　ケシからとれるアヘン（オピウム）の歴史は古く，約5,000年前，最古の都市文明であるシュメールの人々は，すでにアヘンの鎮痛・睡眠作用，陶酔作用を利用していた。1803年にはアヘンからアルカロイド（オピエート）を抽出することに成功し，モルヒネと名付けられた。このモルヒネという言葉は，ギリシャに出てくる眠りの神モルペウスに由来するとされている。さらに1973年にオピエートに対する受容体が存在することが発見され，この領域の研究が急速に発展するきっかけとなった。1975年には生体内にこれらの受容体に対する内因性リガンド（エンケファリン）が存在することが発見され，続けてエンドルフィン，ダイノルフィンなど20種類以上のリガンドが同定されたことでさらに注目が集まった。同時に，モルヒネに類似する作用を有する薬剤が数多く合成された。現在はオピオイド受容体に作用するモルヒネ様作用を持つ天然および合成の薬剤や内因性リガンドを総称してオピオイドとよんでいる[1]。

　一部のオピオイドは麻薬指定されている。ただし薬剤の規制方法，分類は国によって異なり，世界共通ではない。

オピオイド受容体への作用

　前述のようにオピオイドは，脳あるいは脊髄を中心に存在するオピオイド受容体に作用して効果を発揮する。その主要なサブタイプは μ, κ, σ オピオイド受容体である。これらのサブタイプへの作用様式から，オピオイドは完全作動薬，部分作動薬，拮抗薬に分類される[5]（図1）。

　モルヒネ，フェンタニル，レミフェンタニルなどの麻薬指定されたオピオイドは，オピオイド受容体に完全作動薬として作用する。とくに μ オピオイド受容体への親和性が高く，鎮痛作用はきわめて強力である（副作用も強い）。

　麻薬指定されていないオピオイドのなかで獣医療で一般的に用いられている薬剤は，ブトルファノール，ブプレノルフィン，トラマドールである。ブトルファノールは，μ オピオイド受容体には拮抗薬として，κ オピオイド受容体には作動薬として作用し，ブプレノルフィンは μ オピオイド受容体に部分作動薬として作用する。またトラマドールは μ オピオイド受容体に作用するがその親和性は低い。よって，これらの薬剤はいずれも鎮痛作用は限定的であるが，副作用も少なく臨床的には使いやすい。なおブプレノルフィンは麻薬指定されていないが，向精神薬としての指定はあるの

15

疼痛管理

331

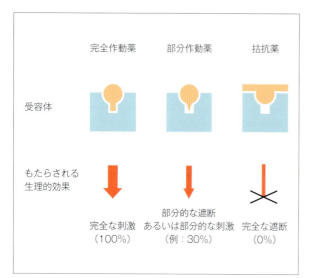

図1 オピオイドの分類
オピオイドには受容体に完全に作用する完全作動薬（モルヒネ，フェンタニルなど），部分的に作用する部分作動薬（ブプレノルフィンなど），抑制作用を示す拮抗薬（ナロキソンなど）がある。

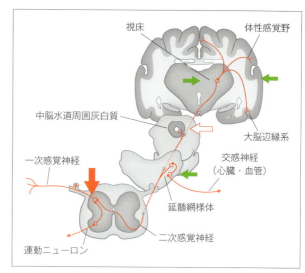

図2 オピオイドの作用機序
オピオイドの最大の作用部位は脊髄であり，末梢知覚神経から脊髄へ侵害刺激のシグナルの伝達抑制（赤矢印），および下行性抑制系を賦活化すること（赤中抜き矢印）により効果を発揮する。そのほか，オピオイドは，視床や大脳皮質知覚領域などの脳内痛覚情報伝導経路の興奮抑制による上行性痛覚情報伝達の抑制作用，知覚神経末梢側末端部での発痛物質の作用を抑制する作用など，多彩な鎮痛機序（緑矢印）を持つ。

で注意が必要である。その他，拮抗薬としてナロキソンがあり，任意の時点でオピオイドの作用を拮抗することができる（表）。

オピオイドの作用機序（図2）

オピオイド受容体，とくにμオピオイド受容体は中枢神経のさまざまな部位に存在し，さらに末梢神経にも存在する。このため，麻薬系オピオイドはほかの多くの鎮痛薬に比べ強力な鎮痛作用を発揮する[1]。

μオピオイド受容体を介した鎮痛作用の最大のターゲットは脊髄である。オピオイドは末梢知覚神経から脊髄へ侵害刺激のシグナルが伝達される部位で，前シナプスに作用して神経伝達物質の放出を抑制するとともに，後シナプスに作用して神経活動を抑制することで鎮痛作用を発揮する。脊髄レベルでの鎮痛作用は，オピオイドが下行性抑制系を賦活化することによりさらに強力なものとなる。この下行性抑制系を介した鎮痛作用は，オピオイドが中脳水道周囲灰白質，延髄網様体細胞および大縫線核に作用し，延髄－脊髄下行性ノルアドレナリンおよびセロトニン神経からなる抑制

系を賦活化することによる。さらにオピオイドは，視床や大脳皮質知覚領域などの脳内痛覚情報伝導経路の興奮抑制による上行性痛覚情報伝達の抑制作用，知覚神経末梢側末端部での発痛物質の作用を抑制する作用など，多彩な鎮痛機序を持つ。

μオピオイド受容体は扁桃体や帯状回，腹側被蓋野，側坐核などにも多く発現しており，オピオイドは多幸感をもたらしたり不安や恐怖心を軽減する働きもある。さらに，オピオイドは延髄呼吸中枢を直接抑制することで呼吸抑制作用を示す一方，孤束核咳中枢への知覚入力抑制により鎮咳作用も示す。このほか，延髄化学受容器引き金帯 chemoreceptor trigger zone（CTZ）へ直接作用することで催吐作用，腸管膜神経叢でアセチルコリン遊離を抑制することで消化管運動抑制作用も示す[5]。

κオピオイド受容体の活性化によっても鎮痛作用が生じる。人でμオピオイド受容体の活性化は多幸感を伴うのに対し，κオピオイド受容体は嫌悪感を引き起こすとされている。

犬と猫のオピオイドによる鎮痛

オピオイド作用に動物種差がある理由

前述のように動物にオピオイドを投与すると鎮痛，鎮静，多幸感，不快感，興奮などの作用が認められるが，その反応は動物種によって異なる。低用量では共通して鎮痛効果が得られるが，中用量以上になると犬，霊長類，ラット，ウサギでは中枢抑制（鎮静）効果が発現するのに対し，猫，馬，反芻獣，豚では中枢興奮効果が出やすい。猫は興奮というより多動的になる印象である。

このような多様性が生じる理由として，オピオイド受容体（とくに μ オピオイド受容体）の構造の違いが指摘されている。各オピオイド受容体をコードする遺伝子はそれぞれ1種類しか存在しないが，選択的スプライシングにより複数のアイソフォームが生成される[6]。オピオイド受容体同士あるいはほかのG蛋白質共役受容体（オピオイド受容体もG蛋白質共役受容体である）との2量体を形成することなどによりオピオイド受容体に多様性が生まれ，これが動物種による違いに関係しているという仮説が提唱されている。

なお，オピオイド投与による興奮は，犬でも急速静注すると認められることがある。この興奮はドパミン（あるいはアドレナリン）受容体を間接的に刺激することによると考えられており，トランキライザーなどで抑制が可能であるが，中枢興奮が出やすいグループにオピオイドを使用する場合には注意が必要である。

麻薬の取り扱いと免許[8]

麻薬は，鎮痛薬として有用性が高い反面，濫用の危険性もある。このため薬剤の管理，使用が厳密に規制されており，その使用には，麻薬施用者，麻薬管理者免許が必要となる。非麻薬性オピオイドについてはこのような厳しい規制はないが，ブプレノルフィンは向精神薬の指定があるため，使用にあたって保管，管理などに規制がある（特別な免許は必要ない）。以下に麻薬の取り扱いと免許についての概略を記す（詳細は都道府県薬務主管課または保健所に問い合わせること）。

1．免許

飼育動物診療施設で麻薬を使おうとする獣医師は，診療に従事している診療施設を業務所とする「麻薬施用者」の免許を受けなくてはならない。免許の有効期間は免許の日からその日の属する年の翌々年の12月31日までである。麻薬施用者の免許は個人に与えられるものである。よって，同一診療施設内に麻薬施用者の免許を受けている獣医師がいても，実際に麻薬を使う獣医師が免許を受けていなければ，麻薬を取り扱うことはできない。

麻薬施用者が2名以上いる診療施設では，その診療施設の麻薬を管理するものを定めて，「麻薬管理者」として別途免許を取得することが必要となる。

実際の免許取得にあたっては，申請用紙，診断書，手数料，獣医師免許の写しなどが必要であり，以下に示す専用の重量金庫などを用意する必要がある。

2．保管

当該麻薬診療施設で管理する麻薬は，麻薬以外の医薬品と区別して，診療施設内に設けた鍵をかけた堅固な設備内（重量金庫など）に保管しなければならない。

3．記録，届け出ほか

麻薬の譲り受けには，麻薬譲受証と，麻薬譲渡証が必要で，譲渡証は2年間保管する。

麻薬施用者が麻薬を使用した時は，患者の氏名，麻薬施用者免許番号，使用年月日，麻薬管理者から交付を受けた麻薬注射液の品名，数量，使用量，残量および返納者を記した「麻薬施用票」を作成し，さらに診療録に患者（飼主）の住所，氏名，病名および主要症状，麻薬の品名および数量ならびに使用した年月日を記載しなくてはならない。診療録は牛，水牛，鹿，めん羊および山羊では8年間，その他の動物では3年間保管する。

麻薬管理者（または使用者）は，麻薬診療施設に帳簿を備え，麻薬の受け払いにあたり，譲り受け，譲渡，

15

疼痛管理

333

疼痛管理

表　オピオイドの用量

薬品名	用量	
	犬	猫
モルヒネ	0.25 ～ 1.0 mg/kg, IM, SC, q2 ～ 4 hr 0.3 ～ 0.5 mg/kg, IM, SC,（負荷量）＋0.1 ～ 0.2 mg/kg/hr, IV, CRI 0.1 mg/kg, 硬膜外, 関節内 1.5 ～ 3 mg/kg, PO	0.1 ～ 0.25 mg/kg, IM, SC, q2 ～ 4 hr 0.05 ～ 0.1 mg/kg/hr, IV, CRI
フェンタニル	2 ～ 5 μg/kg, IV（負荷量）＋ 10 ～ 45 μg/kg/hr, IV, CRI（術中） 2 ～ 5 μg/kg/hr, CRI（術後） フェンタニルパッチ 2 ～ 4 μg/kg/hr	1 ～ 3 μg/kg, IV（負荷量）＋ 10 ～ 30 μg/kg/hr, IV, CRI（術中） 1 ～ 3 μg/kg/hr, CRI（術後）
レミフェンタニル	4 ～ 10 μg/kg, IV（負荷量）＋20 ～ 60 μg/kg/hr, IV, CRI（術中）	
ブプレノルフィン	0.01 ～ 0.02 mg/kg, IV, IM, SC, bid ～ tid	0.01 ～ 0.02 mg/kg, IV, IM, SC, bid ～ tid
ブトルファノール	0.2 ～ 0.4 mg/kg, IV, IM, SC, q1 ～ 4 hr	0.2 ～ 0.4 mg/kg, IV, IM, SC, q1 ～ 4 hr
トラマドール	1 ～ 4 mg/kg, PO, bid ～ tid	1 ～ 2 mg/kg, PO, bid

CRI：定量持続投与 constant rate infusion

あるいは使用した麻薬の品名，数量およびその年月日を記載しなくてはならない。麻薬管理者は，毎年，年間に当該麻薬診療施設の開設者が譲り受けた麻薬，および使用した麻薬の品名，数量などを届け出なければならない。

4．検査

必要に応じて立入り検査が行われる。

麻薬系オピオイドの特徴と用量（表）

1．モルヒネ

モルヒネは比較的安価で長く用いられてきた薬剤である。多くの研究がなされてきたにもかかわらず，モルヒネに匹敵するバランスのとれた鎮痛効果を示す合成薬剤は開発されていない。モルヒネは，経口ならびに非経口的に投与されるが，脂溶性が低いため効果が発現するまでの時間が長い（30 ～ 45 分程度）。その作用時間は 3 ～ 6 時間で，犬や霊長類では鎮静作用もみられる。また脊髄硬膜外にも投与することができる。

モルヒネを静脈内にボーラス投与し，急激に血中濃度が上昇するとヒスタミンが放出され血圧が低下する可能性があるため[6]，静脈内投与する場合には緩徐に投与するか（猫では静脈内投与は避ける），筋肉内，皮下あるいは経口で投与する。

犬の術後疼痛管理に用いる場合には，0.25 ～ 1 mg/kg を筋肉内もしくは皮下に投与する。モルヒネの用量はほかの薬剤と異なり明確な量はなく，痛みの程度に応じて幅広く用いられるため，個々の動物の痛みを注意深く観察することが重要である。

前述したように術中の疼痛管理も重要であることから，術後疼痛管理は術前・術中からはじめるほうがよく（先取り鎮痛），手術開始前に鎮痛薬の投与を開始する。モルヒネの鎮痛効果持続時間はあまり長くないので，痛みが強い場合には 2 ～ 4 時間ごとに投与を繰り返さなくてはならない場合もある。持続投与で用いる場合は，0.3 ～ 0.5 mg/kg を負荷量として筋肉内あるいは静脈内に投与した後，痛みの程度に応じて 0.1 ～ 0.2 mg/kg/hr の速度で静脈内投与する。硬膜外にも投与でき（0.1 mg/kg ± 局所麻酔薬）最大 24 時間程度の鎮痛効果が期待できる。また，関節鏡検査後の疼痛管理として関節内投与も可能で，0.1 mg/kg を生理食塩

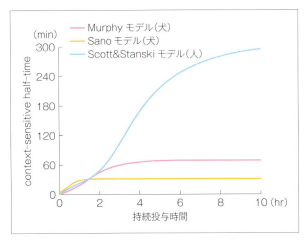

図3 CSHT (context-sensitive half-time)
人ではフェンタニルを持続投与すると急激に蓄積作用が生じ、投与中止後に作用が消失するまで長時間を要するが、犬ではこのような作用は認められない。
(文献2をもとに作成)

液で希釈あるいは局所麻酔薬と混合して投与する。

猫にモルヒネを適正量で投与すると犬のような鎮静状態とはならないが、通常興奮もしない[5]。とくに痛みのある動物では副作用は発現しにくいことが知られている。猫では通常0.1〜0.25 mg/kgを筋肉内もしくは皮下投与する、あるいは0.05〜0.1 mg/kg/hrで持続投与することが推奨されている。

2．フェンタニル

フェンタニルは、鎮痛効果がモルヒネの75〜125倍と非常に強力であり、ヒスタミン遊離作用がないため安全に静脈内投与することが可能である。また、脂溶性が高く効果発現が早い(静脈内投与で2〜3分)が、効果持続時間が短い(15〜30分)ため、静脈内への持続投与で用いられることが多い。フェンタニルは、モルヒネと比べて鎮静効果が弱く、嘔吐や呼吸抑制などの副作用も小さいため、周術期に使用する麻薬系オピオイドとしては最も多用されている。犬においては、2〜5 μg/kgの負荷量を静脈内投与後、術中は10〜45 μg/kg/hr、術後は2〜5 μg/kg/hr程度で投与することが推奨されている。猫では1〜3 μg/kgの負荷量を静脈内投与後、術中は10〜30 μg/kg/hr、術後は1〜3 μg/kg/hr程度で投与することが推奨されている。

注射薬のほか、術後疼痛管理やがん性疼痛管理など長時間にわたって経皮的に投与するための貼付剤(フェンタニルパッチ)もある。皮膚を剃毛・乾燥させた後このパッチを貼ると、皮膚を通して徐々に吸収され、貼付後12〜16時間で鎮痛濃度に到達した後、72時間程度鎮痛効果が維持される(24時間持続性のものもある)。動物がパッチを剥がしたり食べたりしにくいように、貼付する部位としては頸部背側が好ましい。パッチには5種類あり、犬の体重を目安に選択する。

猫におけるフェンタニルパッチの効果や使い方については十分なデータがない。

3．レミフェンタニル

レミフェンタニルは、超短時間作用性の強力なオピオイド鎮痛薬である。血液中および組織内の非特異的エステラーゼによって速やかに代謝され、かつ代謝産物がほとんど作用を持たない(レミフェンタニルの1/800〜1/2000)ため、個体間の血中濃度の差が少なく、得られる効果を予測しやすい。さらに、肝・腎機能の悪い動物でも使用できるなどの特徴を持つ。

レミフェンタニルは、強力な鎮痛作用は残しながら、既存のオピオイド、とくにフェンタニルの問題点(鎮痛作用の調節性、蓄積性、肝臓での代謝など)を解決することを目指して開発された。とくに人では、術中にフェンタニルを高用量で使うとその蓄積性から術後に長時間呼吸抑制が残り、逆に呼吸抑制が重度とならないようにするためには術中に十分量のフェンタニルを使いにくいという点が問題とされ、レミフェンタニルはこれを解決する薬剤として広く用いられるようになった。しかし、犬におけるフェンタニルのCSHT (context-sensitive half-time；持続投与中止後に血中または作用部位における薬物濃度が持続投与前の50%に低下するまでの時間で、持続投与した時の蓄積性の指標)は、人と異なり長時間投与した後もほぼ一定で延長せず[2]、犬においてはこの点は大きな利点とはならない(図3)。

周術期におけるレミフェンタニルの使用法はフェンタニルと類似しており、その至適投与量は、フェンタニルの1〜2倍程と推察される。レミフェンタニル

は，作用発現がきわめて早く調節性に優れることから，持続投与速度の変更により手術刺激に応じた鎮痛のコントロールを容易に行うことができる。一方，麻酔終了時に投与を終了するとごく短時間のうちに術後疼痛が発現するため，手術終了前から術後疼痛対策をしておく必要がある。この現象は，動物が肢を曲げたなど，予期せず投与が止まってしまった場合にも同様に発生するので注意が必要である。

非麻薬性オピオイドの特徴と用量(表)

非麻薬性オピオイドには，ブプレノルフィン，ブトルファノール，トラマドールなどがある。人でよく用いられるペンタゾシンは，犬では興奮作用を示すことが多いので用いられることは少ない。非麻薬性オピオイドは，用量を一定以上増してもそれ以上の効果の増大がみられない「天井効果」を示すため[5]，副作用も少ないが鎮痛作用も弱い。このため軽度から中程度の痛みが適応となる(図4)。

1．ブプレノルフィン

ブプレノルフィンは，μオピオイド受容体に部分的に結合することにより作用を発揮する。作用はブトルファノールと類似している。効果発現にやや時間がかかる(静脈内投与後最大効果に達するのに45～90分かかるが，20分程度で臨床的に有意な効果が得られる)一方，作用時間は長い(～12時間)という特徴がある。モルヒネに比べて鎮痛効果に天井効果が認められるが(図4)，犬でも猫でも副作用は非常に軽度で安全域は広い。部分作動薬であるが，受容体に一旦結合するとなかなか解離しないことから，モルヒネ，フェンタニルなどを投与する予定がある場合には前投薬などで使用しない。静脈内，筋肉内，皮下に投与可能であるが，猫では口腔内pHが8～9と高いため口腔粘膜からの吸収が比較的良好であり[7]，皮下投与では効果が落ちる。坐剤もあり，家庭で家族に投与してもらうことも可能である。

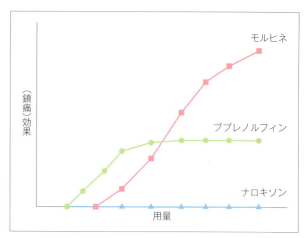

図4　非麻薬性オピオイドの天井効果

モルヒネなどの完全作動薬は用量を増すとそれに応じて効果も強くなるが，ブプレノルフィンなどの部分作動薬は"天井効果"により，用量を増しても一定以上の効果は得られない。

2．ブトルファノール

ブトルファノールは，κオピオイド受容体に働いて作用を発揮するが，作用時間が短い(1～4時間)ため，痛みが持続する場合には頻繁に投与する必要がある。鎮痛作用が天井効果を示すため強い痛みには無効であるが，副作用が少なくさまざまな動物種に使用できるという特徴がある。軽い鎮静作用，鎮咳作用，制吐作用がある。保管，使用に特別な規制がなく，臨床的には使いやすい。

3．トラマドール

トラマドールは，麻薬以外で経口投与可能なオピオイドとして臨床的に使いやすい薬剤であり(注射薬もある)，慢性疼痛や軽～中程度のがん性疼痛に対して長期投与されることがある。μオピオイド受容体に対する作動薬であることに加え，セロトニン・ノルアドレナリンの再取り込み阻害作用も持ち，この2つの機序で鎮痛作用を示す。このμオピオイド受容体に対する作用にはトラマドールの代謝物(M1)が，セロトニン・ノルアドレナリンの再取り込み阻害作用にはトラマドールとM1の両者が関与している。猫ではM1が十分産生され，血中濃度も高くなるが，犬ではM1の産生が少なく血中濃度もあまり上昇しない[4]。さらに，犬では繰り返し投与した時のトラマドールの血中濃度も低いことから，犬におけるトラマドールの鎮痛

作用は，人や猫のようには期待できないと考えられる。

オピオイド使用の実際

1．急性疼痛

　急性疼痛のなかで最も頻繁に遭遇するものが術後（周術期）疼痛である。術後疼痛は非常に激しい痛みであり，苦痛からの解放という点でその管理は重要である。それだけではなく，術後疼痛は情動，呼吸器，循環器，内分泌・代謝，血液凝固能，運動性，食欲などさまざまな面に悪影響を及ぼし，外傷や手術からの回復を遅延させ，創傷治癒遅延を引き起こすことも知られているため，この面からも疼痛の軽減は非常に重要である。近年，全身麻酔薬の鎮痛作用が十分でないことが明らかとなり，術後だけでなく術中の疼痛管理も重要視されるようになっている。

　犬や猫の周術期疼痛管理の主体となるのはオピオイドである。近年，周術期疼痛管理では局所麻酔，神経ブロックも重要視され，両者を併用するマルチモーダル鎮痛もしばしば行われるようになっている。オピオイドはその使いやすさや周術期全体の管理の面から不可欠なものと捉えられている。

2．慢性疼痛の管理

　慢性疼痛は，臨床的には関節炎などにより長期間続く痛みをさすことが多い。慢性疼痛は，急性疼痛のように激しい痛みは少ないが，痛覚過敏状態となっており，痛みの伝達・認識機構に機能的，形態的変化が生じ，コントロールが容易でないことが少なくない。慢性疼痛の管理は生活の質（QOL），日常生活動作（ADL）の改善が目標となり，その成立機序から考えてもオピオイドが使用されることは少ない。

3．がん性疼痛

　がん性疼痛は，急性疼痛と同程度の強い痛みが持続するばかりでなく，がんの進行に伴いその程度がより強くなることから，動物にとって最も苦痛が大きく，最もコントロールが難しい痛みである。この痛みは動物のQOLを大きく低下させるだけでなく，代謝系や免疫系も含めて生体にさまざまな悪影響を及ぼし，さらには家族の大きな精神的負担にもなりうる。

　人においては，世界保健機関（WHO）が示したがん性疼痛に対する痛みの程度に応じた治療に関するガイドラインがある。このガイドラインに基づいて我々の施設（東京大学附属動物医療センター）で行っている鎮痛法をWHOの方法とともに以下に示す。

（1）軽い痛み

　　　非オピオイド鎮痛薬±鎮痛補助薬

　主に非ステロイド系抗炎症薬（NSAIDs）を用いる。これにガバペンチン，プレガバリン，アマンダジンなどの鎮痛補助薬を加えることもできる。

（2）中程度の痛み

　　　弱オピオイド±非オピオイド鎮痛薬±鎮痛補助薬

　弱オピオイドとして通常トラマドール（犬：2～4 mg/kg，PO，bid～qid，猫：2～4 mg/kg，PO，bid）を用いる。ブプレノルフィン（0.01～0.02 mg/kg，bid）の坐薬（猫では注射薬の舌下投与も可能）も使用可能である。NSAIDsは，禁忌もしくは使用を避けたほうがよい場合を除いてできるだけ併用する。これらの薬剤で十分な効果が得られない場合には，以下に示す次のステップ，すなわち麻薬を主とした第3段階へ進むことが推奨される。しかし，麻薬の処方が難しい，現実的でない場合には，これらの薬剤にさらに鎮痛補助薬を併用することもある。

（3）強い痛み

　　　麻薬±非オピオイド鎮痛薬±鎮痛補助薬

　がんによる痛みが強い場合には，モルヒネなどの麻薬系オピオイド以外で十分な疼痛管理は期待しにく

い。麻薬として，モルヒネの徐放剤（犬：1～3 mg/kg, bid，痛みの程度に応じてこれ以上の用量で用いることもある）を用いることが多い。貼付剤であるフェンタニルパッチを用いることもできるが，個体差が大きいこと，痛みに応じた用量の調節がしづらいことなどから筆者らは用いていない。また，可能な限りNSAIDs を併用する。さらに鎮痛補助薬（ガバペンチン，プレガバリン，アマンダジンなど）を併用するとより効果的である。モルヒネの徐放剤は，錠剤やカプセルのタイプは用量調節のために分割すると徐放性が失われるため，細粒や顆粒タイプのものを使う必要がある。筆者らは1日2回投与のタイプを用いており（1日1回のタイプもある），通常は1 mg/kg, PO, bidでスタートし，痛みの状態をみながら増量（もしくは減量）する。モルヒネは効果発現までの時間がややかかるが，強力な鎮痛効果が得られる。副作用として，呼吸抑制，徐脈，嘔吐，便秘などが挙げられるが，痛みの強い犬で副作用により投薬が継続できなくなる，あるいは減薬が必要になることはまれである。

オピオイドを用いる際に注意すべき点[6]

以下の事項はオピオイド，とくに麻薬系オピオイドの副作用として挙げられているものだが，人に比べ犬や猫ではこれらの問題は発現しにくいとされ，痛みのある動物に適正に使用した場合には，臨床的に問題になるような副作用が生じることはまれである。これらの点をよく理解し，副作用を恐れて使用をためらう，過小用量で用いることは避けるべきである。

1．循環器に対する作用

心血管系に対する直接の抑制は少ないが，迷走神経核刺激による徐脈がみられるため抗コリン薬の投与を行う。また，犬では静脈内投与においてヒスタミン放出による血圧低下の可能性があるため，筋肉内，皮下あるいは経口で投与する。

2．呼吸抑制

呼吸中枢の CO_2 に対する感受性を低下させ，呼吸抑制を起こす。この副作用は鎮痛作用を示す用量で発現し，用量を増せば呼吸停止に至る。モルヒネの急性中毒の主要な要因であり，注意が必要である。なおオピオイドは鎮咳作用もある。アヘンアルカロイドのなかではコデインの鎮咳作用が強く，鎮咳薬としても広く用いられている。

3．嘔吐

モルヒネは化学受容器引き金帯 chemo-receptor trigger zone (CTZ) のドパミン受容体を直接刺激し，嘔吐を起こす。この副作用は，抗ドパミン作用を持つフェノチアジン系あるいはブチロフェノン系トランキライザーと併用することにより防止することができる。

4．便秘

腸管平滑筋運動を抑制することにより便秘を起こす。逆に下痢に適用すると止瀉作用を示す。止瀉薬であるロペラミドはモルヒネのこの作用に注目して開発された。

5．胆石

人では総胆管の出口にあるオッジ括約筋を収縮させ筋緊張が強く亢進する。したがって，胆石を持つ人に投与すると，胆道内圧力が亢進して発作を誘発する。胆石（泥）を持つ犬は多いが，オピオイドによる痛みの発作（急性腹症）があるかどうかはわかっていない。

6．縮瞳

人や犬では縮瞳がみられる。猫，馬などでは逆に散瞳する。

高齢の動物への配慮

- ほかの多くの薬剤と同様，高齢動物では作用が強く出やすい。臨床的にはあまり問題とならない呼吸抑制なども強く出てしまう可能性がある。
- 痛みの評価を注意深く行ってできるだけ適正量を投与すること，薬剤投与後の動物の観察を怠らないことが必要である。

動物の家族に伝えるポイント

- 痛みのコントロールは動物のQOL維持のために非常に重要である。
- オピオイドは強い鎮痛作用を持つ薬剤であり，痛みのコントロールに有用である。
- 麻薬系オピオイドも正しい使い方をすれば副作用もほとんど心配ない。
- 自宅で使う場合には病院からの指示に厳格に従う必要がある。

VNに指導する時のポイント

- 麻薬系オピオイドの使用には厳格なルールがある。
- オピオイド投与後の痛みの様子，副作用を注意深く観察することが必要である。

■参考文献

1) Fukuda K. Opioids. In: Miller RD, (ed). Miller's Anesthesia 7th ed. Elsevier Churchill Livingstone, Philadelphia. 2010, pp769-824.

2) Iizuka T, Nishimura R. Context-sensitive half-time of fentanyl in dogs. *J Vet Med Sci*. 77: 615-617, 2015. doi: 10.1292/jvms.14-0549

3) Kamata M, Nagahama S, Kakishima K, et al. Comparison of behavioral effects of morphine and fentanyl in dogs and cats. *J Vet Med Sci*. 74: 231-234, 2012. doi: 10.1292/jvms.10-0565

4) Kukanich B, Papich MG. Pharmacokinetics and antinociceptive effects of oral tramadol hydrochloride administration in Greyhounds. *Am J Vet Res*. 72: 256-262, 2011. doi: 10.2460/ajvr.72.2.256

5) KuKanich B, Wiese AJ. Opioids. In: Grimm KA, Lamont LA, Tranquilli WJ, et al, (eds). Veterinary Anesthesia and Analgesia 5th ed. Wiley-Blackwell, Hoboken. 2015, pp207-226.

6) Pasternak GW, Pan YX. Mu opioids and their receptors: evolution of a concept. *Pharmacol Rev*. 63: 1257-1317, 2013. doi: 10.1124/pr.112.007138

7) Robertson SA, Lasceles BD, Taylo PM, et al. PK-PD modeling of buprenorphine in cats: intravenous and oral administration. *J Vet Pharmacol Ther*. 28: 453-460, 2005. doi: 10.1111/j.1365-2885.2005.00677.x

8) 麻取り扱いの手引(病院・診療所・飼育動物診療施設用). 東京都. http://www.fukushihoken.metro.tokyo.jp/kenkou/iyaku/sonota/toriatsukai/tebiki/homayaku.html（2018年8月現在）

16	一般内科 -1-

周術期輸液の考え方

1）埼玉動物医療センター，2）日本動物麻酔科医協会，3）北海道大学 動物医療センター
下田有希[1]，鈴木さやか[2]，石塚友人[3]，長濱正太郎[2]

アドバイス

輸液は循環管理における重要な要素のひとつである。
周術期輸液の主な目的は，間質浮腫の形成を最低限に抑えながら血漿量の不足を効率よく補うことである。合併症がある場合でもその病態を考慮して，血管内容量が不足しているのかどうかを常に推測しながら輸液を行うことが大切である。

周術期循環管理における輸液の位置付け

周術期の安全管理の究極的な目標は「全身の細胞の好気的代謝を維持する」ことであり，そのための臨床的な手段は「換気」「酸素化」「循環管理」となる。このうち循環管理は，心拍出量と血圧を正常に維持すること，末梢循環を維持することを目的とする。これを達成するためには，静脈還流量，心収縮力，血管抵抗などを「適切に」制御する必要がある。循環管理において，輸液は静脈還流の前提となる血管内容量を適切に維持する役割を担う。

血管内容量を把握することはそもそも難しいことであるが，周術期には麻酔薬による血管拡張，手術侵襲による炎症性サイトカインなどによる血管透過性の亢進，出血などが起こるため，血管内容量が「適切に」保たれているかの把握はさらに難しい状況に陥る。

周術期および侵襲時輸液の考え方の変遷

1．大量輸液の時代

古くは，投与された輸液剤はその性状に従って体液区画の膠質浸透圧と晶質浸透圧に応じて分布し，血管内にも一定の割合でとどまると考えられていた。しかし，この考えに基づいて十分と思われる量の輸液を

行っても，低血圧，頻脈，乏尿などの心拍出量不足を示す所見が認められることが多く，1960年頃にはその矛盾を説明するため，後述するサードスペースという概念が提唱された。侵襲時には輸液剤がサードスペースに移行するという考え方であり，移行する分を上乗せして輸液する必要があるとされていた。そのため，開腹術ではとくに出血が多くなくても10～15 mL/kg/hrの輸液が必要と考えられた。

この概念は現在は大量輸液とよばれており，これによる合併症も明らかとなっている[4,14]。

2．目標指向型輸液管理の盛衰

2004年にSurviving Sepsis Campaign（SSC）から発表された人の敗血症治療のガイドラインであるSurviving Sepsis Campaign Guideline（SSCG）2004には，2001年にSSCが発表したearly goal-directed therapy（EGDT）という目標指向型輸液管理の概念が盛り込まれた。

EGDTでは，まず中心静脈圧（CVP）に目標値を設定して輸液を行ったうえで，平均動脈圧（MAP）と中心静脈酸素飽和度（ScvO$_2$）にも順に目標値を設定し，これらの目標値が6時間以内に達成されるように循環管理を行う。誰でも初期対応可能なプロトコール化された治療でありながら，敗血症性ショックの死亡率を劇的に低下させる治療概念として注目され，2006年には尿量に目標値を設定することでも死亡率を低下させることが報告された[9]。しかし，ProCESS研究

（2014）[15]，ARISE 研究（2014）[2]，ProMISe 研究（2015）[10]とよばれる 3 つの大規模ランダム化比較試験とそれらを含めたメタ解析による検証[1]の結果，usual care（従来の通常治療）と比較し，EGDT による死亡率の低下が認められないと結論付けられ，SSCG2016[17]では記述が削除された。EGDT 以外にも多くの目標指向型輸液のプロトコールが提唱・検討されたが，usual care と比較して明らかな死亡率の低下は認められていない。

　敗血症ではなく，周術期における目標指向型輸液のプロトコールも数多く検討されている。こちらも usual care と比較して明らかな死亡率の低下は認められていないが，合併症発生率の低下は期待できるようである。

　輸液量を適正化することを目指して，輸液反応性（後述）に着目した検討も活発に行われてきた。その結果，CVP や肺動脈楔入圧（PAWP）のような静的パラメータは輸液反応性の指標とはならないが，一回拍出量変動 stroke volume variation（SVV）や脈圧変動 pulse pressure variation（PPV）のような動的パラメータは指標になりうると考えられている。SSCG2016 でも動的パラメータが重視されているが，動的パラメータを用いた輸液反応性の推測に基づいて輸液を行っても死亡率を低下させることは示されていない。そもそも輸液反応性があっても輸液必要性があるとは限らないという根本的な問題は全く解決されていない。

　このように，目標指向型輸液による死亡率の低下は否定され，プロトコール化することで輸液を「適切に」行えるようになるという期待は薄れた。しかし，目標指向型輸液が有害というわけでもない。前述のとおり敗血症ではなく周術期の輸液であれば合併症発生率の低下は期待できるようであるし，プロトコール化による医療の標準化に価値があるならば，目標指向型輸液にも価値を見出すことができるかもしれない。

3．現在の周術期輸液を支える概念

　近年は体液区画間の水分移動に関する基礎知識が整いつつあり，非機能的細胞外液をサードスペースと捉える考え方は否定され，間質の浮腫であると理解され

るようになった[3]。

　血管内皮細胞表面のグリコカリックス直下の膠質浸透圧が血管内と間質の水分移動に重要な役割を果たしているということもわかってきた。これまで水の移動を説明していた Starling 式は修正され，Revised starling 式となった[8]（後述）。静脈では間質から血管内に水が戻るとする従来の考えに代わり，血管内から間質へは一方通行であり，間質からはリンパ管を介して血管内に戻ると考えられるようになった。また，分子量の大きい膠質液は血管内にとどまるため，投与したものがすべて血漿量の増加に寄与すると考えられていたが，血管内容量が十分な状態では膠質液であっても血漿増量効果が低いことが理解されるようになった。

輸液に関する基礎知識

1．体液区画

　体重に対する水分の割合は 60％で，その内訳は血管内 5％，間質 15％，細胞内 40％とされている。詳細な割合は動物種，性差，年齢などで異なり，炎症，低アルブミン血症，電解質異常などさまざまな要因で変化する。

　これらの体液区画は，それぞれ異なる性質の半透膜で区切られている。半透膜は，水を自由に通過させるが，浸透圧活性物質は通さない。血管内と間質は血管壁で仕切られており，間質と細胞内のあいだは細胞膜で仕切られている。アルブミンなどの分子量の大きい成分は血管内皮細胞間隙を通過できないため，血管内外では膠質浸透圧が生じる。一方，電解質は血管壁を自由に通過できるが，細胞膜は自由に通過できないため，細胞内外で晶質浸透圧が生じる。

2．サードスペース

　1960 年頃，侵襲時には炎症によって体液の分布異常が起こり，血漿と機能的に交通しない非機能的細胞外液が生じることが示され，これを細胞内でも細胞外でもない第 3 の間隙（サードスペース）と捉える概念が提唱された。しかし，近年になり細胞外液量の測定法

一般内科

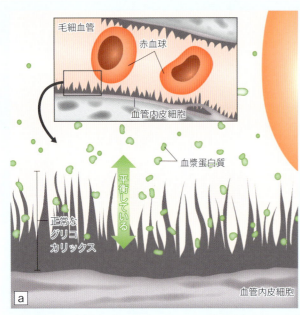
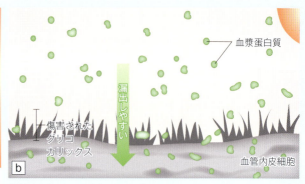

図1 グリコカリックスの模式図
　グリコカリックスは血管内皮細胞の表面に存在するプロテオグリカンであり，血管内外のバリアであると同時に血管拡張物質の産生・放出や抗凝固などの重要な役割を果たしているが，低酸素，炎症性サイトカイン，心房性ナトリウム利尿ペプチドなどによって障害される。
　a：グリコカリックスのバリア機能により，水分の正常な平衡が維持されている状態。
　b：グリコカリックスが傷害され，血漿蛋白質が漏出しやすくなっている状態。
（文献12をもとに作成）

そのものに問題があることが指摘され，非機能的細胞外液の実体は細胞間質ゲルの膨潤による浸透圧によって生じた浮腫であると理解されるようになった。

サードスペースの概念が否定されたとはいっても，細胞間質ゲルの浸透圧によって生じた浮腫が非機能的細胞外液であることには変わりがないという点に注意が必要である。

3．輸液反応性

輸液を行う本質的な理由は，血管内容量の減少による静脈還流の減少を是正することである。すなわち，輸液の必要性があるのは，血管内容量の減少による静脈還流の減少によって起きた心拍出量の減少が，臨床的な問題となっている場合となる。

一般的に「輸液反応性がある」とは，急速輸液によって1回拍出量または心拍出量が10〜15％増加することをさす。輸液反応性があっても輸液が臨床的に必要とは限らないということに，注意が必要である。逆に，輸液反応性がない状況で，効果を期待して漫然と輸液を続けることは過剰輸液につながる可能性がある。この場合，輸液をせずに輸液反応性を推測することには価値があるかもしれない。

前述のとおり，CVPやPAWPなどの静的パラメータは輸液反応性の指標にはならないが，SVVやPPVなどの動的パラメータは条件によっては指標になりうる。人においてSVVとPPVを輸液反応性の指標とできる条件を以下に示す。

- 自発呼吸がなく強制換気を行っている
- 洞調律である
- 1回換気量が少なくない（8 mL/kg以上）
- 心拍数／呼吸回数比が3.6未満である
- 肺コンプライアンスが低くない（30 mL/cm・H_2O以上）
- 右心不全がない

4．グリコカリックス[12]（図1）

グリコカリックスは血管内皮細胞表面に存在するプロテオグリカンである。血漿蛋白質と動的平衡にあるため，血漿蛋白質自体が構成成分の一部であると考えることができる。グリコカリックスをベースとしたendothelial surface layer（ESL）とよばれる柔軟なゲル状構造は，水や高分子が毛細血管壁を透過する時の最

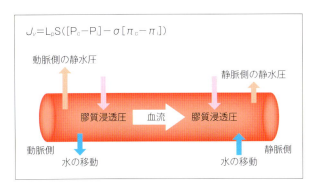

図2 Starling式
Starling式では水の濾過吸収を単純に血管内外の静水圧と膠質浸透圧の総和によって考える。動脈側では血管外に，静脈側では血管内に水分移動すると考えられていた。
J_v：単位時間あたりの水の移動量，L_p：毛細血管壁単位面積あたりの透過性係数，S：血管壁の面積，P_c：毛細血管内の静水圧，P_i：間質の静水圧，σ：反発係数，π_c：毛細血管内の膠質浸透圧，π_i：間質の膠質浸透圧
（文献20をもとに作成）

初のバリアである。ESLに含まれる血漿量は全血管内容物の25%を占めるといわれている。

グリコカリックスのそのほかの機能としては，血管拡張物質の産生・放出や抗凝固などが挙げられる。グリコカリックスは低酸素，炎症性サイトカイン，心房性ナトリウム利尿ペプチドなどによって障害を受けるとされる。

5. Starling式とRevised starling式

古典的なStarlingの仮説では，毛細血管と細静脈における水の濾過吸収は原則として4つの圧力（毛細血管内圧，間質内圧，血漿膠質浸透圧，間質液膠質浸透圧）の差に依存すると規定されていた。すなわち，濾過時には毛細血管内圧と間質内圧の差，吸収時には血漿膠質浸透圧と間質液膠質浸透圧の差が影響し，毛細血管の動脈側では濾過が，静脈側では吸収が持続的に行われると考えられていた[20]（図2）。しかし近年，グリコカリックスが水分移動に重要な役割を果たしていることが明らかとなり，Starling式は修正され，細胞間質液の膠質浸透圧の代わりにグリコカリックス直下の膠質浸透圧が考慮されるようになった[19]（図3）。

グリコカリックス直下の膠質浸透圧はアルブミンなどの膠質濃度によって決まる。アルブミンはグリコカリックスをほとんど透過しないため，それだけを考えればグリコカリックス直下のアルブミン濃度はほぼゼロのように思われるが，実際にはアルブミンはlarge poreとよばれる大きな分子が透過可能な孔を介して間質に分布しており，それが濃度勾配に従ってグリコカリックス直下まで拡散している。一方で，グリコカリックスを介した水分の濾過流はアルブミンのグリコカリックス直下への拡散に対抗するように働いている。つまり，グリコカリックス直下の膠質浸透圧は，細胞間質からのアルブミンの拡散とグリコカリックスを介した濾過流のバランスによって決まる。そのため，濾過流に大きな影響を及ぼす毛細血管の静水圧も重要な因子である。たとえば，静水圧が低い時は濾過流が減少するため，グリコカリックス直下の膠質浸透圧は血漿浸透圧に近づく。したがって，血漿膠質浸透圧は濾過流にあまり寄与しないと考えられる。この考え方により，従来は静水圧や血漿膠質浸透圧に従って，静脈では間質から血管内に水が戻ると考えられていたものが，現在は血管内と間質の水の移動は動脈・静脈に関係なく，血管内から間質への一方通行であり，間質からはリンパ管を介して血管内に戻ると考えられるようになった。

これまで膠質液の場合，分子量が血管壁を通過できないサイズであれば，投与した分だけ血管内容量が増加すると理解されていた。しかし，血管内容量が少ない状態では投与された輸液剤の大部分が血管内容量の増加に寄与し，血管内容量が十分な状態では投与された輸液剤は血管内容量の増加にあまり寄与しないことが報告された[18]。つまり，晶質液であろうと膠質液であろうと，血管内容量が少ない時には血漿増量効果は高く，血管内容量が多い時にはどちらを使用しても血漿増量効果は低いということである。

このように，晶質液はもとより，膠質液でも血管内容量の増量効果は状況によって異なることが明らかとなり，この性質は「context sensitive」とよばれて強調されるようになった。

一般内科

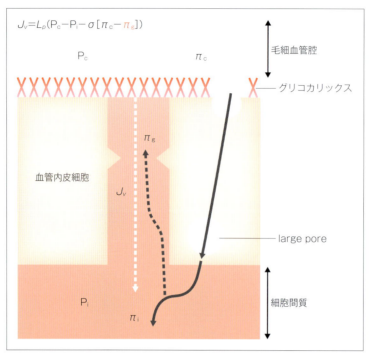

図3 Revised starling 式

Revised starling 式でも静水圧と膠質浸透圧の総和で考えることには変わりがないが，Starling 式では単純に血管外＝間質と考えていたのに対して，Revised starling 式では血管外をグリコカリックス直下と間質の2つに分けて考えている。また Starling 式では間質の膠質浸透圧を考慮していたのに対し，Revised starling 式ではグリコカリックス直下の膠質浸透圧を考慮している。グリコカリックス直下の膠質浸透圧は large pore を通して間質へ漏出したアルブミンがグリコカリックス直下へ拡散することと，このアルブミンを洗い流すように働く血管内からの水分漏出のバランスによって決まっている。
J_v：単位時間あたりの水の移動量，L_p：毛細血管壁単位面積あたりの透過性係数，P_c：毛細血管内の静水圧，P_i：間質の静水圧，σ：反発係数，π_c：毛細血管内の膠質浸透圧，π_g：グリコカリックス直下の膠質浸透圧，π_i：間質の膠質浸透圧
（文献 19 をもとに作成）

獣医療における周術期輸液

獣医療では長いあいだ，術中の輸液速度は慣例的に 10 mL/kg/hr に設定されてきた。この量は腹部の大規模な手術などで起こる体液喪失には適切な量であると考えられてきた[7]。しかし，イソフルラン麻酔を行った犬に対し，10 mL/kg/hr 以上の晶質液を投与しても循環血漿量の増加に寄与しないことが2011年に報告された[11]。また，2013年の AAHA/AAFP fluid therapy guidelines for dogs and cats: Veterinary Practice Guidelines では，猫や長時間の麻酔が予想される症例では過剰輸液などの副作用を避けるため，輸液速度を 10 mL/kg/hr 以下にすることが推奨された[5]。このガイドラインでは，犬では 5 mL/kg/hr，猫では 3 mL/kg/hr から開始するとしている[5]。

また前述のとおり，近年，大量輸液による合併症が明らかとなっている。しかし，大量輸液（10 mL/kg/hr）と制限輸液（6 mL/kg/hr）の比較では両群間での1年生存率に差はみられず，急性腎障害発生率は大量輸液群のほうが低かったとする報告もある[13]。これらのことからも，周術期の適切な輸液量は状況によってさまざまであることがわかる。10 mL/kg/hr 以上の大量輸液が適している状況もあれば，3 mL/kg/hr 程度の維持量で十分な状況もあるということであり，オーダーメイドの輸液管理が求められている。

獣医療における周術期輸液の考え方

アドバイスで述べたとおり，周術期輸液では間質浮腫の形成を最低限に抑えながら，血漿量を効率よく補うことを目指すのが基本的な考え方である。まずはAAHA/AAFP 2013年のガイドラインに則った速度で等張晶質液の投与を開始し，追加投与や減量が必要かどうかと，追加投与する場合には輸液剤の種類や量などを考えるのがシンプルな方法のひとつである。

以下，循環管理が必要であると考えられる，いくつかの臨床的な状況における輸液の考え方を示す。

1．全身麻酔導入後の低血圧

導入後に血圧が低下した場合は，麻酔薬による血管拡張に起因する血圧低下の可能性が高い。つまり，血管内容量の減少から静脈還流が減少し，心拍出量が低下したことで血圧が低下したわけではない。静脈系の拡張により静脈還流に寄与する「stressed volume」が減少して心拍出量が減少したり，動脈系の拡張により血管抵抗が低下したりすることで血圧が低下する。

このような場合は輸液ではなく，血管収縮薬での対処が適している可能性が高い。

2．術中出血

血管内容量減少を補充する必要がある典型例である。

輸血の必要性はないという判断であれば，サリンヘス®やボルベン®（ともにフレゼニウス カービ ジャパン㈱）などの膠質液を選択する。ガーゼや吸引装置の血液量をこまめに測定し，出血量を継続的に把握して，常に過不足のない補充を目指す。補充量の適切な見積もりが難しい場合には2 mL/kg程度を投与して循環動態を評価し，その後の対応を考慮する。

出血が明らかであれば，血圧低下や心拍数上昇などの関連する所見が認められなくても，輸液による対処は合理的と考えられる。投与速度が速いほど一時的に血管内容積過多に傾き，血漿増量効果の持続時間も短くなるため，出血が継続しておらず補充の緊急性が低

い場合は15 ～ 30分ほどかけて投与する。

3．乏尿

麻酔中の乏尿は非常に多くの因子によって起こるため，必ずしも血管内容量の減少→静脈還流の減少→心拍出量の低下という一連の流れに起因しているとは限らない。静脈還流が十分でも乏尿になることは珍しくないため，乏尿であることを理由に輸液をするという短絡的な考え方はしない。

血管内容量の不足が示唆されていなければ，循環動態に応じて血管収縮薬や強心薬を用い，血圧の上昇や心拍出量の増加で尿量が増えるかどうかを確認する。通常は血圧を上昇させれば尿量は増えることが多い。

なお，逆に尿量が何らかの原因で多くなっている場合には，血管内容量の減少から静脈還流が減少することにつながるため，それを防ぐための輸液を行うべきである。

4．嘔吐・下痢

細胞外液の脱水を認める場合は補正してから麻酔を行うのが基本的な考え方であるが，緊急であれば麻酔を行いながら補正することになる。血漿だけでなく間質にも補充するため，等張晶質液を大量輸液（10 mL/kg/hr程度）し，見積もりの脱水量を補充する。電解質の異常にも留意しながら行い，必要に応じて輸液剤の種類を選択する。

5．低蛋白血症

低蛋白血症では麻酔前から血管内容量の不足状態に陥っている可能性はあるが，麻酔によってとくに血管内容量の減少が顕著に起こるわけではない。麻酔前と同等の血管内容量は維持されているため，全身麻酔導入後の低血圧に対して輸液による対処が適切とはいえない。

血管内容量の不足が問題になっているという判断であれば膠質液を投与するが，Revised starling式のとおり，膠質液であっても過剰投与により浮腫は悪化するので注意する。

6. 敗血症

敗血症への対応として輸液だけを考慮していても全く不十分であり，麻酔中であってもSSCGを参考にした対応を行う。

輸液についてのみ言及すると，敗血症性ショックに対する初期対応として等張晶質液の大量投与（30 mL/kg，3時間以内）を行う[17]。敗血症治療の初期は過剰輸液となるが，治療の全体期間をとおして水分バランスを考慮する。

なお，膠質液は血行動態を良好に維持しやすいものの，敗血症においては死亡率や腎代替療法への移行率が高いことが報告されており[6,16]，現時点では推奨されていない。敗血症症例では術中の出血に対しても膠質液を避けたほうがよいかもしれない。

高齢の動物への配慮

- 細胞内液は少なく，細胞外液は多くなっており，細胞内脱水と浮腫が起こりやすい。
- 心臓，肺，腎臓の予備機能が低下し，輸液の許容範囲が狭くなっているため，水分の不足や過剰が起こりやすい。

VNに指導する時のポイント

- 血液を吸ったガーゼを極力術野から出してもらい，ガーゼの重さを差し引いて血液量を測定する。
- 吸引器で回収された血液量を測定する。
- 尿道カテーテルが留置されている場合は尿量を測定する。

■参考文献

1) Angus DC, Barnato AE, Bell D, et al. A systematic review and meta-analysis of early goal-directed therapy for septic shock: the ARISE, ProCESS and ProMISe Investigators. *Intensive Care Med.* 41: 1549-1560, 2015. doi: 10.1007/s00134-015-3822-1

2) ARISE Investigators; ANZICS Clinical Trials Group, Peake SL, Delaney A, et al. Goal-directed resuscitation for patients with early septic shock. *N Engl J Med.* 371: 1496-1506, 2014. doi: 10.1056/NEJMoa1404380.

3) Chappell D, Jacob M, Hofmann-Kiefer K, et al. A rational approach to perioperative fluid management. *Anesthesiology.* 109: 723-740, 2008. doi: 10.1097/ALN.0b013e3181863117

4) Claure-Del Granado R, Mehta RL. Fluid overload in the ICU: evaluation and management. *BMC Nephrol.* 17: 109, 2016. doi: 10.1186/s12882-016-0323-6

5) Davis H, Jensen T, Johnson A, et al. 2013 AAHA/AAFP fluid therapy guidelines for dogs and cats: Veterinary Practice Guidelines. *J Am Anim Hosp Assoc.* 49: 149-159, 2013. doi: 10.5326/JAAHA-MS-5868

6) Dellinger RP, Levy MM, Rhodes A, et al. Surviving sepsis campaign: international guidelines for management of severe sepsis and septic shock: 2012. *Crit Care Med.* 41: 580-637, 2013. doi: 10.1097/CCM.0b013e31827e83af

7) DiBartola SP, (ed). Fluid, electrolyte, and acid-base disorders in small animal practice, 3rd ed. Elsevier, St. Louis. 2006.

8) Levick JR, Michel CC. Microvascular fluid exchange and the revised Starling principle. *Cardiovasc Res.* 87: 198-210, 2010. doi: 10.1093/cvr/cvq062

9) Lin SM, Huang CD, Lin HC, et al. A modified goal-directed protocol improves clinical outcomes in intensive care unit patients with septic *shock*: a randomized controlled trial. *Shock.* 26: 551-557, 2006.

10) Mouncey PR, Osborn TM, Power GS, et al. Trial of early, goal-directed resuscitation for septic shock. *N Engl J Med.* 372: 1301-1311, 2015. doi: 10.1056/NEJMoa1500896

11) Muir WW 3rd, Kijtawornrat A, Ueyama Y, et al. Effects of intravenous administration of lactated Ringer's solution on hematologic, serum biochemical, rheological, hemodynamic, and renal measurements in healthy isoflurane-anesthetized dogs. *J Am Vet Med Assoc.* 239: 630-637, 2011. doi: 10.2460/javma.239.5.630

12) Myburgh JA, Mythen MG. Resuscitation fluids. *N Engl J Med.* 369: 1243-1251, 2013. doi: 10.1056/NEJMra1208627.

13) Myles PS, Bellomo R, Corcoran T, et al. Restrictive versus liberal fluid therapy for major abdominal surgery. *N Engl J Med.* 378: 2263-2274, 2018. doi: 10.1056/NEJMoa1801601

14) O'Connor ME, Prowle JR. Fluid Overload. *Crit Care Clin.* 31: 803-821, 2015. doi: 10.1016/j.ccc.2015.06.013

15) ProCESS Investigators, Yealy DM, Kellum JA, et al. A randomized trial of protocol-based care for early septic shock. *N Engl J Med.* 370: 1683-1693, 2014. doi: 10.1056/NEJMoa1401602

16) Reinhart K, Perner A, Sprung CL, et al. Consensus statement of the ESICM task force on colloid volume therapy in critically ill patients. *Intensive Care Med.* 38: 368-383, 2012. doi: 10.1007/s00134-012-2472-9

17) Rhodes A, Evans LE, Alhazzani W, et al. Surviving Sepsis Campaign：敗血症および敗血症性ショックの管理に関する国際ガイドライン（2016年版）．http://www.survivingsepsis.org/SiteCollectionDocuments/Surviving-Sepsis-Campaign-Guidelines-Translation-Japanese-2018.pdf（2018年8月現在）．

18) Woodcock TE, Woodcock TM. Revised Starling equation and the glycocalyx model of transvascular fluid exchange: an improved paradigm for prescribing intravenous fluid therapy. *Br J Anaesth.* 108: 384-394, 2012. doi: 10.1093/bja/aer515

19) 多田羅恒雄，侵襲時輸液の生理学：知っておきたい体液動態．*Intensivist.* 9：259-271, 2017.

20) 日比野将也，植西憲達，藤谷茂樹．輸液の薬理学：薬物としての輸液製剤を考える．*Intensivist.* 9：273-298, 2017.

16 一般内科 -2-

ナトリウム濃度異常

ナガエ動物病院
長江秀之

アドバイス

ナトリウム(Na)濃度異常を考える時，ナトリウム総量が本当に多いのか少ないのか，脱水があるのかないのかを確認する必要がある。さらに，ナトリウム濃度異常が起きるとどのような変化が起きるかについての正しい理解も必要である。これらを正しく理解せずナトリウム濃度異常の治療にあたることはたいへん危険で，生命にかかわることも多い。

ナトリウムの概要 [2, 5, 6, 7]

1．ナトリウムとは

ナトリウムは細胞外液(ECF)の主要な陽イオンで，ECFの浸透圧を形成する主な成分である(Column 1参照)。ナトリウムに支配されない自由水(Column 2参照)は細胞膜を自由に通過できるが，ナトリウムは細胞膜のNa-K ATPaseというポンプのはたらきがなければ細胞膜を通過できない。このことはECFの水分量に大きく関係する。ナトリウムを摂取すると，そのほとんどすべてがECFに留まるためにECFのナトリウム量が増え(すなわちナトリウム濃度が上昇して)，ECFの浸透圧が上昇する。それを補正しようと細胞内液(ICF)からECFに水が移動するため，ICF量が減少しECF量は増加する。また，ナトリウム摂取によって血清浸透圧が上昇すると口渇，飲水欲が現れて水分が摂取されるために，さらにECF量が増加する。ECF量の増加は尿量を増加させ水とナトリウムを排泄させるので，その結果としてECF量とICF量が正常化する。

このように，ナトリウムはECFの「量」を決定している重要なイオンであるため，必ず体全体の水和状態と併せて判断すべきである。ナトリウム量の過不足は，後述する血清ナトリウム濃度と水和状態を併せて評価することで初めて判断できる。

ECFのナトリウムの濃度と量が変化すると，以下のような影響が出る。

- ナトリウム量の増加：ECF量の増加(浮腫)
- ナトリウム量の減少：ECF量の低下(脱水)
- ナトリウム濃度の上昇：ICF量の減少(高張性脱水)
- ナトリウム濃度の低下：ICF量の増加(細胞浮腫)

2．血清ナトリウム濃度

そもそも，血清ナトリウム濃度はナトリウム量と水分量(血漿量)によって決まる。ナトリウム濃度はナトリウム量に対する水の過不足を表しているだけで，ECF中のナトリウムの総量を表しているのではない。たとえば，低ナトリウム血症は血清中のナトリウム量に対する水分の割合が相対的に多いことを示しているだけであって，ECF中のナトリウム総量が多いか少ないかはその値だけでは判断できない。同様に高ナトリウム血症であっても，ECF中のナトリウム総量は減少している場合もあれば，増加している場合も正常な場合もあるので，注意が必要である。また，ナトリウム濃度が正常でも体内全体のナトリウム量が増加していて高血圧，心不全，肺水腫を引き起こしている例もある。こういった状態を理解せず輸液や利尿薬を用いると，容易に生命にかかわる。

何らかの理由で血清ナトリウム濃度が上昇(浸透圧が上昇)すると，抗利尿ホルモン(ADH)が分泌され腎臓での自由水の回収が増加し，ナトリウムが希釈され，血清ナトリウム濃度は元の値に戻る。逆に血清ナ

一般内科

Column 1

張度

　ナトリウムのように，細胞膜を自由に通過できない浸透圧物質を「有効浸透圧物質」といい，それによって形成される浸透圧を「張度」という。張度は相対的な表現であり，実際の浸透圧を表す数値ではない。張度が高い場合は「高張」とよび，張度が低い場合を「低張」とよぶ。ECF とほぼ同じ浸透圧の輸液剤（生理食塩液や乳酸リンゲル液など）を「等張」というのは，このためである。

　血清浸透圧は以下の計算式で推定できる。

浸透圧（推定）mOsm/kg・H_2O
　＝2(Na＋K)＋BUN/2.8＋Glu/18
　（K：カリウム，BUN：血中尿素窒素，Glu：グルコース）

　しかし，BUN は細胞膜を自由に通過できるので，一時的には浸透圧に関係するが，有効浸透圧の形成には関与しない。すなわち，細胞膜を通過できる溶質を含む溶液は「等浸透圧」であっても「等張」ではない。

Column 2

自由水

　自由水 free water とは，ECF や ICF といった体液区画間を自由に移動できる水をさす。

　本来，生体内の水は浸透圧成分を含むために，体液区画を自由に移動できない。しかし，もしも静脈内に蒸留水（純水）を投与したとしたら，その純粋な水はすべての区画に分布できる。このように自由に体内に分布できる水を「自由水」とよぶ。輸液を考えるうえでナトリウムとともに最も大切な項目であり，重要な概念である。

　しかし，体内に自由水を投与したい場合，静脈内に蒸留水を投与すると浸透圧が低下して溶血を引き起こしてしまう。そのため，5％ブドウ糖液を等張の溶液として投与する。含まれるブドウ糖は血管内で代謝され消失し，残った水分が自由水としてほかの区画へ移動する。すなわち，5％ブドウ糖液とは糖を補給するための溶液ではなく，自由水を補給するための輸液剤である。

トリウム濃度が下がると ADH の分泌が減少し，尿への自由水排泄が増加，血清ナトリウム濃度は上昇して元の値に戻る。このように浸透圧調節系により血清ナトリウム濃度調節が行われている。一方，自由水の排泄量を調節して浸透圧を調整するシステムでは，同時に ECF 量の（膠質浸透圧が正常なら循環血液量の）増減を伴うため，循環血液量調節系（レニン・アンジオテンシン・アルドステロン系など）が腎臓でのナトリウム排泄量を調節し，ECF 量を一定に保っている。

　このようにして浸透圧調節系と循環血液量調節系が共働して，血清ナトリウム濃度およびナトリウム総量を一定に保っているが，これらの調節系が対応できないほどのナトリウム量や水分量の過不足，あるいは調節系自体の異常が起こると，血清ナトリウム濃度に異常が生じる。

低ナトリウム血症 [2, 4~6, 8, 9, 11~13]

　血清ナトリウム濃度の正常値は，測定する機器にもよるが犬で 140 ～ 155 mEq/L，猫で 149 ～ 162 mEq/L であり，その値は厳密にコントロールされている。低ナトリウム血症とは，この血清ナトリウム濃度が犬で ＜140 mEq/L，猫で＜149 mEq/L の状態をさす。前述のとおり，この値はナトリウム量に対する水の過剰を表しているだけで，ナトリウム総量の不足を示しているのではない。ECF 中のナトリウム総量が多いか少ないかはこの値だけでは判断できず，ECF 中のナトリウム総量は低下している場合も増加している場合も，正常な場合もある。

　前述のとおり，ナトリウムは ECF の浸透圧にかかわる主要な成分である。そのため，血清ナトリウム濃度を評価する場合は常に水和状態と併せて判断する（図，表 1）。一般的に，脱水のみられる低ナトリウム血症であればナトリウム総量は不足しており，浮腫を伴う低ナトリウム血症ではナトリウム総量は過剰である。また，通常は低ナトリウム血症は低浸透圧である

ナトリウム濃度異常

図　低ナトリウム血症における細胞外液の状態および分類

表1　低ナトリウム血症における細胞外液の状態および分類

分類	細胞外液の状態	臨床上の重要度
低張性脱水型	ナトリウム量が低下，水も不足（水不足＜ナトリウム不足）	重要
浮腫型	ナトリウム量が過剰，それ以上の水過剰（ナトリウム過剰＜水過剰）	重要
体液量正常型	ナトリウム量が低下，水は正常量	まれ
高浸透圧型	ナトリウム量は正常，水が過剰	低ナトリウムに対する処置不要。まずは基礎疾患の治療を行う
偽性低ナトリウム血症	脂肪と蛋白による偽りの水過剰	低ナトリウムに対する処置不要

が，原因によっては正常浸透圧や高浸透圧血症の場合がある。

　低ナトリウム血症の重篤度は，浸透圧の低下の程度（ナトリウム濃度の低さ）よりも，ナトリウム濃度の低下速度（発症の速度）に大きく依存する。重篤な低ナトリウム血症とは血清浸透圧が 290 mOsm/kg・H_2O 以下をさす。低ナトリウム血症の診断は血清浸透圧測定が必須である。

1．原因と分類

（1）低張性脱水型

　水に比べて電解質の喪失が大きな脱水を，低張性脱水とよぶ。これはナトリウムの総量が不足している状態で，さらには水も不足しており，とても重要な病態である。一般的な低ナトリウム血症はこの低張性脱水型で，すなわち低浸透圧である。同時に循環血液量も減少していることが多い。

　ナトリウム総量の不足の原因としては嘔吐や下痢によるナトリウムの喪失が最も多く，嘔吐や下痢では同時に水も大量に喪失して重篤となる場合が多い。水を

大量に喪失すると高張性脱水を引き起こすように思われるが，体液量喪失による非浸透圧性の ADH 分泌の亢進と脱水により，近位尿細管における水と電解質の再吸収増加による自由水排泄が低下することで，低張性脱水が引き起こされると考えられている。

　嘔吐や下痢以外の原因しては尿中へのナトリウム排泄の増加が考えられ，その素因としては副腎皮質機能低下症（アジソン病），腎尿細管異常によるナトリウムの再吸収の障害，利尿薬の投与が挙げられる。また，医原性として，下痢や嘔吐で脱水の激しい症例に対する5％ブドウ糖液や3号液などの低張性電解質液のみの大量投与がある。これにより ECF の水が増加して，ECF の浸透圧が低下する。

　前述のように低張性電解質液のみを大量に投与した場合には，ECF の水が増加して ECF の浸透圧が低下することがある。ECF の浸透圧が低下すると，ECFと ICF の浸透圧を等しくしようとして ECF から ICFに水が移動し，ECF 量が著しく減少するために徴候が重篤となりやすい。また，血清の浸透圧低下に伴い赤血球が膨化し，ECF の減少により赤血球容積

(PCV)は著しく上昇する。このように、低張性脱水はすぐさま適切な加療が必要な重篤な状態であることが多いので、的確な判断と治療が必要である。

低張性脱水の特徴は表2のとおりであり、一般的な高張性脱水、等張性脱水とは大きく異なる。渇感が少なく、尿量が減少しないので脱水が進行することがポイントであるが、慢性例では徴候が明確ではない。

しかし、犬や猫においては低張性脱水そのものが純粋な形でみつかることはまれで、下痢や嘔吐を呈する症例ではほとんどの場合、等張性脱水がみられる。

（2）浮腫型

浮腫型は肝硬変やうっ血性心不全の際にみられる。

浮腫型の場合、ナトリウムの総量は過剰となっており、それ以上に水過剰があるために体液量の増加が認められる。血清浸透圧は低下し、緊急対応が必要な重篤な状況である。

肝硬変やうっ血性心不全では体液量は多いが、動脈血流量の著明な減少が引き起こされて、糸球体濾過量や腎血流量の著しい減少が起こる。すると、レニン・アンジオテンシン系が活性化されて、近位尿細管でのナトリウム、およびそれを上回る量の水の再吸収が促進され、遠位尿細管希釈部(ヘンレループ上行脚：水は再吸収されない)への流入が減少するために、自由水の排泄が減少する。また、動脈血流量の減少は非浸透圧性のADH分泌を亢進させるために、自由水の排泄をさらに減少させて水が過剰となる。

このように、ナトリウムの再吸収を上回る自由水の再吸収が起こるために、水過剰の低ナトリウム血症が引き起こされて血清浸透圧が低下する。

（3）体液量正常型

体液量(水)が正常で、ナトリウム量が低下するタイプである。

心因性多渇症、抗利尿ホルモン不適切分泌症候群(SIADH)では正常体液量の低ナトリウム血症がみられるが、動物ではきわめてまれな病態である。この体液正常型は一時的な状態であり、すぐさま水が細胞内に移動し低張性脱水型となる。

表2　低張性脱水の特徴

- 血清ナトリウム濃度：激しく低下
- 渇感：乏しい
- 尿量：末期まで正常
- 皮膚ツルゴール：低下
- 尿中ナトリウム排泄量：低下(副腎皮質機能低下症、腎性疾患以外)
- 嘔吐：みられる
- 痙攣：みられる(急性期に顕著)
- 血中尿素窒素(BUN)値：高度に上昇
- 総蛋白量：増加
- 血漿量：著しく低下
- 血液の粘稠度：上昇
- 血圧：低下
- 水の吸収：遅延
- 脈：頻脈
- 尿比重：上昇

（4）高浸透圧型

ナトリウム量が正常で、水が過剰なタイプである。

高血糖や高窒素血症などで血清浸透圧が上昇するとICFからECFに水が移動し、その結果、血清が希釈されて二次的にナトリウム濃度が低下する。この場合はECFもICFも浸透圧が上昇し、血清浸透圧はおよそ$<310\,mOsm/kg\cdot H_2O$になると考えられる。人の場合、正常では$440\,mg/dL$までの一過性の高血糖症において、血糖値が$100\,mg/dL$増加するごとに血清ナトリウム濃度が$1.6\,mEq/L$低下するといわれている。

また、浸透圧利尿薬であるマンニトール投与時にも高浸透圧血症を伴う低ナトリウム血症がみられる。この場合、浸透圧の計算値は正常であっても、実際に測定すると高浸透圧となる。このギャップは、マンニトールが浸透圧の計算式に入っていないために生じる。一方、グルコースは浸透圧計算式に含まれるために、高血糖時には計算値と実測値に大きなギャップは生じない。

計算式と実測値との差を浸透圧ギャップという。体液には計算式に含まれない溶質が存在するので、必ず「計算値＜実測値」となる。浸透圧ギャップの拡大

ナトリウム濃度異常

Column 3

グルコースとマンニトール

　グルコースやマンニトールなどのナトリウムを含まない不透過性溶質が静脈内に投与されるとまず浸透圧利尿を引き起こして低ナトリウム血症となる。その後，尿が等張になるとナトリウムの代わりにナトリウムを含まない溶質が尿に排泄されて，尿に排泄されない分のナトリウムは ECF に残留して高ナトリウムとなる。

は，計算式に含まれていない浸透圧物質の増加を示しており，マンニトール投与はその典型例である。高血糖や高窒素血症の時の浸透圧は，Column 1 で挙げたような計算式（2〔Na＋K〕＋BUN/2.8＋Glu/18）で推測できるが，実際に浸透圧を測定すると推測値（計算値）と，氷点降下法により求めた実測値とが異なる場合が多くみられるため，浸透圧は計算式で求めるのではなくて，できるだけ実際に測定する必要がある（Column 3 参照）。溶媒に溶質を溶かすと純粋な液体よりも凝固点が低くなり，凝固点降下は溶質粒子のモル数に比例する。その現象を利用して浸透圧を測定する方法を氷点降下法，または凝固点降下法という。

　高浸透圧を伴う低ナトリウム血症はそれ自体に対して処置をする必要はなく，まずは基礎疾患の治療を優先する。

（5）偽性低ナトリウム型

　血清中の脂肪と蛋白の増加による偽りの低ナトリウム血症で，臨床で見落とすことが多いタイプである。

　血清ナトリウムは血清の水相に含まれており，脂質や蛋白は血清の非水相に含まれる。高脂血症（乳び）や高蛋白血症（10 g/dL 以上）になると非水相が増加するため，血清全体に対するナトリウムの割合は減少し低ナトリウム血症になるが，水に対するナトリウムの割合は変わらない。

　非水相は血清の 10％ 程度しかないため，脂質や蛋白が相当高値を示さない限りは偽性低ナトリウム血症にはならない。偽性低ナトリウム血症は，測定時に検体希釈が行われる測定法（炎光光度法，イオン選択性

表3　低ナトリウム血症における浸透圧ごとの分類

血清浸透圧が正常（290～310 mOsm/kg・H₂O）
- 高脂血症と高蛋白血症が疑われ，偽性低ナトリウム型が最も疑わしい
- 低ナトリウム血症自体に臨床的な意義はない

血清浸透圧が高値（＞310 mOsm/kg・H₂O）
- 高血糖症とマンニトールの投与の可能性を考える
- 基礎疾患の治療
- 低ナトリウムに対しては処置不要

血清浸透圧が低値（＜290 mOsm/kg・H₂O）
- 臨床的にとても重要
- 次に循環血液量の程度を評価する
  - 循環血液量不足（脱水型）
  - 循環血液量過多（浮腫型）
  - 血液量正常（体液量正常型）

電極による間接法）の場合にのみ認められる現象で，検体を希釈しないイオン選択性電極による直接法では起こりえず，血液ガス分析装置やドライ方式のものも直接法で測定されているためこの現象は引き起こされない。偽性低ナトリウム血症の血清浸透圧は正常（290 ～ 310 mOsm/kg・H₂O）であるため，臨床上問題となることはなく，加療の必要もない。

（6）まとめ

　以上の分類を，浸透圧ごとにまとめなおしたものを表3に，ポイントを表4に示す。

2．臨床徴候

　低ナトリウム血症の臨床徴候は浸透圧の低下の程度（ナトリウム濃度の低さ）よりも低下速度に大きく関係するため，急性であるか慢性であるかの鑑別がとても重要である。また，急性例と慢性例の臨床徴候および治療は，背後に存在する基礎疾患と ECF 量によって大きく異なる。低ナトリウム血症は判断と治療を誤ると容易に生命にかかわるため，的確な診断が求められる。とくに急性と慢性の鑑別には稟告と詳細な身体検査が非常に重要で，家族の言葉に答えが隠されていることが多いので，稟告では家族の声に最大限耳を傾け

一般内科

表4 低ナトリウム血症のポイント

- 臨床で遭遇しやすい低ナトリウム血症の原因は以下のとおりで，いずれも重篤になりやすい。
  低張性脱水型（ナトリウム量が減少）：嘔吐，下痢，利尿薬，医原性
  浮腫型（水分増加，ナトリウム過剰）：うっ血性心不全，肝硬変
- 正常な状態では血清浸透圧のほとんどがナトリウムに支配されているが，低ナトリウムにもかかわらず浸透圧が正常，または高値ということは，非水相部分の増加か，ナトリウム以外に浸透圧を左右する物質が存在することを表している。原因としては高脂血症，高蛋白血症，高血糖症などが考えられる。
- 犬と猫では体液量の増減の認められない低ナトリウム血症はまれである。心因性多渇症やSIADHの症例でみられることがある。
- 低ナトリウム血症のほとんどは低浸透圧であるが，高血糖時とマンニトール投与時は高浸透圧がみられる。
- 低ナトリウム血症で血清浸透圧が低値の場合には体液量によってさまざまな原因を特定できる。体液量の判定は重要である。
- 肝不全，うっ血性心不全，ネフローゼ症候群などのナトリウム保持性の疾患では，低ナトリウム血症がみられても体内の総ナトリウム量は増加しているので注意が必要である。これらの疾患ではADHの分泌が過剰となるために水分が保持されてナトリウムが希釈されていると考える。
- 低ナトリウム血症において，血清浸透圧が低値で循環血液量が不足している場合は，腎性または腎以外の原因で循環血液量が減少していることが多い。この場合，体液量と電解質の減少は病歴からも判断可能なので，熱傷，消化管疾患，膵炎，腹膜炎などの全身的な疾患にも注意する。
- ECF量の判定をするのは臨床では非常に難しいが，脈拍，血圧，皮膚ツルゴール，浮腫，口渇，中心静脈圧，後大静脈の径などにより評価を試みる。
- 低ナトリウム血症に遭遇したら，ECF量の増減（表5）と血清浸透圧を把握すると鑑別に役立つ。とくに，血清浸透圧測定は病型の分類に有用で，水和異常が明らかでない場合の鑑別診断に非常に有用である。
- 前述の鑑別診断のうち，小動物臨床でよくみられる疾患（原因）は，高血糖，重度肝疾患，低張液投与，下痢，嘔吐，副腎皮質機能低下症，利尿薬投与である。

SIADH：抗利尿ホルモン不適切分泌症候群，ADH：抗利尿ホルモン，ECF：細胞外液

表5 ECF量増減の評価方法

項目	ECF減少	ECF増加
血圧	低血圧	高血圧
脈拍	頻脈	―
口腔粘膜	乾燥	湿潤
皮膚ツルゴール	低下	正常
浮腫	なし	あり
中心静脈圧	低値	高値
静脈径	虚脱	拡張
CRT	延長	正常

ECF：細胞外液，CRT：毛細血管再充満時間

るようにする。身体検査では脱水の程度，ECFの量，神経徴候のチェックが重要である。

（1）低張性脱水型

低張性脱水型の場合，低張性脱水そのものが徴候である。体液量の喪失がみられる動物では皮膚ツルゴールの低下，頻脈，PCVの低下，総蛋白量の増加，尿比重の上昇，低血圧などの脱水の徴候がみられる。しかし，慢性経過をたどった場合は明瞭な徴候が認められないことが多い。

（2）急性低ナトリウム血症

急性の低ナトリウム血症（水中毒）では，水が細胞内に移動するために細胞の浮腫を生じ，脳では脳浮腫が引き起こされる。そのため，初期には沈うつが，その後は流涎，嘔吐，痙攣，過敏，昏睡がみられる。経過が急激であるほど徴候は重篤で，生命にかかわる。そのため，急性低ナトリウム血症が少しでも疑われる時には血清ナトリウム濃度，循環血液量，可能であれば血清浸透圧を測定する。

人では，12時間以内に急性低ナトリウム血症に陥った全例で昏迷もしくは昏睡が認められ，約半数が死亡しているとの報告があり[10]，また数時間で5L以上飲水したことによる死亡例が報告されている[3]。神経徴候がない場合，原因の除去により回復することもあるが急変もありうるので慎重に対応する。

3．輸液剤の選択と投与速度

低張性脱水型と浮腫型以外のほとんどの場合で，基礎疾患の治療が優先される。基本的には低浸透圧型と浮腫型は積極的な治療対象となるが，高浸透圧型や偽性低ナトリウム型は治療対象とはならない。その症例が治療対象となる低ナトリウム血症かどうかを正しく見極める必要がある。

（1）慢性例

慢性例の急激な補正はきわめて危険であるため，経過を含めた的確な診断が必須である。

低ナトリウム血症を確認した時点で慢性か急性かを判断せずに急激な補正を行うと，容易に死に至る。通常の低ナトリウム血症は生理食塩液（乳酸リンゲル液，リンゲル液も可）などの等張性電解質液を用いてゆっくりと補正を行う。

慢性例では低ナトリウム血症時に細胞内浸透圧物質（Column 4参照）をすでに放出済みなので，急激な補正を行うと，脳細胞が浸透圧の変化に対応できずに橋中心髄鞘壊死症が発生して，脳幹徴候を主とする重篤な脳徴候を呈する。細胞内浸透圧物質の完全な形成には1週間程度の時間が必要なため，補正はできるだけゆっくりと行う。慢性低ナトリウム血症の場合は，血清ナトリウム濃度の変化が0.5 mEq/L/hr以上の速度でナトリウムを補正してはならない。

低ナトリウム血症の管理にはECF量と神経徴候が重要な観察項目であり，血清ナトリウム濃度の数字のみで管理するべきではない。

①慢性例・脱水型

循環不全が軽度から中等度の場合，等張性電解質液（生理食塩液，乳酸リンゲル液，リンゲル液）を用い

> **Column 4**
>
> ### 細胞内浸透圧物質
>
> 細胞外の浸透圧が変化すると水の移動によって細胞の大きさが変化するが，細胞には極端な体積の変化を引き起こさないように細胞内浸透圧を調整する機能が備わっている。その際に形成される浸透圧調整物質を「細胞内浸透圧物質（オスモライト）」という。細胞内浸透圧物質は，アミノ酸類，糖アルコール，多価アルコール，メチルアンモニウム類塩，イノシトールなどの低分子有機化合物に限られる。その形成には48時間から1週間が必要で，消失には24時間を要する。慢性の脱水症例ではこの消失時間を考慮して浸透圧の補正を行う。

て，ナトリウム値（血液検査上得られる数字）上昇速度が0.5 mEq/L/hr以下の速度となるようゆっくりと補正する。

循環不全が重度の場合，現在のナトリウム濃度よりも20 mEq/L高い輸液剤*を20 mL/kg/hrで投与（ナトリウム値上昇：0.5 mEq/L/hr以下の速度で補正）する。

＊：生理食塩液では急激に上昇しすぎるため

②慢性例・浮腫型

慢性例で浮腫型の場合には，血清ナトリウム濃度が低値でもナトリウムの絶対量は過剰である。そのため，ナトリウムを含む輸液剤は絶対に投与してはならない。この場合の治療は絶水である。

急激に補正が必要な場合には高張ナトリウム液と利尿薬（一般的にはループ利尿薬）を同時に投与するが，相当に正確なモニターが必要となるため，一般的には困難である。また，血清ナトリウム濃度が正常化しても浮腫が残る場合は，利尿薬の投与と食事中のナトリウムの制限を行う。

（2）急性例

低ナトリウム血症が急激（数時間）に引き起こされた場合は徴候が重篤である場合が多いので，急速な補正が必要となる。急性の低ナトリウム血症で水中毒の徴候が激しくみられる時には高張食塩液（2〜3％，Column 5参照）を低ナトリウムの程度に応じて投与する

一般内科

> ### Column 5
>
> **3%塩化ナトリウム（NaCl）の作りかた**
>
> - 10% NaCl 30 mL と 5%ブドウ糖液 70 mL を混合
> - 0.9%生理食塩液 500 mL のボトルから注射器で 100 mL だけ捨て，10% NaCl を 120 mL 加える

> ### Column 6
>
> **なぜ，運動中に水を飲みすぎてはいけない？**
>
> 1960年代，人では「運動中は水を飲まないほうがよい」といわれていた時期があった。その後は運動中の脱水を改善するために水分の摂取が推奨されたが，今度は水の飲み過ぎで別の問題が起きた。運動中の水分の過剰摂取は「運動誘発性低ナトリウム血症」と定義され，運動中の水分の過剰摂取に起因する低ナトリウム血症により脳浮腫が引き起こされ，死亡した例が多数報告された。
>
> 2005年に発表された報告によると，2002年に開催されたボストンマラソンで，ゴール後に64%のランナーから血液を採取したところ，13%に低ナトリウム血症がみられた[1]。低ナトリウム血症がみられたのはほとんどが競技中に3 L以上の飲水をしたランナーであり，競技後に体重が増加したが，脱水を呈する人はいなかった。この報告により，レース中の水の過剰摂取が低ナトリウム血症の危険因子であることが判明した。
>
> この結果を踏まえ，スポーツ飲料の摂取が推奨された。しかし，ナトリウム含有量の少ないスポーツ飲料の大量摂取でも低ナトリウム血症が多くみられるとの報告があるため，スポーツ飲料の過信も危険である。これが，子どもの時に「運動中に水を飲みすぎるな」と注意された理由と思われる。

が，臨床で遭遇することはまれである。

一般的には，生理食塩液（乳酸リンゲル液，リンゲル液も可）などの等張性電解質液を用いてゆっくりと補正し，ナトリウム値上昇は 0.5 mEq/L/hr 以下の速度とする。

4．診断と治療手順のまとめ

ポイントを以下に示す。

①血清ナトリウム濃度（低ナトリウムの確認）

②浸透圧測定（低浸透圧は重篤）

③浸透圧が正常か高値であれば，他疾患の精査

④浮腫であるか脱水であるかの確認（治療が大きく異なる）

⑤適切な治療

- ECF量と神経徴候が重要な観察項目（ナトリウム濃度の数字のみで管理しない）
- 安易な治療は死を招く

高ナトリウム血症[2,4~6,8,9,11~13]

高ナトリウム血症とは，血清ナトリウム濃度が犬で 155 mEq/L＜，猫で 162 mEq/L＜の状態をさす。電解質に比べて水の喪失が大きな脱水を高張性脱水，あるいは水分欠乏性脱水とよぶ。これは水分摂取が不十分である場合，熱中症などで呼気への不感蒸泄が激しい場合などに多くみられる。一般的に，高ナトリウム血症は低ナトリウム血症に比べて発生頻度が低く，医原性を除いては水分欠乏，いわゆる高張性脱水の場合が

ほとんどである。血清ナトリウム濃度が犬で 170 mEq/L＜，猫で 175 mEq/L＜となった場合，神経徴候などの重篤な徴候を呈し緊急を要する場合が多い。低ナトリウム血症の場合は原因により浸透圧がまちまちであるが，高ナトリウム血症では常に高浸透圧である。慢性腎不全の猫の1割に高ナトリウム血症がみられるとの報告がある。

低ナトリウム血症と同様，血清ナトリウム濃度はナトリウムに対する水の不足を表しているだけなので，高ナトリウム血症の症例であっても ECF 中のナトリウム総量は減少している場合もあれば，増加している場合も，正常である場合もある。血清ナトリウム濃度が高いからといって，すべての例においてナトリウム総量が過剰ではないので注意が必要である。前述のとおり，血清ナトリウム濃度を評価する場合は，常に水和状態とあわせて判断する。高ナトリウム血症の場合，通常はナトリウム総量が正常か不足している場合

354

ナトリウム濃度異常

表6 高ナトリウム血症がみられる細胞外液の状態

- ●ナトリウム量が過剰で，水が正常量の場合
- ●ナトリウム量が過剰で，水が不足している場合
- ●ナトリウム量が正常で，水が不足している場合（高張性脱水型）
- ●ナトリウム量が低下し，水も不足している場合（水不足＞ナトリウム不足）

表7 純水欠乏の原因

- ●原発性寡飲症（ミニチュア・シュナウザーなど）
- ●尿崩症（中枢性尿崩症，腎性尿崩症など）
- ●高気温
- ●発熱
- ●不十分な飲水量
- ●熱中症

表8 低張液喪失の原因

腎性
- ●浸透圧利尿（糖尿病，マンニトールの投与など）
- ●各種利尿薬（ループ利尿薬）
- ●慢性腎不全
- ●腎不全（非乏尿性）
- ●尿路閉塞改善後の利尿

腎性以外
- ●下痢，嘔吐，小腸の閉塞（ナトリウム喪失＜水喪失）
- ●サードスペース（腹膜炎，膵炎など）
- ●皮膚（熱傷）

表9 ナトリウム増加型の原因

- ●食塩中毒（食塩液による催吐処置，食塩の過剰摂取，海水の摂取）
- ●高張液の静脈への投与
   高張食塩液
   重曹（炭酸水素ナトリウム〔$NaHCO_3$〕）
   非経口栄養（中心静脈栄養輸液）
- ●高アルドステロン症
- ●副腎皮質機能亢進症（クッシング症候群）

がほとんどで，ナトリウム総量が過剰の場合はまれである。表6に高ナトリウム血症がみられる ECF の状態を示す。

1．原因および分類

（1）純水の欠乏（表7）

ECF 量は正常である。

表7に挙げる原因のうち，原発性寡飲症，中枢性尿崩症，腎性尿崩症などは小動物臨床では比較的まれであり，遭遇する症例の多くは高気温，発熱，不十分な飲水量などが原因である。とくに原発性寡飲症はまれな疾患であり，口渇機能の障害，浸透圧の変動に対する ADH 放出の異常によって引き起こされるが，非浸透圧性の ADH 分泌は損なわれないと考えられる。また，この病態では ICF から ECF に向けて水が移動することから実際には ECF はほとんど減少しないため，循環血液量は正常である。

（2）低張液の喪失（表8）

ECF 量は減少している。

下痢や嘔吐などによって低張液が喪失する高ナトリウム血症では，ECF が減少して高張性脱水を引き起こしている場合がほとんどである。この場合はナトリウムの喪失に付随して，ナトリウムよりも大量の水を喪失するために高ナトリウム血症が発現する。

ループ利尿薬はネフロンの濃縮部におけるナトリウム再吸収を阻害して水の排泄を増加させる。このため，ナトリウムとともに水分を過剰に喪失させることで高ナトリウム血症となる。

（3）ナトリウム増加型（表9）

ECF 量は増加している。

心蘇生時やアシドーシス補正時における重曹（炭酸水素ナトリウム〔$NaHCO_3$〕）の過剰投与，催吐処置時などにおける食塩の過剰投与，海水の大量摂取，高アルドステロン症では ECF 量が過剰な高ナトリウム血症がみられる。また，高張食塩液の投与，高カロリー

16

一般内科

355

一般内科

表10　高張性脱水の徴候

- 渇感：著しい
- 尿量：乏尿
- 尿中ナトリウム排泄量：正常
- 血清ナトリウム濃度：軽度に上昇
- 血中尿素窒素(BUN)値：軽度に上昇
- 循環血液量：末期まで正常
- 血液の粘稠度：末期まで正常
- 血圧：正常
- 水の吸収：急速

輸液でもナトリウムの過剰投与が原因で高ナトリウム血症が引き起こされることがある。

　通常，ナトリウムの自発的な経口摂取過剰はめったにみられない。すなわちナトリウム過剰摂取の多くの場合が医原性であり，とくに基礎疾患として乏尿や腎機能不全が存在している場合には高ナトリウム血症が引き起こされやすい。小動物では嘔吐や下痢，利尿や腎疾患など，消化管や腎臓からの水と溶質の喪失，また，猫の慢性腎臓病では尿濃縮能の低下から高ナトリウム血症を呈することが多くみられる。

　通常は，高ナトリウム血症(高ナトリウム血症では常に高浸透圧血症)が引き起こされるとまずは口渇が起こり，飲水が可能であれば水分を摂取することで高ナトリウム血症は改善する。しかし，高齢動物では水分摂取量低下，口渇機能障害，尿濃縮能の低下などにより高ナトリウム血症がより発現しやすく悪化しやすい。そのため，全身状態の悪化が認められる状況では血清ナトリウム濃度を測定することが勧められる。

2．臨床徴候

　高張性脱水の徴候を表10に示す。

　高ナトリウム血症の主な徴候は神経徴候である。急性高ナトリウム血症が起きると，血清高浸透圧によって脳細胞内から細胞外に水が移動するために細胞内脱水が引き起こされて脳細胞が収縮し，脳容積が急激に減少するためにくも膜下出血や硬膜下出血が引き起こされるといわれている。しかし，臨床現場ではそこまで重篤な徴候に接する機会はほとんどない。高ナトリウム血症の経過が緩慢で程度が激しくない場合は，脳細胞内に浸透圧物質が形成されて高張状態に適応するため，神経徴候は最小限である場合が多い。

　一般に高ナトリウム血症において遭遇する中枢神経徴候は，高ナトリウム血症の発生速度が速く血清ナトリウム濃度が高いほど激しいとされており，また高ナトリウムの程度よりも発生速度に依存する。その徴候は，食欲不振，嘔吐，衰弱，振戦，沈うつ，嗜眠，行動異常，錯乱，反射の亢進，運動失調，痙攣，発作，昏睡などさまざまであり，進行すると死に至る。しかし，これらのさまざまな徴候は特異的な所見ではないため，徴候のみで高ナトリウム血症を診断することは困難である。

　基本的にはナトリウムが過剰に供給された場合には循環血液量が過多となり，水分のみを喪失した場合には循環血液量は正常，低張液を喪失した場合には循環血液量は減少して脱水を呈するので，詳細な問診と身体検査が重要である。医原性にナトリウムを過剰摂取した場合には，循環血液量の急激な増加から肺水腫などを呈する場合もある。

　ナトリウム濃度が以下の場合は危険域で，脳細胞の収縮によって神経徴候などが出現する。

犬：>170 mEq/L
猫：>175 mEq/L

3．輸液剤の選択と投与速度

　基本的には水分不足が多くの場合でみられるため，適切で十分な輸液が必要となる。輸液の考え方としては①失われた水分と電解質の補充，②過剰なナトリウムを腎臓から排泄させることである。そのためにはまずECF量を正常化して，次に基礎疾患を治療する。

(1) 純水欠乏

　水がICFからECFに移動するためECF量はほぼ正常である。そのため，身体検査などで純水欠乏量を判定するのは困難であることが多い。ナトリウムの喪失

がないと仮定される場合には以下の計算式を用いて自由水の欠乏量を推定する（喪失水分が純水の場合のみ使用可）。

自由水の不足量（mL）＝体重（kg）×0.6×（1－正常血清ナトリウム濃度／現在の血清ナトリウム濃度）

純水欠乏量が判明したら，5％ブドウ糖液を用いて48時間以上かけて治療する。細胞内浸透圧物質の消失には最低24時間が必要なので，急激な補正を行うと脳浮腫を引き起こす。補正中はナトリウム濃度を毎時測定し，ナトリウム値の補正速度は0.5 mEq/L/hr以下で行う。この補正に関しては数字のみで判断するのではなく，全身状況をよく観察しながら補正する。

（2）低張液の喪失

ECFの減少が激しいために，生理食塩液，乳酸リンゲル液などの等張性電解質液を用いてECFを補充する。等張性電解質液は投与した量の3/4が間質に分布し，血管内に残るのは投与された量の1/4のみなので，その分布をふまえて輸液量を検討する。ECFが補充できたら1/2等張程度の低張性電解質液に切り替える。また，ECFの枯渇が著しい場合や，出血性ショックなどを併発している場合には，まずはじめに全血，血漿，コロイド輸液を用いる。

（3）急性高ナトリウム血症

重曹や食塩の過剰投与などによる急性高ナトリウム血症（食塩中毒）の場合，腎臓からのナトリウム排泄量の増加によって自然回復することもある。しかし，何らかの臨床徴候がみられる場合には5％ブドウ糖液で補正を行う。投与速度は10～20 mL/kg/hr，ブドウ糖としては0.5 g/kg/hr以下の投与速度とし，全身徴候とともに血清ナトリウム濃度などの詳細な監視を行う必要がある。

ブドウ糖液に対する反応が悪い場合や，肺水腫や高血圧などの循環血液量過剰，神経徴候などを呈して重症な場合には，ループ利尿薬としてフロセミド2～4 mg/kgを併用する。また，高アルドステロン症など

の基礎疾患がみられる場合には，まず基礎疾患の治療を行う。そのほか，腎性，または腎性以外の原因による脱水を伴う高ナトリウム血症の場合は脱水症の治療を行う。

（4）亜急性または慢性高ナトリウム血症

亜急性または慢性の高ナトリウム血症の急激な補正は危険であるため行ってはならない。1週間以上にわたる高ナトリウム血症では細胞内にさまざまな浸透圧物質が作られて細胞内外の平衡が保たれているために，急激な補正を行うと細胞の浮腫が引き起こされるためである。ナトリウムの補正速度は最大で2 mEq/L/hrを超えないようにし，緊急でない場合は0.5～1 mEq/L/hr以下で補正する。

補正用の輸液剤としては5％ブドウ糖液などのナトリウムを含まない輸液剤が適しているように思われるが，5％ブドウ糖液のみを用いて前述の速度でナトリウムを低下させようとすると，ゆっくり輸液しなければならず，循環血液量の回復が遅れる。そのため，脱水が激しい場合にはまず乳酸リンゲル液を投与して循環血液量を補正する。乳酸リンゲル液にはナトリウムが入っているので矛盾を感じるかもしれないが，脱水型高ナトリウム血症の多くはナトリウムも不足していること，乳酸リンゲル液のナトリウム濃度はECFのナトリウム濃度よりも低い131 mEq/Lであり，希釈効果があること，急速輸液を行ってもナトリウム濃度を急激に低下させる危険性が少ないことから，脱水型高ナトリウム血症の初期補正に選択される。また，リンゲル液は乳酸リンゲル液よりナトリウムを高濃度に含み，血清ナトリウム濃度低下速度が遅すぎるので適切ではない。さらに，5％ブドウ糖液が血管内にとどまるのは投与された量の5/60（血管内液：組織間液：細胞内液＝5:15:40）だけであるため，低速で投与しなければならず，循環血液量の回復が遅れるので適切ではない。

脱水がある程度補正された後は，低張性電解質液（2もしくは3号液）や5％ブドウ糖液などに切り替える。さらには基礎疾患の治療も同時に実施する。

一般内科

まとめ

　ナトリウムは ECF の浸透圧の主要成分であり，この濃度異常に際しては常に細胞内外との浸透圧平衡を考慮する。ナトリウム濃度異常の際にみられる臨床徴候の多くが，細胞内外の浸透圧平衡の崩れにより生じている。我々が得られる情報は ECF 中のナトリウム濃度であり，ICF 中の浸透圧がどうなっているかを知る手段はない。したがって，ナトリウム濃度が正常化したかどうかで治療の成否を判断してはならない。重要な点は臨床徴候の改善である。

■参考文献

1) Almond CS, Shin AY, Fortescue EB, et al. Hyponatremia among runners in the Boston Marathon. *N Engl J Med.* 352: 1550-1556, 2005. doi: 10.1056/NEJMoa043901

2) DiBartola SP. Disorders of sodium and water: hypernatremia and hyponatremia. In: Fluid, electrolyte, and acid-base disorders in small animal practice, 4th ed. Elsevier Saunders, St. Louis. 2012, pp45-79.

3) Gardner JW. Death by water intoxication. *Mil Med.* 167: 432-434, 2002.

4) 赤井靖宏. ナトリウム異常症の「ここさえ分かれば」. *medicina.* 55：1040-1043, 2018. doi: 10.11477/mf.1402225672

5) 飯野靖彦. 一目でわかる水電解質, 第3版. メディカル・サイエンス・インターナショナル. 2013.

6) 飯野靖彦. 一目でわかる輸液, 第3版. メディカル・サイエンス・インターナショナル. 2013.

7) 伊藤雄伍. ナトリウム異常症の基本. *medicina.* 55：1030-1035, 2018. doi: 10.11477/mf.1402225669

8) 織間博光, 江島博康. 輸液と輸血. 学窓社, 1994.

9) 北川　渡, 今井裕一. 水・電解質の欠乏量の推定法と輸液による是正法〜輸液計算法の実際〜：第一線医師・研修医・コメディカルのための新・輸液ガイド. 和田　攻, 大久保昭行, 矢崎義雄ほか. 文光堂. 2007, pp48-54.

10) 木野内喬, 吉田尚義, 清水直容. Hypoosmolar syndrome（Hyponatremia）. 日本臨床. 41：568-580, 1983.

11) 柴垣有吾. 輸液のキホン. 日本医事新報社. 2010.

12) 孫　楽, 長浜正彦. 低ナトリウム血症と尿ナトリウム濃度. *medicina.* 55：1036-1039, 2018. doi: 10.11477/mf.1402225671

13) 長浜正彦. 知っておきたい水・電解質輸液の基礎知識　1：体液生理学の基礎知識〜水・電解質の分布とバランス〜. Med Pract. 32：2-10, 2015.

グルココルチコイド製剤の表と裏

16 | 一般内科 -3-

さがみ中央動物医療センター
竹内和義

アドバイス

　副腎皮質ホルモンは，糖質コルチコイド（グルココルチコイド）と鉱質コルチコイド（ミネラルコルチコイド）に大別される。糖質コルチコイドの代表がコルチゾンやコルチゾールで，鉱質コルチコイドの代表がアルドステロンである。臨床において一般にステロイド剤あるいはコルチコステロイドといえば糖質コルチコイドの性質（抗炎症，糖新生，免疫抑制など）を主体とした副腎皮質ホルモン製剤をさす。初めて製品化された副腎皮質ホルモン製剤は鉱質コルチコイドのデオキシコルチコステロンであったが，1949年にコルチゾンがリウマチ様関節炎に応用されて，劇的な効果が認められてからは糖質コルチコイド作用の強化，持続性の延長化および鉱質コルチコイド作用の低減などを目標に改良が重ねられ，多くの誘導体が合成された[45]。小動物臨床で頻用される代表的なグルココルチコイドはプレドニゾロンやデキサメサゾンである。一方，小動物臨床で使用される鉱質コルチコイド製剤は，フルドロコルチゾン酢酸エステル（フロリネフ®錠：アスペンジャパン㈱）やピバル酸デスオキシコルチコステロン（Percorten®：Novaltis，日本未発売）などで，主に原発性副腎皮質機能低下症（アジソン病）の代替療法に使われているが，本稿では割愛する。小動物臨床においてグルココルチコイドは，皮膚疾患（とくにアトピー性皮膚疾患），免疫介在性疾患，神経系疾患，腫瘍性疾患など臨床的に重要なさまざまな疾患の治療において不可欠な治療薬である。一方で，最も誤用，乱用されやすい薬剤でもあり，ときには重大な副作用を引き起こす可能性がある。よって，この薬剤群の表と裏を正しく理解して日々の臨床に応用されることを期待したい[8]。

抗炎症および免疫抑制作用

　グルココルチコイドは抗炎症薬および免疫抑制薬としてほかのどの薬剤よりも頻用されている[36]。グルココルチコイドの抗炎症作用や免疫抑制作用は，白血球に対する特異的な活性（作用）によるもので，これらの作用は相互に密接な関連性を持つ（図1）。また，これらの反応は健康な生理状態の濃度（生理的濃度）より高い濃度（薬理学的濃度）ではじめて発揮される。副腎皮質機能が正常に機能している生体は，さまざまなストレスに反応して生理的濃度以上の副腎皮質ホルモンを視床下部-下垂体-副腎軸（HPA軸）を介して分泌し（図2），生体の変化（軽度の炎症や免疫反応）に対応する能力を有する。しかし，激しい炎症や，強力な免疫刺激，ショックなどの場合，内因性グルココルチコイドでは対応できなくなり，グルココルチコイドの外因性投与が必要になる。

　グルココルチコイド療法は，アレルギー反応，重度のショックや免疫介在性疾患などさまざまな病態が対象となり，その用量は抗炎症量から免疫抑制量，パルス療法など広範囲で，それぞれ異なる。たとえば，犬のアジソン病治療におけるプレドニゾロンの1日の維持用量（生理的要求量）は0.1～0.2 mg/kgであるが，このレベルのグルココルチコイドの濃度ではストレス状態には対応できない（表1）。

1. 抗炎症作用

　グルココルチコイドは局所充血や浮腫などの炎症反応を介在するヒスタミンの作用を抑制する。ヒスタミンの作用時に起きる抗原抗体反応を促進するキニンは，カリクレインによって血漿前駆蛋白質から生成されるが，グルココルチコイドはこのカリクレインの作用を抑制する。また，リソソーム膜を安定化させる作用を有する。これは細胞障害に続発する加水分解酵素の放出を減少させ炎症反応の拡大を抑制する効果を持つ[18]。

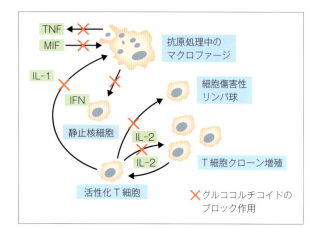

図1 グルココルチコイドの細胞介在性反応への抑制作用
グルココルチコイドは細胞介在性反応のさまざまな部位に抑制作用を有する。とくにマクロファージやT細胞を標的とする。インターロイキン（IL）-1はマクロファージによって分泌され，急性期反応を誘導する。IL-2はT細胞によって分泌されT細胞の増殖と分化を促進し，がんの免疫療法に用いられる。
MIF：マクロファージ遊走阻止因子，TNF：腫瘍壊死因子
（文献8をもとに作成）

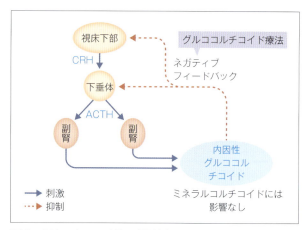

図2 視床下部-下垂体-副腎軸（HPA軸）
副腎皮質刺激ホルモン放出ホルモン（CRH）は内因性（および外因性）グルココルチコイドによるネガティブフィードバックによって抑制される。これに続いて副腎皮質刺激ホルモン（ACTH）の分泌が抑制されるため，最終的に副腎皮質によるグルココルチコイドの産生が抑制される。

表1 プレドニゾロンでの経験的推奨用量

目的	犬	猫
生理的補充	0.2 mg/kg/day，PO ストレス時は2〜3倍	0.2 mg/kg/day，PO ストレス時は2〜3倍
抗炎症	0.5〜1.0 mg/kg/day，PO	1〜2 mg/kg/day，PO
免疫抑制	2 mg/kg/day，PO 50 mg/m²を超えないこと	2〜4 mg/kg/day，PO

グルココルチコイドは初期および末期の炎症を抑制する能力を有する。抗炎症作用には，浮腫形成，線維素沈着，白血球の動員，貪食細胞活性，コラーゲン沈着，毛細血管および線維芽細胞沈着などの阻害作用がある。これらの抑制過程には，多数のサイトカイン（インターロイキン〔IL〕，インターフェロン〔INF〕，腫瘍壊死因子〔TNF〕-α）とよばれる炎症メディエーターが関与する。グルココルチコイドの抗炎症作用はこれらを抑制することによって発揮される（図1）。

2．免疫応答への作用

グルココルチコイドの治療用量を生体に投与すると，ホスホリパーゼA2およびシクロオキシゲナーゼ（COX）を抑制してアラキドン酸からのエイコサノイド（プロスタグランジン〔PG〕，トロンボキサン，ロイコトリエン〔LT〕など）の合成を減少させる（図3）。また，一酸化窒素および血小板活性化因子の合成を抑制し，血管系の炎症作用を阻害する。LTの合成が阻害されると，好中球の貪食作用や抗菌作用も抑制される。さらに抗原提示細胞やマクロファージによるリンホカイン（IL-1）の放出が抑制されるとT細胞の増殖やサイトカインの放出も抑制される。最終的にはB細胞機能も低下し，細胞性免疫と液性免疫の両方が抑制される（図1，表2）。

グルココルチコイド製剤の臨床薬理学

1．副作用（表3，4）

合成グルココルチコイドの開発は，その抗炎症作用の強化と同時にミネラルコルチコイドによる代表的な副作用の低減を主眼として行われてきた。ミネラルコルチコイド作用による代表的な副作用としてナトリウ

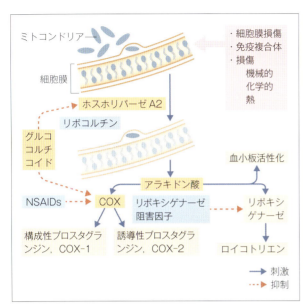

図3 アラキドン酸カスケードにおけるグルココルチコイドの作用部位

グルココルチコイドはホスホリパーゼおよび細胞膜リン脂質の分解産物である炎症メディエーター(血小板活性化因子，ロイコトリエン，プロスタグランジンなど)を阻害する。リポコルチンはグルココルチコイドの刺激によって合成されるエフェクタープロテインである。ホスホリパーゼは細胞膜リン脂質からアラキドン酸の遊離を促す酵素である。さらにグルココルチコイドはCOX-2を選択的に阻害する。アラキドン酸は，とくにホスファチジルエタノールアミン・ホスファチジルクロリン・ホスファチジルイノシトールとして存在し，脳に多く含まれる。アラキドン酸はホスホリパーゼA2によってリン脂質から遊離し，ここからプロスタグランジン・トロンボキサン・ロイコトリエンなど，一連のエイコサノイドがつくられ，また細胞間のシグナル伝達におけるセカンドメッセンジャーとしてはたらく。これらの生合成過程や体内での作用はアラキドン酸カスケードとよばれる。
NSAIDs：非ステロイド系抗炎症薬，
COX-1：構成的酵素で，炎症性刺激の有無にかかわらずほぼすべての組織にみられ，胃粘膜保護や腎臓血流量の増加など生理的な機能を維持する。
COX-2：炎症やがんなどの病的状態で誘導される酵素で，滑膜細胞やマクロファージ，単球などに発現。サイトカインや増殖因子，細菌内毒素などの刺激により産生が促される。
ロイコトリエン(LT)は，膜リン脂質から遊離されたアラキドン酸を材料にして，5-リポキシゲナーゼ依存的に産生される炎症性脂質メディエーターである。LTB4は白血球(とくに好中球)遊走因子として知られている。分子内にシステインを含有するLTC4，LTD4，LTE4は気管支収縮作用や血管透過性亢進作用を持つ。
(文献8をもとに作成)

表2 グルココルチコイドの免疫調整作用

サイトカイン産生阻害[*1]
- IL-1
- IL-2
- IL-6
- IL-8
- TNF-α
- IL-γ

創傷治癒阻害[*2]
- 上皮細胞
- 線維芽細胞

急性期炎症蛋白の誘導[*2]
- 血清アミロイドA
- 血清アミロイドP
- AP-1
- Nfk-B
- Stat proteins

細胞接着分子の下方調節[*1]
- 細胞間接着分子1（ICAM1）
- Eセレクチン
- ケモカイン合成阻害

白血球機能酵素の阻害[*1]
- 酸化窒素シンターゼの誘導
- グランザイムB
- サイトカイン受容体の上方調節
- IL-1
- IL-6
- 白血球アポトーシスの誘導
- CD4+，CD8+
- COX-2出現阻害

IL：インターロイキン，TNF：腫瘍壊死因子，AP：アクチベーター蛋白質，Nf：核内因子，COX：シクロオキシゲナーゼ
[*1]：転写因子と蛋白質間相互反応，[*2]：直接的遺伝子活性化
(文献8をもとに作成)

ムおよび水分保持作用が挙げられる。副作用の低減は人医療の現場では好ましいものとして認識されているが，小動物臨床の現場では，表面的な副作用が現れにくいと，漫然と継続使用されやすくなり，最終的に医原性クッシング症候群に発展する危険性が増大する。グルココルチコイドの作用が強力になればなるほどその副作用も深刻になる。デキサメサゾンと異なりプレドニゾロンは鉱質コルチコイド作用を有するため，多飲多尿などの副作用が出やすい。臨床的な副作用が明確であると，臨床的なイメージ(家族の感触)は悪くなるが，副作用の進行を早期に発見しやすい。そのため，プレドニゾロンのこの特徴は，実は小動物臨床に

一般内科

表3　グルココルチコイド療法における注意事項

- 感染症の存在
- 未成熟動物
- 骨修復を必要とする動物（骨折）
- 心疾患, 高血圧
- 糖尿病
- 蛋白漏出性腸症
- 肝臓疾患
- 角膜潰瘍→治癒遅延→角膜穿孔に発展

表5　視床下部-下垂体-副腎軸（HPA 軸）
　　　抑制リスクの比較

HPA 軸への強い抑制	HPA 軸へのより弱い抑制
治療用量	維持用量
分割投与	1 回投与
夜間投与	朝投与（犬）, 夜投与（猫）
毎日投与	隔日投与
長時間作用型グルココルチコイド	短時間作用型グルココルチコイド
全身投与	局所投与
長期間投与	短期間投与

おいては好ましい因子として捉えてよいと考えられる。作用が強力で作用時間も長いデキサメサゾンなどの長時間作用型グルココルチコイドは HPA 軸の抑制が強くはたらくため, 長期連用には不向きで, 短期療法, 導入療法などに限定して応用すべきである（図2, 表5）。

2．効力（力価）

ヒドロコルチゾンを基準として, その力価を便宜上1と規定する。さまざまなグルココルチコイドの相対的な力価を表6にまとめる。

3．作用の持続性

外因性グルココルチコイドの吸収性は, 分子構造の変更またはエステル化（酢酸塩や, 筋肉注射用ではアセトニド）により, 溶解時間を変化させることで低下する。これにより, 筋肉注射後の作用持続時間が延長

表4　グルココルチコイド療法に起因する主な副作用

- 多飲多尿（主に犬）
- 多食および体重増加
- 消化管潰瘍（潰瘍リスクある他疾患の合併または非ステロイド系抗炎症薬〔NSAIDs〕の併用時）
- 感染症への感受性が増大（抗原に対する免疫反応の抑制作用による）
- 潜在性ウイルスキャリアー猫では発症の可能性が増大
- 皮膚の菲薄化, 脱毛
- 皮膚石灰沈着症
- 挫傷（皮下出血）
- 肝臓腫大（ステロイド性肝炎）
- 糖新生の促進作用により高血糖に発展する
- 化膿性関節炎（関節内注射）
- ステロイド性関節症（関節軟骨の増殖性を抑制）

する。作用持続時間の延長は, 同時に HPA 軸の抑制を長期化する（表5）。小動物臨床においては, 長時間作用型の製剤を短時間作用型の製剤より優先して用いる臨床的意義は全く認められない。使用は, 性格が凶暴な動物や, 口を痛がり家族が投薬できない場合などに限定すべきである。

最新の治療

1．グルココルチコイド療法の理念

作用持続時間の最も短い製剤を, 治療効果が期待できる最適用量で投与開始することが望ましい。この条件に最も適合するグルココルチコイドがプレドニゾロンである。

免疫抑制量を投与する場合は寛解の有無を常に注視し, 寛解が得られた後は最適な最低用量で維持療法を継続する。プレドニゾロンの一般的な寛解導入用量は2 〜 4 mg/kg/day である。4 mg/kg/day 以上投与しても臨床的有用性は得られず, かえって副作用のリスクが増大する（表1）。

1日の用量を分割投与することの利点に関しては意

グルココルチコイド製剤の表と裏

表6　グルココルチコイドの作用時間，力価，製品名

| 作用時間分類 | 一般名 | 製品名 | 力価比（対コルチゾール） | | 対応量 |
			抗炎症作用	電解質作用	
短時間型 （＜12 hr）	ヒドロコルチゾン	コートリル®錠10 mg	1	1	20 mg
	（コハク酸）	ソル・コーテフ®注			
	（リン酸）	水溶性ハイドロコートン注			
	コルチゾン	コートン錠25 mg	0.8	0.8	25 mg
中時間型 （＞12～24 hr）	プレドニゾロン	プレドニゾロン錠1，5 mg	4	0.8	5 mg
	（コハク酸）	水溶性プレドニン®注			
	メチルプレドニゾロン	メドロール®錠2，4 mg	5	0	4 mg
	（コハク酸）	ソル・メドロール®注			
	（酢酸）	デポ・メドロール®注			
	トリアムシノロン	レダコート®錠4 mg	5	0	4 mg
	（アセトニド）	ケナコルトA®注			
長時間型 （＞36 hr）	デキサメサゾン	デカドロン錠0.5 mg	25	0	0.5 mg
	（リン酸）	デカドロン注			
	ベタメタゾン	リンデロン®錠0.5 mg	25～30	0	0.5 mg
	（リン酸）	リンデロン®注			

見が分かれているが，免疫抑制療法の導入期のプレドニゾロンは，2 mg/kg 以上の用量を分割しないで投与することが望ましい[8]。

猫は比較的「ステロイド抵抗性」であるため，犬より高用量の投与が必要で，1.5～2倍に増量しても安全に投与できる。

プレドニゾロンのような短時間型グルココルチコイドでも，1～2週間以上連日投与を継続すると HPA 軸の抑制が起こり，回復には1週間以上の休薬期間が必要となる。したがって，グルココルチコイドを数日以上継続投与する場合は，「漸減」が必要となる。漸減療法は一般的に隔日投与から開始する。グルココルチコイド療法に反応する多くの疾患は，プレドニゾロンの長期隔日投与によって維持可能（可能であれば1 mg/kg，隔日投与を超えない用量が望ましい）である。グルココルチコイドの半減期は用量依存性で，1 mg/kg 以上のプレドニゾロンを投与した場合24時間以上である。よって，これ以上の用量では，グルココルチコイドが翌日にキャリーオーバーし，隔日投与の効果（グルココルチコイドの作用が消失する日を作

る）は得られない。

短時間作用型のグルココルチコイドで寛解導入するためには，臨床徴候のコントロールが可能な用量を毎日投与する必要がある。寛解導入が完了したら用量の漸減を開始する。プレドニゾロンを漸減する場合は，1回の用量は変えずに投与回数を減らす。1日2回投与法の場合は，まず1日1回投与法にし，その後は隔日投与，2日おき投与などのように延長する。減量は2～3週間ごとに，疾患をコントロールできる最低用量まで減量する。

グルココルチコイドを長期または高用量で継続使用すると，HPA 軸の慢性的抑制により，内因性コルチゾール産生不全から医原性副腎皮質機能不全に発展する可能性があるため，漸減期間を一定期間設けてから休止する必要がある。さらに，免疫介在性疾患（免疫介在性溶血性貧血〔IMHA〕，免疫介在性血小板減少症〔ITP〕など）の治療においては，早急な減量をすると再発の可能性が高まるため，相当長期間かけて漸減する必要がある。

16

一般内科

363

一般内科

免疫介在性疾患を治療する場合には，グルココルチコイドとは異なるメカニズムの免疫抑制薬を併用することで治療効果が増強される可能性がある。併用薬の使用目的は，寛解の維持ではなく寛解導入の実現である。頻用される併用薬には，犬ではアザチオプリンが，猫ではクロラムブシルがある。筆者はこの2種類よりは，骨髄抑制がないシクロスポリンを好んで使用している。シクロスポリンを免疫抑制薬として使用する場合の経験的用量は，3〜6 mg/kg，bid または5〜7.5 mg/kg，sid で，ケトコナゾールを併用することで用量を50%前後減量できる。また，シクロスポリン特有の消化器系への副作用は，少量のフードと一緒に投与したり，投与直前30〜60分間フリーザーで凍らせてから投与すると軽減されることが逸話的に知られている[35]。

2．免疫抑制療法後の
　グルココルチコイドの漸減法

魔法のような方程式は存在しないが，寛解維持を最大限維持する方法はある。初期用量は免疫抑制量であるため，治療用量の上限域から開始することになる。この用量は完全にすべての臨床徴候が消失するまで継続する必要がある。

3．休薬期間

グルココルチコイドの急激な減量や中止によって以下のような問題が生じる[5,23]。

- HPA 軸の抑制
- ステロイド離脱症候群
- 基礎疾患の再発

慢性的グルココルチコイド療法を受けた小児における HPA 軸機能回復に関するデータから推測すると，正常反応に回復するまでに6〜9カ月が必要であることが示されていることから，犬の医原性副腎皮質機能不全の回復においても最低3〜6カ月以上の休薬期間が必要と考えられる（表5）。

グルココルチコイドの適用（表7，8）

1．皮膚疾患

グルココルチコイドは皮膚を障害するような，天疱瘡群，全身性エリテマトーデス，円盤状エリテマトーデスなど，多くの免疫介在性疾患の治療の要となる。これらに対する最適療法はさまざまで，グルココルチコイド単独で反応することもあるが，アザチオプリンやシクロホスファミドのような免疫抑制薬の併用を必要とすることも多い。

犬のアトピー性皮膚炎における長期の治療ではグルココルチコイドの高頻度な使用が必要となることが多い。近年，アトピー性皮膚炎治療ではシクロスポリンやオクラシチニブなど，効果的な代替薬が利用可能となっているが，長期投与に関する安全性が確立されていないため，グルココルチコイドのアトピー性皮膚炎治療における重要性はまだしばらく続くと考えられる。

プレドニゾロンのアレルギー性皮膚炎に対する導入用量は0.5〜1.0 mg/kg が推奨されている。臨床徴候が改善したら，隔日投与に変更する。隔日投与で効果的な最小の用量が確認できたら，徐々に投与間隔を延長する。症例によっては3〜4日ごとの投与でコントロール可能となる[4]。

皮膚病変，掻痒の程度に季節性が明確な症例では，季節と徴候に合わせて適宜用量を調節する。犬のアトピー性皮膚炎のコントロールにおいて，主役となるプレドニゾロンやオクラチニブの用量を減量するための補助療法として，必須脂肪酸，抗ヒスタミン薬などがあるが，筆者はシャンプー療法が最も効果的と考えている。

犬のアトピー性皮膚炎に持効型グルココルチコイド（デポメドロール®など）を使用することは推奨できない。また，デキサメサゾンは作用の持続性が36時間以上と長いため HPA 軸の抑制が強く，継続治療の必要な症例への投与は好ましくない（表4，6）。猫のアトピー性皮膚炎に対してはプレドニゾロンを1〜2 mg/kg で開始し，隔日投与を最終目標とすることが多い[10]。

364

グルココルチコイド製剤の表と裏

表7 プレドニゾロンの主な使用法

適用	用量	投与経路	投与間隔
高カルシウム血症	1 ～ 1.25 mg/kg（犬）	PO	12 hr
高インスリン血症	0.25 mg/kg	PO	12 hr
副腎皮質機能低下症	0.2 ～ 0.4 mg/kg（犬）	PO	24 ～ 48 hr
	1 mg/kg（猫）	IM，PO	12 hr
低血糖	0.25 ～ 3.0 mg/kg	PO	12 hr
特発性・免疫介在性の髄膜炎，細網症，肉芽腫性髄膜脳炎	1 ～ 2 mg/kg	PO	12 ～ 24 hr
免疫介在性溶血性貧血	0.5 ～ 2 mg/kg	PO	12 hr
多発性筋炎，咀嚼筋炎	2 mg/kg	IM，PO	24 hr
免疫抑制療法	2 mg/kg（犬）	IM，PO	12 hr
	3 mg/kg（猫）	IM，PO	12 hr
	2 ～ 5 mg/kg	IM，PO，SC	12 ～ 24 hr
	初期量：2.2 ～ 6.6 mg/kg（猫）	IM，IV，PO	24 hr
	その後漸減 2 ～ 4 mg/kg（猫）	IV，IM，PO	48 hr
椎間板疾患，脊椎疾患，馬尾症候群	初期量：0.5 mg/kg（犬） その後 0.5 mg/kg（犬）	PO PO	12 hr，3 days 24 hr，3 ～ 5 days
若年性蜂窩織炎	2.2 mg/kg（犬）	PO	24 hr
リンパ球性胆管炎，慢性活動性肝炎，銅蓄積性肝炎	0.25 ～ 2 mg/kg（犬）	PO	12 hr
重症筋無力症	0.5 mg/kg：本文参照	PO	初期は 12 hr 寛解まで 24 hr その後 48 hr
リンパ球プラズマ細胞性腸炎	1 ～ 2 mg/kg	PO	12 hr，その後 q1 week に漸減
好酸球性肺浸潤	0.5 ～ 1 mg/kg	PO	24 hr

（文献 8 をもとに作成）

表8 デキサメサゾンの主な使用法

適用	用量	投与経路	投与間隔
副腎クリーゼ	0.1 ～ 0.5 mg/kg	IV，SC	
喘息	初期量：1 mg/kg	IV	1 回
	維持量：0.25 ～ 1 mg/head	PO	8 ～ 24 hr
脳浮腫・脊髄	初期量：2 ～ 3 mg/kg	IV	1 回
	維持量：0.1 mg/kg	IV	8 ～ 12 hr
水頭症	0.25 mg/kg	IM，IV，PO	6 ～ 8 hr
免疫介在性血小板減少症	初期量：0.25 ～ 0.3 mg/kg（犬）	IV，SC	1 回
	維持量：0.25 ～ 1.25 mg/kg 0.10 ～ 0.15 mg/kg	PO PO，SC	12 ～ 24 hr 12 hr を 5 ～ 7 days，以後漸減
ショック，アナフィラキシー	4 ～ 6 mg/kg	IV（ゆっくり）	1 回
脊髄，中枢神経系外傷	初期量：1 ～ 2.2 mg/kg	IV，SC	1 回
	維持量：0.1 mg/kg	IV，PO，SC	8 ～ 12 hr

（文献 8 をもとに作成）

16

一般内科

一般内科

2．外用薬および耳科疾患

　グルココルチコイドの外用療法によく反応するが，再発を繰り返す外耳道炎は，アトピー性皮膚炎が関与している可能性が高い。動物用の一般的な外耳道炎治療薬および皮膚外用薬は，グルココルチコイドと抗菌薬および抗真菌薬の合剤が主流である。犬にグルココルチコイドの外用薬を連用すると全身性に吸収され，医原性高コルチゾール血症に発展する可能性があることを忘れてはならない。健康診断でアルカリホスファターゼ（ALP）だけが中等度の高値を示した場合は，外用グルココルチコイド使用の有無を必ず確認する必要があるほどである。

　皮膚局所にグルココルチコイドを含有する外用薬を連用すると，局所の皮膚の菲薄化，毛根萎縮などの変化を招き，長期連用すると，これらの変化は不可逆的となる。グルココルチコイドの内服や注射に抵抗感のある家族が「外用薬なら安心」と考え，熱心に毎日局所に塗布を続けたために，炎症は改善したが，皮膚自体が組織学的に不可逆的に変化してしまった症例をときどき経験する。

3．呼吸器疾患

　グルココルチコイドは気管支拡張作用や抗炎症作用が認められ，特定の呼吸器疾患の治療においては不可欠な薬剤である。猫の気管支喘息に対しては，特効薬といっても過言ではないほど著効を示す。一般的に重度の発作時は水溶性グルココルチコイドであるプレドニゾロンやデキサメサゾンの投与が適している。即効性はプレドニゾロンが勝り，作用強度および持続時間はデキサメサゾンが勝るため，徴候に合わせて適宜使い分けるとよい（表7，8）。症例数は少ないが，筆者は軽度の猫の喘息に対して，グルココルチコイド療法を開始する前にクエン酸マロピタント（セレニア®：ゾエティス・ジャパン㈱）を試験的に投与することがある。マロピタントは肥満細胞からのヒスタミンの脱顆粒を防止する作用を有しており，まれに著効を示す。グルココルチコイドの全身性投与は最終的に副作用が問題となるため，局所療法としてプロピオン酸フルチカゾン（猫で100～200μg/head，q12 hr）の吸入療法

の積極的な使用を導入することが好ましい[6, 41, 54]。

4．神経系疾患に対するグルココルチコイド療法[17]

（1）神経系臨床におけるグルココルチコイドの使用基準

　人医療および獣医療，双方の神経系臨床におけるグルココルチコイドの使用基準は未だ統一されていない。グルココルチコイドはさまざまな神経系疾患の治療に効果を発揮するが，生命にかかわる副作用を伴う可能性があるため，適切な適応症の選択が重要である。獣医療におけるグルココルチコイドの計画的で臨床的な前向き研究はほとんど存在しない。したがって，推奨されているさまざまな療法は逸話的な報告や人医学領域の研究から動物への外挿がほとんどである。グルココルチコイドは広範囲の作用および副作用を併せ持つため，使用に際しては，以下の点を十分考慮する必要がある。

- ●人医学領域において，グルココルチコイドの頭部外傷に対する特異的適用は存在しない。
- ●小動物臨床における急性脊髄損傷に対するグルココルチコイドの適用は，臨床的有用性を示す明確なエビデンスはない。
- ●脊髄損傷を受けた犬に対する高用量グルココルチコイド療法は，生命にかかわる消化器系副作用を伴うことがある。
- ●高用量のグルココルチコイドは二次感染症および肺炎を続発する危険性が高い。

（2）中枢神経系外傷に対するグルココルチコイドの適用基準

　人医療，獣医療ともに統一基準は確立されていない。中枢神経系（CNS）の外傷時に抗炎症を目的としてグルココルチコイドを使用することは好ましくないという考え方が優位になっている。グルココルチコイドの作用機序はおそらく二次性障害経路として引き起こされる脂質の過酸化と細胞膜の不安定化の防止である。

①頭部外傷

人医療では，頭部外傷時にグルココルチコイドを特異的に使用することはない。急性外傷時にグルココルチコイドを使用する理論的根拠は，損傷に起因するリソソーム膜の不安定化，脂質の過酸化作用などの抑制作用である[12,25]。Brain Trauma Foundation による神経外科ガイドライン[2]では，重度の頭部外傷に対するグルココルチコイドの使用を推奨していない。現実的にもグルココルチコイドは人の頭部外傷への使用は禁忌とされている。

獣医療では利用可能な臨床データがほとんどないことから，人医療の推奨に従っているのが現状である。

②脊髄

交通事故，ビルからの落下，急性椎間板ヘルニアなどが原因となる急性脊髄損傷に対するグルココルチコイドの使用に関しても意見が分かれている。高用量のコハク酸メチルプレドニゾロンナトリウム（MPSS）は人医療において唯一有効性が示されているが，その改善効果に関しては結論が出ていない。また MPSS 投与による副作用も問題となっている（**表9**）。

獣医療で使用されるグルココルチコイドの基準用量は人の用量の外挿および実験論文からの応用にすぎない。つまり，犬の適切な MPSS の用量は確立されていないのである。その使用が適切か，有害かさえもわからないのが現状である。もし犬や猫に対してグルココルチコイドを使うとしたら，高用量の MPSS を経験的治療として使用することになる（**表10，11**）。ただし，神経障害やそのほかの障害（消化器系副作用，低血圧，出血傾向の長期化，感染など）を引き起こす可能性を考慮しなければならない。米国動物病院協会（AAHA）2002 年度急性頚椎および脊髄損傷マネージメントガイドラインでは，「MPSS 療法は，臨床的有用性が有害作用に勝るエビデンスがある場合においてのみ使用すべきである」と結論づけている[9,12,22,42]。急性脊髄損傷の犬における高用量のデキサメサゾンの投与は生命にかかわる大腸穿孔およびそのほかの消化器系副作用の発生率を増大させることが判明している。

表9　コハク酸メチルプレドニゾロンナトリウム（MPSS）による代表的な副作用

- 消化管穿孔および出血
- 感染率の増大（例：肺炎）
- 低血圧
- 嘔吐

---

5. 変形性椎間板疾患

軽度から中等度のⅠ型椎間板疾患へのグルココルチコイドの使用は獣医療で広く普及している。グルココルチコイドの有効性は逸話的であり証明はされていない。明らかな疼痛を示し，神経学的障害がある場合もない場合も，非ステロイド系抗炎症薬（NSAIDs）や厳密なケージレスト療法が治療アプローチとしては安全で適正と考えられている。もし安静療法を徹底するとしたら，抗炎症薬や鎮痛薬による疼痛の緩和作用がかえって運動制限の徹底を困難にする（疼痛が軽減することで動物が動いてしまい安静療法が失敗する）ことで，椎間板疾患の悪化を招く危険性があることを考慮する必要がある。

慢性Ⅱ型椎間板疾患，あるいはそのほかの慢性圧迫性脊椎炎に関しては，抗炎症量のグルココルチコイドの投与による神経学的障害の改善が逸話的に認められている。数週間から数カ月にわたる治療が効果的とされているが，長期のグルココルチコイド投与は，明らかに周囲組織の靭帯や軟骨の脆弱化を引き起こすため，短期療法以外の使用は推奨していない（**表7，8**）。

6. 術前処置としての　グルココルチコイド

手術前のデキサメサゾンの投与は，デキサメサゾン以外のグルココルチコイドの投与や無治療の場合より高頻度の副作用を伴い，無治療を含めてこれらのグループ間における治療成果の差は認められなかった[26]とする報告がある。つまり，術前処置として，手術侵襲も含めた抗炎症作用を期待したグルココルチコイドの使用も，治療成果には影響を与えないばかりか，高頻度の副作用を伴う可能性を考慮して，使用は控える必要がある。

一般内科

表10 コハク酸ヒドロコルチゾンナトリウム(ソルコーテフ®)の主な使用法

適用	用量	投与経路	投与間隔
抗炎症	5〜8 mg/kg	IV	12〜24 hr
ショック	50〜150 mg/kg	IV	8 hr, 2回
副腎クリーゼ	5〜20 mg/kg(犬)	IV	2〜6 hr

(文献8をもとに作成)

表11 コハク酸メチルプレドニゾロンナトリウム(ソルメデロール®)の主な使用法

適用	用量	投与経路	投与間隔
脊髄損傷・外傷	初期量:30 mg/kg	IV	1回
	次に 5.4 mg/kg または 15 mg/kg	IV, CRI IV, SC	24〜48 hr 2 hr 以内に1回, q6 hr で 2 days, 5〜7 days で漸減
ショック	30〜35 mg/kg(犬)	IV	1回

(文献8をもとに作成)

7．神経筋肉疾患

　グルココルチコイドの効果を証明する臨床データは存在しないが，免疫介在性咀嚼筋炎や免疫介在性多発性筋炎に対して免疫抑制量のプレドニゾロンの投与(1〜2 mg/kg，PO，q12 hr)が推奨されている。これは明確な免疫介在性疾患に対する基礎理念に基づいている(表7)。

　一方，重症筋無力症に対する免疫抑制量のグルココルチコイド投与は，大きな問題がある。重症筋無力症の犬は筋肉の虚弱で死亡するより，食道逆流による誤嚥性肺炎で死亡することのほうがはるかに多い。よって，潜在する免疫反応に対しては効果的であるが，随伴する副作用が生命にかかわることを十分考慮する必要がある。重症例または治療反応の悪い症例においてのみ慎重に使用すべきで，グルココルチコイドの投与を継続すると，最終的に多飲，多食とともに感染症を引き起こしやすくなる。多くの犬はコリンエステラーゼ阻害薬の単独療法と，立位での摂食(ベイリーチェアー)などによってコントロールが可能である。グルココルチコイドを使用する場合は，初期に臨床徴候が悪化することがあるため，初期は抗炎症量(0.5 mg/kg/day)で開始し，徐々に免疫抑制量(2〜4 mg/kg/day)まで増量する方法が推奨されている(表7)。

8．炎症性疾患
(1) 感染性疾患

　免疫抑制量のグルココルチコイドの使用は感染性疾患には禁忌であるが，重度の中枢神経(CNS)徴候に対し抗炎症効果を期待して，低用量で短期間使用することは許容される。犬や猫にグルココルチコイドを使用することの是非に関する臨床的エビデンスは存在しないため，おそらく適切な抗菌薬の単独療法が好ましい。もしCNS徴候が重度で急性の代償障害に陥っている場合には，CNSのダメージに起因する炎症性因子を減少させることで，グルココルチコイドによる一過性の免疫抑制によるリスクを凌駕することが期待できる。抗炎症量のグルココルチコイドの短期間の投与(24〜48 hr)は，経験的ではあるが，抗菌薬療法開始後の感染性病原体の広範囲な死滅や炎症性反応に続発する，急性の臨床徴候の悪化防止に役立つ。

(2) 非病原体性炎症性疾患

　肉芽腫性髄膜脳炎 granulomatous meningoencephalitis (GME)，ステロイド反応性髄膜-動脈炎 steroid responsive meningitisarteritis (SRMA)および壊死性髄膜脳炎 necrotizing meningoencephalitis (NME)などは現時点では病因が不明な炎症性疾患である。

このうち SRMA は免疫抑制量のグルココルチコイドの使用に最もよく反応し，その次に GME が反応する。NME はしばしばグルココルチコイドに対する反応が乏しい。プロカルバジンやシトシンアラビノサイドなどの抗がん剤による新しい治療アプローチは，グルココルチコイドと併用することで GME および NME に対してより効果的になることが証明されている。脳脊髄液（CSF）の異常（好中球性細胞増加症）と免疫抑制療法が禁忌となる細菌性髄膜炎との鑑別は非常に難しいため，SRMA を診断する場合は注意が必要である。

9．腫瘍性疾患

　頭蓋内および脊柱管内腫瘍に対する姑息的治療において，抗炎症量のグルココルチコイドの使用が主役となっている。グルココルチコイドの抗炎症および抗浮腫効果は，頭蓋内のマスの体積を効果的に減少させることで，一定期間臨床徴候を有意に改善する。グルココルチコイドはまた，原発性または続発性の CNS リンパ腫に対して殺腫瘍効果を発揮する。

10．水頭症・脳脊髄空洞症

　抗炎症量のグルココルチコイドは CSF の産生を減少させ，吸収を増大させるため，水頭症や脊髄空洞症に対する短期間の徴候緩和効果が期待できる。ただしその作用機序は不明である。

重症関連コルチコステロイド障害

　グルココルチコイドの使用に関する比較的新しい概念として，重症関連コルチコステロイド障害 critical illness related corticosteroid insufficiency（CIRCI）がある。これは，「重症疾患では，グルココルチコイドをショック用量（高用量）で投与せずに，重症病態による不足量（通常低用量）を外因性グルココルチコイドで補充するほうが予後がよい」という概念である。
　CIRCI は，以前は相対的副腎不全症と表現されて

いた。これは重症疾患状態における完全副腎機能不全に対比する用語である。CIRCI は当初，人の敗血症患者において確認されたが，その後，膵炎や外傷など敗血症以外のさまざまな重症疾患でも認められることがわかった。CIRCI は非日常的な病態であるが，救急救命医療においては非常に重要な治療概念である。

1．背景

　生体がストレス状態に陥ると，HPA 軸が副腎皮質刺激ホルモン（ACTH）濃度を上昇させることで，血漿コルチゾール濃度が上昇する。人医療における CIRCI の初期の概念は，相対的，可逆的副腎機能不全であり，敗血症性障害によるストレスによって，コルチゾール放出能力が減退した状態を意味する。この状態の副腎皮質の機能を評価するために ACTH 刺激試験を実施しても，多くの場合正常反応（プレ値およびポスト値）を示すため臨床的に評価することができない。

　アジソン病のような完全副腎不全とは対照的に，CIRCI 患者は重症病態から回復すれば，継続的な糖質および鉱質コルチコイドの補充療法は必要ない。コルチゾールは，心臓，腎臓，血液，血管および代謝システムが効果的に機能するために必要不可欠なホルモンである。コルチゾールは栄養代謝，細胞膜の維持，血管緊張性の維持，カテコラミン活性，心臓収縮機能，免疫システム，内皮細胞機能などに大きく関与している。

　CIRCI は潜在する全身性の炎症およびサイトカインの放出に起因するものと考えられる。IL-1，IL-6 および TNF-α のような炎症性サイトカインは，HPA 軸を抑制する作用を有するため，一過性にコルチゾール放出や活性の障害を引き起こす。

2．臨床徴候

　副腎不全（相対的および完全）は理論的に副腎クリーゼの患者が示す，虚脱，低血圧，循環血液量減少，脱水，高カリウム血症，低ナトリウム血症などの臨床徴候を呈する。さらに，グルココルチコイド単独欠乏症においては，嘔吐，下痢，傾眠，食欲不振などの徴候

一般内科

表 12　ACTH 刺激試験のプロトコール

> ①プレサンプルの採血
> ②合成 ACTH（コートロシン）を 0.5 μg/kg，IV 投与
> ③ 1 時間後にポストサンプルを採血

表 13　獣医療における重症動物の重症関連コルチコステロイド障害（CIRCI）診断基準

> ● 基礎コルチゾール濃度が正常または上昇している症例の，ACTH 刺激後のコルチゾール濃度の上昇率が 5％以内の場合
> ● Δコルチゾール値が ≦3 μg/dL の場合

の増悪と寛解を周期的に繰り返す。しかし，CIRCI の症例では，これら徴候は重症疾患によって隠蔽されることが多い。CIRCI の最も重要な臨床徴候は，輸液療法や昇圧薬に抵抗性の低血圧症である。したがって，輸液療法や昇圧薬による初期治療に抵抗性の低血圧症は，CIRCI の可能性を考慮して早急に診断および治療を開始する必要がある。

　人の重症疾患における CIRCI の発症率は報告ごとに大きく異なる。これは，この病態の診断および副腎不全の確定診断手技が標準化されていないことが原因の一端で，さまざまな研究母集団のサイズにおいて 30 ～ 50％の幅があった[14]。2007 年に発表された獣医学研究においては，重症疾患犬の 48％に認められた[11]。

3．診断

　人医療では重症疾患における副腎機能診断に関する統一基準は確立されていない。重症疾患における相対的副腎不全の臨床病理学的診断には，任意のコルチゾール濃度のスクリーニング検査，ACTH 刺激試験，遊離コルチゾール濃度の評価およびグルココルチコイドの試験的投与に対する反応性の評価などさまざまな検査法がある。

　獣医療における CIRCI の診断法としては，標準的な ACTH 刺激試験が最も一般的である（表 12）。コルチゾールのプレ値やポスト値の数値的な絶対評価ではなく，この 2 つの数値の差，いわゆるデルタコルチゾール（Δコルチゾール）値が最も重要な意義を持つ。Δコルチゾール値が＜9 μg/dL であり，臨床徴候を伴えば CIRCI の可能性がある。さらに，Δコルチゾール値が ≦3 μg/dL では CIRCI の可能性が強く示唆される[3, 10, 28, 29]（表 13）。

　人の重症疾患において，標準的 ACTH 刺激試験と低用量 ACTH 刺激試験の結果が比較検討され，0.5 μg/kg（標準法は 5 μg/kg）の低用量で副腎不全の診断が可能であることが証明された。事前に実施した標準的 ACTH 刺激試験で診断できなかった症例群において，低用量法はさらに数例の副腎不全を確認することができた。したがって，CIRCI の診断における ACTH 刺激試験は，0.5 μg/kg の低用量法が推奨される。重症例における一過性副腎不全症確認のための追加検査として，人では尿中遊離コルチゾール濃度の測定も意義があるとされている[11, 32]。

4．治療

　重症疾患で昇圧薬の投与に反応しない低血圧に対し，グルココルチコイドを投与すると生存率が改善したという研究報告がいくつかある。このときグルココルチコイドは，生理的要求量または補充用量を使用する。この用量は抗炎症作用や免疫抑制作用よりも低用量である。人医療ではヒドロコルチゾンが最も頻用され，成人への 1 日量は 200 ～ 300 mg（3 ～ 4 mg/kg/day）で，この用量をほかのグルココルチコイドに換算すると，プレドニゾロンなら 0.7 ～ 1 mg/kg/day，デキサメサゾンなら 0.1 ～ 0.4 mg/kg/day（表 1 参照）となる。一般的に，この 1 日量を 6 時間ごとに 4 回に分けて投与する。また，最初に導入用量を投与し，その後 1 日用量の残りを CRI で投与することも推奨されている。

薬の処方例

プレドニゾロンの主な使用法を表7，デキサメサゾンについては表8，コハク酸ヒドロコルチゾンナトリウム（ソルコーテフ®）については表10，コハク酸メチルプレドニゾロンナトリウム（ソルメデロール®）については表11を参照されたい。

動物の家族に伝えるポイント

- グルココルチコイド療法中の動物の家族は，副作用発現に注意を払い（表4），これらのどれかひとつでも気になる状況や徴候が認められた場合には早急に獣医師に報告する。

VNに指導する時のポイント

- グルココルチコイドは臨床上最も有用で重要な薬剤のひとつである。
- 「もろ刃の剣」という言葉がぴったりする程，よい面と悪い面を併せ持つ薬で，使い方を間違えると「毒」になることを周知させる必要がある。
- 過剰に恐怖心を抱かせないようにしながらポイントを押さえて指導する。グルココルチコイド療法における代表的な注意事項（表3）と主な副作用（表4）を例に示すとわかりやすい。

■参考文献

1) Alves C, Robazzi TC, Mendonça M. Withdrawal from glucocorticosteroid therapy: clinical practice recommendations. *J Pediatr (Rio J)*. 84: 192-202, 2008. doi: 10.2223/JPED.1773

2) Archer TM, Mackin A. Management of immune-mediated hemolytic anemia: a common hematologic disorder in dogs & cats. *Today's Vet Pract*. 4: 41-46, 2014.

3) Beishuizen A, Thijs LG. Relative adrenal failure in intensive care: an identifiable problem requiring treatment? *Best Pract Res Clin Endocrinol Metab*. 15: 513-531, 2001. doi: 10.1053/beem.2001.0167

4) Bevier DE. Long-term management of atopic disease in the dog. *Vet Clin North Am Small Anim Pract*. 20: 1487-1507, 1990.

5) Bhattacharyya A, Kaushal K, Tymms DJ, et al. Steroid withdrawal syndrome after successful treatment of Cushing's syndrome: a reminder. *Eur J Endocrinol*. 153: 207-210, 2005. doi: 10.1530/eje.1.01953

6) Bin L. Aerokat inhaler training video. You tube. https://www.youtube.com/watch?v=dH4k_dOdNbY（2018年8月現在）

7) Boag A. Corticosteroid Use in the critically Ⅲ -An evidence based approach. World small animal veterinary association world congress proceedings. 2015.

8) Boothe DM, Mealey KA. Glucocorticoid and mineralocorticoids. In: Boothe DM, (ed). Small Animal Clinical Pharmacology and Therapeutics, 2nd ed. Elsevier, St. Louis. 2011, pp1119-1149.

9) Brain Trauma Foundation, American Association of Neurological Surgeons, Congress of Neurological Surgeons, et al. Guidelines for the management of severe traumatic brain injury, 3rd ed: ⅩⅤ. Steroids. *J Neurotrauma*. 24: S91-95, 2007. doi: 10.1089/neu.2007.9981

10) Briegel J, Schelling G, Haller M, et al. A comparison of the adrenocortical response during septic shock and after complete recovery. *Intensive Care Med*. 22: 894-849, 1996.

11) Burkitt JM, Haskins SC, Nelson RW, et al. Relative adrenal insufficiency in dogs with sepsis. *J Vet Intern Med*. 21: 226-231, 2007.

12) Carney N, Totten AM, O'Reilly C, et al. Steroids. In: Guidelines for the management of severe traumatic brain injury, 4th ed. Brain Trauma Foundation, Campbell. 2016, pp76-83.

13) Church DB. Managing immune-mediated diseases: How can we avoid steroid overdosing giving inadequate amounts of prednisolone? World small animal veterinary association world congress proceedings. 2015.

14) Cohen R. Use of corticosteroids in septic shock. *Minerva Anestesiol*. 77: 190-195, 2011.

15) Coutinho AE, Chapman KE. The anti-inflammatory and immunosuppressive effects of glucocorticoids, recent developments and mechanistic insights. *Mol Cell Endocrinol*. 335: 2-13, 2011. doi: 10.1016/j.mce.2010.04.005

16) Creedon JM. Controversies surrounding critical illness-related corticosteroid insufficiency in animals. *J Vet Emerg Crit Care (San Antonio)*. 25: 107-112, 2015. doi: 10.1111/vec.12270

17) Dickinson PJ. Steroids and the nervous system: friend or foe. Veterinary neurology symposium. 2009.

18) Engelking LR. Metabolic and Endocrine Physiology, 3rd ed. CRC Press, Boca Raton. 2012.

19) Engelking LR. Teton最新獣医臨床シリーズ イラストレイテッド 獣医代謝・内分泌学～イラストで理解するホメオスタシスのメカニズムと生殖内分泌～．米澤智洋．インターズー，2015．

20) Gilbert S. Pruritis therapy in the cat. In: Bonagura JD, Twedt DC, (eds). Kirk's Current Veterinary Therapy, 14th ed. Elsevier Saunders, St. Louis. 2008, pp405-409.

21) Gold JR. Critical illness-related corticosteroid insufficiency (CIRCI) in neonatal foals. International veterinary emergency and critical care symposium. 2016.

22) Hadley MN, Walters BC, Grabb PA, et al. Guidelines for management of acute cervical spinal injuries. Introduction. *Neurosurgery*. 50: S1, 2002.

23) Hochberg Z, Pacak K, Chrousos GP. Endocrine withdrawal syndromes. *Endocr Rev*. 24: 523-538, 2003. doi: 10.1210/er.2001-0014

24) Klionsky DJ, Abdelmohsen K, Abe A, et al. Guidelines for the use and interpretation of assays for monitoring autophagy, 3rd ed. *Autophagy*. 12: 1-222, 2016. doi: 10.1080/15548627.2015.1100356.

25) Klionsky DJ, Abeliovich H, Agostinis P, et al. Guidelines for the use and interpretation of assays for monitoring autophagy in higher eukaryotes. *Autophagy*. 4: 151-175, 2008.

26) Levine JM, Levine GJ, Boozer L, et al. Adverse effects and outcome associated with dexamethasone administration in dogs with acute thoracolumbar intervertebral disk herniation: 161 cases (2000-2006). *J Am Vet Med Assoc*. 232: 411-417, 2008. doi: 10.2460/javma.232.3.411

27) Liss D. Adrenal insufficiency in the ICU: Is it just addison's? Atlantic coast veterinary conference. 2013.

28) Marik PE, Zaloga GP. Adrenal insufficiency during septic shock. *Crit Care Med*. 31: 141-145, 2003. doi: 10.1097/01.CCM.0000044483.98297.89

29) Marik PE, Zaloga GP. Adrenal insufficiency in the critically ill: a new look at an old problem. *Chest*. 122: 1784-1796, 2002.

30) Morgan R, Shell L. Hepatobiliary evaluation tests. https://www.vin.com/Members/Associate/Associate.plx?from=GetDzInfo&DiseaseId=2648（2018 年 8 月現在）.

31) Olby NJ, Muguet-Chanoit AC, Lim JH, et al. A placebo-controlled, prospective, randomized clinical trial of polyethylene glycol and methylprednisolone sodium succinate in dogs with intervertebral disk herniation. *J Vet Intern Med*. 30: 206-214, 2016. doi: 10.1111/jvim.13657

32) Peyton JL, Burkitt JM. Critical illness-related corticosteroid insufficiency in a dog with septic shock. *J Vet Emerg Crit Care (San Antonio)*. 19: 262-268, 2009. doi: 10.1111/j.1476-4431.2009.00407.x

33) Plumb DC. Hydrocortisone | Hydrocortisone Sodium Succinate: Plumb's Veterinary Drug Handbook, 2015. https://www.vin.com/members/cms/project/defaultadv1.aspx?id=4692274&pid=451&（2018 年 8 月現在）.

34) Plumb DC. Prednisolone | Prednisolone Sodium Succinate | Prednisolone Acetate | Prednisone: Plumb's Veterinary Drug Handbook, 2015. https://www.vin.com/members/cms/project/defaultadv1.aspx?id=4692446&pid=451&（2018 年 8 月現在）.

35) Plumb DC. Plumb's Veterinary Drug Handbook VIN 2018 web version.

36) Reichardt HM. Immunomodulatory activities of glucocorticoids: insights from transgenesis and gene targeting. *Curr Pharm Des*. 10: 2797-2805, 2004.

37) Rishniw M. Glucocorticosteroids and intervertebral disc disease. https://www.vin.com/members/cms/project/defaultadv1.aspx?id=3857547&pid=11200&（2018 年 8 月現在）.

38) Rishniw M. Tapering glucocorticoids with immune-mediated disorders. https://www.vin.com/members/cms/project/defaultadv1.aspx?id=3861934&pid=11200&（2018 年 8 月現在）.

39) Simpson AC, Schissler JR, Rosychuk RAW, et al. The frequency of urinary tract infection and subclinical bacteriuria in dogs with allergic dermatitis treated with oclacitinib: a prospective study. Vet Dermatol. 28: 485-e113, 2017. doi: 10.1111/vde.12450

40) Trepanier L. Glucocorticoids. Clinician's Brief. https://cliniciansbrief.com/article/glucocorticoids（2018 年 8 月現在）

41) Trudell medical international. AeroKat* feline aerosol chamber. You tube. https://www.youtube.com/watch?v=-yyIsWjvt2I（2018 年 8 月現在）

42) Viviano KR. Update on immununosuppressive therapies for dogs and cats. *Vet Clin North Am Small Anim Pract*. 43: 1149-1170, 2013. doi: 10.1016/j.cvsm.2013.04.009

43) Walters BC, Hadley MN, Hurlbert RJ, et al. Guidelines for the management of acute cervical spine and spinal cord injuries: 2013 update. *Neurosurgery*. 60: 82-91, 2013. doi: 10.1227/01.neu.0000430319.32247.7f

44) 稲垣直樹. Glucocorticoid の臨床薬理学. 日本耳鼻咽喉科学會會報. 112：405-413, 2009.

45) 市川陽一. 感染症における副腎皮質ステロイド薬適正使用指針. 医薬ジャーナル社. 2001.

46) 押領司健介. 平成 25 年度第 9 回モーニングレクチャー　副腎皮質ステロイドの使い方. 日本赤十字社松山赤十字病院. http://www.matsuyama.jrc.or.jp/rinsyo/news/wp-content/uploads/2013/06/2742f031e49f8f89fa3ff3053e94341d.pdf（2018 年 8 月現在）

47) 大迫　智, 副腎皮質ホルモン製剤の比較. 京都府立医科大学呼吸器外科 医用工学　特別ホームページ. http://www13.plala.or.jp/thoraco/homework/homework22.html（2018 年 8 月現在）

48) 小澤廣記. 2016Journal Club　重症敗血症に対するステロイド投与は敗血症性ショックを予防するか. 聖マリアンナ医科大学救急医学. http://www.marianna-u.ac.jp/dbps_data/_material_/ikyoku/20161025Ozawa.pdf（2018 年 8 月現在）

49) ケナコルト-A 筋注用関節腔内用水懸注 40mg/1mL 医薬品インタビューフォーム. ブリストル・マイヤーズ　スクイブ株式会社. 2017.

50) ソル・メドロール® 添付文書案. ファイザー株式会社. 2005

51) デカドロン® 注射液医薬品インタビューフォーム. アスペンジャパン株式会社. 2017.

52) デポ・メドロール® 水懸注 20mg 医薬品インタビューフォーム. ファイザー株式会社. 2016.

53) 西田　修, 小倉裕司, 井上茂樹ほか. 日本版敗血症診療ガイドライン 2016 CQ8 敗血症性ショックに対するステロイド療法. 日本集中治療医学会雑誌. 24：S97-S106, 2016.

54) 千村直輝, 前田貞俊. 小動物診療のエビデンス　呼吸器疾患 (2) 猫の喘息に関するエビデンス. J-vet. 24：16-22, 2011.

55) 日本神経治療学会・日本神経免疫合同神経免疫疾患治療ガイドライン委員会. 神経免疫疾患治療ガイドライン-神経免疫疾患に使用される免疫抑制剤の作用機序と一般的副作用. 日本神経治療学会. https://www.jsnt.gr.jp/guideline/img/meneki_8.pdf（2018 年 8 月現在）

56) 日本ペインクリニック学会・日本麻酔科学会・日本区域麻酔学会　合同抗血栓療法中の区域麻酔・神経ブロック　ガイドライン作成ワーキンググループ. 総論 2　抗血小板薬・抗凝固薬の薬理学：抗血栓療法中の区域麻酔・神経ブロックガイドライン. 日本麻酔科学会. 2016, pp5-10.

57) フロリネフ® 錠 0.1mg 添付文書. アスペンジャパン株式会社. 2017.

16 一般内科-4- 犬と猫の不明熱
～診断アプローチと好発疾患～

東京大学 獣医内科学研究室
大野耕一

アドバイス

不明熱には定義があり、3回程度の外来受診で、どの病院でも実施可能な問診、身体検査、血液検査・血液化学検査、尿検査、胸腹部X線検査、超音波検査、短期的な抗菌薬投与といった最低限の初期検査でも原因がわからず発熱が改善しない場合に「不明熱」と判断される。不明熱を診断するためには系統的な検査アプローチが必要であり、初期検査を適宜繰り返しながら、より詳細な検査(FNA〔細針吸引〕-細胞診、四肢関節X線、感染症検査、培養検査など)を実施するが、これらの検査のなかでは細胞診が最も診断上有用性が高い。不明熱になりやすい疾患としては、犬では非感染性炎症性疾患(免疫介在性疾患)が筆頭に挙げられ、感染性、腫瘍性疾患の頻度は近年減っている。一方、猫では犬と異なり免疫介在性疾患は非常に少なく、感染性疾患が非常に多いと考えられている。

病態

1. 発熱のメカニズム

体温は視床下部にある体温調節中枢において調節されている。発熱 fever とはこの体温調節中枢のセットポイントが高温側にリセットされた状態である。一方、高体温 hyperthermia とは熱産生の異常な増加または熱放散の障害により体温が上昇した状態であり、発熱とは区別される(熱中症や運動・発作時の高体温などがこれにあたる)[10]。したがって、病歴や身体検査において高体温と診断される場合には、以下に述べるような不明熱のアプローチに進んではならない。

感染症や物理化学的刺激による組織損傷、腫瘍、免疫系の異常などによって、生体には急性期反応とよばれる反応が引き起こされ、内因性発熱物質で炎症性サイトカインであるインターロイキン(IL)-1、腫瘍壊死因子(TNF-α)、IL-6などが免疫担当細胞から産生される[10]。これらサイトカインがプロスタグランジンE_2(PGE_2)を誘導することによって、視床下部にシグナルを伝えている(図1)。炎症性サイトカインはまた、肝臓においてC反応性蛋白(CRP)や血清アミロイドA(SAA)をはじめとする急性期反応蛋白を誘導するため、後述するようにCRPの測定によって発熱の

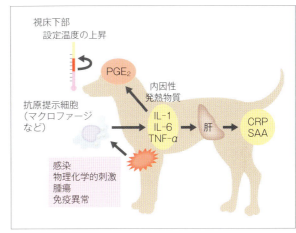

図1 発熱のメカニズム
CRP:C反応性蛋白、IL:インターロイキン、PGE_2:プロスタグランジンE_2、SAA:血清アミロイドA、TNF-α:腫瘍壊死因子

もととなる炎症の程度を推察することができる。犬や猫の不明熱は通常39.5℃から41.1℃であることが多い。熱型(稽留熱、弛張熱など)が診断の補助となることはほとんどないとされる。

一般内科

表1　犬や猫の不明熱の定義

- 39.2℃を超える発熱が3週間以上にわたって認められるもの
- 少なくとも3回の外来受診あるいは3日を超える入院中の初期の診断検査においても発熱の原因が特定できないもの（初期診断検査としては病歴，身体検査，血液検査〔CBC〕，血液化学検査，尿検査，胸部および腹部のX線検査などが含まれる）
- 短期間（7～10日間）の抗菌薬治療に反応しないもの（人の古典的不明熱の定義にはない項目）

（文献4，10をもとに作成）

2. 不明熱の定義

　人の不明熱 fever of unknown origin（FUO）には定義があり，古典的には「3週間以上にわたる発熱があり，38.4℃以上の発熱が数回以上認められ，1週間の入院精査によっても診断困難なもの」とされる。しかし，診断技術の進歩もありこの定義の後半は「3回以上の外来受診または3日以上の入院精査」というように改められており，また院内型不明熱，好中球減少型不明熱，人免疫不全ウイルス（HIV）関連不明熱という新たな定義も付け加えられている。犬や猫の不明熱の定義は必ずしも明確ではないが，人の古典的不明熱の定義をもとに，39.2℃を超える発熱が3週間以上にわたって認められ，初期の診断検査においても発熱の原因が特定できないもの，というのが一般的な見解である[4,10]（表1）。動物では抗菌薬に反応する発熱も少なくないため，最近は短期間の試験的な抗菌薬治療に反応しないことを定義に入れる考えもある。

　最低限の初期診断検査としては，後述するステージ1検査，すなわち病歴，身体検査，血液検査（CBC），血液化学検査，尿検査，胸部および腹部のX線検査などが含まれるが，個人的には胸腹部超音波検査を初期検査に含めてもよいと考えている。

表2　犬と猫の主な発熱の原因疾患

感染性疾患
- 全身性細菌感染（菌血症）
- 局所細菌感染（膿瘍〔皮下，肝臓，前立腺，肺，歯根など〕，細菌性関節炎，心内膜炎，胆管炎，椎間板脊椎炎，骨髄炎，前立腺炎，膿胸，子宮蓄膿症）
- その他の細菌感染（エールリヒア，ボレリア，ヘモプラズマなど）
- ウイルス感染（ジステンパーウイルス，パルボウイルス，カリシウイルス，ヘルペルウイルス，猫伝染性腹膜炎ウイルス，猫白血病ウイルス，猫免疫不全ウイルスなど）
- 原虫感染（バベシア，ヘパトゾーン，トキソプラズマなど）

炎症性疾患
- 汎脂肪織炎
- 好酸球増多症候群
- 若年性蜂窩織炎
- 膵炎／無菌性膵膿瘍
- 筋炎

免疫介在性疾患
- 免疫介在性溶血性貧血
- 免疫介在性多発性関節炎
- 多発性筋炎
- 血小板減少症
- 全身性エリテマトーデス
- ステロイド反応性髄膜‐動脈炎
- 血管炎
- 結節性脂肪織炎

腫瘍性疾患
- リンパ増殖性疾患（白血病，リンパ腫，多発性骨髄腫など）
- 骨髄増殖性疾患（組織球性疾患など）
- 固形腫瘍（腎臓腫瘍，肺癌，転移性腫瘍など）

その他
- 薬剤副作用（サルファ剤など）
- ワクチン
- 骨髄異形成
- 肥大性骨症
- 汎骨炎

など

犬と猫の不明熱

ステージ1	ステージ2	ステージ3
詳細な病歴聴取 全身の身体検査 神経学的検査 CBC，CRP 血液化学検査 尿検査 便検査 X線検査（胸腹部） 超音波検査（胸腹部） FeLV，FIV検査 試験的抗菌薬（1～2週間）	ステージ1再検査 FNA→細胞診（関節液，腫瘍，臓器， 　　　貯留液，脳脊髄液，骨髄） X線検査（四肢，関節） 感染症検査 　血清学的・PCR検査 培養検査 自己抗体 　ANA，RF，クームス試験 血清蛋白分画 CT検査	ステージ1・2再検査 MRI（脳神経系） 気管支肺胞・前立腺洗浄 　→細胞診，培養 胆嚢穿刺 試験的手術→組織生検 試験的治療 　抗菌薬の変更 　抗真菌・原虫薬 　ステロイド薬 　免疫抑制薬

図2　不明熱における診断アプローチ

CBC：血液検査，CRP：C反応性蛋白，FeLV：猫白血病ウイルス，FIV：猫免疫不全ウイルス，FNA：細針吸引，PCR：ポリメラーゼ連鎖反応，ANA：抗核抗体，RF：リウマチ因子，CT：コンピュータ断層撮影，MRI：磁気共鳴画像法

表3　不明熱に対する主な検査と診断上の有用性

検査	不明熱診断上の有用性（疑われる疾患・病因）
CBC，CRP，血液塗抹	感染・炎症，血球寄生原虫，血液骨髄疾患
血液化学検査	臓器異常の検出
尿検査，UPC	尿路感染症，糸球体疾患
X線検査（胸腹部）	肺炎，膿胸，胸腹部腫瘤，臓器腫大，腹水，心内膜炎，イレウス像など
超音波検査	臓器異常・腫瘤の検出，ガイド下FNAの実施
培養検査	菌血症，臓器感染，胸腹膜炎など
感染症検査（血清学的検査・PCR）	FIV/FeLV，ヘモプラズマ，エールリヒアなど
FNA・細胞診	関節液（関節炎），腫瘍（腫瘍，膿瘍），臓器，貯留液，骨髄（異形成，血液腫瘍），脳脊髄液（髄膜炎など）
X線検査（四肢，関節）	関節リウマチ，汎骨炎，椎体炎，肥大性骨異栄養症，骨髄炎，椎間板脊椎炎，多発性骨髄腫，骨転移，歯科疾患など
CT検査（胸部，頭部）	肺炎，肺腫瘍，胸膜炎，鼻腔内腫瘍，歯根膿瘍，骨髄炎
MRI検査（脳，脊髄）	髄膜炎，脳炎，椎間板脊椎炎

CBC：血液検査，CRP：C反応性蛋白，UPC：尿蛋白／クレアチニン比，FNA：細針吸引，PCR：ポリメラーゼ連鎖反応，FIV：猫免疫不全ウイルス，FeLV：猫白血病ウイルス，CT：コンピュータ断層撮影，MRI：磁気共鳴画像法

診断アプローチ

　不明熱の病因はきわめて多岐にわたるため（**表2**），系統的診断アプローチが必要である。このため，診断アプローチの方法を3つのステージに分ける考え方が一般的に推奨されている[4,6,10]（**図2**）。ステージ1は基本的には最小限必要な初期検査項目であり，このステージで診断がつかないものが本当の不明熱と考え

る。ステージ2には，ルーチンでは行わないがその多くはどの病院でも実施可能な，病因特定のためのさまざまな検査が含まれ，ステージ3にはさらに特殊な機器や手術を要する特殊検査と試験的治療が含まれる。ステージ1～2における主な検査のポイントを以下に述べる。また，それぞれの臨床検査でわかる不明熱の病因の例を**表3**に挙げる。

一般内科

表4 問診時に注意すべき病歴と疑われる原因疾患

病歴	疑われる発熱原因
嘔吐，下痢	胃腸系疾患
発咳，くしゃみ，鼻汁	呼吸器系疾患
跛行（段差を嫌う）	筋骨格（関節）系疾患
発作	神経系疾患
複数動物発症	伝染性疾患
家族の発症	人と動物の共通感染症
ダニ寄生	ダニ媒介性疾患
最近のペットホテル	感染症
最近の旅行	感染症（地域流行性）
最近の交配	性感染症（ブルセラ症など）
最近の発情・出産	子宮感染
最近の投薬（テトラサイクリン，ST合剤など）	薬剤誘発性

表5 身体検査時に注意すべきポイントと疑われる原因疾患

部位	疑われる発熱原因
心弁膜（心雑音），心音（聴診）	心内膜炎，心外膜炎
頸部，胸腰椎（触診）	椎間板脊椎炎，髄膜炎
関節（詳細な触診）	多発性関節炎
長骨（触診）	汎骨炎，腫瘍，骨髄炎
筋肉（触診）	多発性筋炎，腫瘍
前立腺（触診）	前立腺炎，膿瘍
精巣（触診）	精巣炎
リンパ節（触診）	感染，腫瘍
歯，上顎（視診，触診）	根尖膿瘍，腫瘍
腹部触診	腫瘍，腹膜炎

1．ステージ1検査

（1）シグナルメント

感染性疾患は若齢動物に多く，腫瘍性疾患は高齢動物に多い。雌では子宮蓄膿症，雄では前立腺炎なども考慮する。

（2）問診および身体検査

既往歴，ワクチン歴，旅行歴，投薬歴，発情の有無をはじめとする詳細な問診を行ったうえで，完全な身体検査を繰り返し行う。とくにリンパ節，四肢の関節，皮膚，口腔内の異常，心雑音，腹痛などの異常所見を見落とさないよう注意が必要である。この後の検査の方向性を定めるためにも，局所異常は必ずつかんでおく必要がある。筆者の考える問診・身体検査での主な注意すべきポイントを表4，5にまとめる。

（3）CBCおよびCRP

血球カウンターで数字を出すだけではなく，末梢血液塗抹の観察を十分に行って，赤血球，白血球，血小板の数および形態異常の有無を確認する。またバベシアやヘモプラズマなどの血球寄生原虫を確認する。CRPは炎症の有無や予後・治療効果判定に大変有用であるため，犬では必ず初期検査に加えるようにして

いる。

（4）尿検査

尿細菌培養検査，尿沈渣検査をルーチンで行うべきであり，異常がみられた場合には腎臓や前立腺の画像検査を実施する。可能であれば尿蛋白の程度も評価しておきたい。

（5）X線および超音波検査

X線検査では肺炎，胸水，腹水，臓器腫大，腫瘍性病変，骨関節疾患の有無などを見逃さないことが大事である。超音波検査は多くの腹腔内疾患（炎症，腫瘍）や心内膜炎の検出に絶大な威力を発揮するが，不明熱では異常がなくても繰り返し検査を実施することが推奨される。とくに猫の不明熱では，消化器型リンパ腫や猫伝染性腹膜炎（FIP）などが不明熱になりやすいためか，腹部超音波検査の有用性がかなり高いことが報告されている[11]ので，注意深く検査を行うべきであろう。

（6）抗菌薬による試験的治療

ステージ1において試験的に抗菌薬を用いることが多いが，使用前に，できるだけ疑診している部位由来の試料の細菌培養検査を行うことが望ましい。細菌培養が行えない場合も多いが，少なくとも仮診断（とくに病変部位の特定）を行ってから抗菌薬を選択するこ

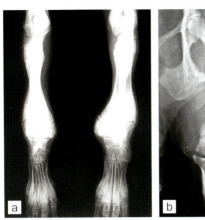
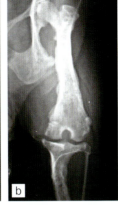

図3 四肢のX線検査で異常が認められた犬の不明熱の例
　a：発熱を呈した成長期のアイリッシュ・セターでみられた肥大性骨異栄養症。
　b：最終的に骨髄炎と診断された不明熱のシー・ズーでみられた骨膜増殖性変化。

とが大切である（前立腺炎を疑診した場合はST合剤、キノロンを用いるなど）。犬および猫の特定臓器における分離菌の頻度と経験的な抗菌薬一覧については、多くの成書に書かれているので参考にされたい。適切な量を72時間以上投与しても反応がない場合には、抗菌スペクトルの異なる抗菌薬に変更する。

2．ステージ2検査
（1）FNAおよび細胞診
　ステージ1の検査で病変部位が特定ができた（疑われた）場合には、診断の近道としてFNAなどによる細胞診を行うことが推奨される。腫大したリンパ節、腫瘤、貯留液などがある場合はもちろん、病変に関与すると考えられる臓器、骨髄からFNAを実施することが肝要である。とくに関節液の細胞診は非常に重要であるため、関節液の採取に関しては詳細を後述する。過去の報告でも細胞診が不明熱診断で最も重要な検査であると示されている[1,2,11]。

（2）四肢および関節のX線検査
　関節リウマチ、汎骨炎、椎体炎などの疑いがないか確認する。犬の不明熱で多い特発性多発性関節炎では、異常が確認できないことがほとんどである。しかし、個人的な経験ではあるが、犬の不明熱では肥大性骨異栄養症、骨髄炎（図3）など四肢や椎体の異常がしばしば認められ、診断のヒントとなることがあるので注意深く評価するべきである。

（3）培養検査
　尿や貯留液の培養のほか、心内膜炎、脊椎椎体炎が疑われる症例では血液培養検査を行うことが勧められる。しかし、最近の報告では不明熱症例に対する血液培養の有用性は必ずしも高くなく、貯留液や異常組織の培養が推奨されている[1]。

（4）感染症（血清学的検査・PCR検査）
　猫では、猫白血病ウイルス（FeLV）や猫免疫不全ウイルス（FIV）感染における白血球減少症や免疫不全に伴う持続性の発熱がよく認められる。また、後述するようにFIPの非滲出型は不明熱になりやすい[10]。

（5）CT検査
　コンピュータ断層撮影（CT）検査をステージ2検査に入れるべきかどうかは議論の分かれるところであろうが、近年はCT撮影は必ずしも特別な施設で行われる検査ではなくなっていることから、本稿ではステージ2に入れた。X線検査や超音波検査で明瞭にならなかった局所異常がCT検査によって明らかになることが少なくないことから、不明熱症例では一度は撮像を考えるべきである。

　以前国内で多発していた不明熱である縫合糸反応性肉芽腫[14]は、超音波検査にてある程度は異常が捉えられるものの、境界不明瞭であることも多かった。しかしCTでは、肉芽腫の位置から子宮断端の腫瘤（肉芽腫）であることがより明瞭になるだけでなく、癒着の可能性などもある程度評価できる（図4）。ただし、近年症例数は激減し、遭遇する機会はほとんどなくなった。

一般内科

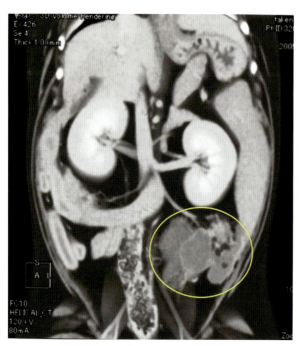

図4　縫合糸反応性肉芽腫の犬の1症例のCT画像（背断面）
この症例では腎臓尾側附近で脾臓近位に境界不明瞭な腫瘤性病変が認められ，一部脾臓に癒着している（囲み）。

3．不明熱の診断にあまり役立たない検査

炎症・発熱性疾患に遭遇した際に，抗核抗体やリウマチ因子をすぐさま検査に出す獣医師も多いと思うが，不明熱の診断にはあまり役に立たないことが報告されている[1,2]。個人的にも，このような自己抗体の有無より，実際に免疫介在性疾患の病態を呈しているかどうか，骨破壊があるかどうかなどのほうが重要であると考えている。消化管内視鏡検査もまた不明熱の原因探索としてはあまり検査意義が高くなく[1]，少なくともほかの検査を優先すべきと思われる。

4．関節穿刺について（図5）

後述するように犬の不明熱では免疫介在性多発性関節炎，とくに特発性多発性関節炎が多いため，不明熱症例で明らかな炎症部位が特定あるいは推察できない場合には，関節穿刺を行う必要がある。

免疫介在性関節炎は一般的に四肢の遠位関節に病変が出やすいので，手根関節，足根関節，膝関節を含む複数個所で，血液の混入のない関節液を採取する必要がある[12]。穿刺には，小型～中型犬の場合，通常

23～27ゲージの針が用いられることが多い（膝関節は22～25ゲージが多い）。関節液はときとして抜きにくいこともあるが，関節炎がある場合には関節液量が増加するため比較的採取しやすい。

正常な関節液は通常無色透明であるが，関節炎がある場合には白色の濁りがみられることが多い。正常であればスライドグラス上で盛り上がるくらいに粘稠度があるが，関節炎がある場合には盛り上がらずに広がってしまう。採取した関節液は必ず塗抹を引いて染色し，細胞診を行い，可能であれば一部関節液を細菌培養に提出するべきである。

関節液の塗抹ではほとんどの場合，好中球が多量に認められ，そのほか，マクロファージ，リンパ球，プラズマ細胞などが少数認められる。正常な関節液では細胞はほとんどみられず，プラズマ細胞に類似した滑膜細胞が少数認められるのみである。

犬の好発疾患

人の不明熱の原因疾患は，感染性疾患，腫瘍そして膠原病の3つが主であるといわれている。獣医学領域における不明熱の統計報告は少ないが，これまでの犬の報告では，人とほぼ同様，感染症，腫瘍および免疫介在性疾患がその上位を占めている。

発熱の原因は地理的な影響も考慮しなければならない。たとえば米国の特定地域では，真菌感染症にヒストプラズマ症やブラストミセス症が含まれるし，日本国内においても特定地域ではバベシア症，レプトスピラ症，ライム（ボレリア）病，ヘパトズーン症などを強く考慮する必要性がある。

犬の不明熱に関する最も古い報告は1998年のDunnらのもの[5]で，犬101例を対象としている。この報告では，免疫介在性疾患が22％，感染性が16％，腫瘍性が9.5％となっている。2006年に発表されたBattersbyらによる66例の犬の報告[1]では，免疫介在性が33％，感染性が27％，腫瘍性が8％となっている。その後，2012年に発表された50例の犬を用いたChervierらの報告[2]では，非感染性の炎症性疾患

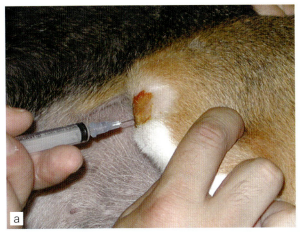
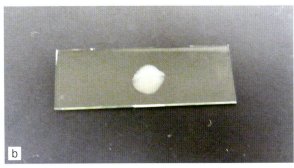
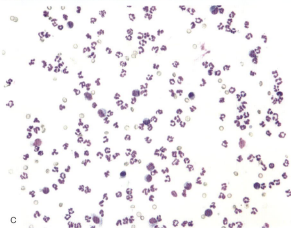

図5 関節穿刺および関節液検査
a：不明熱症例では，足根，手根，膝関節から吸引することが多い（図は膝関節からの吸引）。
b：特発性多発性関節炎ではしばしば膿状に混濁した関節液が採取され，粘稠度は低下していることが多い。
c：塗抹を染色して観察すると，特発性多発性関節炎では好中球を主体とした白血球数の増加が顕著に認められる。

（免疫介在性疾患を含む）が48％と約半数を占め，感染性が18％，腫瘍性が6％と続いている。このことから，おそらく犬では感染性疾患や腫瘍性疾患の診断精度が進歩したため，結果として原因不明の非感染性炎症性疾患（多くは免疫介在性疾患と判断される）の割合が増えているのだと考えられる。

原因疾患としては，Dunnらの報告では免疫介在性多発性関節炎（IMPA）が全体の20％ときわめて多く[5]（表6），これは経験上，現在でもあてはまると考えている。一方，Battersbyらの報告では，66例の最終診断としてステロイド反応性髄膜-動脈炎（SRMA）も多いことがわかる[1]（表7）。SRMAは国内ではさほど多くない印象だが，診断する前の試験的治療でよくなっている可能性もある。以下に特発性多発性関節炎とSRMAについて概説する。

犬の特発性多発性関節炎

1. 病態

犬で多くみられる非感染性の多発性関節炎は，骨に病変を呈する関節リウマチと，骨病変のみられない非びらん性多発性関節炎に細分化できる。非びらん性多発性関節炎のなかで，基礎疾患が明らかでないものというのが特発性多発性関節炎の定義である。何らかの免疫学的異常が関与していると考えられるが，その病因はこれまでのところ不明である。基礎疾患があって，基礎疾患の治療によって関節炎も良化することがあるが，この場合，反応性多発性関節炎という診断名になる。基礎疾患となるのは，感染症，胃腸炎，腫瘍などさまざまである。非びらん性関節炎にはこのほかに全身性エリテマトーデス（SLE），多発性関節炎・筋

一般内科

表6　不明熱の犬101例[5]における最終診断

診断名	例数
免疫介在性多発性関節炎	20
白血病	11
骨髄異形成症候群	8
リンパ腫	6
脊椎椎体炎	5
膿瘍(軟部組織)	4
骨異栄養症	4
骨髄腫(ミエローマ)	3
髄膜炎	3
門脈体循環シャント	3
原因不明	19

(文献5をもとに作成)

表7　不明熱の犬66例[1]における最終診断

診断名	例数
ステロイド反応性髄膜-動脈炎	7
多発性関節炎	4
白血病	3
気管支肺炎	3
心内膜炎	2
顎下膿瘍	2
敗血症	2
トキソプラズマ	2
骨髄炎	2
脂肪織炎	2
骨髄異形成症候群	2
原因不明	15

(文献1をもとに作成)

炎症候群などが含まれている。特発性多発性関節炎は海外では大型犬が多いようであるが，国内では小型犬が多く，すべての犬種で認められる[8,9]。発症年齢は若齢から中年齢に多いとされるが，ほとんどすべての年齢で発症が認められ，雌雄差はとくにない。

2．臨床徴候

臨床徴候として多いのは，発熱，跛行，関節痛，元気食欲の低下などである[9]。前述のように特発性多発性関節炎は単独の疾患としては犬の不明熱の原因として最も多い疾患であると報告されており[5]，発熱，元気消失だけが徴候であることも非常に多く，注意すべきである。また，徴候が発現してから診断がつくまでに1カ月以上かかる症例が多いという報告もあり[8]，不明熱になりやすいことがわかる。このような点から，犬の不明熱の診断アプローチで鍵となる疾患であるといえる。

3．検査

ほとんどの場合，CBC，血液化学検査で特異的な所見はないが，CRPは発病時にほとんどの症例で顕著に上昇している[8,9]。徴候から多発性関節炎が疑われる場合，あるいは発熱徴候およびCRPの上昇が認められるが，炎症部位が特定あるいは推察できない場合には，前述のように関節穿刺を行う必要がある。関節炎が証明された場合，関節リウマチ，反応性多発性関節炎，SLEと鑑別する必要があるが，詳細についてはここでは記載しない。

4．治療

治療としてはステロイド薬，一般的にはプレドニゾロンが用いられる。初期投与量は1～2 mg/kg/dayで用いることが多い。ほとんどの症例では数日以内に元気食欲や歩様など一般状態の改善がみられる。その後，投与量を2～3週間隔で漸減していくことになるが，この際，CRPのモニターが役に立つ。多くの症例ではプレドニゾロンの投与により数日以内にCRPが低下しはじめ，2週間以内に正常範囲内へと回復する[9]。CRPの低下が悪い場合には漸減を慎重に行い，減量後にCRPが再び上昇する場合にはプレドニゾロンを再度増量させるなど，CRPが治療反応性および再発の指標として非常に有用である。また，CRPが正常範囲内になかなか戻らない場合には，長期的な予後が悪いことも報告されている[9]。目標とするプレドニゾロンの用量は，おおよそ0.5 mg/kg，eod程度であり，ここまで減量できれば長期投与を行ってもほとんど副作用は出ないことが多い。

380

ほとんどの症例ではプレドニゾロンで良好なコントロールが得られるが，しばしば徴候のコントロールが困難な場合がある．この場合，投与量や免疫抑制薬を追加する前に，基礎疾患がないか，関節炎以外にも免疫介在性疾患の併発がないかを再度確認したほうがよい．明らかな併発疾患が認められない場合には，免疫抑制薬を追加して経過をさらに観察することとなる．免疫抑制薬としてはシクロスポリンの使用頻度が多く，ある程度効果がある[8]ようだが，個人的には効果が不十分であるように感じる．レフルノミドにステロイド薬と同様の治療効果があったとも報告されている[3]が，こちらも個人的な印象はあまりよくない．経験的には難治性の症例に対して初期導入としてシクロホスファミドを使用して奏功したことがあるが，骨髄抑制や出血性膀胱炎などへの注意も必要である．

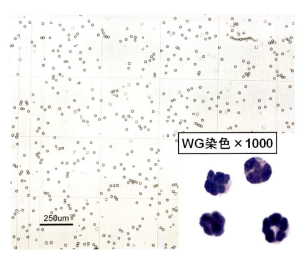

図6 ステロイド反応性髄膜-動脈炎に罹患した犬の脳脊髄液所見

血球計算板に脳脊髄液を注入したところ，多数の細胞成分の存在が判明し，4,250/μLと算定された．この細胞を血清と混ぜてスライドグラス上で塗抹標本を作成し染色したところ，ほとんどが成熟好中球であることが確認された．
WG染色：ライト・ギムザ染色

犬のステロイド反応性髄膜-動脈炎（SRMA）

1．病態

SRMAは，かつて「ビーグル痛み症候群」などともよばれていた疾患で，ビーグルやボクサー，ワイマラナーなどに多発するといわれていた．しかし，他犬種でも多く認められることから，最近はSRMAの診断名が用いられることが多い．主に若齢（2歳未満）の犬で診断されることが多い髄膜炎であり，頚部脊髄の髄膜動脈の免疫介在性炎症が特徴であると考えられているが，詳細は不明である．

2．臨床徴候

徴候としては発熱が最も一般的で，そのほか頚部の疼痛，神経過敏，歩様異常などを呈することがある[7]．これらの神経異常はわかりにくいことが多く，発熱以外にほとんど徴候を呈さないことがあるので，不明熱になりやすい疾患であると思われる．

3．検査

SRMAを確定診断しないままに単発的なプレドニゾロンの注射を続けていると慢性化することがあるといわれているため，できるだけ診断をつけ，ある程度長期的なステロイド薬投与を検討すべきである．

CBC・血液化学検査上，壊死性髄膜脳炎や椎間板ヘルニアなどほとんどの神経疾患ではCRPが上昇しないのに対し，SRMAでは著明に増加することが多いのが特徴で，診断補助ともなりうる所見である．

SRMAの診断には脳脊髄液検査が必須であるため，とくに若齢の犬の不明熱症例では一度は脳脊髄液の採取を試みるべきである．手技については本稿では割愛するが，大槽穿刺の手技は比較的容易であるためぜひ習得すべきである．採取した脳脊髄液中に認められる細胞成分からある程度疾患の鑑別も可能であり，SRMAでは好中球が主体を占め，細胞数が著明に増加する（図6）．病気の初期，慢性化したSRMA，ステロイド薬投与後は細胞数が増加していないこともあり，この場合には診断が困難となるが，SRMAではIgA濃度の上昇が認められると報告されている[13]．しかし，残念ながら2018年6月現在，獣医系検査会社ではIgA測定を受け付けていないようである．

一般内科

4．治療

　治療は一般的にプレドニゾロンが著効し，速やかに徴候が改善するが，慢性化を防ぐため，漸減しながら数カ月間は投薬を続けるべきといわれている。予後も多くの症例で良好である。

猫の好発疾患

　猫の不明熱の好発疾患については，これまでほとんどまとまった報告がなかったが，2017年にSpencerらによって，39.2℃以上の発熱を最低2回以上繰り返す猫で，原因がわからず二次診療施設に送られた症例106例について，その最終診断や検査の有用性に関する報告がなされた[11]。それによると，原因疾患としては感染性疾患が約40％と最も多く，犬で多かった免疫介在性疾患は約5％とあまり一般的ではないことがわかる[11]（表8）。感染性疾患による不明熱症例の年齢（中央値）は2.5歳と若齢時に多く，その内訳ではFIPが半数以上（22/41）ときわめて多いという結果であった。このことから猫の不明熱では，FIP，とくに診断が困難な非滲出型FIP（図7）に十分に注意する必要があると思われる。

　炎症性疾患では膵炎，腹膜炎，脂肪織炎などが比較的多くみられた。猫では慢性膵炎が多く，特異的な徴候が乏しいこともあり，ときとして不明熱になることがあるかもしれない。また，最近はあまりみなくなったが，黄色脂肪症（図8）は発熱が主徴候でほかの特異的検査所見に乏しい疾患であるので注意したい。腫瘍性疾患は感染性疾患に比較してより高齢で多く（中央値8歳），内訳では血液系腫瘍（リンパ腫・白血病）が多く（8/13），とくに経験的に消化器型リンパ腫が不明熱になる頻度が多いように思う。なかでもリンパ節腫大や腸壁の肥厚が顕著でない場合，腸穿孔腹膜炎で腹水貯留が顕著でない症例（図9）などが不明熱になりやすいと感じる。

表8　不明熱の猫106例[11]における最終診断時の疾患カテゴリー分類

カテゴリー	例数（%）
感染性	41（38.7）
炎症性	19（17.9）
腫瘍	13（12.3）
免疫介在性	6（5.7）
その他	11（10.4）
不明	16（15.1）

（文献11をもとに作成）

診断がついていない場合の治療について

　熱そのものを解熱剤で下げるべきかどうかについては議論があるところだが，41.1℃以上の高熱の場合には臓器傷害が起こる危険性があるため，すぐに扇風機など用いて体温をある程度下げるべきであろう。しかし，不明熱症例すなわち発熱症例ではこのような高体温になることはほとんどない。発熱が40.3℃を下回る場合にはほとんどの場合重篤な影響がでないので，解熱剤は通常必要とされない。40.3～41.1℃の発熱の場合が悩むところであるが，基本的には動物に食欲があるのであれば必要ないと思われる。食欲が重度に低下したり脱水が進んでしまう場合には，やむをえず非ステロイド系抗炎症薬（NSAIDs）や副腎皮質ステロイド薬のどちらかを試験的に使用することがあるが，副作用に注意し，継続的な使用については診断あるいは仮診断できてから検討する。

犬と猫の不明熱

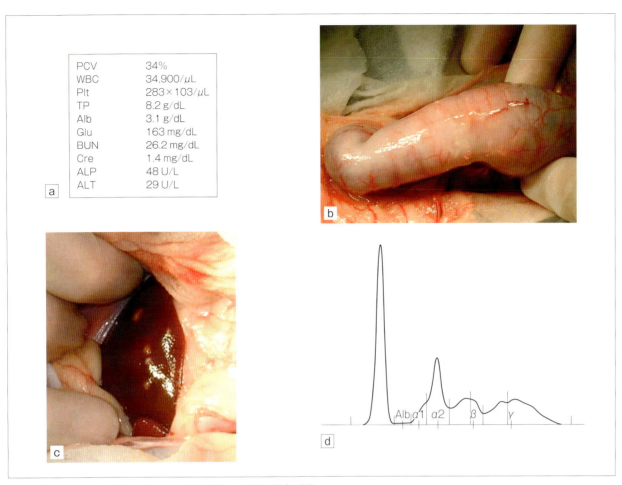

図7 発熱と元気・食欲の低下を主訴に来院した猫の検査所見
12歳，去勢雄，雑種猫。1カ月ほど前からの元気食欲低下を主訴に来院。発熱（40.2℃）が認められたが，血液検査（a），X線検査では明らかな異常を認めなかった。腹部超音波検査で小腸壁の一部に軽度の肥厚を認めたため，リンパ腫を疑診して試験開腹を実施，小腸壁の一部が軽度に腫大し，漿膜面に粟粒性病変を形成するとともに（b），肝臓表面にも白色粟粒性病変があった（c）。病理組織検査にて腸，肝臓は化膿性肉芽腫性病変と診断され，最終的に抗体価の上昇と併せて猫伝染性腹膜炎（FIP）と判断された。本症例の血清蛋白分画では，ポリクローナルガンモパシーは認められない（d）。

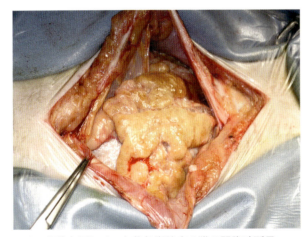

図8 発熱を呈していた黄色脂肪症の猫の開腹時所見
本症例では発熱の原因が明らかでなく，試験開腹によって黄色脂肪症が明らかとなった。

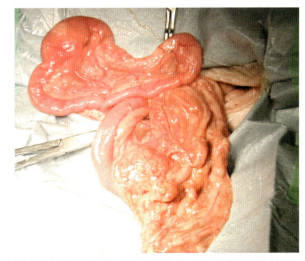

図9 発熱を呈していた消化器型リンパ腫の猫の開腹時所見
本症例では局所的な消化管壁の肥厚を認めていたため，腫瘍を疑診して試験開腹となった。小腸壁の一部が肥厚しており，腹膜炎も伴っていた。細胞診にてLGLリンパ腫であることが判明した。

薬の処方例

1. 特発性多発性関節炎

全症例で以下を用いる。

- プレドニゾロン　2〜4 mg/kg, PO, SC, sid
  または1〜2 mg/kg, PO, SC, bid

徴候あるいはCRPの改善をモニターし、1〜2週間程度で1〜2 mg/kg, PO, sidへと減量する。その後、2〜3週ごとに徐々に漸減し0.5 mg/kg, PO, eod程度を目標とする。

初期に徴候の改善が認められない場合、次のうちのどれか1つを併用する。

- シクロスポリン　約5 mg/kg, PO, sid
- レフルノミド　1〜2 mg/kg, PO, sid
- シクロホスファミド　1〜2 mg/kg, PO, sid, 4日間連投し、3日休薬

シクロホスファミドはCRPをモニターしながら治療開始後1〜2週間のみ投与。骨髄抑制や出血性膀胱炎をモニターする。

肝酵素上昇に対して以下を追加して投与することも多い。

- ウルソデオキシコール酸　7.5〜10 mg/kg, PO, bid

2. ステロイド反応性髄膜-動脈炎

- プレドニゾロン　2 mg/kg, PO, bid, 2日間、ついで2 mg/kg, PO, sid, 14日間

その後2〜3週ごとに徐々に漸減し、0.5 mg/kg, eod程度を目標とする。

動物の家族に伝えるポイント

不明熱の症例では、「不明」という言葉の持つイメージもあり、動物の家族も非常にストレスが溜まることが多い。不明熱と判断された場合(ステージ1検査で明らかな原因が特定できなかった場合)に伝えるべきポイントとしては以下のようなものが挙げられる。

- 不明熱とは「全然わからない」という意味ではなく、医学的な「定義」に基づいていて、最低限の検査ではわからなかったということで、多くは最終的に診断がつく。
- 不明熱を診断するためには、特殊検査や繰り返しの検査を行う必要があり、費用がかかることがある。
- 発熱そのもので死に至ることはほとんどなく、無理に解熱する必要はない。
- 診断困難な場合にステロイド薬を使用することも多いが、その意義や危険性、適切な使用法について(そして一部の感染性疾患以外では重症化することは少ないことも)伝える。
- 腫瘍など致死的な疾患が潜んでいるが、診断がまだできない状況も考えられる。

■参考文献

1) Battersby IA, Murphy KF, Tasker S, et al. Retrospective study of fever in dogs: laboratory testing, diagnoses and influence of prior treatment. *J Small Anim Pract.* 47: 370-376, 2006. doi: 10.1111/j.1748-5827.2006.00042.x

2) Chervier C, Chabanne L, Godde M, et al. Causes, diagnostic signs, and the utility of investigations of fever in dogs: 50 cases. *Can Vet J.* 53: 525-530, 2012.

3) Colopy SA, Baker TA, Muir P. Efficacy of leflunomide for treatment of immune-mediated polyarthritis in dogs: 14 cases (2006-2008). *J Am Vet Med Assoc.* 236: 312-318, 2010. doi: 10.2460/javma.236.3.312

4) Couto CG. Fever of undetermined origin. In: Nelson RW, Couto CG, (eds). Small Animal Internal Medicine, 5th ed. Elsevier Mosby, St. Louis. 2014, pp1279-1282.

5) Dunn KJ, Dunn JK. Diagnostic investigations in 101 dogs with pyrexia of unknown origin. *J Small Anim Pract.* 39: 574-580, 1998. doi: 10.1111/j.1748-5827.1998.tb03711.x

6) Flood J. The diagnostic approach to fever of unknown origin in dogs. *Compend Contin Educ Vet.* 31: 14-20, 2009.

7) Lowrie M, Penderis J, McLaughlin M, et al. Steroid responsive meningitis-arteritis: a prospective study of potential disease markers, prednisolone treatment, and long-term outcome in 20 dogs (2006-2008). *J Vet Intern Med.* 23: 862-870, 2009. doi: 10.1111/j.1939-1676.2009.0337.x

8) Murakami K, Yonezawa T, Matsuki N. Synovial fluid total protein concentration as a possible marker for canine idiopathic polyarthritis. *J Vet Med Sci.* 77: 1715-1717, 2016. doi: 10.1292/jvms.15-0263

9) Ohno K, Yokoyama Y, Nakashima K, et al. C-reactive protein concentration in canine idiopathic polyarthritis. *J Vet Med Sci.* 68: 1275-1279, 2006. doi: 10.1292/jvms.68.1275

10) Ramsey IK, Tasker S. Fever. In: Ettinger SJ, Feldman EC, Côte E, (eds). Textbook of Veterinary Internal Medicine, 8th ed. Elsevier Saunders, St. Louis. 2017, pp195-203.

11) Spencer SE, Knowles T, Ramsey IK, et al. Pyrexia in cats: Retrospective analysis of signalment, clinical investigations, diagnosis and influence of prior treatment in 106 referred cases. *J Feline Med Surg.* 19: 1123-1130, 2017. doi: 10.1177/1098612X17733624

12) Stull JW, Evason M, Carr AP, et al. Canine immune-mediated polyarthritis: clinical and laboratory findings in 83 cases in western Canada (1991-2001). *Can Vet J.* 49: 1195-1203, 2008.

13) Tipold A, Schatzberg SJ. An update on steroid responsive meningitis-arteritis. *J Small Anim Pract.* 51: 150-154, 2010. doi: 10.1111/j.1748-5827.2009.00848.x

14) 千々和宏作, 西村亮平, 中島 亘ほか. 卵巣子宮摘出後に縫合糸反応性肉芽腫が疑われた犬22症例における長期予後と併発疾患の臨床的解析. 獣医麻酔外科学雑誌. 39：21-27, 2008. doi: 10.2327/jvas.39.21

17 画像診断

犬の嘔吐時の腹部超音波スクリーニング検査のコツ

公益財団法人 日本小動物医療センター
戸島篤史

アドバイス

　嘔吐をしている症例を診断する際，重要なことが2つある。それは「外科疾患であるか，内科疾患であるか」，「対症療法で1週間以内に改善しそうか，改善しなさそうか」である。

　診断が間違っていたり鑑別診断を絞り込めなかったりしても，この大枠に沿って考えながら診断すれば大きな間違いをおかすことはない。たとえば，急性胃炎なのか急性腸炎なのかの鑑別ができなくても，内科疾患である，対症療法で1週間以内に改善する，という大枠が合っていればよい。異物閉塞による嘔吐（外科疾患）を急性膵炎によるもの（内科疾患）と診断してしまうことや，反対に急性膵炎を異物閉塞と診断して開腹してしまうことなどが問題である。

　積極的に診断を下さなければならない疾患は「外科疾患」と「対症療法で改善しない疾患」である。対症療法で改善する内科疾患に対して無理に診断名をつける必要はない。外科疾患であれば診断が手術をする理由となり，対症療法で改善しない疾患であれば特異的な治療を選択しなければならない。これらの可能性を考えたら気を引きしめて診断にあたる必要がある。

嘔吐の原因分類

1. 消化器疾患以外が原因の嘔吐の鑑別

（1）問診，身体検査，血液検査

　はじめに，嘔吐の原因が消化器疾患か消化器以外の疾患であるかを考える。

　注意深い問診・身体検査を行い，消化器以外が原因となる嘔吐の可能性を検討する（表1）。消化器疾患以外が原因の嘔吐は，問診，臨床徴候，身体検査，血液検査から特徴的な所見を得られるため，強い仮診断を得ることができる。以下に例を挙げる。

【例】
- 尿毒症：腎パネル上昇
- 肝胆道系疾患（胆嚢粘液嚢腫で徴候が出ている症例など）：肝パネル上昇
- 頭蓋内疾患：発作や意識レベル低下などの徴候
- 子宮蓄膿症：多飲多尿徴候や外陰部からの排膿，白血球数・C反応性蛋白（CRP）の上昇

表1　嘔吐の原因の鑑別

消化器以外	消化器
尿毒症 肝胆道系疾患 子宮蓄膿症 腹膜炎 高・低カルシウム血症 電解質異常 心疾患（心嚢水・不整脈） 頭蓋内疾患 前庭疾患 アジソン病	小腸 膵臓 胃

消化器以外の疾患であれば問診，身体検査，血液検査からおおよそ原因を絞り込むことができる。

　問診，身体検査，血液検査を実施しても嘔吐の原因がはっきりしない場合は，消化器，すなわち小腸，膵臓，胃の疾患であることが多い（とくに急性胃腸炎，機能的イレウス）。そのような症例の診断には，腹部超音波検査などの画像検査を駆使する必要がある。

　ただし，例外として非定型アジソン病は身体検査，血液検査からでは診断を特定しにくい。この場合，超音波検査における副腎の大きさだけが手がかりとなる。

犬の嘔吐時の腹部超音波スクリーニング検査のコツ

表2　消化器別の原因の鑑別

消化器	原因	
	急性経過で対症療法に反応する	急性・慢性経過*で対症療法に反応しない
小腸	急性腸炎，機能的イレウス	異物，慢性腸炎，リンパ腫，腸腺癌による閉塞，脂肪肉芽腫性リンパ管炎
膵臓	膵炎	重度の膵炎
胃	胃炎，機能的イレウス	胃腺癌，幽門狭窄

小腸，膵臓，胃それぞれの原因を考えながら超音波検査を行う。画像診断では異常所見がどの疾患を示すかを覚えることが重要である。経過や対症療法への反応性も診断を絞り込むヒントとなる。対症療法に反応しない場合，表の疾患を示す異常所見を探すように超音波検査を行うと，異常の検出率が上がる。
＊：対症療法に反応しない，2週間持続する嘔吐をさす。

（2）優先すべき検査

臨床現場では，費用面の問題から血液検査と画像検査を同時に行えないという場面によく遭遇する。その場合，問診および身体検査所見より消化器以外の疾患を疑うのであれば血液検査から，小腸・膵臓・胃の疾患を疑うのであれば画像検査から行うとよい。

慢性経過・対症療法で改善しない嘔吐の場合は，診断を下さないと先に進めないので，家族にインフォームし血液検査および画像検査を同時に行ったほうがよい。

2．消化器疾患が原因の嘔吐の鑑別

消化器の異常で嘔吐していると考えた場合，急性か慢性か，対症療法で改善するか否かを考えながら診断する。診断と経過が合わない時は診断を再考するため，再度検査を行う。

表2のように整理してみると，日常の診療でよく遭遇する，1週間以内の対症療法で改善する疾患の種類は意外に少ない。しかし，発生頻度は胃腸炎が最も多い[4]ことから，嘔吐に対しては対症療法を行えば多くの症例が改善する印象がある。

では，それぞれの消化器疾患を診断するための超音波検査およびその所見について示していく。

小腸

以下の5つの異常所見を探すようにして確認していく。

1．腹腔内の脂肪の高エコー化の有無（図1）

point

腹部全体が高エコー性→遊離ガスの有無を確認する

- 腹部全体が高エコー性：少量の腹水・腹腔内全域の腹膜炎が原因
- 局所的に高エコー性：その中心部に滲出液を出している（炎症を起こしている，腫瘍になっている）組織・臓器がある

（1）脂肪の高エコー化

脂肪の高エコー化は，異常が存在する部位を教えてくれる超重要な所見である。異物，膵炎，腫瘍など，すべての疾患を診断する際に使用できるため，非常に有用性が高い。主観的な所見のため経験が必要であるが，必ず見つけられるようになりたい所見である。筆者はこの所見を大事に超音波検査を行うようにしたら検出率が格段に上昇した。日頃から腹腔内の脂肪のエコー源性に気をつけて超音波検査を実施してもらいたい。

17

画像診断

387

画像診断

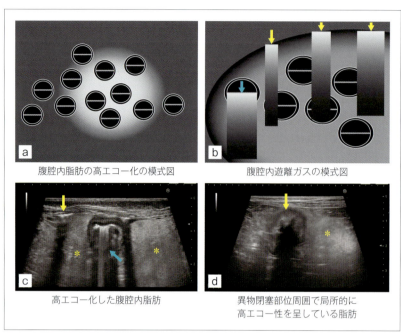

図1 腹腔内脂肪の高エコー化
　　異常が存在する周囲では，腹腔内脂肪は高エコー性を呈する。これは腹部超音波検査における最重要所見である。
　　a：局所的な脂肪の高エコー化。中心部に異常を起こしている組織が存在することが多い。
　　b：多重エコーはガスの存在を指し示すアーティファクトである。黄矢印は腹壁表面からの多重エコー（腹腔内遊離ガス），水色矢印は消化管内からの多重エコー（遊離ガスではない）を示す。
　　c：黄矢印は腹壁直下からの多重エコー（腹腔内遊離ガス），水色矢印は消化管内からの正常な多重エコー，＊は腹腔内脂肪の高エコー化を示す。
　　d：矢印はクリアなシャドウイングであり小腸内異物の閉塞を，＊は腹腔内脂肪の高エコー化を示す。

　異常が存在する部位では，うっ血，浮腫，炎症などにより少量の液体貯留が生じるため，脂肪は高エコー性に変化する。検査の際は「脂肪の高エコー化」を見つけ，その中心部の病変を見つける，といった流れで診断していくことが多い。

（2）腹腔内遊離ガス

　局所的ではなく，腹腔内全域にわたり脂肪が高エコー性に変化している場合，原因としては腹水貯留か腹腔内全域の腹膜炎が考えられる。腹腔内全域の腹膜炎で見逃せない所見は，消化管穿孔による腹腔内遊離ガスである。仰向けで検査をしている場合，遊離ガスは重力の影響により腹壁直下に集まる傾向にある。消化管内ではなく，腹壁直下から多重エコーがみられたら，腹腔内遊離ガスと考える（図1b，c）。

2．小腸内の無エコー性の液体貯留

point

小腸内無エコー性の液体貯留を見つけたら運動性・小腸の大小不同を評価する

- ＋運動性＊低下・周囲小腸の径の大小不同が無い〜軽度（約2倍以下）[1] →急性腸炎
- ＋運動性＊亢進・周囲小腸の径の大小不同が顕著（約3倍以上）[1] →閉塞→異物
- ＊：正常な小腸の蠕動運動はおよそ1〜3回／分である。低下している場合，0回／分となり動きを確認できない。

　小腸の無エコー性の液体貯留は，飲んだ液体や食渣ではなく，その部位で分泌された腸液である。腸液の分泌亢進は急性腸炎で起きるため，小腸の無エコー性液体貯留は急性腸炎の存在を示唆する所見と解釈する。

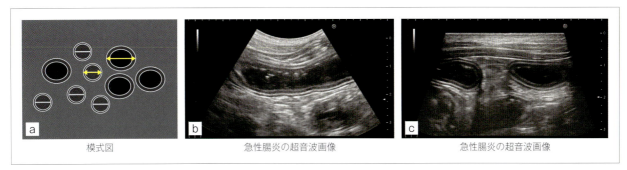

図2 急性腸炎による小腸の無エコー性液体貯留
　小腸の無エコー性の液体貯留は，急性腸炎の存在を示唆する所見である．大小不同を伴わない（正常小腸と比較し2倍以下，a矢印）場合は閉塞を疑わせる小腸の拡張ではない．運動性の評価も重要である．
　a：無エコー性液体貯留を認めた際は液体が貯留していない小腸と比較する．2倍以下であれば明らかな拡張とはいえない．
　b, c：静止画像のため示せないが，運動性は低下している（0回／分で動かない）．

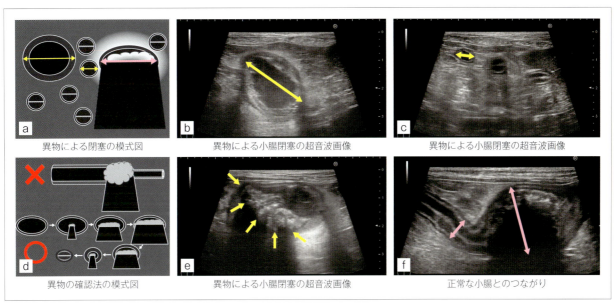

図3 異物による閉塞
　a：無エコー性の液体貯留．小腸の大小不同を伴う．拡張した小腸（黄矢印）の遠位には，クリアなシャドウイングを示す異物が認められる．異物が閉塞している部位の小腸は異物によって横方向に引き延ばされる（ピンク矢印）．その小腸の周囲の脂肪は高エコー性を呈する．
　b, c：無エコー性の液体貯留．小腸の拡張（矢印），大小不同が認められる．
　d：超音波でプローブ走査中に上図のように縦断像で描出されることはまずなく，下図のように連続横断画像で描出されることが多い．無エコー性の拡張した小腸→内部にクリアなシャドウイングを示す異物→異物の消失とともに正常な小腸に連続するといった流れで描出される．
　e：拡張した小腸を追いかけるとクリアなシャドウイングを示す異物が認められる（矢印）．
　f：異物が閉塞している小腸（クリアなシャドウイングのある小腸）の外径は，正常小腸の倍以上ある（ピンク矢印）．小腸を引き伸ばすくらいの大きさでなければ閉塞しない．

（1）閉塞以外が原因の腸炎（図2）

　急性腸炎が起こっていると考えられる場合，それが閉塞によるものかどうかを考える．

　大小不同を伴わない（正常な小腸と比較し2倍以下）場合，閉塞を疑わせる所見ではない．

　運動性の評価も重要である．急性腸炎の場合，運動性が低下することが多い．蠕動運動は胃では4～5回／分，小腸では1～3回／分が正常であり，低下している場合は検査中に蠕動運動はほとんど確認できない．

　大小不同，重度拡張，および運動性の亢進がみられないようであれば，閉塞以外の急性腸炎を起こす原因を考える．

（2）異物の閉塞による腸炎（図3）

　異物の閉塞による腸炎の場合，大小不同を伴い，拡張も重度（15 mm以上で閉塞の疑いが強い）[5]で，運動

画像診断

性が亢進する。

拡張した小腸の遠位にはクリアな音響陰影（シャドウイング）を示す異物が認められることがある。このような異物を確認した際には，結腸の糞塊ではないことを確認する必要がある。すなわち，異物の前後が小腸に連続することを確認する。

超音波検査でプローブ走査中に異物が図3d上段のような縦断像で描出されることはまずなく，図3d下段のように連続横断画像で描出されることが多い。無エコー性の拡張した小腸→内部にクリアなシャドウイングを示す異物→その異物の消失とともに正常な小腸に連続する，といった流れで描出される。異物の閉塞が疑われる場合，図3d下段をイメージしてプローブの走査，検査をすることが重要である。

3．5層構造の変化と消失（図4）

> **point**
>
> 5層構造±周囲脂肪の高エコー化
> - 5層構造の消失：リンパ腫，脂肪肉芽腫性リンパ管炎
> - 5層構造の変化：慢性腸炎，リンパ腫，脂肪肉芽腫性リンパ管炎，異物通過～閉塞・停滞により腫れた小腸

図5は小腸の拡張を伴わない異物の閉塞のイメージ図である。閉塞している異物のまわりを小腸内容物が通過できる場合，拡張が重度にならないことがある。これは扁平異物による閉塞の場合に起きることがある。小腸の拡張がないので発見しにくいが，小腸周囲の脂肪の高エコー化を頼りに異物の閉塞を見つけるとよい。腹痛があり，CRPが上昇していることが多い。慢性化すると，後述するように慢性部分閉塞として重度に小腸の拡張が認められることがある。可能であれば慢性化する前に診断したい。

4．コルゲート所見（図6）[3]

> **point**
>
> - 小腸にみられたら急性腸炎，腹膜炎を考える。
> - 十二指腸にみられたら急性膵炎を考える。

図6a左図のような縦断像での印象が強いが，実際の超音波検査中は横断像で画像を得られることが多いため，図6a右図の所見も覚えておく必要がある。空腸でみられたら急性腸炎もしくは腹膜炎を考え，下行十二指腸でみられた急性膵炎を考える。横断像ではプローブ走査で小腸がスクリューのように回転しているような印象を受ける。

5．食渣貯留による異常拡張（図7，8）

> **point**
>
> - 部分閉塞：腸腺癌，異物（扁平異物），狭窄病変

部分閉塞は，液体ではなく食渣の堆積による重度の小腸の拡張である。細かい粒子の食渣は通過できるが，人型の粒子の食渣が（ときに小さな異物なども）どんどん堆積していく。部分閉塞の原因は小腸腺癌，扁平異物，炎症による瘢痕・狭窄である。

小腸腺癌は大型の腫瘤を形成しないことから，腫瘍自体よりもそれによって起きた部分閉塞所見を診断することが多い。拡張した小腸を追っていくと，小腸の内腔が急激に細くなる部位に到達する。この部位をよく観察すると，図7b，cのように小腸壁が細かく縮れたような所見を呈し軽度な肥厚が認められる。これが小腸腺癌の典型的な画像である。

扁平異物による閉塞は，異物の上下を消化管内容物が通過できることから，完全閉塞とならないことがある。このため前述のとおり，初期は小腸の粘膜傷害で徴候を発現するが，小腸の拡張がないため異物を発見しにくい。慢性化すると図8c，dの症例のように重度に小腸の拡張が認められる。

犬の嘔吐時の腹部超音波スクリーニング検査のコツ

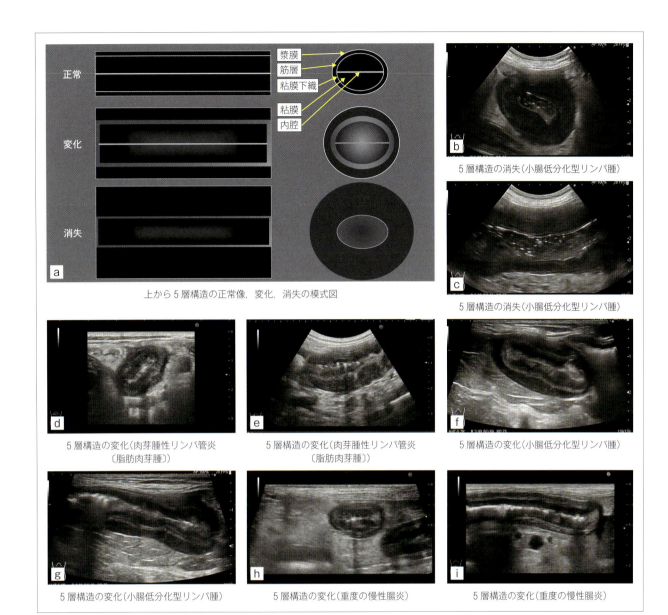

図4 小腸の5層構造
- a：5層構造の変化では慢性腸炎，リンパ腫，脂肪肉芽腫性リンパ管炎，異物通過〜閉塞により腫れた小腸を考える。5層構造の消失ではリンパ腫，脂肪肉芽腫性リンパ管炎を考える。
- b, c：同心円状に5層構造が消失している。病変が長いことが特徴的である。
- d, e：5層構造は確認できるが，明らかに不明瞭で異常である。病変は長い。肉芽腫性リンパ管炎は回腸に多い[2]ので，このような画像が回腸でみられたら脂肪肉芽腫性リンパ管炎を考慮する。
- f, g：5層構造の筋層の肥厚と粘膜下織の不明瞭化がみられる。病変は長い。この場合は慢性腸炎，リンパ腫，肉芽腫性リンパ管，異物通過〜閉塞により腫れた小腸を考える。
- h, i：5層構造は消失していないが，粘膜下織から筋層が不明瞭化し，肥厚している。粘膜面もやや高エコー化しており，病変は小腸全域に及ぶ。この場合は慢性腸炎，リンパ腫，肉芽腫性リンパ管，異物通過〜閉塞により腫れた小腸を考える。

画像診断

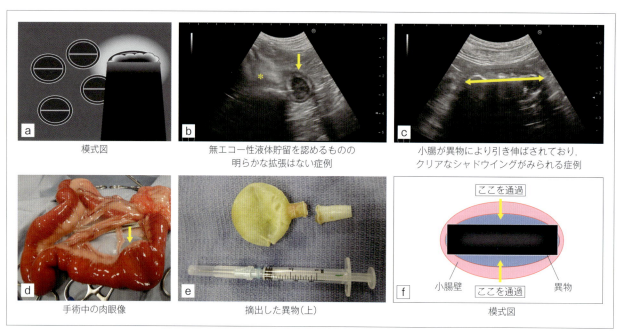

図5　小腸の拡張を伴わない異物の閉塞

a：扁平の異物などで，閉塞している異物のまわりを小腸内容物が通過でき，拡張が重度にならないことがある．拡張がないので発見しにくいが小腸周囲の脂肪の高エコー化を頼りに異物の閉塞を見つける．

b，c：近位小腸では少量の無エコー性液体貯留を認めるものの，明らかな拡張はない（矢印）症例．脂肪の高エコー化（＊）を頼りに小腸をスキャンすると，小腸内のクリアなシャドウイングとその部位で異物により小腸が引き延ばされていることが認められた（矢印）．脂肪の高エコー化を読み取らないと診断できない症例である．

d：矢印の部分で異物が閉塞している．小腸を引きのばすように閉塞していることが特徴．

e：異物はプラスチック製のおもちゃであった．下は比較のための注射器．

f：扁平異物による閉塞の模式図．

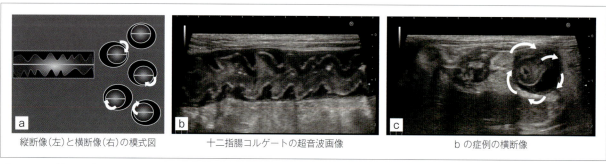

図6　コルゲート所見

a：左のような縦断像での印象が強いが，実際の超音波検査中は右図のような横断像で画像を得られることが多い．横断像ではプローブ走査で小腸がスクリューのように回転しているような印象を受ける．空腸でみられたら急性腸炎もしくは腹膜炎を考え，下行十二指腸でみられた急性膵炎を考える．

b：急性膵炎の症例．十二指腸の縦断像．

c：この症例は十二指腸にコルゲート所見がみられ，そのほかの各種所見と併せて急性膵炎と診断した．

犬の嘔吐時の腹部超音波スクリーニング検査のコツ

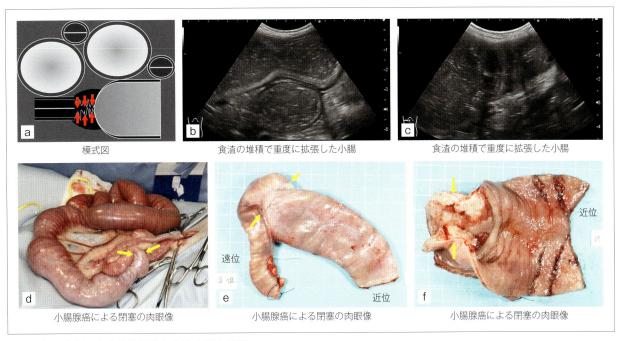

図7 小腸腺癌による部分閉塞による小腸の拡張
a：小腸腺癌は大型の腫瘤を形成しないことから，腫瘍の本体よりそれによって起きた部分閉塞所見を診断することが多い。
b，c：直径15 mmで閉塞が疑われた。拡張した小腸を追って行くと小腸が急に途絶え，その部位の壁は内腔が縮れたような像に変化していた。小腸腺癌の典型的な画像である。腫瘤を形成しないことに注目してもらいたい。
d～f：腹腔内は拡張した小腸で占拠されている。拡張した小腸の遠位に腺癌が存在する（矢印）。

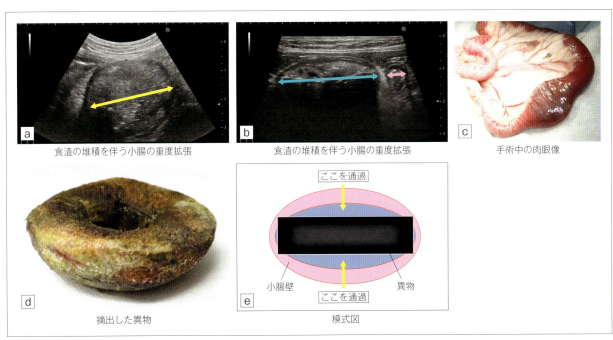

図8 異物による部分閉塞による小腸の重度拡張
a，b：直径15 mm（黄矢印）。部分閉塞を示唆する超音波画像である。大小不同で，引き延ばされた小腸（水色矢印）とクリアなシャドウイングが確認できる（ピンク矢印）。この症例は拡張した小腸の遠位に異物の閉塞を認めた。
c～e：扁平異物による閉塞は，異物の上下を消化管内容物が通過できることから完全閉塞とならないことがある。慢性化するとこの症例のように重度に小腸の拡張が認められる。eは扁平異物による閉塞の模式図。

画像診断

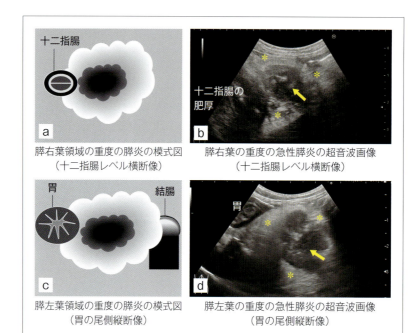

図9 重度の膵炎

膵臓周囲の脂肪は高エコー化（＊）は膵炎の必発所見である（高エコー性の脂肪が膵臓を中心として硬結・鹸化し，脂肪の塊状病変のようにみえる）。高エコー性の脂肪中心部には取り残された低エコー性の膵臓が認められる（矢印）。膵臓の形は不整である。
a：隣接する十二指腸壁の肥厚がみられる。粘膜下織～筋層にかけて肥厚することが多い。
b：低エコー性の不定型な膵右葉が認められる（矢印）。十二指腸の壁が肥厚していたら重度急性膵炎の可能性が高い。
c：mass effectのため横行結腸は尾側へ変位していることがある。
d：低エコー性の不定型に腫大する膵左葉が認められる（矢印）。脂肪が硬結しているため，胃が頭側へ圧排されている。

膵臓

　膵臓では「明らかな」急性膵炎の所見の有無を探す。急性膵炎の所見は丸暗記する必要がある。基本的に超音波検査で急性膵炎所見が認められなければ，血液検査所見だけで急性膵炎と診断することはない。

　慢性膵炎は診断がきわめて難しい。徴候を呈さない場合もあり，嘔吐の原因として積極的に考えることはない。膵腺癌の発症はまれである。不定愁訴の症例において肝転移・リンパ節転移・腹膜播種の病変から診断にたどり着くことが多い。

1．重度の急性膵炎（図9）

point

- 膵臓領域の脂肪の高エコー化
- 高エコー性の脂肪中心部に取り残された低エコー性の膵臓（膵臓の形は不整）

　膵炎において，膵臓周囲の脂肪の高エコー化は必発所見である。高エコー性の脂肪が硬結・鹸化し，脂肪の塊状病変のようにみえる。

　また，隣接する十二指腸壁の肥厚が認められることもある。その場合粘膜下織～筋層にかけて肥厚することが多い。肥厚していた場合，重度急性膵炎の可能性が高い。mass effectのため，横行結腸は尾側へ変位していることがある。

犬の嘔吐時の腹部超音波スクリーニング検査のコツ

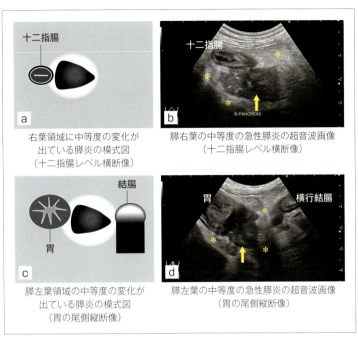

図10 中等度の膵炎
膵臓周囲の脂肪の高エコー化(＊)は必発である。塊状化(硬結・鹸化)はしていない。膵臓辺縁はやや不整であり，鈍化する。内部は低エコー性に腫大するが，形態変化は重度ではない。
a～d：低エコー性に腫大する膵臓(矢印)と周囲の脂肪の高エコー化が認められる。

2．中等度の急性膵炎（図10）

point

- 膵臓周囲の脂肪は高エコー性を呈する。脂肪は塊状化(硬結・鹸化)はしていない。
- 膵臓は低エコー性を呈し腫大する。辺縁はやや不整であり鈍化する。

実質内部の形態変化は重度ではない。ときに膵臓周囲および膵臓小葉間に，少量の液体貯留が認められる。

3．軽度の急性膵炎

point

- 膵臓周囲の脂肪は限局性に高エコー性を呈する。
- 膵臓は低エコー性に明瞭化するが顕著な腫大は認められない。辺縁は平滑・鋭角であり，描出しやすい膵臓といったイメージ。

4．急性膵炎と膵臓浮腫の鑑別（図11）

急性膵炎を診断するには画像所見を覚え込む必要があるが，画像所見が似ている膵臓の浮腫に注意が必要である。このふたつは画像所見だけでは鑑別不可能である。

図11aのように膵臓小葉間に液体貯留を示す所見は，膵炎以外でも認められる所見と覚えておく必要がある。画像所見が派手であるため，この所見を急性膵炎であると早とちりしてしまうことがある。

膵臓浮腫の原因としては低アルブミン血症，うっ血，門脈高血圧を考える。

画像診断

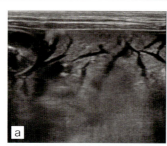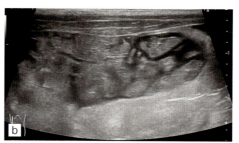

| 低アルブミン血症による膵臓の浮腫 | 急性膵炎による膵臓の腫大と周囲の少量の液体貯留 |

図11　同所見を呈する2症例（十二指腸レベル横断像）
aのように膵臓小葉間に液体貯留を示す所見は膵炎以外でも認められる所見と覚えておく必要がある。膵臓浮腫の原因として低アルブミン血症，うっ血，門脈高血圧を考える。bは一見，膵炎ではなく膵臓浮腫であると思われるが，血液検査から急性膵炎と考えられた。

胃

胃の評価をするためには，見逃してはいけない胃腺癌の画像所見を覚え込む必要がある。しかし，その診断は非常に難しい。

胃壁の肥厚，異常な胃拡張の有無を確認し，**表3**に挙げる疾患を鑑別診断する。

表3　胃の鑑別診断

- 胃炎
- 胃腺癌
- 胃の浮腫
- 機械的イレウス：幽門狭窄（粘膜過形成，筋層肥厚，粘膜過形成と筋層肥厚の併発，胃腺癌），十二指腸〜近位空腸の閉塞
- 機能的イレウス：慢性機械的イレウス，外科手術後，重度脱水，電解質異常，鎮静薬（術後鎮痛薬など），重度の胃腸炎，腹膜炎，自律神経失調症

1．胃腺癌を探す（図12，13）

胃腺癌はなによりも徴候が特徴的で，「各種検査でたいした異常がみられないにもかかわらず，頑固な慢性嘔吐，食欲不振，重度の体重減少」がみられる。この徴候から当たりをつけて超音波検査で胃腺癌を「探しにいく」ようにする。

偽層構造は胃腺癌の特徴的な画像所見である。5層構造が確認できるものの判別しにくく，不明瞭化している所見をさす。粘膜下織，筋層が分厚くなる印象の画像である。胃腺癌の場合，粘膜面の不整とヒダの消失・平坦化が認められる。また，硬結し運動性が消失するため，蠕動運動やプローブ走査で弾力が確認できない。

胃腺癌は脾リンパ節，肝リンパ節，胃リンパ節，膵十二指腸リンパ節に転移する。胃腺癌は高率にリンパ節転移を起こすが，転移してもリンパ節は10 mm前後であり，あまり大きくならないため発見しにくい。

2．胃腺癌以外の胃壁の異常（図14，15）

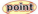

- 肥厚：浮腫，胃炎

胃壁の浮腫は低アルブミン血症，うっ血，門脈高血圧，胃炎でみられる。胃腺癌との鑑別が重要である。胃腺癌と異なる画像所見は，主に粘膜下織が腫大すること，粘膜面は腫大せず薄く確認できること，蠕動運動やプローブ走査により弾力が確認できる（硬くない）ことである。

また，臨床徴候が異なる点や治療経過により改善する点も異なる。

犬の嘔吐時の腹部超音波スクリーニング検査のコツ

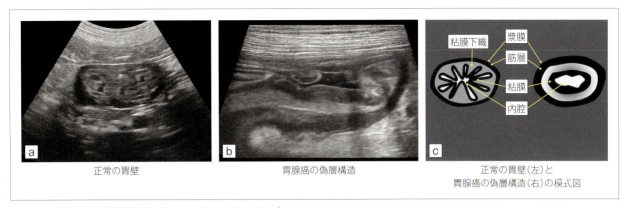

図12　胃腺癌の偽層構造所見（Pseudolayering sign）
　偽層構造とは5層構造が確認しにくく不明瞭化している所見をさす。粘膜下織、筋層が分厚くなる印象の画像である。胃腺癌の場合、粘膜面の不整とヒダの消失・平坦化が認められる。また胃腺癌は硬結し運動性が消失するため、蠕動運動やプローブ走査により弾力が確認できない。
a：正常な胃はひだが認められ、折りたたまれている。
b：粘膜、粘膜下織、筋層すべてが肥厚している。
c：正常な胃と胃腺癌の違いは、主に粘膜面とそれぞれの層構造の厚さである。

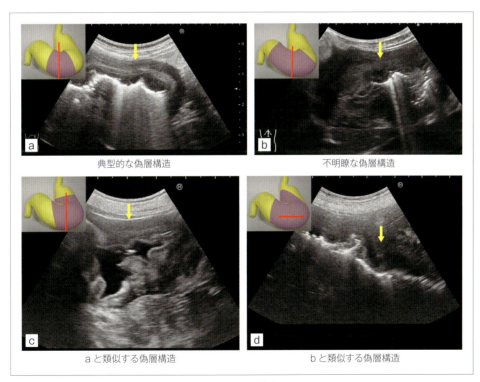

図13　胃腺癌によるさまざまなみえ方を示す偽層構造
　すべて異なる症例画像である。偽層構造にもさまざまなみえ方が存在する。粘膜下織・筋層にあたる所見が明瞭にみえる症例から、不明瞭化するものまである。胃腺癌による肥厚は軽度で10 mm 前後にとどまることが多い。粘膜の不整、ヒダの消失・内腔の平坦化も認められる。また、蠕動運動は消失し動きが確認できない。プローブ走査においても弾力が確認できず硬い組織の印象（カチカチの胃壁）を受ける画像である。矢印は偽層構造、赤線は胃の描出断面、紫色の部分は病変部を示す。
a：5層確認できるが、粘膜下織、筋層が肥厚し、そのグラデーションが6層のようにみえる。最大厚 9.9 mm。
b：a よりもかなり不明瞭ではあるが、わずかに5層構造が確認できる。
c：粘膜下織〜筋層の肥厚に、グラデーションがかかるように不明瞭化している。
d：5層構造はほとんど確認できないが、消失はしていない。

画像診断

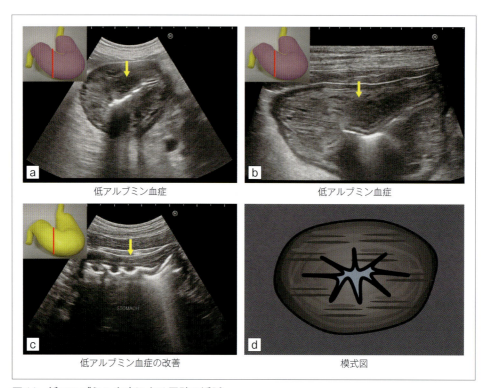

図14 低アルブミン血症による胃壁の浮腫

胃壁の浮腫の原因は，低アルブミン血症，うっ血，門脈高血圧，胃炎が考えられる。胃腺癌との鑑別が重要である。「粘膜下織が主に腫大，薄い粘膜面が確認できる」ことが特徴的である。蠕動運動やプローブ走査により弾力が確認できる(硬くない)点が胃腺癌と異なる。臨床徴候や治療経過により改善する点も異なる。赤線は胃の描出断面，紫色の部分は病変部を示す。
a, b：胃壁の浮腫がみられる(矢印)，c：胃壁の所見も改善している(矢印)，d：薄い粘膜面と腫大する粘膜下織が特徴的である。

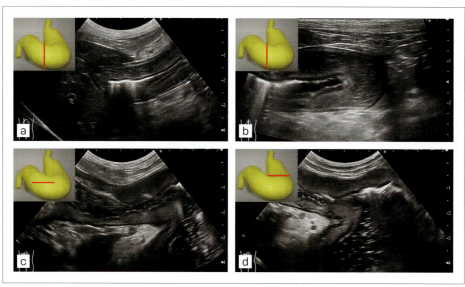

図15 急性胃炎による胃壁の浮腫

胃壁の重度の肥厚が認められる。胃腺癌との鑑別が重要である。肥厚しているが胃腺癌の偽層構造とは異なる。粘膜面は薄く，粘膜下織が肥厚する。また蠕動運動やプローブ走査による弾力も確認できる(硬くない)。赤線は胃の描出断面を示す。
a～d：胃壁は全領域において重度に肥厚している。低エコー性の薄い粘膜面が確認できること，粘膜下織での肥厚が顕著なことが胃癌による偽層構造とは異なる所見である。

犬の嘔吐時の腹部超音波スクリーニング検査のコツ

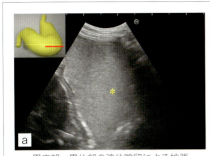

図16 機能的イレウス
　　機能的イレウスと診断できる症例では検査中蠕動運動は確認できない。また，胃液と思われる中等量～大量の液体貯留（＊）がみられる。検査中は仰向けのため，液体貯留は胃底部領域に認められることが多い。赤線は胃の描出断面を示す。

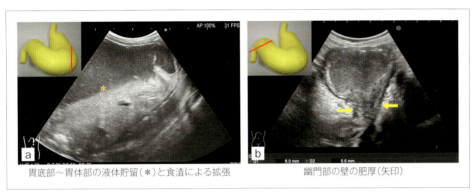

図17 幽門狭窄（機械的イレウス）
　　特徴的な「食後数時間で，大量の，一部消化された食渣を嘔吐する」徴候が慢性的に認められれば幽門狭窄を強く疑う。画像では胃の蠕動運動が明らかに亢進していることが特徴的である。胃液と食渣により重度に拡張した胃，幽門の肥厚がみられる。赤線は胃の描出断面を示す。

3. 無～混合エコー性の液体貯留による胃の異常拡張（図16, 17）

point

- 運動性亢進→機械的イレウス：幽門狭窄（粘膜過形成，筋層肥厚，その両方，胃腺癌），十二指腸～近位空腸閉塞
- 運動性低下→機能的イレウス：外科手術後，重度脱水，電解質異常，鎮静薬（術後鎮痛薬など），重度の胃腸炎，腹膜炎，自律神経失調症，慢性機械的イレウス

（1）胃の運動性の評価

　胃は，正常で4～5回／分の蠕動運動がみられる。しかし機能的イレウスと診断できる症例では検査中，蠕動運動は確認できない（0回／分）。また，胃液と思われる中等量～大量の液体貯留がみられる。

　十二指腸～近位空腸の閉塞性病変でも胃液の貯留による胃拡張が認められるが，この場合の胃の運動性は通常，亢進している。亢進している場合は10回／分以上蠕動している。また，ガスによる拡張は正常でも呑気によってみられるため，直ちに異常とは考えない。

（2）幽門狭窄

　幽門狭窄は，粘膜過形成（高齢の小型犬，短頭種に多い），筋層の肥厚（若齢の短頭種に多い），粘膜過形成と筋層肥厚の併発，胃腺癌，肉芽腫性胃炎が原因で

画像診断

起きる。

　食後数時間の，一部消化された大量の食渣の嘔吐が慢性的にみられることが特徴的な徴候である。画像所見での特徴は，明らかに亢進している胃の蠕動運動である。そのほか，胃液と食渣により重度に拡張した胃（大きな胃），幽門の肥厚が認められる。

　超音波検査では幽門狭窄の原因が腫瘍であるか，そのほかの原因であるかの鑑別は困難であるため，診断には病理組織学的検査が必要となる。

まとめ

　これまで挙げた，嘔吐の症例を診断する際のポイントをまとめる。

- ●嘔吐の原因が消化器かそれ以外かを考える。
- ●原因が消化器の異常であり，診断したほうがよいと考えられたら画像検査を行う。
- ●小腸の診断：以下の5つの所見を見つけにいく。
①腹腔内の脂肪の高エコー化
②小腸内の無エコー性の液体貯留
③5層構造の変化・消失
④コルゲート所見
⑤食渣貯留による異常拡張

- ●膵臓の診断：急性膵炎の所見を覚え，所見の有無を確認する。膵臓周囲の脂肪の高エコー化は，急性膵炎の必発所見として重要である。
- ●胃の診断：胃壁の異常，異常な胃拡張の有無を確認する。

　今回取り上げた症例の画像所見とそれに関する疾患を覚えて超音波検査を行えば，ほとんどの嘔吐の原因にたどり着くことができると考える。本稿が明日からの診療に役立てば幸いである。

■参考文献

1) Finck C, D'Anjou MA, Alexander K, et al. Radiographic diagnosis of mechanical obstruction in dogs based on relative small intestinal external diameters. *Vet Radiol Ultrasound*. 55: 472-479, 2014. doi: 10.1111/vru.12153

2) Lecoindre A, Lecoindre P, Cadoré JL, et al. Focal intestinal lipogranulomatous lymphangitis in 10 dogs. *J Small Anim Pract*. 57: 465-471, 2016. doi: 10.1111/jsap.12522

3) Moon ML, Biller DS, Armbrust LJ. Ultrasonographic appearance and etiology of corrugated small intestine. *Vet Radiol Ultrasound*. 44: 199-203, 2003.

4) Rosé A, Neiger R. Causes of vomiting in dogs and usefulness of clinical investigations. *Tierarztl Prax Ausg K Kleintiere Heimtiere*. 41: 16-22, 2013.

5) Sharma A, Thompson MS, Scrivani PV, et al. Comparison of radiography and ultrasonography for diagnosing small-intestinal mechanical obstruction in vomiting dogs. *Vet Radiol Ultrasound*. 52: 248-255, 2011. doi: 10.1111/j.1740-8261.2010.01791.x

18 リハビリテーション 動物のリハビリテーション概論

D&C Physical Therapy
長坂佳世

アドバイス

リハビリテーションとはラテン語の re(再び)と habilis(適した)を語源としており,「再び適した状態になる」や「本来あるべき状態への回復」を意味する。世界保健機関(WHO)では「医学的・社会的・教育的・職業的手段の組み合わせ,かつ相互に調整して訓練あるいは再訓練することによって,障害者の機能的能力を可能な最高レベルに達せしめること」と定義されており,「全人権的復権」とも表現される。

人医療では医師の処方のもと,理学療法士・作業療法士・言語聴覚士・看護師といった国家資格有資格者を中心に多くの専門家が医療行為として患者の治療にあたっている。

リハビリテーションとは

リハビリテーションとは「本来あるべき状態への回復」を意味する言葉であり,その目的は身体機能改善のみでなく,生活全般を改善させていくことを目的とする。

臨床現場では,家族から「リハビリをしたい」という要望がある。動物看護師や学生から「リハビリに興味がある」という言葉もよく聞く。家族が希望するからという理由だけでなく,医学的にリハビリテーションが必要だと考えている獣医師も増えているように感じるが,未だに「この動物にはリハビリが必要」,「手術後だからリハビリはまだダメ」,「手術ができないからリハビリしましょう」という適切ではない指示が多い印象も拭えない。

言葉の意味を理解すれば,リハビリテーションをやる,やらないではなく,「何を改善させたいのか」という目的に沿って「どういった内容のリハビリテーションをするのか」という手段が出てくるはずである。結果,「後肢不全麻痺のため立位保持練習をする」や「手術後なので自由運動は禁止だが,5分以内であればリードを付けてのゆっくり歩行は可能」など具体的な指示が出せるようになる。運動を制限することではなく,制限付きの運動を選択することが必要なのである。

●廃用症候群の回避
過度の安静,活動性の低下により生じる状態
●日常生活動作 activities of daily living(ADL)の改善
↓
生活の質 quality of life(QOL)の維持,向上

図1 リハビリテーションの目的

「自由に動き回る」,「泳がせる」や「ボールに乗せる」のような活動性の高い運動や,「サイクリング運動」など関節を動かすような他動運動を想定して「リハビリ」という言葉を使用している印象を受けるが,これらは適切な表現とはいえない。「リハビリテーション」とは身体機能のみならず精神的,社会的など広い範囲での回復のために行われる医療行為全般をさすものである。

リハビリテーションの目的

リハビリテーションを行う目的は主に2つ挙げられる(図1)。まずは「廃用を起こさない」ことである。安静や活動性の低下により起こりうる廃用症候群(図2)をできる限り避けることが最初の最大の目的である。

リハビリテーション

図2　廃用症候群

身体の一部に起こるもの	全身に影響するもの
廃用性骨萎縮 関節拘縮 廃用性筋萎縮 褥瘡 血栓塞栓症	心肺機能低下 起立性低血圧 誤嚥性肺炎 消化機能低下 尿路感染症
精神や神経に影響するもの	
圧迫性末梢神経障害 うつ状態 せん妄 見当識障害	

図2　廃用症候群
廃用症候群は過度の安静，活動性低下により生じる状態である。分類は国際生活機能分類(ICF)による。

表1　リハビリテーションの利点

- 非侵襲的
- 二次的損傷の回避
- 生活の質(QOL)の改善
- 家族参加型
- 前向きな心理的効果

など

これはとくに，整形外科疾患の手術後に重要となる。不動化しなければならない部位を最小限にすることで全身性の廃用症候群を避け，障害を受けていない機能を維持することができる。その際，整形外科疾患では破綻させてはならない部分があるということを忘れてはならない。関節可動域を低下させたくないということで，早期から関節可動域運動を行ったほうがよいのかという質問をよく受ける。手術内容や術後経過などから判断する必要があり一概にはいえないが，患部の安静というのは一定期間必須である。

もう1つの目的は「日常生活動作の改善」である。静止姿勢を保つ，歩行するなど生活に必要な運動機能に起こっている問題を改善する。動物の動きを観察し，起立姿勢・座位姿勢など静止姿勢が正しくとれているのか，起立から座る，また立ち上がるなどそれぞれの動きのなかに不具合がないかを確認をする。原因疾患と併せて，改善できること，できないことを判断する。日常生活で妨げになる動作を改善するために室内環境や生活リズム，家族の持つ不安や要望などを聴取してプログラムを作成する。家族の希望が強くても，それが医学的に改善しないと予想される場合は正しく伝えなければならず，「頑張れば希望どおりになるかも」といった非科学的な説明はすべきでない。

それぞれの動きの改善も大切であるが，それ以前に「食事を摂る，排泄をする」といった生き物としての

基本行為や「清潔な環境維持」に対する確認，指導も忘れてはならない。

リハビリテーションの利点

リハビリテーションの利点を表1にまとめる。後述するさまざまな治療法により疼痛の緩和や合併症の軽減が可能となり，鎮痛薬の使用も減少する。

脊髄疾患の代表である胸腰部椎間板ヘルニアでの後肢麻痺，不全麻痺の動物に対して，脚は動かなくても楽しく自由に動き回れるように歩行補助器具(車椅子)の使用を勧めたり，前肢のみで行動することにより前肢帯にかかる負担をケアするマッサージやストレッチ方法を指導することで，動物はより快適に，家族とより親密な関係を築くことができる。予想どおり，希望どおりに後肢機能が戻らなくても，動物は変わらず家族の愛情のなかで生活できる。患部以外に目を向け，前向きに生活できるのも大きな特徴である。

臨床現場でのリハビリテーション

臨床現場において「リハビリテーション」は整形外科疾患・脊髄疾患を対象とすることが多く，定着もしている。身体機能の改善を目的とした治療は「理学療法」である。ただし，身体機能に問題のある症例も，快適な日常生活のためには，正しい食事の選択や減量

動物のリハビリテーション概論

表2　理学療法の種類

運動療法
- 関節可動域運動
- 受動運動
- 補助運動
- 他動的運動

物理療法
- 冷却，温熱療法
- マッサージ
- 超音波療法
- 電気刺激治療
- ショックウェーブ療法
- レーザー療法(低出力・高出力)
- 遠赤外線
- など

表3　運動療法の定義

- 身体機能に存在する何らかの障害や低下に対し，運動によって維持・予防・回復させる治療
- 対象者個人のモチベーションを必要とする積極的理学療法
- 解剖学，生理学，運動学などを基礎とする応用科学

(文献8をもとに作成)

表4　運動療法の目的

- 関節可動域改善
- 筋力・筋持久力改善
- 協調性改善
- バランス能力獲得・改善
- 姿勢保持改善
- 体力改善
- 痛みの軽減・除去

(文献8をもとに作成)

に対する指導，家族が状況を理解し今後の対応を考えられるようになるためのアドバイスなど「身体機能」以外の要素が多くあるため「リハビリテーション」という診療となる。身体機能に障害をきたした場合，運動制限の有無にかかわらずほとんどの動物の活動性は低下する。リハビリテーションの主な目的は，前述のとおり活動低下によって起こりうる廃用症候群(図2)を回避すること，快適に生活できるよう動作の改善も含めてあらゆる方向からサポートすることである(図1)。

理学療法の定義と種類

　理学療法とは「病気，怪我，高齢，障害などによって運動機能が低下した状態にある人々に対し，運動機能の維持・改善を目的に運動，温熱，電気，水，光線などの物理的手段を用いて行われる治療法」と定義されており[5]，獣医療では運動療法と物理療法が適応となる(表2)。獣医療での理学療法の定義はまだ明確なものはないが，American Physical Therapy Association(APTA)が「理学療法は，診断，予後および介入を決定するために行う，障害・機能制限およびその他

の健康に関連する患者の状態を評価するための検査も含む」というモデル定義を提唱している。

運動療法

　運動療法の定義を表3に，目的を表4に示す。獣医療においては以下を目的として治療を進めて行く。

①痛みのない能動的関節可動域の改善

②炎症や浮腫の改善

③患肢の使用を促進し，跛行を改善

④筋肉量，筋力の維持

⑤日常生活の改善

⑥二次的損傷の回避

　運動療法で得られる有益性と基本原則を表5，6にまとめる。定義にもあるように運動療法は患者個人のモチベーションが必要であり，とくに動物の場合は自

403

リハビリテーション

表5　運動療法による有益性

- 回復を速める
- 動きの質を改善
- 非侵襲的
- パフォーマンス能力・持久力の強化
- 前向きな心理的効果(家族，伴侶動物)

表6　運動療法の基本原則

- 日常の動きに変化を与える
- 個体ごとに最も有効な運動を見つけるには，異なる運動を試してみる
- 患者が運動量を増やせるようにリードする
- 患者に苦痛を与えない

表7　関節可動域の制限要因

原因・起因
- 長時間不動：外固定，意識障害，運動麻痺
- 運動制限：患部固定，全身状態低下
- 結合組織変化：瘢痕，癒着，肥厚，線維化など
- 病理的変化：炎症，浮腫，虚血，出血，疼痛など
- 神経・筋疾患：麻痺，痙縮，筋力不均衡など
- 骨・関節系疾患：骨折，脱臼，骨関節炎など

構造・組織的因子
- 関節構造因子：骨・軟骨の変化，異常
- 関節内軟部組織性因子：伸張性，柔軟性低下など
- 関節外軟部組織性因子：拘縮，攣縮など

肩関節を屈曲した後肘関節を伸展させることで上腕二頭筋が伸張する。次に肩関節を伸展させた後に肘関節を屈曲させると上腕三頭筋が伸張する。ゆっくりと行うことと，体が移動しないようにすることが重要である。

動画1　関節可動域運動と伸張運動
動画1〜7は緑書房HP (http://www.pet-honpo.com/)のトップページ左『伴侶動物治療指針』のバナーよりご覧ください。

表8　関節運動の制限

- 拘縮 contracture：関節包および靭帯を含めた組織や，関節包外の筋・神経・血管・皮下組織・皮膚などの組織に起因
- 強直 ankylosis：関節包内の組織(関節軟骨，関節内靭帯など)に起因
- 関節硬直 stiff joint：拘縮と強直の混在

らが治療を選んでいるわけではないため，上手にコントロールし楽しく運動をさせることが非常に重要である。

　運動療法には①理学療法士の徒手を用いる，②各種の器械・器具を活用する，③対象者自身の内力を駆使する方法がある。治療法は多種あるが，そのなかから獣医療で活用しやすい治療法を解説する。

1．関節可動域運動

　この単語は聞き慣れた言葉だと思われる。外傷や手術，安静などによって起こった関節可動域 range of motion (ROM)の低下を維持，改善するための運動療法である。

　関節可動域運動には予防的関節可動域運動と伸張運動(ストレッチ)の2種類がある。前者は現状の関節可動域を維持するために行われる手技であり，関節可動

域の制限による日常生活活動能力の低下や不動による二次的合併症の予防を目的としている。後者は関節可動域を改善・矯正するために行われ，筋肉・腱・靭帯・関節周囲軟部組織など関節可動域制限の原因(表7)となっている組織に対して，組織の伸張性・柔軟性の改善を目的として行う(動画1)。関節運動の制限時に使用する言葉を表8にまとめる。拘縮は理学療法で改善できる関節運動の制限であるが，強直は改善させることができない。拘縮のなかでも，筋の短縮による関節可動域制限は改善しやすい。

表9　筋力

Muscle strength
- 個々の筋が有する最大緊張力を示す筋力
- 測定法：握力計，背筋力計

Muscle power
- 筋群としての筋収縮力と動作遂行能力の大きさ
- 測定法：垂直跳び，遠投距離など

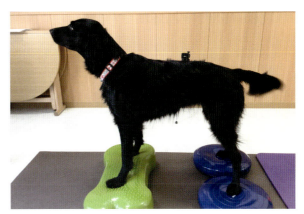

図3　起立保持練習
前肢と後肢，別々のバランスディスクでの起立は，体幹がしっかりして初めて可能となる。この犬は上級者である。

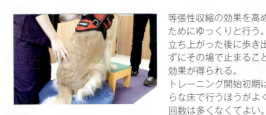

等張性収縮の効果を高めるためにゆっくりと行う。立ち上がった後に歩き出さずにその場で止まることで効果が得られる。トレーニング開始初期は平らな床で行うほうがよく，回数は多くなくてよい。

動画2　スクワット

2．筋力維持・増強運動

　簡単にいえば「筋トレ」であり，筋線維の収縮による運動である。この運動は単に筋力（表9）の強化と筋機能の改善という機能障害への対応だけでなく，筋不均衡の是正による関節支持機能の獲得，代償機能の発揮による動作遂行レベル向上の意義を持つ。人では数値化が可能であるが動物では現段階では不可能であり，散歩時間の延長など日々の活動性から評価をする。

（1）静的収縮

　静的収縮は関節運動を伴わない運動で起こる等尺性の筋収縮である。運動をしているようにはみえない「起立保持練習」は等尺性の筋収縮による体幹筋のトレーニングになる（図3）。

　静的収縮を目的とした受動運動で最も基本となるものがこの起立保持練習である。字のとおり，立っているだけの非常にシンプルで面白みのないものであるが，自らの体を支える筋力を鍛えるには最も有効な手段である。初期は平らな滑らない床の上で行い，体幹筋の強さ，バランス能力が上がるにしたがい，バランスディスクやフィジオロールを使用することで，アンバランスな場所でもしっかり支えられる身体機能を獲得することができる。最初からバランスディスクなどの使用を検討されるケースが多いような印象を受けるが，体幹筋力やバランス能力の低い動物で行うと，不適切な体勢でトレーニングされてしまうため，難易度の高いものは後に回すべきである。

（2）動的収縮

　動的収縮は関節運動を伴う運動で起こる収縮で，等張性収縮と等速性収縮がある。等速性収縮を得るためには特定の機材が必要であり獣医療での導入はない。等張性収縮には求心性収縮と遠心性収縮がある。前者は片手を下ろした状態でダンベルを持ち，肘を曲げて持ち上げる際に主に上腕二頭筋が起こしている収縮であり，後者はダンベルを下ろそうとする際に急に肘関節が伸びないように重力に反して主に上腕二頭筋が収縮しながら伸張する状態をイメージするとわかりやすいだろう。もちろん作用している筋は上記のみではない。スクワットなどもこの等張性収縮に当てはまる（動画2）。関節が動く際には求心性，遠心性それぞれの収縮を伴う筋が相互に作用してスムーズな動作を遂行する（表10）。これらを理解することでより効果的な運動療法の選択ができる。

リハビリテーション

表10　筋収縮のパターン別運動

静的収縮
- 等尺性収縮：関節運動を伴わない

動的収縮
- 等張性収縮：関節角度変化を伴う
  - 遠心性：関節運動に伴い筋が収縮しながら伸張される
  - 筋力増強効果が最大
  - 求心性：筋が短縮しながら収縮する
- 等速性収縮：関節が動く角度のすべてに同じ負荷がかかり，同じ速さで運動する場合の収縮

表11　積極的な運動療法

種類	目的
Dancing 手押し車歩行 Sit-to-Stand（スクワット） フィジオロール ジグザク歩行 サークル 歩行 坂・階段昇降 Theraband（エクササイズバンド） Cavaletti rail（ハードル） 陸上トレッドミル 水中トレッドミル 水泳	痛みの出ない関節可動域改善 全身的な筋力と機能の向上 心肺機能の向上 家族との関係改善

3．筋弛緩運動

　聞き慣れない言葉かもしれないが，亢進した筋緊張の低下，疼痛の軽減，不随意運動のコントロールを目的とした運動である。筋が一定の緊張状態から亢進した状況では運動療法の効果が半減するため，運動療法施行時にできる限り筋緊張を低下させることを目的としている。他動的な関節運動や振動刺激を与える運動をすることで，より効果的な運動療法につなげることができる。また，骨格筋を弛緩させ，間接的に自律神経支配下の平滑筋を弛緩させる効果もある。

4．その他の積極的運動

　さまざまな種類があるため，目的とともに**表11**にまとめる。また，それぞれの運動と各関節の動きとの関係を**表12**に示す。どの関節の可動域を改善したいか，全身のどの筋肉を鍛えたいのか，目的を持って運動療法を取り入れることが重要である。動物が受け入れられない運動を無理に行うことは意味がないため，動物と家族が取り入れやすい運動からはじめ，少しずつ難易度を上げていく。そうすることで最終的にはよい結果が得られ，動物にも嫌われずにすむ。院内だけでなく，自宅で家族に毎日行ってもらえる内容を選ぶことで効果が高くなる。そのため，無理なく続けられるプログラムを提示することが大切である。

表12　各運動の関節への効果

運動	効果
Dancing	股関節の伸展 足根関節の伸展
手押し車歩行	肩関節の伸展 肘関節の屈曲 手根関節の伸展
スクワット	膝，足根関節のROMの改善
ハードル越え	肘，膝，足根関節のROMの改善
水中トレッドミル	全関節のROM改善

ROM：関節可動域

（1）水治療法
①水の特性の利用

　運動療法のなかでも最もリハビリテーションと直結したイメージのある水治療法は，さまざまな物理特性を持つ「水」の中で運動を行うものである。浮力が体重負荷を軽減し，水圧により関節の安定化や血流改善，浮腫・疼痛・筋緊張の緩和が得られる。また，水流によりマッサージ効果や循環機能改善効果が得られ，粘性が姿勢を維持し筋力強化と関節可動域の改善（とくに屈曲）に有効にはたらく。姿勢の崩れがみられる動物には，これを改善するのに非常に有効である。水の持つ特性を利用し，水深（**図4**）や動物の動きを変化させながら身体機能を改善していく。水深が深くなれば水圧は増し，それをかき分けて移動するには相当

動物のリハビリテーション概論

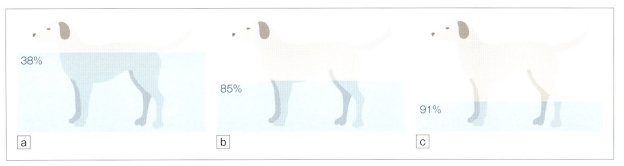

図4 水深と体重の関係
　水深が図の位置である時にかかる体重を陸上と比べた時の比率を表す。それぞれ，肩で38％(a)，上腕関節・膝関節85％(b)，手根関節・足根関節91％(c)である。
　(文献4をもとに作成)

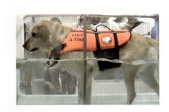
水をかき分けて進むため筋力が必要である。

動画3　水中トレッドミル(肩水位)

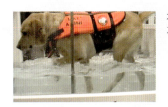
水位が下がると障害物をまたぐように歩く。

動画4　水中トレッドミル(手根関節に近い水位)

な筋力が必要になる(**動画3**)。逆に水深が浅い場合，犬はハードルをまたぐような動きをする(**動画4**)。ダックスフンドでは最適な水位を見つけることが非常に難しい。いずれにしても動物自身の姿勢などでも変化するので，水位はその都度調整する必要がある。

②注意点
　筋力の低下した動物を水中で起立させると，バランスがとりやすく，浮力がはたらくため起立時間の延長が得られる。水泳も同様，浮いていて辛そうにみえないのでついつい長く泳がせてしまう。しかし，水を抜いて100％の体重負荷をかけたとたんに崩れ落ちるということがよくある。計算上，水中運動は陸上運動の約19倍もの負荷がかかるともいわれ，想像以上の負荷のかかる相当な体力を使わせる運動療法であるため，施術時間には注意が必要である。
　また，後肢不全麻痺の症例を水中トレッドミルで歩行訓練する場合，いざはじめてみると随意歩行がみられなくなることがよくある。ベルトが動いても犬は自然に歩いたりはせず，床が動く怖さもあり，意識が前肢に集中する。そのため，せっかく出現した後肢の随意機能は水中トレッドミルでは消失したようにみえてしまう。このような場合は陸上で普通に歩かせるような運動(低い段差を越える，少し不安定な座布団などの上を歩くなど)のほうが効果的であることも多い。水が自動的に身体機能を改善してくれるわけではなく，動物の状態や性格に合わせ適切に使用しなければ意味がない。危険と隣り合わせであることも頭に入れておかなければいけない。

(2) 陸上トレッドミル
　同じく歩行機能を獲得する治療として，陸上トレッドミルも有効である。水がない分，サポートがしやすく，水流で動物がふらつくこともなく，乾かす必要もない。自力で自分を支えられない動物の場合には，一般的には車椅子などの歩行補助器具や，上から吊りあげる免荷装置を使用しながら，歩行パターンを獲得させる運動が可能である。ベルトが動くことで前肢に意

リハビリテーション

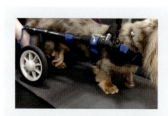

動画5　歩行補助器具を使用した陸上トレッドミル

動物が上から釣り上げられる不快感もなく，施術者は後肢のサポートが容易である。

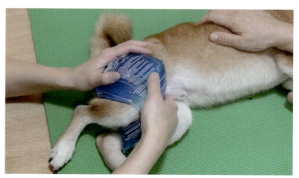

図5　冷却療法（アイシング）に使用する冷却剤
3M™ コールド／ホットパック（スリーエム　ジャパン㈱）。患部にフィットしなければ効果はない。

識が集中し，後肢の随意機能が消失したようにみえるのは水中トレッドミルと同じであるが，その際，陸上トレッドミルのほうがはるかにサポートしやすいため，筆者は最近ほとんど陸上トレッドミルを使用している（動画5）。

どちらのトレッドミルも動物によってうまく使い分けることで，身体機能改善に有用な機材である。

運動療法は患者の動きの問題を把握し，改善したいことに合わせた内容を選択し，動物の体力などを考慮して施術時間を決定していく。

物理療法

物理療法とは，身体に物理エネルギー（温熱，寒冷，電気刺激，光線，その他）を加えることで生理的生化学的変化を起こし，血液循環の改善，筋の緊張や痛みを除去，軽減する治療法である。物理療法は使用する機器を正確に把握し，使用法を守り，適応となる場合のみ使用する。禁忌や使用注意となる徴候，症例もあり，機械誤操作による事故も発生しやすいため，レーザーの保護眼鏡など危険を回避しながら正しく使用しなければならない。

（1）冷却療法（アイシング）

現場で使用することが多い物理療法である。外傷後や手術後の急性炎症に対して行う。使用するアイスパックは，患部にフィットすることが重要である。3M™ コールド／ホットパック（スリーエム　ジャパン㈱）は，冷凍庫でも柔らかいまま保管が可能で，温めるとホットパックとしても使用できる（図5）。食品などについてくる保冷剤も利用できるが，冷凍庫に保存すると硬くなってしまい患部にフィットしない。冷蔵庫で保存し柔らかく保つことでフィットするが，冷却温度が足りない印象がある。手元に適切な商品がなければ，ビニール袋に氷と水を入れた氷嚢で十分機能を果たす。

アイシングの際は保冷剤やアイスパックを患部に直に当ててかまわない。熱は高いほうから低いほうへ移動する。温度勾配が一定になると熱の移動はなくなるため，アイスパックには冷却を強制する力はない。そのため凍傷を起こすことはないので安心して使用可能である。ただし，猫は皮膚の温度感覚が敏感なため，薄めのタオルで覆ったアイスパックを使用するほうがよい。手術後の患部では感染が起きないよう十分に注意する必要がある。

（2）温熱療法

温熱療法の適応は慢性期の炎症である。変形性関節症（DJD）に罹患した動物の散歩の前などに使用すると効果が得られる。熱傷を起こすことがあるため，頻繁に皮膚の状態を確認する必要がある。冷却・温熱療法の適応などは表13にまとめる。

（3）低出力レーザー療法

低出力レーザー療法は，治癒の促進，疼痛の軽減，細菌数の減少を期待して組織に赤色光や近赤外線を照射する方法である。レーザーは我々の身の回りのいた

動物のリハビリテーション概論

表13　冷却および温熱療法

	冷却療法 cryotherapy	温熱療法 thermotherapy
適応	急性炎症 運動，リハビリ後	慢性炎症 慢性疾患 運動前
効果	疼痛緩和 抗炎症効果 浮腫の軽減 筋痙攣の減少	疼痛閾値上昇 筋肉のリラックス 活動増加
回数	3〜6回／日 15〜20分／回	3〜4回／日 20〜30分／回，40℃
注意点	皮下3cm以上には届かない	45℃以上で熱傷

急性期は冷やし，慢性期は温める。冷却療法の効果は皮下3cmまでしか届かないため，筋肉量の多い股関節などには届かない。

るところにあり，ビームのエネルギー密度と網膜に到達するエネルギー量に応じて，バーコードリーダーに代表される非常に弱いクラス1から工業用のレーザーなどが含まれるクラス4まで，4段階にクラス分けされている。低出力の治療用レーザーはクラス3bに分類され，500mW未満のものをさす。外科手術で使用される高出力レーザーはクラス4aに分類され，治療用の高出力レーザーはクラス4bに分類される。低出力レーザーが分類される3b以上のレーザーは非可視光となる。反射光も網膜に損傷を起こすため，使用する際は施術者，家族，看護師など周囲にいる全員が保護眼鏡を装着する必要がある。

（4）超音波療法および電気刺激治療

超音波療法，電気刺激治療 electrical stimulation（ES）はそれぞれ表14〜17，図6にまとめる。

リハビリテーションの進め方

リハビリテーションを適用させると決定した場合，①動作②筋肉量③関節可動域④疼痛⑤体重／ボディ・コンディション・スコア（BCS）／体脂肪⑥食事内容⑦毎日の生活・環境などを評価，聴取していく。筋肉量の測定は四肢それぞれの周囲長を比較する（表18）。左右差がある場合は，周囲長の小さい側の使用が少な

いことを示唆する。正常値はないため客観的な状況把握，リハビリテーションの効果判定に使用する。関節可動域の測定方法は『Canine Rehabilitation & Physical Therapy』[3]をはじめとした成書を参照されたい。関節可動域は犬種や筋肉量によって違うため，左右で比較する必要がある。

生活環境や生活スタイル・パターンの把握は，リハビリテーションの内容を決定するにあたり非常に有効である。発症前，どのような生活をしていたのか（散歩時間・回数・コース内容，ドッグラン，スポーツなど），滑りやすい床か，階段使用が不可欠かなどを聴取し，必要に応じ，改善できるものは改善するよう指示をする。筆者の個人的な意見ではあるが，動物のリハビリテーションは「自宅でできること」が重要だと考える。そのため，家族の生活を圧迫しないよう，動物も人間も負担なく続けられるプログラムを作成するよう心がけている。また，肥満動物が多いため，適正エネルギーを計算し，与えているすべての物を確認し，栄養バランスも含めた食事の指導をすることもリハビリテーションの一環である。

これらを聴取したうえで，実際の動物の動作を観察し，現在の問題点をリストアップして目標を設定する。グレード5の胸腰部椎間板ヘルニアのように，完治が見込めるか判断の難しい症例や，高齢犬のDJDなど維持が目的の場合は，あえて目標を設定しない場合もある。設定する場合でも簡単にクリアできるよう

409

表14 超音波療法の適応

- 加温
- 疼痛の減少
- 筋攣縮の減少
- コラーゲンの伸張性の増加
- 創傷治癒促進
- 骨折癒合促進

表15 超音波療法の禁忌および注意

禁忌	注意
心臓の直上・ペースメーカ使用 血栓性静脈炎・塞栓 感染症・腫瘍の直上 成長板の直上・成長中の骨 片側椎弓切除術後の脊髄の直上	無感覚エリアの直上 化骨性筋炎 線維性筋症 頸動脈洞の直上 妊娠子宮の直上 インプラント

表16 電気刺激治療(ES)の種類

- 神経筋電気刺激(NMES)
  運動神経を直接刺激し筋肉機能を改善
- 電気的筋刺激(EMS)
  筋線維を直接刺激し筋肉の鍛え直し
- 経皮的神経電気刺激(TENS)
  疼痛緩和

表17 電気刺激治療の禁忌・注意

- 心臓の直上・ペースメーカ使用
- てんかん患者(頸部,頭部)
- 無痛覚の皮膚
- 血栓性静脈炎・塞栓,末梢血管疾患
- 腫瘍・感染部
- 活動的な動きを避けている部位
- 妊娠中の腹部

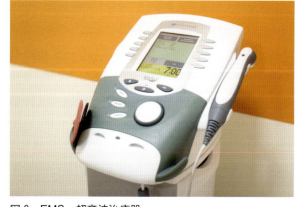

図6 EMS・超音波治療器
IntelectVet(インターリハ㈱)。

表18 筋肉量の測定部位と測定に影響する因子

測定部位(筋肉量は健常肢と比較)
- 上腕部:遠位1/3
- 前腕部:近位1/4
- 大腿部:遠位1/3
- 下腿部:近位1/4

測定に影響する因子
- 計測位置
- ポジション
  (犬の立ち方,人〔測定者〕の立ち位置)
- 鎮静薬
- 被毛の有無
- 測定者

正常値はないため,必ず両側を測定して比較する。いつも同じ立ち位置(犬,測定者)で測定を行うことで誤差が出づらくなる。

な目標にし,家族のモチベーションが保てるように工夫する。グレード5の胸腰部椎間板ヘルニアの場合,後肢機能の改善に長期間を要することが多い。そのあいだに前肢帯の筋肉のバランスや姿勢が変わってしまうと,四つ足の姿勢が取れなくなる可能性があるため,前肢帯や体幹部の機能維持は非常に重要である。また,排尿機能も消失しているため,圧迫排尿や衛生管理の指導を行う。いつも排尿していた場所で圧迫排尿を行うなど排尿行動を思い出させることによって中枢を刺激し,機能改善を狙うことも取り入れている。

動物のリハビリテーション概論

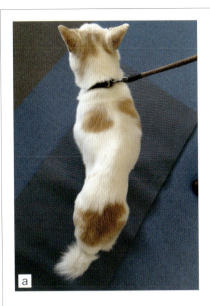
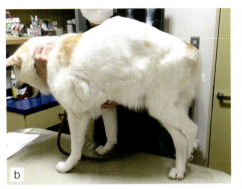

	左側（患肢）	右側
大腿周囲長（cm）	22	24
下腿周囲長（cm）	14	15
関節可動域（ROM，最大伸展角度／最大屈曲角度）		
股関節（度）	100／60	135／55
膝関節（度）	125／30	145／55
足根関節（度）	155／35	165／60

図7　初診時の外貌（a，b）と各計測値（c）
重度な背弯，側弯が認められる（a）。長期間の3本足生活のなかで後肢を組んでバランスをとることを学習した（b）。

リハビリテーションの実例

種類：雑種犬
性別：避妊雌
年齢：10歳10カ月
家族：80代夫婦飼育
環境：庭付き一戸建て

経過：1年半前に股関節形成不全，骨関節炎，膝蓋骨内方脱臼と診断され左側大腿骨頭切除術（FHO），膝蓋骨内方脱臼整復術を行った。退院後の再診の指示なし。患肢の挙上が消失するまで散歩，シャンプー禁止の指示。術後1年半患肢の使用なし。

初診時所見（図7，動画6）：FHO後，股関節の不動化による股関節強直が起こり可動性が消失していた。外科医との相談後，手術介入せず，QOLを上げることを選択した。

・左側後肢完全挙上
・脊椎の側弯，背弯
・第2腰椎周辺からの筋量の低下
・痛みはないが左側臀部を触らせない
※もともと散歩が大好きで，術後はずっと外を眺めている

目標設定：
・姿勢変化による負担の軽減
・患部に痛みがないことを教える
・散歩を再開して楽しい生活を（シャンプーも可）

自宅でのリハビリテーション：頚部から臀部にかけてマッサージ。とくに左側股関節周囲を保温。左側足裏を刺激。散歩の再開。

病院でのリハビリテーション：温浴マッサージ（動画7）

症例は外出も温浴も気に入り，施術中は非常によい表情をみせてくれた。家族が患部を触ることにも抵抗がなくなり，前向きな生活に戻れたと家族も喜んでいた。

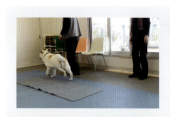

動画6　症例の初診時歩行

患肢をほぼ使用せず歩行している。

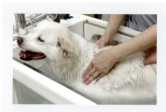

動画7　症例の温浴マッサージの様子

負担がかかっていた前肢帯を中心に，38〜40℃くらいの高めの温度の温浴でほぐしている。

おわりに

　伴侶動物臨床においてリハビリテーションはまだ歴史が浅い。人医療では早期介入は当然となっており，専門家も多く存在する。海外では獣医療でも早期介入がすでに行われている。留学帰りの先生が持つ，留学先と帰国後の動物の改善の差に対する疑問の答えのひとつがこの早期介入だと考える。本来の意味からすればリハビリテーションは，運動機能にかかわる疾患以外の患者にも適用される。糖尿病の動物に行う栄養指導に加えた，適度な運動指導や，初期の心疾患動物に対する，心肺機能維持のための運動療法など，伴侶動物医療でも多くの科にリハビリテーションが広がっていくことが望まれる。

　本稿はリハビリテーションの概論として，用語の意味，治療の種類，進め方を解説した。理学療法のみならず生活全般をサポートする必要のある動物から，理学療法のみで局所を改善させることですむ動物までさまざまである。どのアプローチにおいても動物，家族によって同じプログラムである必要はない。オーダーメイドのプログラムこそリハビリテーションの最大の特徴である。

　リハビリテーションという大きなカテゴリーに，運動療法，物理療法などの理学療法が含まれており，栄養指導や生活環境改善へのアドバイスもリハビリテーションのひとつであることがご理解いただけ，リハビリテーションを介入させる場合，目的を持って手段を選択するために本稿が役に立てば幸いである。

動物の家族に伝えるポイント

- リハビリテーションは運動だけではない。
- 病院で行うことばかりではなく，家庭内で行うことができる内容が多くある。
- 動物や家庭によってさまざまなプログラムができるため，ほかの動物と比較する必要はない。
- 動物の徴候，状態に合わせてプログラムは変化していくものであり，定期的な再診が必要である。
- 定期的な再診以外に，少しでも違和感を覚えた場合にはすぐに受診すべきである。

VNに指導する時のポイント

- 獣医師の指示のもの行う医療行為であり，決して自己判断で行ってはいけない。
- 「リハビリテーション＝運動」ではない。
- 入院患者の健康状態（食欲，飲水，排泄，活動性）の観察はリハビリテーションの基本であり，VNは中心を担う。
- ケージ内含め，衛生的な環境に入院させることは必須である。
- 運動療法，物理療法を行う場合，少しでも気になることは獣医師へ報告をする。
- 動物が安心して楽しく運動できるようにサポートする。

動物のリハビリテーション概論

■参考文献

1） Bockstahler B. Essential facts of physiotherapy in dogs and cats rehabilitation and pain management. Be Vet Verlag, Bahenhausen. 2004.

2） Fox SM.ed. Multimodal management of canine osteoarthritis. Manson Publishing, London. 2010.

3） Millis D, Levine D. Canine Rehabilitation & Physical Therapy, 2nd ed. Elsevier Saunders, St. Louis. 2013.

4） Towell TL. Practical Weight Management in Dogs and Cats. Wiley-Blackwell, Iowa. 2011.

5） 公益社団法人　日本理学療法士協会．理学療法とは．http://www.japanpt.or.jp/general/pt/physicaltherapy/（2018年8月現在）

6） 長坂佳世．ペットのQOLを上げるために～リハビリを理解しよう：獣医療におけるリハビリテーション．*Infovets*．175：58-61，2015.

7） 奈良勲監．標準理学療法学専門分野　運動療法学総論．医学書院．2013.

8） 吉尾雅春．標準理学療法学　専門分野　運動療法学総論，第3版．医学書院．2010.

413

19 救急医療 -1-

安全な輸血の実践

日本獣医輸血研究会
荻野直孝

アドバイス

　獣医療の進展および診療技術や家族の意識向上を背景に，輸血治療を実施する機会は増えてきている。欧米では各国で輸血に関する指針が制定されているが，日本では未だ各施設により独自のプロトコールで行われているのが現状である。輸血に関する統一したプロトコールの普及を目的として，2013年に日本小動物血液療法研究会が設立され，国内で初めて献血・輸血に関するガイドラインが制定された。2018年には日本獣医輸血研究会に名称変更し，より多く輸血に関する情報発信をしていく予定である。

　本稿では，救急管理の一環としての輸血方法に関することを中心に，輸血が必要と思われる疾患に遭遇した際の診断アプローチや製剤の選択，輸血反応について解説する。

「輸血」という選択肢

1．輸血の適応

　獣医学領域で輸血が必要になる状況は①貧血，②血液凝固因子欠乏が挙げられる。低蛋白血症，膵炎などは，輸血の必要性に関して議論が分かれている。輸血は副作用を伴う治療であり，免疫介在性溶血性貧血（IMHA）など，輸血が本質的に容態を悪化させる疾患も存在することから，輸血をしないでよければしないにこしたことはない。国内外で輸血適応のガイドラインは未だ作成されていないため，各獣医師が輸血適応の判断をしなければならず，慎重に見極める必要がある。

2．血液製剤

　獣医療で使用されている主な血液製剤として，新鮮全血（FWB），保存全血（SWB），赤血球製剤（CRC/RC-MAP），新鮮凍結血漿（FFP），凍結血漿（FP）が挙げられる（表1）。人医療では，それ以外にも濃厚血小板製剤，クリオプレシピテート，まれな血液型の凍結赤血球製剤などが存在するが，日本赤十字社のような組織のない獣医学領域では，これらの製剤の作成は手順が複雑であり，管理も難しいため使用されていない。患者に必要な成分のみを輸血することができれば有害反応（輸血反応）の発症リスクを抑えることができるため，可能であれば成分輸血を実施すべきと考える。

診断アプローチ

1．問診

　輸血症例に遭遇した際，聞き逃しやすい問診事項として，既往歴，感染症罹患リスク，ワクチン接種歴，投薬状況，中毒性物質誤食の有無が挙げられる。感染症罹患リスクとしては外部寄生虫予防歴，国内・海外移動歴，生活環境（屋内・屋外）を確認し，リスクがあれば血液中のポリメラーゼ連鎖反応（PCR）検査などの感染症検査を提案すべきである。国内でも地域によって遭遇しやすい感染症（バベシア症など）は違うが，思い込みが落とし穴になることも多いため注意が必要である。以前は猫に多くみられていたが，近年では犬にもヘモプラズマ症が散見されるようになってきている。ワクチン反応によって免疫疾患が起こるリスクを考慮しワクチン接種歴を確認する。また，薬剤・中毒性物質反応性の貧血・血液凝固不全の存在も問診で確認しておく。

表1 小動物臨床に使用される主な血液製剤

製剤名	内容	保存温度	有効期限
新鮮全血（FWB）	全血液成分	2〜6℃	24時間
保存全血（SWB）	赤血球　血漿蛋白　一部凝固因子	2〜6℃	3週間
赤血球製剤（CRC/RCMAP）	赤血球	2〜6℃	3週間
新鮮凍結血漿（FFP）	全凝固因子　血漿蛋白	−18℃以下	1年間
凍結血漿（FP）	VK依存性因子　Alb Glb	−18℃以下	5年間

VK：ビタミンK，Alb：アルブミン，Glb：グロブリン

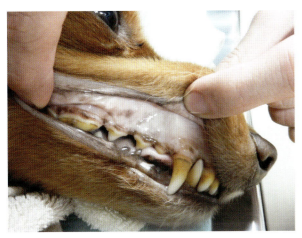

図1　重度貧血を呈するミニチュア・ダックスフンドの可視粘膜色

症例は赤血球容積（PCV）12％であり，慢性栄養不良による貧血と診断した。
（画像提供：ACプラザ苅谷動物病院）

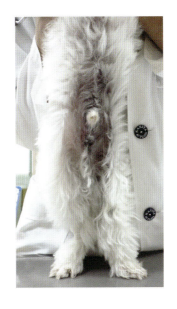

図2　先天性凝固因子欠乏のマルチーズの腹部皮下出血

（画像提供：ACプラザ苅谷動物病院）

2．身体検査

可視粘膜の色，皮下出血・点状出血など出血傾向（図1，2）はわかりやすい変化であるが，ほかに体表・体腔内・消化管内出血などの出血，血色素尿などの溶血を疑う所見がないか確認する。また，体表リンパ節の腫脹や体表・腹腔内腫瘍の存在も見落とさないようにしなければならない。急性貧血では循環血液量低下を伴い赤血球容積（PCV）が20％程度でも可視粘膜蒼白，一般状態悪化が認められる。一方，慢性貧血ではPCVが10〜15％を下回っていても一般状態が悪くなく，軽度の努力呼吸や可視粘膜蒼白のみ認められる患者も多い。

輸血症例に遭遇すると，救急対応の必要があることから，重症度評価や急性・慢性経過の判断を誤ることがあるので，身体検査や問診を複数回行うなどの対策は有効である。

3．臨床検査
（1）スクリーニング検査

貧血や血液凝固不全はさまざまな疾患に続発して起こる。

まずは全身的なスクリーニング検査として血液検査（CBC），血液化学検査，血液凝固系検査，尿検査，X線検査，超音波検査を実施する。同時に血液塗抹検査も迅速に行い，再生像の有無，球状赤血球，標的赤血球，破砕赤血球，赤血球内病原体，ハインツ小体のよ

救急医療

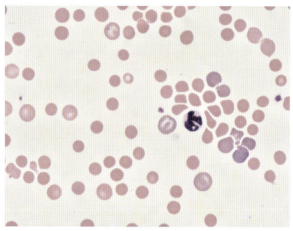

図3 免疫介在性溶血性貧血(IMHA)の犬の血液塗抹
セントラルペーラーを欠く小型で正円型の球状赤血球と，大型で青っぽい多染性赤血球が認められる。
（画像提供：赤坂動物病院　石田卓夫先生）

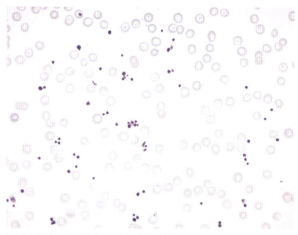

図4 鉄欠乏性貧血の犬の血液塗抹
症例は慢性的なイレウスにより鉄欠乏性貧血を呈している。多数の菲薄赤血球が認められる。

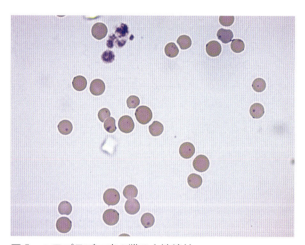

図5 ヘモプラズマ症の猫の血液塗抹
赤血球表面にヘモプラズマの感染が認められる。

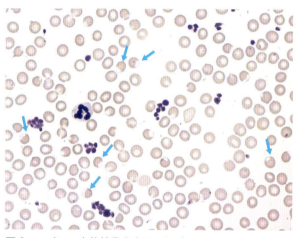

図6 ハインツ小体性貧血を呈したポメラニアンの血液塗抹
タマネギを誤食後，ハインツ小体が認められた（矢印）。

うな赤血球形態の異常（図3～6），腫瘍細胞などの異常細胞の出現，血小板数を評価する。血液凝固系検査として，プロトロンビン時間（PT）／活性化部分トロンボプラスチン時間（APTT），フィブリノゲン（Fib），フィブリン・フィブリノゲン分解産物（FDP），アンチトロンビン（AT）活性，D-ダイマーやトロンビン・AT複合体（TAT）の測定などが望まれる。実際は緊急度から判断して院内で測定できるものを中心に実施する。

（2）追加検査

追加検査として，感染症検査，血清鉄・総鉄結合能（TIBC）・不飽和鉄結合能（UIBC），肝臓・脾臓・腫瘍・リンパ節の細針吸引（FNA）を実施する。感染症検査では，まず院内で血液塗抹の確認と，猫ではスナップ・FeLV/FIVコンボ（IDEXX Laboratories㈱，以下IDEXX）が一般的に実施されるが，感染症を強く疑う場合や，感染症性貧血を除外する際にはベクター媒介疾患パネル（IDEXX）や血液パネル（㈱ケーナインラボ）などの血液中の病原体PCR検査が必要となるケースがある。血清鉄・TIBC・UIBCの測定は非再生

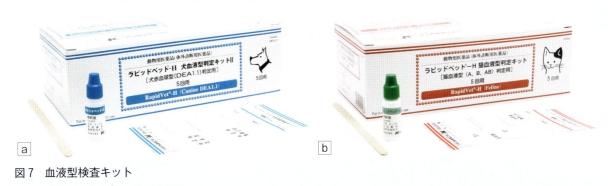

図7 血液型検査キット
ラピッドベット®-H（共立製薬㈱）
a：犬用，b：猫用

性貧血の鑑別に用いられる検査であり，日内変動が大きいため解釈に注意が必要である。

ここまでの検査で骨髄での産生異常が除外できなければ，骨髄生検を実施する。麻酔下の検査であるため，患者の状態や家族の意向で実施を見送られてしまうこともあるが，侵襲，出血量が少ないため，非再生性貧血や骨髄疾患を疑う場合には積極的に実施すべきである。筆者は，重度の貧血，血液凝固不全でなければ，必要に応じて赤血球，血液凝固因子を輸血しながら行っており，PCV20％程度の慢性貧血，軽度の血液凝固不全であればそのまま実施している。

さらに，腫瘍反応性，慢性消耗性，慢性的な消化管内出血を除外するために消化管生検，診断的開腹を実施する必要があるかもしれない。来院当初よりこれらのインフォームド・コンセントを行い，家族の理解を深めておくことが重要である。

輸血治療に必要な血液適合性検査

1．血液適合性検査の種類

輸血治療をはじめる前には血液適合性検査を実施しておかなければならない。適合しないドナーの血液（以下，血液製剤とする）を輸血することは患者（以下，レシピエントとする）に輸血反応を引き起こすリスクを増やし，レシピエントの容態を悪化させる可能性がある。血液適合性検査として赤血球自己凝集試験，血液型検査，交差適合試験（クロスマッチテスト）を実施する。

犬には自然発生の同種異型抗体が存在しないため，交差適合試験のみではDEA1.1（＋）の血液製剤を1.1（－）のレシピエントに輸血してしまう可能性がある。一度目の輸血で問題がなくても，レシピエント体内で抗体が産生されるため，同製剤を二度目の輸血に用いることが可能であると誤解し再度輸血を行うと，重篤な輸血反応を引き起こしてしまう。血液型が適合しない血液製剤を輸血しても，レシピエント体内で抗体が産生され，輸血治療の効果が短期間しか持続しない。

猫は同種異型抗体が体内に存在することが多く，とくにB型のレシピエントにA型の血液製剤を輸血することで初回輸血時にも重篤な輸血反応を引き起こす可能性がある。

2．血液適合性検査の実際

はじめにレシピエントの赤血球自己凝集試験を行い，自己凝集が陰性であることを確認したうえで血液型検査を実施する。自己凝集が陽性だと血液型検査，交差適合試験ともに判定が困難となるが，生理食塩液を用いて血球を洗浄した後に実施することで判定できるケースがある。用意ができるようであれば自己凝集陽性の犬にはDEA1.1（－）の血液製剤を輸血することが望ましい。

血液型はラピッドベット®-H（共立製薬㈱，図7）を用いて，犬ではDEA1.1型，猫ではA，B，AB型を判定する。外注検査を利用することも可能だが，所要

救急医療

表2　犬の血液型の適合性

		血液製剤の血液型	
		DEA1.1 （−）	DEA1.1 （＋）
レシピエントの血液型	DEA1.1 （−）	○	×
	DEA1.1 （＋）	○	○

表3　猫の血液型の適合性

		血液製剤の血液型		
		A	B	AB
レシピエントの血液型	A	○	×	×
	B	×	○	×
	AB	△	×	○

AB型レシピエントへの輸血はAB型血液製剤が望ましいが，不可能な場合はA型の血液を輸血する。

時間は5分程度であり，救急で使用するケースが多いことから院内でできるようにしておくことが推奨される。また，輸血実施時にIMHAのように血液型判定が困難な症例や，後述する偽陰性，偽陽性の症例も多くみられることから，日頃の健康診断などで採血をする際に血液型検査を実施しておくことを勧めている。

血液型検査で適合する血液製剤を選択した後に（表2，3），交差適合試験を実施する。人医学領域では血液製剤作成を機械で行っており，ガンマ線照射などの処理を行っているため，血漿製剤の輸血に関しては副試験だけでよいとされている。しかし，獣医学領域では血液製剤作成は人の手で行われており，赤血球や白血球の混入などのリスクがあるため，血液製剤の種類にかかわらず主試験，副試験ともに行うことが望ましい。

（1）赤血球自己凝集試験

EDTA処理血液を生理食塩液で20～50％に希釈し，肉眼および顕微鏡下で凝集の有無を確認する。

（2）血液型検査

検査キット付属の使用説明書に準じて使用する。本キットの判定法は凝集反応を肉眼で確認することによるが（図8），凝集の程度が弱いと偽陰性となり，脱水しているレシピエントや保存血液では赤血球が連銭を形成して偽陽性となる。これらのケースではウェル内の血液を顕微鏡で確認し，より詳細な判定が必要となる（図9）。

（3）交差適合試験

主試験と副試験の2種類がある。主試験はレシピエントの血漿と血液製剤の赤血球浮遊液，副試験は血液製剤の血漿とレシピエントの赤血球浮遊液の凝集，溶血反応の有無を判定する。

血液製剤，レシピエントの血液をEDTAで抗凝固処理し，1,000Gで5分間遠心分離後，血漿を別のチューブに移す。保管された血液製剤を使用する場合にはクエン酸系の抗凝固剤で処理されている検体を使用することになるが，問題はない。赤血球沈殿液に生理食塩液を加えて混和し，1,000Gで1分間遠心分離する。その上清を破棄し，再び生理食塩液を加え，同条件で遠心分離する。この行程を3回繰り返して血球を洗浄する。血球洗浄は偽陽性や偽陰性を避けるために実施するが，緊急の場合は洗浄せずに次の手順に移ることがある。

洗浄後，赤血球液1滴と生理食塩液1mLを混和し3～5％赤血球浮遊液を作成する。96穴，24穴などの丸底プレートかスピッツ管，試験管を用意し，各ウェル，スピッツ管，試験管に主試験，副試験用の赤血球液1滴と血漿2滴をそれぞれ混和する。それらを1,000Gで15秒間遠心して1段階目の判定を行う。その後，37℃のインキュベーター内で15分間静置して，再度1,000Gで15秒間遠心してから2段階目の判定を行う。

判定は，まず肉眼で溶血の有無を確認し，その後ウェル，スピッツ管，試験管を傾けて赤血球沈査をほぐしながら凝集の判定を行う。肉眼的に溶血や凝集が認められなければ，顕微鏡で判定する。1段階目（室温条件），2段階目（37℃条件）の判定で溶血・凝集が認められなければ適合である（表4，図10）。この判定においても血液型検査と同様に偽陽性，偽陰性となる可能性がある。凝集程度が弱い，ほとんどが連銭形成している，もしくは連銭形成と凝集が混在している

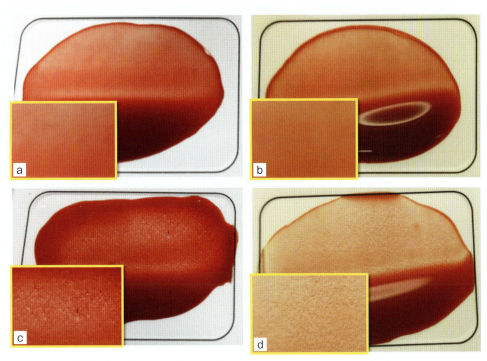

図8　血液型検査の判定例
　　a, bが凝集陰性，c, dが凝集陽性となる。左下囲み内は拡大像である。

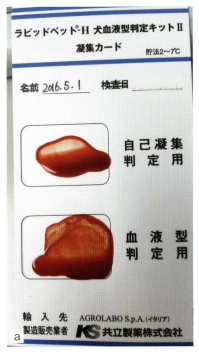

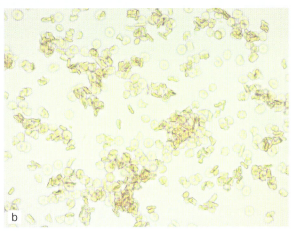

図9　凝集反応がわかりづらい血液型検査結果の一例
　　肉眼での血液型判定では明らかな凝集反応は認められなかったが(a)，顕微鏡で確認したところ軽度の凝集が認められた(b)。
（画像提供：ACプラザ苅谷動物病院）

救急医療

表4 交叉適合試験の判定

溶血・赤血球凝集の有無		輸血の是非
室温	37℃	
−	−	可
−	＋	不可
＋	−	不可*
＋	＋	不可

＋：赤血球凝集あるいは溶血あり，−：赤血球凝集および溶血なし
＊：血液型が一致していて室温条件の判定で赤血球凝集があり，37℃条件の判定で赤血球凝集がない場合，生体内ではその凝集・血反応は生じない可能性がある。原則として除外すべきだが，ドナーが見つからないなどの緊急時には，家族にリスクを理解してもらったうえで輸血をせざるを得ない場面もある。

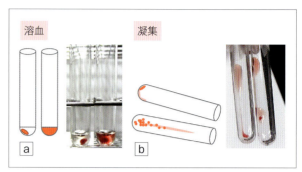

図10 溶血・凝集反応の確認方法

遠心後の上清で溶血反応を確認した後（a），静かに試験管などの容器を傾けて赤血球沈渣の流れ方を判定する（b）。適合する場合は赤血球が糸状に流れ出し，不適合の場合は大きな凝集塊や細かい凝集塊が認められる。
（画像提供：相模原どうぶつ医療センター　瀬川和仁先生）

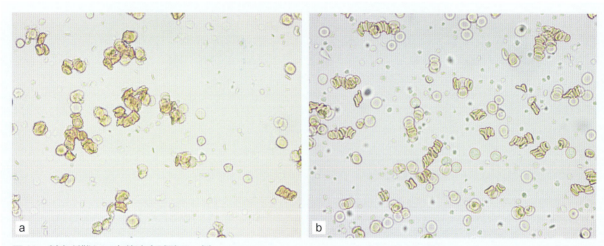

図11 判定が難しい交差適合試験の一例

顕微鏡で凝集塊と連銭形成が混在して認められた検体（a）を，生理食塩液で希釈してから再度判定すると凝集反応はなく連銭形成のみ認められ（b），適合と判定された。

など判断に迷うケースでは，スライドグラス上で検体と生理食塩液を同量ずつ混和して判定する（図11）。連銭形成は生理食塩液で希釈すれば分離されて判定が容易となる。

　日本獣医輸血研究会で実施した交差適合試験の調査では，室温で即時に判定している施設が多いという結果が出た。37℃で加温することでより生体内に近い状況を作り，そこで免疫反応を確認することにより輸血反応のリスク低減を目指している。急性溶血を引き起こすほどの強い免疫反応については，加温をしなくても凝集反応がみられることもあるかと思うが，加温装置がない場合には輸血反応を引き起こすような免疫反応を見落とすリスクを頭に入れておかねばならない。

輸血治療の準備

1．レシピエントの準備

　レシピエントに適切な前処置を行うことで輸血反応のリスクを減少させることができる。輸血によるⅠ型アレルギー反応を予防，軽減するために輸血開始30分以上前にジフェンヒドラミンやファモチジンなどの

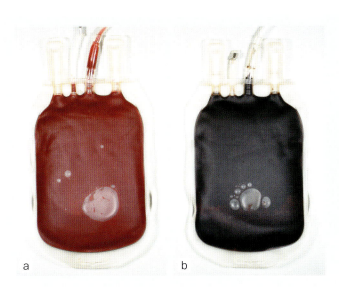

図 12 細菌の混入が認められた血液製剤
a：通常の血液製剤。
b：細菌の混入が認められた血液製剤。バッグ内の色調は茶～黒色化し，溶血や凝集塊が認められる。
（画像提供：日本小動物がんセンター　中野優子先生）

$H_1 \cdot H_2$ ブロッカーを投与する。ステロイド薬に関しては議論が分かれる。ステロイド薬の投薬によりレシピエントの診断，病態にどのような変化が起こるかを考慮したうえで投薬を検討する。筆者は血液製剤の適合性が確認されており，免疫疾患を既往に持つなどのハイリスク群以外の症例にはステロイド薬は投与していない。

輸血実施時には血液製剤とそのほかの薬剤や輸液との混和を避けるため輸血専用の静脈を確保することが望まれる。循環動態により専用の静脈確保が困難な場合には，血管留置カテーテルに適量の生理食塩液を注入し，ほかの薬剤成分の影響がないように留意する。とくに，カルシウム（Ca）含有製剤（リンゲル液など）と血液製剤との混和は血液製剤中の抗凝固薬として含まれているクエン酸がキレートしている Ca を遊離させてしまう可能性があり，微小血栓形成のリスクを増やすため禁忌である。

2．血液製剤の準備

血液製剤は適切な方法で作成，保存し，有効期限内に使用する必要がある（表1）。準備や使用法が適切でない場合，血液製剤の変性や汚染が生じ人為的な輸血反応の原因となりうる。全血・赤血球製剤は採血後すぐに使用しない場合は冷蔵されている。冷蔵の血液製剤を急速に輸血する場合は 37℃を超えないように加温するが，赤血球の変性，破壊を生じる可能性があるため過度に加温してはならない。

PCV が高い赤血球製剤の輸血は，過粘稠性による微小血栓形成のリスクがあるため，生理食塩液でPCV を 40 ～ 50％程度に調整してから使用する。血漿製剤は作成後すぐに使用されなければ凍結保存されている。解凍する際は恒温槽や温湯にて 32 ～ 37℃を保って解凍することで血漿製剤の凝固因子活性を保つことができる。ただし，これらの解凍方法には無菌ではない水を使用するため点滴セットの刺入部が水に触れないように保持するか，ジッパー付ビニールなどに入れて汚染を予防する。通常の輸液剤以上に血液製剤は細菌のコンタミネーションを起こす危険性がある。可能な限り無菌的に扱い，同じ製剤を複数回使用することは避けなければならない。血液製剤量がレシピエント輸血許容量を超えているなど，ひとつの血液製剤を複数回使用しなければならない場合には，可能な限り無菌的にシリンジなどに分注してから使用すべきである。細菌混入やそのほかの要因により血液製剤が変質する可能性があるため，血液製剤の外観を注意してよく観察しなければならない。外観に変化があった場合はその血液製剤の使用は中止すべきである（図12）。また，凍結された血液バッグは落下や衝撃で破損しやすいことにも注意が必要である（図13）。

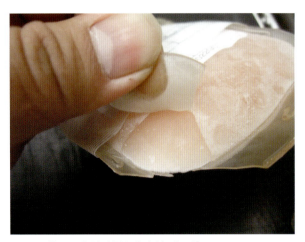

図13　落下により破損した血液バッグ
凍結した血液バッグは簡単な衝撃ですぐに破損する。
（画像提供：AC プラザ苅谷動物病院）

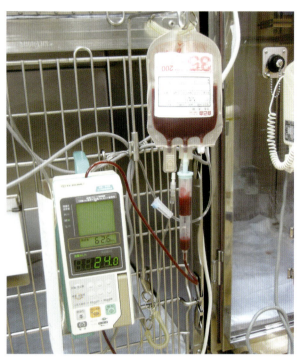

図14　輸血の実例
ミッドプレス方式の輸血用ポンプとフィルター付きの輸血セットを用いて輸血をしている。
（画像提供：AC プラザ苅谷動物病院）

3．器材の準備

　輸血に用いる器材は輸血用に製造販売されているものを使用する。血液製剤は採血時に血液バッグで採血されたものを使用する。採血時に使用される器材は人用に開発されたものであり，動物用のものではない。体格差から最大採血量が血液バッグの最低採血量にいたらない場合には，シリンジで採血されたものを血液製剤として使用する。輸血時の点滴方法は通常の点滴ポンプではなくミッドプレス方式の輸血用ポンプ（図14）を用いるか自然落下で実施する。血液製剤がシリンジで保存されている場合は通常の微量点滴機を用いる。輸血時の点滴ラインには血液凝集塊がラインへ流入するのを防ぐための輸血用フィルター付きのセットを用いる（図14, 15）。微量点滴機の使用や通常の点滴セットを使用する場合は血液凝集塊をトラップするフィルター（図16）を装着してから行う。血液製剤内には採血手技の問題で血液凝集塊を含むケースもあり，通常の点滴セットでは塞栓症を引き起こしてしまう可能性がある。輸血用点滴セットに最初に生理食塩液を満たしておくと，空気が抜きやすくなり取り扱いが容易となる。また，血液凝集塊を効率的に濾過するために，点滴セットについているフィルターや別に装着したフィルターには半分以上血液を満たしてから使用する。

輸血プロトコール

　輸血は大量に入れすぎても循環動態に負荷をかける結果になるため，レシピエントになるべく負担をかけずに最大の効果を得るようにしなければならない。輸血前にレシピエントの容態に応じた輸血量，輸血速度を適切に設定することで輸血反応の予防が可能である。輸血量は以下の式にあてはめて算出する。

$$輸血量(\mathrm{mL}) = \frac{レシピエントの体重(\mathrm{kg}) \times 90\,(犬),\ 70\,(猫) \times (目標\,\mathrm{PCV} - レシピエント\,\mathrm{PCV})}{血液製剤\,\mathrm{PCV}}$$

　1回の輸血で体内の血液の大部分がドナー血液に置換されると，輸血反応の重篤化につながるおそれがある。よって，目標PCVを正常範囲などに設定し，一度に大量の輸血を行うのは現実的ではない。筆者は体

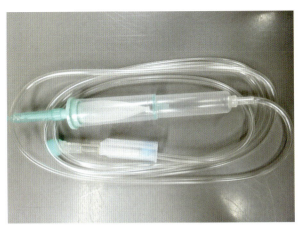

図15 フィルター付きの輸血セット
テルフュージョン®輸血セット（テルモ㈱）

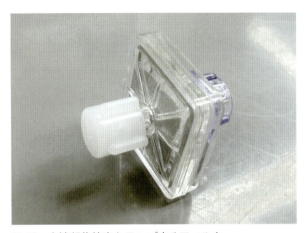

図16 血液凝集塊をトラップするフィルター
Hemo-Nate® 18 Micron Blood Filter (Utah medical products Inc)

内の循環血液量から考え22 mL/kg/dayを上限として設定している。循環器外科や循環動態を変動させるほどの出血量が予測される場合には，上限を超えて輸血するため，モニタリングをより密に行い，レシピエントの状態に注意を払う必要がある。

輸血開始流量は0.5〜1.0 mL/kg/hrを上限として設定し，輸血反応の発現をモニタリングしながら徐々に流速を増加させていく。輸血中の血液製剤への細菌混入を考慮し，可能な限り6時間以内に終了するように輸血速度を設定する。筆者は最大流速を10 mL/kg/hrとして輸血している。心肺疾患を持つレシピエントは，急激な輸血が循環動態に負荷をかけることで輸血反応が起きるリスクが増えるため，最大輸血速度もそれに合わせて下げる必要がある。6時間以内に輸血が終了しない場合には，数日に分けて行うか，6時間ごとに血液製剤バッグ，輸血セットを交換して行う。

輸血中のモニタリング

輸血反応を早期に見つけ対応するために，輸血中，輸血後はレシピエントの容態をモニタリングする。異常が認められたら速やかに対応しなければならない。モニタリング項目として体温，心拍数，呼吸数，呼吸様式，レシピエントの様子を確認し，輸血前と比較して異常がみられたら輸血の休止や中止を検討すべきである。輸血開始から1時間までは15分ごと，その後は輸血終了まで30分ごと，輸血終了後もこれらのモニタリング項目を確認する。輸血終了後には急性溶血の確認を行う。急性溶血は輸血終了直後から24時間程度まで起きうることを考慮し，24時間後にも同様にPCV，溶血，黄疸の有無を確認する。その後も2週間程度は遅発性の輸血反応を起こすリスクがあるため定期的な身体検査などで評価する。これらのモニタリング項目において異常が認められた場合には適宜検査，治療を追加する。

輸血モニタリングは主治医だけでなくその場にいるスタッフ全員が行う可能性があるため，状態を共有できるように記録環境を整えておく必要がある（図17）。

輸血反応の基礎

輸血療法に伴う副作用（輸血反応）は発生機序から，急性免疫反応，遅発性免疫反応，急性非免疫反応，遅発性非免疫反応の4つに分類される。予防の観点と発生頻度，重症度を考慮して解説する。

1．急性免疫反応
（1）急性溶血性輸血反応

赤血球抗原に対する抗体をすでに持つ症例に起こる。血管内溶血，血管外溶血ともに起こすが，血管内

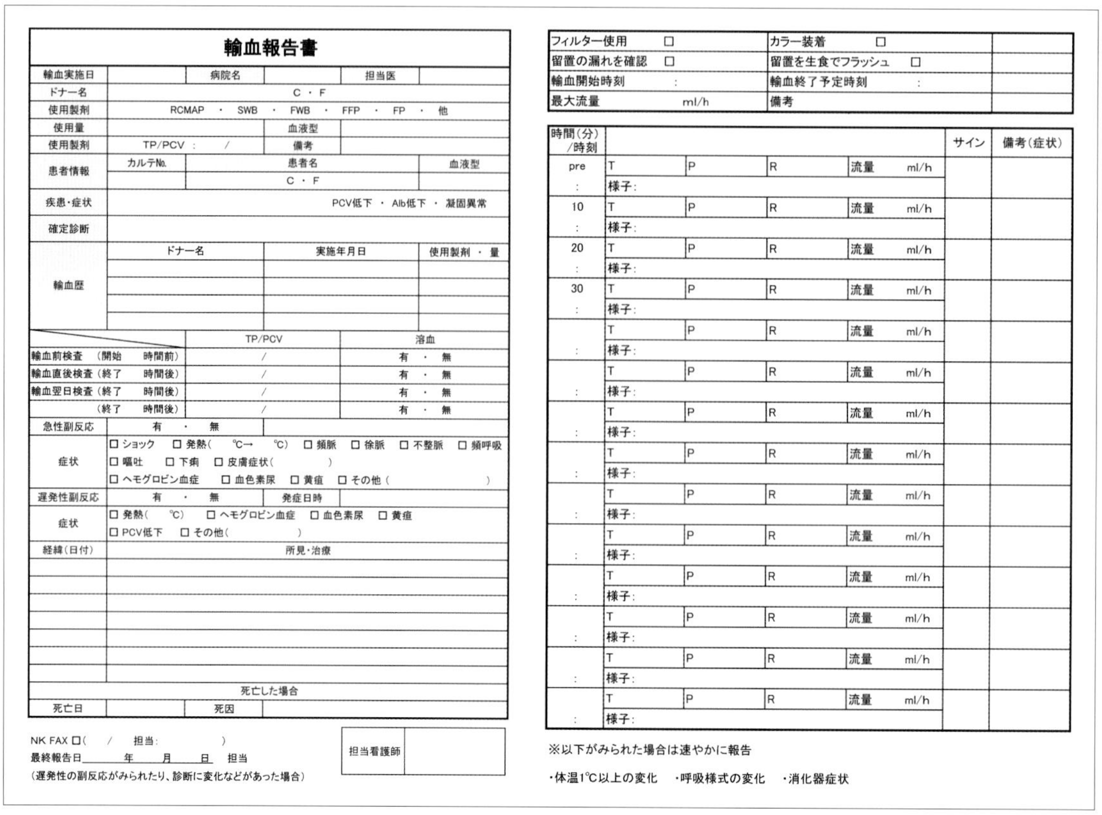

輸血報告書

輸血実施日		病院名		担当医	
ドナー名	C ・ F				
使用製剤	RCMAP ・ SWB ・ FWB ・ FFP ・ FP ・ 他				
使用量		血液型			
使用製剤	TP/PCV : /	備考			
患者情報	カルテNo.	患者名		血液型	
		C ・ F			
疾患・症状	PCV低下 ・ Alb低下 ・ 凝固異常				
確定診断					
輸血歴	ドナー名	実施年月日	使用製剤 ・ 量		

	TP/PCV	溶血
輸血前検査 （開始 時間前）	/	有 ・ 無
輸血直後検査（終了 時間後）	/	有 ・ 無
輸血翌日検査（終了 時間後）	/	有 ・ 無
（終了 時間後）	/	有 ・ 無

急性副反応	有 ・ 無		
症状	□ ショック □ 発熱（ ℃→ ℃） □ 頻脈 □ 徐脈 □ 不整脈 □ 頻呼吸 □ 嘔吐 □ 下痢 □ 皮膚症状（ ） □ ヘモグロビン血症 □ 血色素尿 □ 黄疸 □ その他（ ）		
遅発性副反応	有 ・ 無	発症日時	
症状	□ 発熱（ ℃） □ ヘモグロビン血症 □ 血色素尿 □ 黄疸 □ PCV低下 □ その他（ ）		
経緯（日付）	所見・治療		
死亡した場合			
死亡日		死因	

NK FAX □（ / 担当: ）
最終報告日＿＿年＿＿月＿＿日 担当
（遅発性の副反応がみられたり、診断に変化などがあった場合）

担当看護師	

フィルター使用 □	カラー装着 □		
留置の漏れを確認 □	留置を生食でフラッシュ □		
輸血開始時刻 :	輸血終了予定時刻 :		
最大流量 ml/h	備考		

時間（分）/時刻					サイン	備考（症状）
pre	T	P	R	流量 ml/h		
:	様子:					
10	T	P	R	流量 ml/h		
:	様子:					
20	T	P	R	流量 ml/h		
:	様子:					
30	T	P	R	流量 ml/h		
:	様子:					
	T	P	R	流量 ml/h		
:	様子:					
	T	P	R	流量 ml/h		
:	様子:					
	T	P	R	流量 ml/h		
:	様子:					
	T	P	R	流量 ml/h		
:	様子:					
	T	P	R	流量 ml/h		
:	様子:					
	T	P	R	流量 ml/h		
:	様子:					
	T	P	R	流量 ml/h		
:	様子:					
	T	P	R	流量 ml/h		
:	様子:					
	T	P	R	流量 ml/h		
:	様子:					
	T	P	R	流量 ml/h		
:	様子:					

※以下がみられた場合は速やかに報告

・体温1℃以上の変化　・呼吸様式の変化　・消化器症状

図 17　AC プラザ苅谷動物病院で使用している輸血モニタリング用紙

血液製剤の情報，レシピエントの情報，輸血反応の有無，モニタリングの情報が共有できるようになっている。時系列に沿って情報共有をし，誰がみても輸血反応がわかるようにしている。

溶血が主な機序とされている。輸血開始後 24 時間以内に発症する。臨床徴候としては活動性低下，頻呼吸，頻拍，不整脈，嘔吐，溶血所見，高カリウム血症などがみられ，重度の溶血を呈する場合は虚脱，ショック，急性腎障害，全身性炎症反応症候群(SIRS)，多臓器不全，播種性血管内凝固症候群(DIC)が認められることがある。輸血実施前に血液型判定，交差適合試験を実施することで多くが回避可能であるが，溶血が認められた場合は輸血を中止しステロイド薬投与，静脈内輸液を行う。免疫介在性疾患を持つ症例は急性溶血のリスクが高く，輸血前にステロイド薬やヒト免疫グロブリン静脈内投与を行うことが効果的である可能性がある。

（2）アレルギー反応

血液製剤内の成分がレシピエント体内で免疫反応を惹起する即時型アレルギーによるものである。輸血開始後数時間程度で生じる。わずかな輸血でも生じる可能性があり，通常発熱は伴わない。紅斑，蕁麻疹，掻痒，浮腫，嘔吐，頻呼吸，不整脈が起こり，重症例ではアナフィラキシーショックが起こる場合がある。徴候が認められたら速やかに輸血を中止してステロイド薬，抗ヒスタミン薬を投与し，徴候が軽減してから遅い速度で輸血を再開する。アナフィラキシーショックが認められた場合には，同時にショックに対する治療を行う。

（3）非溶血性発熱反応

レシピエント体内の抗体が血液製剤中の白血球，血小板に存在する白血球抗原に反応して炎症性サイトカインを放出することで発現する。最も多く認められる輸血反応であり，人医学領域では血液製剤に白血球除去を施すことで発症を予防している。輸血中，輸血直後の1℃以上の体温上昇を特徴とする。ほかの輸血反

応によるものではないと判断された場合には輸血速度を遅くするか輸血を中止して抗ヒスタミン薬投与，静脈内輸液を行う。

（4）輸血関連性急性肺障害

輸血関連性急性肺障害 transfusion-related acute lung injury（TRALI）はレシピエントの白血球に対して血液製剤の抗体が反応し，炎症性サイトカインを放出することで肺組織中に炎症性蛋白を含む液体が滲出することで起きるものである。まれな反応だが輸血中に発現し，急激な非心原性の肺水腫を引き起こし重症化する。臨床徴候として頻呼吸，肺水腫，発熱，低血圧が認められる。循環過負荷，心原性肺水腫との鑑別を速やかに行い，これらが除外されれば本症を疑う。本症を発症した場合，利尿薬の投与は肺に貯留する水分の粘性を増加させるため禁忌である。治療としては輸血を速やかに中止し酸素吸入，静脈内輸液を行う。

2．遅発性免疫反応

遅発性免疫反応として遅発性溶血性輸血反応が挙げられる。血液製剤中に異種抗原を含む赤血球が存在する場合にレシピエント体内で抗体が産生され，遅発性に溶血反応が起こる。通常，輸血後4〜14日で発症する。血管外溶血が主な機序とされる。レシピエントの抗体量が低下している場合には，抗体産生能があったとしても交差適合試験で陰性と判定される場合がある。臨床徴候は急性溶血性輸血反応と同様であるが，比較的徴候が軽度であり見落とされることも多い。

3．急性非免疫反応
（1）循環過負荷

輸血速度，もしくは輸血量が過剰である場合には，レシピエントの循環動態に過剰な負荷をもたらす（循環過負荷 transfusion-associated circulatory overload〔TACO〕）。その結果，胸水，腹水，肺水腫といった諸徴候を引き起こす。心臓疾患，腎機能障害のために利尿薬を投与している症例への輸血はとくに注意すべきである。本症が疑われる場合は，輸血を中止し利尿薬の投与を行う。

（2）クエン酸中毒

血液製剤には抗凝固剤としてクエン酸が多く含まれている。通常，血液製剤用バッグにはクエン酸量に対する血液量が定められており，それに従って使用する限りこのような中毒は起こりえない。しかし，クエン酸量に対する血液量が少ない血液製剤が輸血された場合に中毒徴候が発症することがある。重度の肝機能不全を持つ症例はクエン酸代謝能が落ちているため，中毒徴候を発症するリスクが高まる。臨床徴候は低カルシウム，低マグネシウム血症に起因するものであり，テタニーを伴う振戦，悪心，嘔吐，発熱，不整脈，発作，虚脱などが認められる。心電図検査では QT 間隔の延長，徐脈，心室性期外収縮が認められる。中毒徴候が輸血中に認められた場合には，輸血速度を遅くするか中止して，カルシウム製剤の投与を行う。

（3）細菌感染症

血液製剤の細菌汚染が原因となり起こる。保存血液使用時に注意が必要であり，保存状態をよく確認しなければならない。臨床所見として発熱が認められ，炎症反応や菌血症を呈するが，重篤な場合には敗血症を引き起こす。血液採取，分離時に消毒，無菌操作を徹底することで予防が可能である。

（4）低体温症

通常の使用をする限りは起こりえないが，レシピエントに急速に輸血を行うことで発症する。臨床徴候としては抑うつ，悪寒，低血圧が認められ，重度の場合には不整脈や低体温誘発性凝固障害が認められる。

4．遅発性非免疫反応

遅発性非免疫反応として感染症の伝播が挙げられる。感染性疾患を有する動物から採血し，その血液製剤を輸血することが原因で起こる。採血前に各感染症の検査を行うことで予防できる。とくに注意する病原体として犬のバベシア，猫免疫不全ウイルス（FIV），猫白血病ウイルス（FeLV），猫コロナウイルス，猫のヘモプラズマが挙げられる。また，そのほかにも国内・海外移動歴，生活環境によってはブルセラ症，ヘ

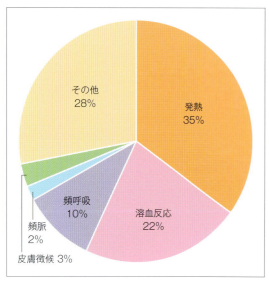

図18 急性輸血反応の発生頻度
溶血反応には血管内溶血・血色素尿症・黄疸，その他には嘔吐・下痢・胸水貯留・肺水腫・発作が含まれる。

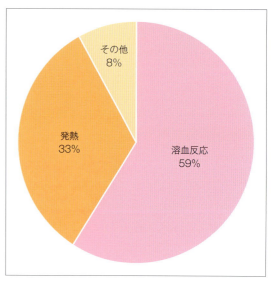

図19 遅発性輸血反応の発生頻度
溶血反応は血色素尿症・黄疸，その他には尿の色が濃いことが含まれる。

モプラズマ症，ヘパトゾーン症，ライム病，エールリヒア症（犬）も注意する必要があるだろう。

5．輸血反応の発生頻度

輸血反応が実際にどの程度起こるのかACプラザ苅谷動物病院にて実施された調査事例を紹介する。先に紹介したACプラザ苅谷動物病院の輸血報告書（図17）で報告された輸血反応と思われる臨床徴候を抽出した。ただし，主治医の判断で報告されたものであり，基礎疾患の存在などを考慮していないデータであるため参考とするにとどめてほしい。

2014年7月〜2015年12月に輸血を実施した犬と猫を合わせて268例のうち，54例で輸血反応（急性反応42例，遅発性反応12例）と思われる徴候が認められた（図18，19）。その多くは全血，赤血球製剤を輸血された症例だった（急性反応42例中36例，遅発性反応12例中10例）。急性反応では発熱反応が最も多く，次に溶血反応が認められた。発熱が起こる時間はさまざまではあるが，発熱症例の発症時間は輸血開始1時間までが多いように見受けられた。輸血開始直後は抗原が体内に入った直後であり，輸血反応が起こりやすく注意が必要である。

実際の輸血処方例

輸血適応はガイドラインが存在せず，未だ議論が分かれる。ここでは実際に筆者がどのように行っているか紹介する。輸血の判断の参考となれば幸いである。どの疾患にどの成分を輸血するかを中心に解説する。

1．貧血

主に全血，赤血球製剤が適応となる。急性出血・溶血に伴うDICや先天性凝固因子欠乏による出血などでは貧血だけでなく血液凝固不全を伴っているためFWB輸血が適応となる。血液凝固不全を伴わない貧血においてはCRC/RCMAP輸血を実施する。

（1）再生性貧血

骨髄が貧血に対して反応しており，網状赤血球の増加が認められる。出血・溶血が存在し急性に病態の進行が認められることが多く，初期には再生像が認められない。赤血球産生が亢進しており，PCVの低下が緩徐であれば必ずしも輸血の必要はない。急性変化が多いことからレシピエントの一般状態が悪い，もしく

はPCVの低下速度が顕著な場合には輸血を実施している。犬，猫ともに20%以下を目安として輸血をしているが，麻酔下の処置を行う場合には25%以下を目安として必要性に応じて輸血している。

原因としては急性出血(消化管，体腔内，体表，皮下，泌尿器，鼻，口腔など)，感染(バベシア，ヘモプラズマなど)，ハインツ小体性，免疫介在性(原発性，FeLV感染などによる反応性)，重度の低リン血症などが挙げられる。腹腔内腫瘍の破裂などによる腹腔内出血では急性出血の影響で動物の一般状態が悪く輸血をして手術をすることがあるが，血液凝固不全がなければ時間経過で出血が止まりPCVの低下が止まることも少なくない。CRC/RCMAP輸血を優先するケースもあるが，FFPで凝固因子を補充してから赤血球補充をする，もしくはFWBを輸血することも考慮する必要がある。

（2）非再生性貧血

赤血球産生の低下により多染性網状赤血球が不足している状態であり，比較的慢性経過での来院が多い。輸血適応は，PCVの数値だけでなく一般状態を評価し，原疾患の鑑別診断，治療を優先させることや輸血以外の選択肢も考慮して判断する。

原因としては骨髄疾患(再生不良性貧血，急性骨髄性白血病など)，慢性炎症，慢性疾患(腫瘍，腎障害など)，栄養不足(鉄，銅など)，慢性出血，感染(エールリヒア，ヘパトゾーン，リーシュマニアなど)，薬剤反応性，エストロジェン過剰，免疫介在性が挙げられる。輸血を実施する際，骨髄疾患や腫瘍反応性でなければ血液凝固因子は十分な場合が多く，CRC/RCMAP輸血を実施することが多い。診断までに時間がかかることあり，複数回の輸血が必要になることも少なくないため，家族へのインフォームド・コンセントを最初に行っておく必要がある。

2．血液凝固不全
（1）凝固因子欠乏

DIC，先天性凝固因子欠乏，薬物，ビタミンK欠乏(肝疾患，腸疾患など)などが原因で起こりうる。DIC/Pre-DICでは原疾患の治療が最優先となるが，凝固因子補充のため積極的にFFP輸血を行う。Pre-DICと診断された時点でのFFP輸血が望ましい。DIC/Pre-DICの原疾患では外科的介入の必要な疾患も多くあるが，その場合にはFFPだけでなくCRC/RCMAPを同時に投与するかFWB輸血を行う。先天性凝固因子欠乏症では出血傾向状態により間欠的な輸血が必要となる血液凝固因子Ⅱ・Ⅶ・Ⅸ・Ⅹの補充はFPで十分であり，それ以外の血液凝固因子の補充にはFFPが必要となるため，血友病A，フォン・ヴィレブランド病(vWD)ではFFP輸血，血友病BではFP輸血を実施している。ワルファリン中毒やビタミンK欠乏による凝固因子欠乏では，主に原疾患の治療を優先することで間に合うことが多いが，重度の出血所見を伴う場合にはFP輸血を実施する。貧血の程度によってFWB/SWB輸血を行う。

（2）血小板減少症・機能不全

ほかの血液凝固因子に異常が認められない血小板減少症・機能不全では，血小板補充のみを目的とした輸血は濃厚血小板製剤以外では効果が乏しく勧められない。出血を伴っている場合には貧血改善を目的としたCRC/RCMAPの輸血を行うが，それ以外には輸血は行っていない。

3．その他
（1）低蛋白血症

蛋白漏出性腎症・腸症，栄養・吸収不良，肝疾患，重度の滲出液の喪失によって認められる。輸血を実施しても大幅な改善は認められず，原疾患の治療が最優先となる。同時に出血や血液凝固因子の欠乏を伴う場合には輸血を考慮すべきだが，低蛋白血症のみでは輸血は推奨されない。血中アルブミン濃度が1.4mg/dL以下の低蛋白血症で，診断のための生検処置など麻酔下での処置を実施する際にFP輸血を行うことがある

が，アルブミン製剤などの代替療法を行うことも多い。

（2）急性膵炎

膵臓由来逸脱酵素の阻害を目的として輸血が行われてきたが，現在は人医学領域でも有効性が明らかではない。筆者は膵炎に誘発される DIC/Pre-DIC がみられた場合，もしくは治療反応が悪く逸脱酵素による悪影響が重度の場合に実施している。

高齢の動物への配慮 (to senior)

- 高齢の動物はとくに循環動態を注意深くみなければならない。輸血前に聴診，必要に応じて画像診断を実施し循環動態を評価しておく。
- 輸血反応が起こると，ほかの合併症や既往症により急激な状態変化を起こす可能性があるため，モニタリングをより頻繁に行う。

動物の家族に伝えるポイント (to family)

- 輸血は対症療法であり，貧血や凝固障害を起こしている原疾患を治療することが大前提であることを伝えておかなければならない。家族は輸血をすれば助かると思って来院することが多い。
- 輸血が必要な疾患は比較的診断までに時間がかかることがあるため，輸血が複数回になる可能性や診断のために麻酔下で検査を行う可能性をはじめから伝える。
- 輸血は決して安全，万能な治療ではなく，やらなくてよければやらないにこしたことはない治療である。輸血反応のリスクを十分に伝えて，最終的に家族の同意を得てから進めていく。

VN に指導する時のポイント (to VN)

- とくに輸血モニタリングは VN が中心となって行われることが多いと思うが，モニタリングを実施する際は細かい異常でも主治医に報告し，その異常を見逃さない目を持つように指導する。
- 輸血は救急対応となるため，焦りが原因となり判断力の低下や細かな見落としが起こることがある。平常時から定期的に輸血に関する知識を教える必要がある。同時に対応マニュアルなどの整備を行い，救急対応時にも焦らずに作業ができる院内指針があるとよいだろう。
- 血液適合性検査では凝集反応の判定精度が重要となるため，凝集反応を VN にもみせるようにし，その場にいるほかのスタッフにも随時確認させ，みる目を育てるとよい。

■謝辞

日本獣医輸血研究会の中心でもあり，国内で献血システムを稼働し，多くの輸血を行っている AC プラザ苅谷動物病院に多くの写真やデータを提供いただいた。この場をお借りしてお礼申し上げたい。

■参考文献

1) Abrams-Ogg CGA. Feline recipient screening. In: Yagi K, Holowaychuk KM, (eds). Manual of Veterinary Transfusion Medicine and Blood Banking. Wiley-Blackwell, Iowa. 2016, pp129-154.

2) Bruce JA, Kriese AL, Bruce AM, et al. Effect of premedication and other factors on the occurrence of acute transfusion reactions in dogs. *J Vet Emerg Crit Care (San Antonio)*. 25: 620-630, 2015. doi: 10.1111/vec.12327

3) Callan MB, Oakley DA, Shofer FS,et al. Canine red blood cell transfusion practice. *J Am Anim Hosp Assoc*. 32: 303-311, 1996.

4) Caroline K. Red blood cell products. In: Yagi K, Holowaychuk KM, (eds). Manual of Veterinary Transfusion Medicine and Blood Banking. Wiley-Blackwell, Iowa. 2016, pp27-42.

5) Chikazawa S, Hori y, Kanai K, et al. Factors influencing measurement of serum iron concentration In: dogs: diurnal variation and hyperferritinemia. *J Vet Med Sci*. 75: 1615-1618, 2013.

6) Day JM, Kohn B. BSAVA Manual of Canine and Feline Haematology and Transfusion Medicine, 2nd ed. BSAVA. Quedgeley. 2012, pp246-290.

7) Feldman BF, Sink CA. 犬と猫の輸血. 長谷川篤彦監訳. インターズー. 2007, pp45-90

8) Hann L, Brown DC, King LG, et al. Effect of duration of packed red blood cell storage on morbidity and mortality in dogs after transfusion: 3,095 cases (2001-2010). *J Vet Intern Med*. 28: 1830-1837, 2014. doi: 10.1111/jvim.12430

9）Iserson KV, Huestis DW. Blood warming: current applications and techniques. *Transfusion.* 31: 558-571, 1991.

10）Maglaras CH, Koenig A, Bedard DL, et al. Retrospective evaluation of the effect of red blood cell product age on occurrence of acute transfusion-related complications in dogs: 210 cases (2010-2012). *J Vet Emerg Crit Care (San Antonio).* 27: 108-120, 2017.

11）Nelson RW, Couto CG. 血液：スモールアニマルインターナルメディスン，第4版．長谷川篤彦，辻本　元監訳．インターズー．2005, pp1309-1364.

12）Obara H, Fujihara M, Watanabe Y, et al. A feline hemoplasma, 'Candidatus Mycoplasma haemominutum', detected in dog in Japan. *J Vet Med Sci.* 73: 841-843, 2011.

13）Tocci LJ. Canine recipient screening. In: Yagi K, Holowaychuk KM, (eds). Manual of Veterinary Transfusion Medicine and Blood Banking. Wiley-Blackwell, Iowa. 2016, pp115-128.

14）Wardrop JK, Brooks M. Plasma products. In: Yagi K, Holowaychuk KM, (eds). Manual of Veterinary Transfusion Medicine and Blood Banking. Wiley-Blackwell, Iowa. 2016, pp55-69.

15）Weiss JD, Wardrop JK. Schalm's Veterinary Hematology, 6th ed. Wiley-Blackwell, Iowa. 2010, pp123-256.

16）Yagi K, Holowaychuk KM. Recipient monitoring. In: Yagi K, Holowaychuk KM, (eds). Manual of Veterinary Transfusion Medicine and Blood Banking. Wiley-Blackwell, Iowa. 2016, pp172-185.

17）岩城あづさ．解凍時のFFPに及ぼす影響について．日赤薬剤師会誌．54：6673，1986.

18）荻野直孝，藤野泰人，小林輔ほか．犬および猫における輸血方法指針の提案．動物臨床医学．25：69-73，2016.

19）清水悠紀臣，明石博臣，小沼操ほか．動物の感染症．近代出版．2002，pp297-352

20）瀬川和仁．交差適合試験について．MVM．176：6-12，2018.

21）西島真澄．不適正な温度条件にさらされた赤血球MAPの性状について．血液事業．18：89，1995.

22）本田盈．日赤薬剤師会血液センター部門委員会61年度共同研究：血液製剤との配合薬剤の実態調査．日赤薬剤師会会誌．56：7-14，1998.

23）厚生労働省医薬食品局血液対策課．輸血療法の実施に関する指針（改定版）．http://www.mhlw.go.jp/new-info/kobetu/iyaku/kenketsugo/5tekisei3a.html(2018年8月現在)

24）厚生労働省医薬食品局血液対策課．血液製剤の使用指針（改定版）．http://www.mhlw.go.jp/new-info/kobetu/iyaku/kenketsugo/5tekisei3b.html（2018年8月現在)

25）日本輸血・細胞治療学会．輸血のための検査マニュアル．http://yuketsu.jstmct.or.jp/medical/medicine_and_medical_information/reference/（2018年8月現在)

26）日本輸血・細胞治療学会．輸血のための検査マニュアル　疑義解釈Q & A．http://yuketsu.jstmct.or.jp/medical/medicine_and_medical_information/reference/（2018年8月現在)

19 救急医療 -2-

ワクチン接種後アレルギー反応

東京農工大学 共同獣医学科
大森啓太郎

アドバイス

　犬および猫においてワクチン接種後にさまざまな副反応が発生することが知られている。このなかで，犬において発生することが多いワクチン接種後アレルギー反応は，臨床徴候が重篤でアナフィラキシーショックにより死亡する場合もある。犬のワクチン接種後アレルギー反応に関しては，臨床的特徴や発生メカニズムが明らかになっている。さらに，ワクチンに含まれる原因アレルゲンも同定されている。本稿では，現在までに明らかになっている犬のワクチン接種後アレルギー反応の病態および治療法について解説する。

病態と診断

1. 犬におけるワクチン接種後アレルギー反応の臨床的特徴

　ワクチン接種後アレルギー反応の厳密な定義は存在しないが，臨床的にワクチン接種後に発生するI型アレルギーのことをさす。全身性アナフィラキシーとして循環器・呼吸器徴候（虚脱，低血圧，チアノーゼ，呼吸促迫，呼吸困難など），全身性アナフィラキシーの一部または局所性アレルギー反応として皮膚徴候（顔面の腫脹，浮腫，掻痒，紅斑，蕁麻疹など，図1）や消化器徴候（嘔吐，下痢など）が発現する[6]。

　日本におけるワクチン接種後アレルギー反応の発生率は，狂犬病以外の混合ワクチン接種1万回につき，全身性アナフィラキシーである循環器・呼吸器徴候の発生が7.2頭，皮膚徴候が42.6頭，消化器徴候が27.9頭であることが報告されている[2]。

　ワクチン接種後アレルギー反応は，ワクチン接種回数が増えるにつれて発症頭数が増える傾向があるが，初回のワクチン接種時にアレルギー反応を起こす犬もいる（図2）[6]。

　日本においては，小型犬種，とくにミニチュア・ダックスフンドにワクチン接種後アレルギー反応の発生率が高いことが知られている[2,6]。そのほか，これまでの報告から[1~3,6]，ワクチン接種後アレルギー反応を起こしやすい個体は表のようになる。

2. 発症メカニズム

　犬におけるワクチン接種後アレルギー反応のメカニズムのひとつとして，市販の犬用ワクチンに含まれる牛胎子血清や牛血清アルブミンが原因アレルゲンとなり，IgE依存性に肥満細胞を脱顆粒させ，全身性アナフィラキシーやアレルギー反応を誘発することが考えられている[4,5]。アレルゲンおよびIgE刺激により肥満細胞から放出されたヒスタミンなどのケミカルメディエーターが，末梢血管の拡張，血管透過性亢進，浮腫などを引き起こし，症例は急激な低血圧に陥り心臓への血液灌流が十分に行えずショック状態となる。呼吸器系においては，気管支平滑筋の痙縮および気道浮腫を誘発し，気道閉塞性の呼吸困難となる。皮膚においては，血管性浮腫や蕁麻疹が生じる。また，消化器系においては，消化管平滑筋の収縮，肝静脈のうっ血，門脈圧の亢進などを引き起こし，嘔吐や下痢が生じる。これら各臓器における反応は，単独で発生する場合もあれば，全身性に複合して発生する場合もある。

3. 診断

　ワクチンの接種，臨床徴候およびワクチン接種から臨床徴候が発現するまでの時間に基づいて診断する。全身性アナフィラキシーである循環器・呼吸器徴候

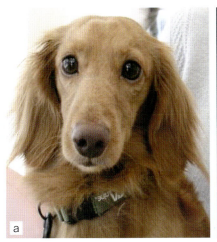
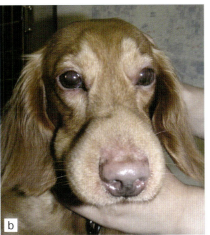

図1 ワクチン接種後の顔面腫脹

ワクチン接種後に顔面が腫脹したミニチュア・ダックスフンド（5歳5カ月）。5種混合ワクチン接種後，約1時間で血管性浮腫による顔面の腫脹が認められた。
a：正常時．
b：ワクチン接種約1時間後

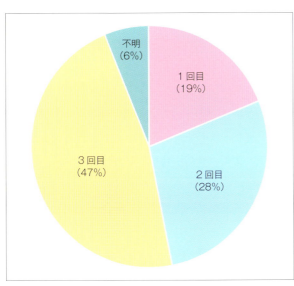

図2 ワクチン接種後アレルギー反応発症時のワクチン接種回数

表　ワクチン接種後アレルギー反応を発症しやすい犬の特徴

- 小型犬種（とくにミニチュア・ダックスフンド）
- 混合ワクチンの接種
- 複数のワクチンの同時接種
- 若齢の成犬（1～3歳前後）
- 去勢雄および避妊雌
- 牛肉アレルギーの犬*

*：犬のワクチン接種後アレルギー反応は，犬用ワクチンに含まれる牛胎子血清や牛血清アルブミンなどの牛由来蛋白質が原因アレルゲンとなることから，牛肉アレルギーの犬はワクチン接種後アレルギー反応を起こしやすい可能性が考えられている。

は，ワクチン接種後数分から60分以内に発生する。一方，皮膚徴候や消化器徴候は，ワクチン接種後数分から24時間，あるいはそれ以上経過してから発症する（図3）[6]。前述のように，これらの臨床徴候は単独または複合して発生する。そのため，ワクチン接種後60分以内に臨床徴候として皮膚徴候や消化器徴候だけが認められても，死に至る可能性がある循環器および呼吸器系の異常が隠れている可能性もある。ワクチン接種後60分以内に何らかの臨床徴候が発生した場合は，血圧の測定，超音波検査，聴診などにより必ず循環器系および呼吸器系の状態を把握する。

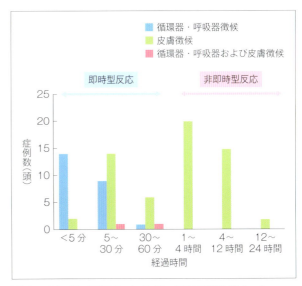

図3 ワクチン接種後アレルギー反応の発現パターン

ワクチン接種から臨床徴候が発現するまでの時間。消化器徴候は単独では認められず，循環器・呼吸器徴候または皮膚徴候と同時に認められた。

救急医療

最新の治療

1．全身性アナフィラキシーが発生した場合[7]

酸素供給とアドレナリンの投与が，全身性アナフィラキシーに対する最優先事項となる。

（1）酸素吸入

ワクチン接種後に全身性アナフィラキシーと考えられる循環器・呼吸器徴候が発生した場合，症例の意識状態に応じ，直ちにマスクまたは気管挿管により気道を確保し酸素供給を行う。

（2）アドレナリン

アドレナリンを迅速に投与する。血管が確保できる場合には静脈内に投与するが，アナフィラキシーショックにより末梢血管が虚脱して血管の確保が難しい場合には筋肉内に投与する。アドレナリンは，α作用により末梢血管を収縮させ，β作用により気管支を拡張させる。

（3）グルココルチコイドおよび抗ヒスタミン薬

全身性アナフィラキシーの原因となっているさまざまなケミカルメディエーターの作用を抑制するため，即効性のグルココルチコイドであるメチルプレドニゾロンコハク酸エステルナトリウムを投与する。ヒスタミンは，全身性アナフィラキシーを誘発するケミカルメディエーターのひとつであるため，H_1ブロッカーであるジフェンヒドラミン塩酸塩も投与する。

（4）気管支拡張薬

気管支平滑筋痙縮および気道浮腫に伴う呼吸困難を改善するため，気管支拡張薬を投与する。

（5）輸液療法

アナフィラキシーショックに伴って発生する低血圧および循環血流量の低下に対して，多量の晶質液（生理食塩液，リンゲル液，乳酸リンゲル液，酢酸リンゲル液など）の急速輸液を行う。そのため，太い留置針を設置するか，複数の血管に通常サイズの留置針を設置する。前述のように，アナフィラキシーショックに伴い血管の確保が難しい場合も多いが，できる限り最低でも1カ所の血管を確保し，投与できる最大量で輸液を開始することが重要である。

晶質液でも循環血流量が維持できない場合は，膠質液（ヒドロキシエチルデンプンなど）を投与する。また，血圧および心拍出量を改善し循環動態を維持するために，ドパミンおよびドブタミンを投与する。

これらの治療に反応して急性期のアナフィラキシーショックを脱した後は，引き続き循環動態を安定させ，尿を産生させるため，晶質液による通常量（3〜10 mL/kg/hr）の輸液とドパミン（2〜3 µg/kg/min）およびドブタミン（2〜5 µg/kg/min）の持続投与を行う。治療中は尿カテーテルを設置し，尿量をモニターする。

2．皮膚徴候や消化器徴候のみの場合[7]

アレルギー反応を起こした後にプレドニゾロンおよび抗ヒスタミン薬を注射し，その後数日間プレドニゾロンを経口で投与する。臨床徴候が改善しなければ経口プレドニゾロンの投与期間を延長する。

薬の処方例

1．全身性アナフィラキシーが発生した場合

ショック治療薬

● アドレナリン　0.01 mg/kg（10倍希釈液を0.1 mL/kg），IV，IM，必要に応じて繰り返し投与
反応がない場合　0.1 mg/kg（10倍希釈液を1 mL/kg，または原液を0.1 mL/kg），IV，IM，必要に応じて繰り返し投与

抗炎症薬
- メチルプレドニゾロンコハク酸エステルナトリウム　30 mg/kg，IV，
  以後必要に応じて 15 mg/kg，IV，q6 hr，24～48 hr まで継続

抗ヒスタミン薬
- ジフェンヒドラミン塩酸塩　1 mg/kg，SC，IM，sid～tid

気管支拡張薬
- ジプロフィリン　10 mg/kg，IV，sid～bid

輸液
初期
- 酢酸リンゲル液　10～90 mL/kg/hr，CRI，30 分まで

維持期
- 酢酸リンゲル液　3～10 mL/kg/hr，CRI

低血圧や循環動態を改善させる必要がある時
- ヒドロキシエチルデンプン　10～20 mL/kg/hr，CRI（20 mL/kg/day まで）

循環不全改善薬
- ドパミン塩酸塩　5～10 μg/kg/min，CRI
  ※アナフィラキシーショック離脱後は 2～3 μg/kg/min，CRI
- ドブタミン塩酸塩　5～20 μg/kg/min，CRI
  ※アナフィラキシーショック離脱後は 2～5 μg/kg/min，CRI

2．皮膚徴候や消化器徴候のみの場合

抗炎症薬
- プレドニゾロン　1 mg/kg，IV，IM，SC，sid
  ※アレルギー反応が発生した日のみ注射する
  ※その後，プレドニゾロンを 1 mg/kg，PO，sid，3 日間投与（必要に応じて投与期間を延長する）

抗ヒスタミン薬
- ジフェンヒドラミン塩酸塩　1 mg/kg，SC，IM，sid～tid
  ※アレルギー反応が発生した日のみ注射する

高齢の動物への配慮
- これまでにワクチン接種後アレルギー反応を起こしたことがなくても，アレルギー反応が発生する可能性を考慮してワクチンを接種する。

動物の家族に伝えるポイント
- ワクチン接種後 1 時間（とくに 5 分以内）は，死に至る可能性のある全身性アナフィラキシーの発現を監視する。
- ワクチンを接種した日から数日間は，顔面の腫脹や皮膚の発赤，かゆみといった皮膚徴候や消化器徴候が発現する可能性がある。
- 副反応と思われる徴候が認められたら獣医師に連絡する。

VNに指導する時のポイント

- ワクチン接種後に発生する可能性がある全身性アナフィラキシーに備えて，必要な薬剤の場所および投与量を日頃から確認し，迅速な対応ができるようにしておく。
- ワクチン接種後に待合室などで全身性アナフィラキシーが発生した場合，すぐに獣医師に連絡できるようにしておく。

■参考文献

1) Gaskell RM, Gettinby G, Graham SJ, et al. Veterinary Products Committee working group report on feline and canine vaccination. *Vet Rec*. 150: 126-134, 2002.

2) Miyaji K, Suzuki A, Shimakura H, et al. Large-scale survey of adverse reactions to canine non-rabies combined vaccines in Japan. *Vet Immunol Immunopathol*. 145: 447-452, 2012. doi: 10.1016/j.vetimm.2011.12.023

3) Moore GE, Guptill LF, Ward MP, et al. Adverse events diagnosed within three days of vaccine administration in dogs. *J Am Vet Med Assoc* 227: 1102-1108, 2005.

4) Ohmori K, Masuda K, DeBoer DJ, et al. Immunoblot analysis for IgE-reactive components of fetal calf serum in dogs that developed allergic reactions after non-rabies vaccination. *Vet Immunol Immunopathol*. 115: 166-171, 2007.

5) Ohmori K, Masuda K, Maeda S, et al. IgE reactivity to vaccine components in dogs that developed immediate-type allergic reactions after vaccination. *Vet Immunol Immunopathol*. 104: 249-256, 2005.

6) Ohmori K, Sakaguchi M, Kaburagi Y, et al. Suspected allergic reactions after vaccination in 85 dogs in Japan. *Vet Rec*. 156: 87-88, 2005.

7) 大森啓太郎．ワクチン接種後有害事象：犬と猫の治療ガイド2015 私はこうしている．辻本元，小山秀一，大草潔，兼島孝．インターズー．2015, pp1008-1011.

伴侶動物治療指針 Vol.1 〜 9 診療科目別 INDEX

※診療科目名と分類は，各巻での表記と異なる場合があります。

	執筆者	Vol.	ページ
腫 瘍			
犬と猫のリンパ腫の診断と化学療法の選択	石田卓夫	1	12
腫瘍化学療法に対する基本的な考え方	石田卓夫	2	12
難治性腫瘍症例の特殊外科〜症例から外科テクニックを学ぶ〜	生川幹洋	2	22
四肢の悪性腫瘍による断脚術・断指術	生川幹洋	2	40
分子標的薬を用いた最新の治療法とその副作用	盆子原誠	3	12
猫における乳腺腫瘍の状況別内科・外科的アプローチ法	生川幹洋	3	17
ハムスターの腫瘍	霍野晋吉	3	32
猫のリンパ腫の診断と治療	石田卓夫	4	10
伴侶動物における化学療法の有害事象とその対処法	細谷謙次	4	23
脳腫瘍の放射線療法の実際	藤田道郎	4	33
化学療法を安全に実施するために〜医学分野から学ぶ〜	入江充洋	4	42
播種性血管内凝固(DIC)の早期診断と治療的介入	石田卓夫	5	12
犬のリンパ腫のレスキュー治療	細谷謙次	5	16
放射線治療が可能な腫瘍疾患	藤田道郎	5	24
リンパ腫以外の腫瘍に対する化学療法の可能性	入江充洋	6	12
猫の口腔扁平上皮癌の病態・診断・治療	高木 哲	6	18
猫の注射部位肉腫	小林哲也	6	26
外科・放射線・ワクチンによる犬の口腔内メラノーマの治療	入江充洋	7	12
犬に認められる脾臓病変の診断と治療戦略	高木 哲	7	17
腫瘍外科と播種性血管内凝固症候群	林宝謙治	8	14
犬の膀胱移行上皮癌	高木 哲	8	24
分子標的薬の獣医療での応用	林宝謙治	9	14
組織球増殖性疾患の分類と治療の選択肢	賀川由美子	9	31
感染症			
猫伝染性腹膜炎(FIP)の治療	石田卓夫	1	56
犬の膿皮症と細菌の過剰増殖：診断と治療	Peter J. Ihrke	1	62
犬と猫のマラセチア感染症の治療	Peter J. Ihrke	1	68
培養感受性薬剤の選択と治療	栗田吾郎	2	92
犬と猫の消化管内寄生虫症とその治療	佐伯英治	2	110
バイオフィルム(難治性細菌感染症)へのアプローチ 〜抗菌剤の新たな感受性検査「最小バイオフィルム撲滅濃度」の測定〜	荒井延明	3	90
犬と猫の犬糸状虫感染症の診断・治療・予防に関する新たな情報	佐伯英治	3	106
犬と猫の予防医療について 〜2010年版世界小動物獣医師会ワクチンガイドラインをめぐって〜	栗田吾郎	3	116
臨床からみた伴侶動物におけるジアルジア感染症とその治療法	佐伯英治	4	82
マダニ伝播性疾病とマダニの防御	佐伯英治	5	62
犬の口腔内善玉菌を使用した治療	齊藤邦史	5	72

435

合理的な抗菌剤の使用法	栗田吾郎	5	82
日常診療で遭遇する猫の腸管内寄生原虫類～とくに鞭毛虫類の診断と治療～	佐伯英治	6	34
犬の Malassezia pachydermatis に対する抗真菌薬治療	齊藤邦史	6	43
内部寄生虫駆除薬の整理～製品・特徴・使い勝手～	佐伯英治	7	24
レプトスピラ症の診断と治療	池原秀壱	8	36
WSAVA 犬と猫のワクチネーションガイドライン 2015 年版と抗体検査	安田隼也	8	43
マダニの生態と防除	高野 愛	9	38
重症熱性血小板減少症候群(SFTS)の最新知見	前田 健	9	48
耐性菌の最新情報と対処法	村田佳輝	9	59

呼吸器疾患

猫の気管支喘息の治療	藤田道郎	1	91
犬と猫の咳を止めたいときの治療法	藤田道郎	2	120
犬と猫の上部気道疾患の治療	山谷吉樹	2	128
鼻腔内腫瘍への外科治療と放射線治療の実際	藤田道郎	3	126
胸腔内疾患の外科治療	進 学之	3	136
気管支鏡検査に基づいた呼吸器疾患の治療	城下幸仁	4	130
ネブライザー療法の理論と治療法	城下幸仁	5	104
長期在宅酸素療法の正しい導入とその管理	城下幸仁	6	50
気管切開術	城下幸仁	7	37
犬の感染性呼吸器病	石田卓夫	8	55
肺内パーカッション換気療法	城下幸仁	8	59
猫の気管狭窄の治療	城下幸仁	9	80

循環器疾患

僧帽弁閉鎖不全の外科治療	上地正実	1	98
危険な不整脈の治療	佐藤 浩	1	106
先天性心臓病の治療	上地正実 ほか	2	132
心臓病に対するピモベンダンの使用方法	佐藤 浩	2	150
犬と猫の心筋症	上地正実	3	150
犬の僧帽弁閉鎖不全症の内科治療	佐藤 浩	3	160
心疾患治療における心臓バイオマーカーの活用	上地正実，水野壮司	4	93
心臓のトータルケアとしての検診アプローチ	佐藤 浩	4	101
僧帽弁閉鎖不全症の犬に対するピモベンダンを用いた治療	鈴木周二，福島隆治	4	123
猫の心筋症の臨床的診断法と内科療法の提案	佐藤 浩	5	89
僧帽弁閉鎖不全症が引き起こす肺高血圧症の診断と治療	青木卓磨	6	63
犬の僧帽弁閉鎖不全症による心原性肺水腫の診断と治療方針の提案	佐藤 浩，竹村直行	7	49
犬の先天性疾患におけるインターベンション治療	青木卓磨	7	70
猫の高血圧の診断と治療	堀 泰智	8	71
犬の粘液腫様変性による僧帽弁閉鎖不全症の治療方針 　～ EPIC 試験の結果を組み込んだ内科的治療の提案～	佐藤 浩	8	80
猫の肥大型心筋症の診断・治療アップデート	杉本佳介，青木卓磨	8	94
利尿薬の使い方	河口貴恵，福島隆治	8	108
症例を通して整理する不整脈アプローチ	佐藤 浩	9	96
右心不全の診断と治療	華園 究	9	117
失神を起こす心血管疾患	青木卓磨	9	129
猫に対するピモベンダンの使用	河口貴恵，福島隆治	9	140

消化器疾患

犬と猫の慢性下痢の治療	Stanley L. Marks	1	119
うさぎの下痢の治療	齊藤邦史	1	128
肝性脳症の治療	鳥巣至道	1	138
胆嚢疾患の外科的治療	進 学之	1	148
膵炎の治療	竹内和義	1	158
ペディオコッカス菌を含むプロバイオティクスの消化器系およびその他の器官系への作用	J. J. Lin，石田卓夫	2	156
犬と猫の肝胆道系疾患の外科的治療	進 学之	2	168
犬と猫の胆嚢胆管疾患の内科的治療	鳥巣至道	2	184
猫の膵炎の治療	大村知之	2	196
ウサギの不正咬合と胃の鬱滞(毛球症)へのアプローチ・治療	霍野晋吉	2	210
猫のIBDと消化器型リンパ腫の鑑別	Stanley L. Marks	3	172
腹腔鏡を用いた治療法	鳥巣至道	3	178
消化器症状を治療する際の薬剤選択～モサプリドについて～	笠次良宣	3	192
先天性門脈体循環シャントの外科的治療と術後合併症の文献的考察	鳥巣至道	4	179
胆嚢粘液嚢腫の診断と治療	小出和欣	4	192
制吐薬の使い方	福島建次郎	4	207
後天性門脈体循環シャントの病態生理と内科的治療	鳥巣至道	5	123
肝臓腫瘍の外科的治療	小出和欣	5	135
猫の巨大結腸症の診断・治療アプローチ	進 学之	5	152
胆泥の病態・診断・治療	小出和欣	6	73
慢性腸症の鑑別診断と治療	中島 亘	6	79
膵外分泌機能不全(EPI)の病態・診断・治療	竹内和義	6	86
門脈体循環シャント(PSS)を見逃さない診断法と治療の選択肢	米地謙介	7	91
結紮術による門脈体循環シャント(PSS)の外科的治療	進 学之	7	100
消化管内視鏡を用いた治療法	大森啓太郎	8	116

腎泌尿器疾患

猫の慢性腎臓病の治療とモニター	石田卓夫	1	172
猫の慢性腎臓病の長期管理	宮川優一，竹村直行	2	246
膀胱炎の治療	長江秀之	2	258
犬と猫における腎結石，尿路結石の外科的治療法	進 学之	4	147
糸球体疾患の組織像に基づく診断と治療	代田欣二	4	157
急性腎不全の診断および腎透析治療	金久保佳代，上地正実	4	165
犬の尿石症に対する内科的治療ならびに予防法	徳本一義	5	337
猫下部尿路疾患における管理の進歩	Jody P. Lulich	5	350
蛋白漏出性腎症の診断および治療	竹村直行	6	96
猫の尿石症に対する内科的治療ならびに予防法	徳本一義	6	110
SDMAを利用した慢性腎臓病の早期検出と臨床的対応	石田卓夫	7	113
慢性腎臓病の病態生理に基づく診断と治療	宮川優一	7	120
猫の慢性腎臓病～ISFMガイドラインに基づいた診断と治療～	石田卓夫	9	151
腎臓病でのレニン・アンジオテンシン系の抑制の意義	宮川優一	9	161

産科疾患

帝王切開における適切な対処	太田亟慈	5	393
子宮蓄膿症における治療法の選択	堀　達也	6	121
卵巣遺残症候群の診断と治療	堀　達也	7	129
卵巣の疾患	堀　達也	9	170

代謝性疾患

脂質代謝解析結果の治療への応用	荒井延明	2	70
ナトリウム異常の鑑別診断と治療	宮川優一	6	130
カルシウムの異常に対するアプローチと治療	新井　賢	6	138
カリウム異常の鑑別診断と治療	河口貴恵，福島隆治	7	136
低血糖の鑑別と治療	新井　賢	8	128
低リン血症の鑑別診断と治療	松木直章	8	137
画像診断を用いた高カルシウム血症の診断と治療	華園　究	8	140
アジソン病と類縁疾患	松木直章	9	180

内分泌疾患

副腎皮質機能亢進症の治療	石田卓夫	1	176
フェレットの副腎疾患の治療	霍野晋吉	1	182
犬と猫の糖尿病の治療	Richard W. Nelson	1	190
副腎皮質機能亢進症の診断と治療：最新情報	石田卓夫	2	222
猫の甲状腺機能亢進症の治療	竹内和義	2	236
犬と猫の糖尿病：新しいインスリン療法	石田卓夫	3	206
犬の甲状腺機能低下症	竹内和義	3	213
糖尿病性ケトアシドーシスの治療	竹内和義	3	226
犬の副腎皮質機能低下症の診断と治療	竹内和義	4	218
腹膜透析療法の概念と実際	竹内和義	5	160
国際猫医学会(ISFM)猫の糖尿病治療ガイドライン準拠 猫の糖尿病治療指針	石田卓夫	6	151
副腎の外科的治療を考える	進　学之	6	157
猫の糖尿病〜PZI製剤の使い方〜	竹内和義	7	144

神経疾患

代表的な脊椎・脊髄疾患の治療	枝村一弥	1	198
環椎－軸椎不安定症の診断と治療	渡辺直之	2	266
日常で遭遇しやすい脳疾患の治療	枝村一弥	2	274
てんかんの治療－Antiepileptic therapy－	渡辺直之	3	236
小脳，前庭疾患の診断と治療	川崎安亮，松永大道， 渡辺直之	4	232
脳脊髄液検査の意義・方法・解釈・治療への応用	枝村一弥	5	178
日本で開発された抗てんかん薬ゾニサミドの使用法	渡辺直之	5	198
てんかん重積状態の治療と管理	渡辺直之	6	165
犬の特発性てんかんに対するゾニサミド療法	松木直章	7	154
IVETF指針に基づく犬のてんかんの診断と治療	長谷川大輔	8	157
急性脊髄障害の診断と治療	金園晨一	8	172
脳腫瘍の画像診断	長谷川大輔	9	188

整形外科

再生医療を基本にした生物学的骨折治療	岸上義弘	1	242
胸腰部椎間板疾患の外科治療	相川　武	1	288
膝蓋骨脱臼の治療	川田　睦	1	298
脊髄外傷に対する精度の高い治療法	相川　武	2	294
骨盤骨折の治療	川田　睦	2	308
膝蓋骨脱臼の治療法 －私の考え方－ ～木だけではなく，森全体をみよう～	岸上義弘	2	318
犬の変形性関節症と治療	奥村正裕	2	352
犬でみられる後肢の疾患に対しての外科的アプローチ 　～前十字靭帯断裂，レッグペルテス～	柴田光啓，相川　武	3	246
骨関節症の治療	林　慶	3	256
肘関節形成不全，異形成(elbow dysplasia)の治療法	相川　武	4	271
骨折の治療～生体の治癒を阻害しない治療法～	遠藤　薫	5	215
小侵襲の骨折治療	岸上義弘	5	228
膝蓋骨脱臼の整復術から考える整形外科手術の基本	遠藤　薫	6	174
犬のレッグペルテス病に対する骨頭切除術～内側アプローチ法の全貌～	岸上義弘	6	188
猫の変形性関節症の診断と治療	枝村一弥	6	200
小侵襲骨折治療の復習～犬の橈尺骨骨折の副子固定法による治療～	古上裕嗣，楢木佑将	7	159
動物用装具の有用性～オルソ療法とモビリティ療法～	太田亟慈	7	180
犬の肩関節疾患の診断と治療	枝村一弥	7	193
犬と猫の前十字靭帯断裂に関する基礎知識と最新知見	枝村一弥	9	209

軟部外科

乳腺腫瘍の外科治療	生川幹洋	1	212
肥満細胞腫の外科治療	生川幹洋	1	222
皮膚欠損創の外科的閉鎖法	山本剛和	1	232
腹腔内臓器の生検手技	進　学之	4	276
耳の外科～耳の手術を失敗しないコツとポイント～	生川幹洋	4	286
縫合糸と縫合糸肉芽腫についての今日の所見	山本剛和	4	310
小腸の基本的な外科治療～知っておきたいちょっとしたコツ～	生川幹洋	5	252
尿管閉塞に対する外科的治療～猫の尿管結石を中心に～	岩井聡美	5	272
犬の膀胱疾患における外科手術～症例から外科的テクニックを学ぶ～	田代　淳，生川幹洋	6	212
胃拡張・胃捻転症候群(GDV)の治療	太田亟慈	6	227
外科手術の基本～ていねいな手術と修練法～	岩井聡美	7	210
電気メスの基礎知識と基本的な使い方	山本剛和	7	229
前立腺疾患の外科～症例から外科的テクニックを学ぶ～	田代　淳，生川幹洋	7	242
外科手術におけるレーザーの利用法	井上　等	8	189
マイクロサージェリーの基本～獣医臨床への応用へ向けて～	岩井聡美	8	201
胆嚢粘液嚢腫の外科～症例から外科的テクニックを学ぶ～	安　勇樹，生川幹洋	8	220
会陰ヘルニアの外科	進　学之	8	238
尾の外科的処置に関する注意点	山本剛和	8	244
皮膚形成およびドレナージ法	岩井聡美	9	223
犬の喉頭麻痺	高木　哲	9	242
直腸粘膜プルスルー法	田代　淳，生川幹洋	9	253

眼科疾患

前眼部疾患の治療と問題点	安部勝裕	1	308
白内障の治療	安部勝裕	2	370
犬の涙器疾患の治療	小野 啓	2	384
犬の乾性角結膜炎 ～シクロスポリンが効かないときにどうするか？～	David Maggs	2	392
緑内障の治療	安部勝裕	3	268
犬の角膜疾患の治療	小野 啓	3	284
猫の角膜疾患の診断と治療	安部勝裕	4	317
眼瞼疾患の診断と治療	小野 啓	4	328
眼科診断のまとめ～系統的眼科検査～	安部勝裕	5	292
眼科エマージェンシーの対処	安部勝裕	7	261
水晶体脱臼	小野 啓	7	274
瞬膜腺脱出手術～合併症を起こさないコツ～	重山純子，安部勝裕	8	253
緑内障の治療	太田充治	8	264
犬のぶどう膜炎の診断と治療	望月一飛，安部勝裕	9	269

歯科疾患

一般的な歯科治療～見落としやすいポイントと解決策～	戸田 功	1	316
歯科アドバンス「難しい抜歯」の処置法	戸田 功	2	396
歯科治療に必要な口腔内X線の基礎～抜歯の時は口腔内X線写真を撮りましょう！～	戸田 功	3	296
歯が欠けた場合の対処法～露髄していない破折歯の対処方法～	戸田 功	4	339
露髄した破損歯の対処法～歯内療法～	戸田 功	5	308
乳歯に関わるトラブルと対処法	戸田 功	6	238
歯周病原細菌の悪性度 　～各疾患との関係とイヌインターフェロンα製剤の効果について～	荒井延明	6	261
猫の歯科～猫特有の口腔の特徴と診療ポイント～	戸田 功	7	280
猫の歯科～猫の歯肉口内炎～	戸田 功	8	285
猫の歯科～猫の歯牙吸収～	戸田 功	9	283

皮膚疾患

猫の粟粒性皮膚炎の治療	関口麻衣子	2	58
犬と猫の脱毛症の鑑別診断	Peter J. Ihrke	2	64
メチシリン耐性 *Staphylococcus pseudintermedius*（MRSP）に対する治療法	村山信雄	3	58
犬のアトピー性皮膚炎の最新知見	関口麻衣子	3	64
食物アレルギーの診断と治療	増田健一	3	77
犬と猫における潰瘍性皮膚疾患の鑑別診断	Peter J. Ihrke	3	83
皮膚疾患の臨床的特徴所見：一目でわかる皮膚病	Peter J. Ihrke	4	46
Ⅰ型アレルギーの検査	増田健一	4	56
皮膚寄生虫疾患の診断と治療	関口麻衣子	4	66
Ⅳ型アレルギーによる疾患とその診断治療	増田健一	5	35
猫のアレルギー性皮膚炎の治療	関口麻衣子	5	43
舌下免疫療法～犬のアトピー性皮膚炎の新しい治療オプションの現状～	荒井延明	5	49
混合型アレルギー疾患の治療	増田健一	6	271
外耳炎の内科的治療	関口麻衣子	6	282
犬アトピー性皮膚炎治療ガイドライン（ICADA2015）の解釈と国内での適用	荒井延明	7	292
犬の膿皮症の診断と治療	関口麻衣子	7	317
オクラシチニブ（アポキル®錠）によるアトピー性皮膚炎の治療	横井愼一	8	297

食物アレルギーに関する最新知見～食物アレルゲンの経皮曝露による皮膚徴候の発症～	荒井延明	9	297
皮膚疾患におけるスキンケア～シャンプーと保湿療法～	山岸建太郎	9	307

免疫疾患

犬の落葉状天疱瘡の治療	関口麻衣子	1	29
犬のアトピー性皮膚炎の治療	荒井延明	1	34
免疫介在性血液疾患における人免疫グロブリン療法	山下時明	4	247
関節液検査の手技と治療への活用方法	枝村一弥	4	253
免疫抑制療法	下田哲也	5	205
免疫介在性血球減少症の病態・診断・治療	下田哲也	6	294
全身性エリテマトーデスと免疫介在性疾患の治療法	水野拓也	9	318

再生医療

再生医療の現状～骨は再生できる～	岸上義弘	3	324
獣医療における再生医療～自院で再生医療(細胞治療)を行うために～	久保雄昭，岡田邦彦	3	354
獣医療における再生医療～自己活性化リンパ球移入療法(活性化リンパ球療法)～	久保雄昭，岡田邦彦	3	366
樹状細胞を用いた免疫細胞療法	岡田邦彦，久保雄昭	4	353
脊髄の再生	岸上義弘	4	375
脊髄損傷に対する細胞移植による治療	田村勝利	5	330

疼痛管理

犬と猫における周術期のペインコントロール	枝村一弥	3	384
疼痛管理に使用される薬剤と手技	長江秀之	6	307
慢性疼痛の管理法	西村亮平	7	328
猫の外科手術時の麻酔・疼痛管理	佐野忠士	7	335
猫の疼痛管理	西村亮平	8	309
犬と猫のオピオイドによる鎮痛	西村亮平	9	331

麻酔

短頭種の麻酔	鈴木さやか,長濱正太郎	8	319

一般内科

多飲多尿の鑑別診断	Edward C. Feldman	1	166
最新のエビデンスに基づく輸液の基本的な考え方	長江秀之	7	341
最新の輸液理論に基づく輸液剤の特性	長江秀之	7	351
慢性腎臓病における皮下輸液	長江秀之	8	329
食欲刺激剤の獣医療での応用	竹内和義	8	337
低蛋白血症の鑑別	井手香織	8	342
周術期輸液の考え方	下田有希,鈴木さやか,石塚友人，長濱正太郎	9	340
ナトリウム濃度異常	長江秀之	9	347
グルココルチコイド製剤の表と裏	竹内和義	9	359
犬と猫の不明熱～診断アプローチと好発疾患～	大野耕一	9	373

画像診断

超音波Bモードと細胞診による肝臓腫瘍性病変の鑑別のコツ	戸島篤史	8	352
犬の嘔吐時の腹部超音波スクリーニング検査のコツ	戸島篤史	9	386

行動学

犬の「家族に対する攻撃行動」の薬物治療	入交眞巳	1	328
動物の常同障害の診断と治療	入交眞巳	3	316
キャットフレンドリープラクティスをはじめよう	東山 哲	5	400
猫の行動学〜問題行動の治療〜	入交眞巳	7	360
犬と猫における分離不安の診断と治療	内田恵子	8	373

シニアケア

高齢動物のケア	九鬼正己	3	412
高齢患者の骨折管理と治療	中山正成，田中 宏	4	424
高齢患者の全身麻酔，モニター，外科手術の留意点	今井彩子	5	381

リハビリテーション

院内で行うことができる犬と猫のリハビリテーション	枝村一弥	1	344
褥瘡(床ずれ)の管理	山本剛和	2	412
動物病院における総合的な理学リハビリテーション 〜複雑なケースの治療〜	Jackie Woelz	2	420
包帯法の基礎と応用	山本剛和	3	400
高齢犬のリハビリテーション	長坂佳世	7	367
猫のリハビリテーションの注意点	佐野忠士	7	375
動物のリハビリテーション概論	長坂佳世	9	401

救急医療

救急医療における血液ガス測定	Kate Hopper	1	332
低血液量性ショックの診断と治療	Kate Hopper	1	339
エマージェンシー時の心肺蘇生法のガイドライン	佐野忠士	4	412
犬と猫のクリティカルケア・エマージェンシーにおける違いについて	加藤 元	5	410
猫とうさぎにおける声門上器具 v-gel® を用いた気道管理方法	鎌田正利，西村亮平	6	315
救急外来のトリアージ 〜救急・救命・クリティカルケアは医療・獣医療の原点〜	加藤 元	6	323
末梢から行う栄養輸液	長江秀之	6	337
カテーテル・ドレナージの基本的な考え方	鳥巣至道	6	350
カテーテルとドレーンを使いこなす〜集中治療に欠かせない細かなテクニック〜	鳥巣至道	7	379
全身性炎症反応症候群(SIRS)	市川美佳	8	380
安全な輸血の実践	荻野直孝	9	414
ワクチン接種後アレルギー反応	大森啓太郎	9	430

エキゾチック

エキゾチックによくある寄生虫病の治療	霍野晋吉	1	74
うさぎの抗生物質療法	角田睦子	5	368

獣医療法規

獣医療過誤の予防とその対策について	小宮山典寛	5	421

索　引

【英数字】

ACE（アンジオテンシン変換酵素）阻害薬 ……………………… 161
ACTH 刺激試験 …………………………………………… 182, 370
ADL（日常生活動作） ……………………………………… 337, 402
ANA（抗核抗体） …………………………………………………… 318
ARB（アンジオテンシンⅡ受容体拮抗薬） ……………… 157, 163
BAB（血液房水関門） ……………………………………………… 269
big ET-1 ……………………………………………………………… 125
BRB（血液網膜関門） ……………………………………………… 269
CAD（犬アトピー性皮膚炎） ……………………………… 300, 313
canine asymmetric uveitis …………………………………… 278
CIRCI（重症関連コルチコステロイド障害） ………………… 369
CKD（慢性腎臓病） ………………………………………… 151, 161
c-kit 遺伝子 ………………………………………………………… 15
cTnⅠ（心筋トロポニンⅠ） ……………………………………… 125
CTT（前方推進力） ………………………………………………… 211
de-escalation 療法 ………………………………………………… 69
dural tail sign ……………………………………………………… 192
early goal-directed therapy（EGDT） ……………………… 340
endothelial surface layer（ESL） …………………………… 342
ESBL（基質特異性拡張型 β ラクタマーゼ） ………………… 61
fat pad sign ………………………………………………………… 212
FGF（線維芽細胞増殖因子）-23 ……………………………… 167
GIST（消化管間質腫瘍） ………………………………………… 15
IMPA（免疫介在性多発性関節炎） ……………………… 318, 379
IRIS ステージング ………………………………………………… 152
ISFM（世界猫医学会） …………………………………………… 151
LS（関節包外制動術） …………………………………………… 213
MRS（メチシリン耐性ブドウ球菌） …………………… 60, 74
MRSA（メチシリン耐性黄色ブドウ球菌） …………………… 74
mass effect（腫瘤効果） ………………………………………… 191
mass 病変 …………………………………………………………… 191
NT-proBNP（脳性ナトリウム利尿ペプチド前駆体 N 端フラ
　グメント） ………………………………………………………… 125
over the top 法 …………………………………………………… 213
paradoxical motion ……………………………………………… 245
PTA（膝蓋靭帯の角度） ………………………………………… 215
Rivised starling 式 ……………………………………………… 343
RL（吸収病巣） …………………………………………………… 283
ROM（関節可動域） ……………………………………………… 404
SBP（収縮期血圧） ……………………………………………… 152
SEMS（自己拡張型金属ステント） ………………………… 84
septic implantation syndrome（SIS） ……………………… 275
SFTS（重症熱性血小板減少症候群） ………………………… 48
SLE（全身性エリテマトーデス） ……………………………… 318
SRMA（ステロイド反応性髄膜-動脈炎） …………… 368, 381

Surviving Sepsis Campaign Guideline ……………………… 340
TAPSE（三尖弁輪部収縮移動距離） ………………………… 124
TPA（脛骨高平部の角度） ……………………………………… 210
TPLO（脛骨高平部水平化骨切り術） ………………………… 214
TR（歯牙吸収） …………………………………………………… 283
TTA（脛骨粗面前進化術） ……………………………………… 215

【あ行】

アイシング（冷却療法） ………………………………………… 408
アイゼンメンゲル症候群 ………………………………………… 132
アザチオプリン ……………………………………… 274, 325, 364
アジソン病（副腎皮質機能低下症） ………………………… 180
アトピー性皮膚炎 ………………………………………………… 298
アニオン界面活性剤 ……………………………………………… 307
アヘン ………………………………………………………………… 331
アルゴンプラズマ凝固 ………………………………………… 86
アルドステロン …………………………………… 126, 161, 180
アンギオソム ……………………………………………………… 223
アンジオテンシンⅡ ……………………………………………… 161
アンジオテンシンⅡ受容体拮抗薬（ARB） ………… 157, 163
アンジオテンシン変換酵素（ACE）阻害薬 ………………… 161
一次治癒 …………………………………………………………… 224
犬アトピー性皮膚炎（CAD） …………………………… 300, 313
犬皮膚組織球腫 …………………………………………………… 31
犬皮膚ランゲルハンス組織球症 ……………………………… 31
イマチニブ ………………………………………………………… 15
右室 Tei index ……………………………………………………… 124
右心不全 …………………………………………………………… 117
運動療法 …………………………………………………………… 403
エンケファリン …………………………………………………… 331
黄体機能不全 ……………………………………………………… 174
黄体嚢腫 …………………………………………………………… 171
オピオイド ………………………………………………………… 331
温熱療法 …………………………………………………………… 408

【か行】

外傷性ぶどう膜炎 ………………………………………………… 275
回転皮弁 …………………………………………………………… 229
拡張型心筋症 ……………………………………… 98, 130, 141
獲得耐性 …………………………………………………………… 59
角膜後面沈着物 …………………………………………………… 271
角膜浮腫 …………………………………………………………… 272
下垂体腫瘍 ………………………………………………………… 202
カチオン界面活性剤 ……………………………………………… 308
顆粒膜細胞腫 ……………………………………………………… 173
カルシウム・モビライザー ……………………………………… 140

443

関節可動域(ROM)	404
関節可動域運動	404
関節包外制動術(LS)	213
完全作動薬	331
気管狭窄	80
気管支鏡下減容積術	84
奇形腫	173
基質特異性拡張型β-ラクタマーゼ(ESBL)産生菌	74
偽性低ナトリウム血症	351
偽層構造	396
キチマダニ	38, 51
拮抗薬	331
吸収病巣(RL)	283
急性溶血性輸血反応	423
胸背軸状皮弁	232
筋弛緩運動	406
筋力維持・増強運動	405
空間占拠性病変	191
グリオーマ	197
グリコカリックス	342
クリック音	210
グルココルチコイド	359
グルココルチコイド療法	362
クロラムブシル	327
経口部分喉頭切除	250
経口免疫療法	297
脛骨圧迫試験	211
脛骨高平部の角度(TPA)	210
脛骨高平部水平化骨切り術(TPLO)	214
脛骨前方引き出し試験	210
脛骨粗面前進術(TTA)	215
形質導入	63
経皮曝露	297
血液型検査	418
血液適合性検査	417
血液房水関門(BAB)	269
血液網膜関門(BRB)	269
血球貪食性組織球性肉腫	35
肩甲頚軸状皮弁	232
抗核抗体(ANA)	318
交差適合試験	418
後耳介軸状皮弁	232
高周波スネア	85
高体温	373
高張性脱水	354
喉頭観察	245
喉頭麻痺	242
高ナトリウム血症	354
後部ぶどう膜炎	269
後葉動脈径／第9肋骨径比	120
コルゲート所見	390
コルホルシンダロパート	126

【さ行】

細菌性皮膚疾患	314
酢酸フルドロコルチゾン	184
サードスペース	341
三尖弁輪部収縮移動距離(TAPSE)	124
歯牙吸収(TR)	283
歯科用X線検査	292
歯冠切除	293
色素性ぶどう膜炎	277
糸球体高血圧	162
軸状皮弁	232
シクロスポリン	325
シクロホスファミド	324
自己拡張型金属ステント(SEMS)	84
ジゴキシン	104
歯周病	285
自然耐性	59
膝蓋靭帯の角度(PTA)	215
膝軸状皮弁	234
失神	129
失神前状態	129
収縮期血圧(SBP)	152
重症関連コルチコステロイド障害(CIRCI)	369
重症熱性血小板減少症候群(SFTS)	48
自由水	348
腫瘍周囲性浮腫	192
腫瘤効果(mass effect)	191
上衣腫	200
漿液腫	237
漿液性網膜剥離	272
消化管間質腫瘍(GIST)	15
小脳ヘルニア	193
食物アレルギー	297
シリコンTチューブ	82
脂漏症	314
シロスタゾール	111
真菌性皮膚疾患	314
心筋トロポニンI(cTn I)	126
神経調節性失神症候群	130
新鮮全血	414
新鮮凍結血漿	414
心電図	96
心房細動	100
心房粗動	112
水晶体起因性ぶどう膜炎	275
水中トレッドミル	407
水治療法	406
髄膜腫	194
スキンケア	307
ステロイドパルス療法	325
ステロイド反応性髄膜-動脈炎(SRMA)	368, 381
ストレージマイト	303
スピロノラクトン	126

静的収縮 ……………………………………………… 405
世界猫医学会(ISFM) ……………………………… 151
舌下免疫療法 ………………………………………… 299
赤血球自己凝集試験 ………………………………… 418
赤血球製剤 …………………………………………… 414
線維芽細胞増殖因子(FGF)-23 …………………… 167
浅後腹壁軸状皮弁 …………………………………… 233
前十字靭帯 …………………………………………… 209
前十字靭帯断裂 ……………………………………… 209
全身性エリテマトーデス(SLE) ………………… 318
全身性組織球症 ……………………………………… 36
前進皮弁 ……………………………………………… 229
選択的低アルドステロン症 ………………………… 186
前部ぶどう膜炎 ……………………………………… 269
前房出血 ……………………………………………… 271
前方推進力(CTT) …………………………………… 211
前房蓄膿 ……………………………………………… 270
前葉動脈径／第4肋骨径比 ………………………… 120
造影増強 ……………………………………………… 191
僧帽弁閉鎖不全症 ………………………… 112，124
続発緑内障 …………………………………………… 280
組織球性肉腫 ………………………………………… 32

【た行】
第3度房室ブロック ………………………………… 106
大後頭孔(大孔)ヘルニア ………………………… 193
帯状回ヘルニア ……………………………………… 193
多発性炎症性ポリープ ……………………………… 253
蛋白尿 ……………………………………… 157，163
遅延一次治癒 ………………………………………… 224
遅発性溶血性輸血反応 ……………………………… 425
超音波法 ……………………………………………… 409
張度 …………………………………………………… 348
蝶番皮弁 ……………………………………………… 230
張力線 ………………………………………………… 225
直腸腫瘍 ……………………………………………… 259
直腸穿孔 ……………………………………………… 265
直腸全層プルスルー法 ……………………………… 253
直腸粘膜プルスルー法 ……………………………… 253
低出力レーザー療法 ………………………………… 408
低張性脱水 …………………………………………… 349
低ナトリウム血症 …………………………………… 348
転移皮弁 ……………………………………………… 229
電気刺激治療 ………………………………………… 409
テント切痕ヘルニア ………………………………… 193
頭蓋内圧(脳圧)亢進所見 ………………………… 192
凍結血漿 ……………………………………………… 414
動的収縮 ……………………………………………… 405
特発性多発性関節炎 ………………………………… 379
特発性ぶどう膜炎 …………………………………… 274
トセラニブ …………………………………………… 19
ドブタミン …………………………………………… 125
トラマドール ………………………………………… 336

トルバプタン ………………………………………… 126
ドレナージ …………………………………………… 236
鈍性発情 ……………………………………………… 171

【な行】
二次治癒 ……………………………………………… 224
二重アレルゲン曝露仮説 …………………………… 299
日常生活動作(ADL) …………………… 337，402
猫進行性組織球症 …………………………………… 34
猫伝染性腹膜炎 …………………………… 191，377
猫の肺のランゲルハンス組織球症 ………………… 35
脳腫瘍 ………………………………………………… 188
脳性ナトリウム利尿ペプチド前駆体N端フラグメント
　　(NT-proBNP) ………………………………… 125
脳ヘルニア …………………………………………… 192

【は行】
肺高血圧症 …………………………………………… 135
背側または腹側深腸骨回旋軸状皮弁 ……………… 234
肺動脈弁狭窄症 ……………………………………… 135
廃用症候群 …………………………………………… 401
排卵遅延 ……………………………………………… 171
ハウスダストマイト ………………………………… 303
破歯細胞 ……………………………………………… 289
抜歯 …………………………………………………… 293
発熱 …………………………………………………… 373
バベシア原虫 ………………………………………… 42
バルーン拡張術 ……………………………………… 82
半月板損傷 …………………………………………… 209
反射性ぶどう膜炎 …………………………………… 276
反応性組織球症 ……………………………………… 35
非イオン性界面活性剤 ……………………………… 308
皮下叢皮弁 …………………………………………… 229
非定型アジソン病 …………………………………… 185
ヒドロクロロサイアザイド ………………………… 126
ピバル酸デソキシコルチコステロン ……………… 184
皮膚組織球腫 ………………………………………… 31
皮膚組織球症 ………………………………………… 35
皮膚の治癒機転 ……………………………………… 223
皮膚バリア機能 ……………………………………… 298
皮弁 …………………………………………………… 227
肥満細胞腫 …………………………………………… 15
ピモベンダン ……………………………… 125，140
非溶血性発熱反応 …………………………………… 424
表在性膿皮症 ………………………………………… 309
披裂軟骨側方化術 …………………………………… 247
ファロー四徴症 ……………………………………… 134
フィーディングチューブ …………………………… 154
フェンタニル ………………………………………… 335
腹腔内遊離ガス ……………………………………… 388
副腎クリーゼ ………………………………………… 181
副腎皮質機能低下症(アジソン病) ……………… 180
不整脈 ………………………………………………… 96

445

フタトゲチマダニ	38, 50
物理療法	408
ぶどう膜炎	269
ぶどう膜皮膚症候群	277
ブトルファノール	336
ブプレノルフィン	336
部分喉頭切除	250
部分作動薬	331
不明熱	373
プレドニゾロン	322, 362
フロセミド	126
分子標的薬	14
分裂発情	171
閉塞性水頭症	194
辺縁増強	192
房水フレア	270
保湿療法	307
ホスホジエステラーゼⅢ	140
保存修復	294
保存全血	414
ポーチ皮弁	230
ホットバイオプシー鉗子	86

【ま行】

マダニ	38, 48
末梢神経鞘腫瘍	205
麻薬管理者	333
麻薬施用者	333
マラセチア皮膚炎	309
慢性腎臓病(CKD)	151, 161
ミコフェノール酸モフェチル	326
脈絡叢腫瘍	200
無排卵	171
メチシリン耐性ブドウ球菌(MRS)	60, 74
メチシリン耐性黄色ブドウ球菌(MRSA)	74
免疫介在性多発性関節炎(IMPA)	318, 379

免疫グロブリン製剤	323
免疫抑制療法	321, 363
網膜出血	272
毛様充血	270
モルヒネ	334

【や行】

薬剤耐性菌	59
薬剤耐性プラスミド	62
輸液反応性	342
輸血	414
輸血反応	423
輸血関連性急性肺障害	425

【ら行】

ライム病	41, 426
卵巣嚢腫	171
卵巣発育不全	170
卵胞嚢腫	171
理学療法	403
陸上トレッドミル	407
リズムコントロール	100
リハビリテーション	401
両性界面活性剤	308
両相性異常呼吸音	80
リング状増強効果	192
リンパ腫	204
冷却療法(アイシング)	408
レートコントロール	100
レニン・アンジオテンシン系	161
レフルノミド	327
レミフェンタニル	335

【わ行】

ワクチン接種後アレルギー反応	430

■監修者プロフィール

石田 卓夫（いしだ たくお）

1950年東京生まれ。農学博士。

国際基督教大学卒，日本獣医畜産大学（現・日本獣医生命科学大学）獣医学科卒，東京大学大学院農学系研究科博士課程修了。米国カリフォルニア大学獣医学部外科腫瘍学部門研究員を経て，1998年まで日本獣医畜産大学助教授。現在は，日本獣医病理学専門家協会会員，一般社団法人日本臨床獣医学フォーラム（http://www.jbvp.org）会長，日本獣医がん学会（JVCS）会長，ねこ医学会（JSFM）会長および赤坂動物病院医療ディレクター。

研究専門分野は，小動物の臨床病理学，臨床免疫学，臨床腫瘍学と猫のウイルス感染症。今後の研究課題として，培養幹細胞移入による免疫疾患および慢性炎症性疾患の治療がある。

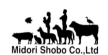

伴侶動物治療指針 Vol.9

2018年10月1日　第1刷発行

監修者	石田卓夫
発行者	森田　猛
発行所	株式会社 緑書房 〒103-0004 東京都中央区東日本橋3丁目4番14号 TEL 03-6833-0560 http://www.pet-honpo.com
編　集	出川藍子，名古孟大，長佐古さゆみ
カバーデザイン	メルシング
印刷所	アイワード

Ⓒ Takuo Ishida
ISBN978-4-89531-353-7　Printed in Japan
落丁，乱丁本は弊社送料負担にてお取り替えいたします。
本書の複写にかかる複製，上映，譲渡，公衆送信（送信可能化を含む）の各権利は株式会社緑書房が管理の委託を受けています。

JCOPY 〈（一社）出版者著作権管理機構 委託出版物〉

本書を無断で複写複製（電子化を含む）することは，著作権法上での例外を除き，禁じられています。
本書を複写される場合は，そのつど事前に，（一社）出版者著作権管理機構（電話 03-3513-6969，FAX03-3513-6979，e-mail：info@jcopy.or.jp）の許諾を得てください。
また本書を代行業者等の第三者に依頼してスキャンやデジタル化することは，たとえ個人や家庭内の利用であっても一切認められておりません。